病気を治す、防ぐ!

# 免疫力がぐんぐん高まる大百科

監修／落合 敏
天使大学大学院講師・栄養学博士

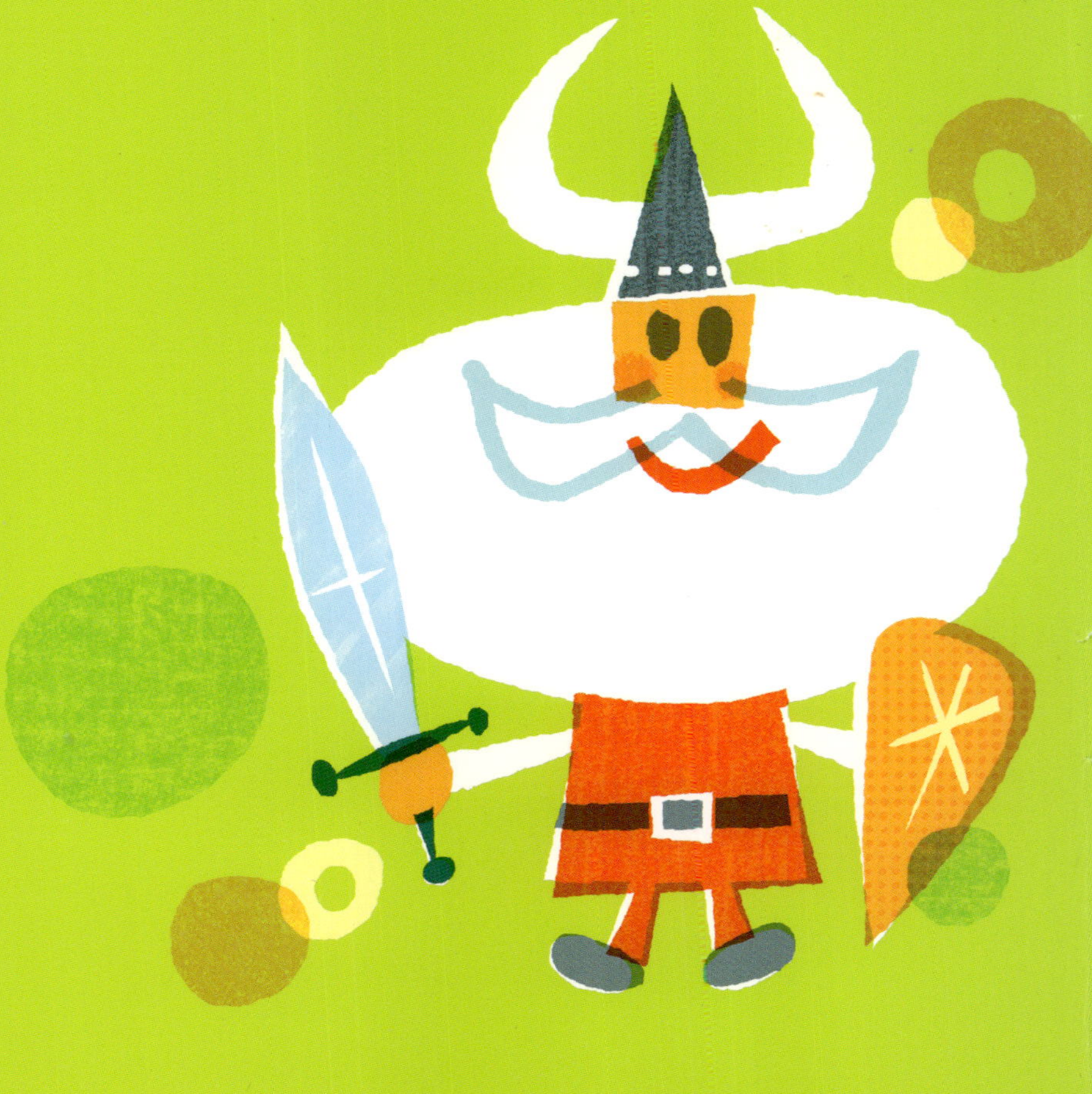

# はじめに

免疫は私たちのからだを守る重要な働きです。

私たちが病気にかからず、健康で元気な生活を過ごせるのも免疫のおかげです。

その免疫の働きが低下すると、かぜなどをはじめとするウイルスや細菌などの感染症、アレルギー性の病気、ひいては、がんなどにもなりかねません。

しかし、こうした病気は免疫力を高めれば、予防、改善ができるのです。

では、どうしたら免疫力を高めることができるのでしょうか？

それは、私たちの日常生活でのちょっとした気づかいや習慣で高めることができるのです。

この本では、知っておきたい免疫の仕組みと働きなどの基礎知識をわかりやすく解説し、毎日のくらしのなかで取り入れられる工夫をたくさん紹介しています。

免疫力がアップする身近な食材や、より効果が上がる食べ方、簡単な動作や呼吸法、入浴のしかたなど、どれもすぐに実行できるものばかりです。

本書が、みなさんの免疫力を高め、健康な生活に役立つことができましたら、こんなにうれしいことはありません。

落合　敏

※注意　人の体質には個人差があるため、敏感であったり、アレルギーなどがあると、本書で紹介する健康法が合わない場合があります。そのため、初回は少量からとる、事前にパッチテストをするなどして、問題がないことを確認したうえで行うようにしましょう。万一、異常を感じることがありましたら、速やかに医師に相談してください。

# 免疫力がぐんぐん高まる大百科　目次

PART
# 3



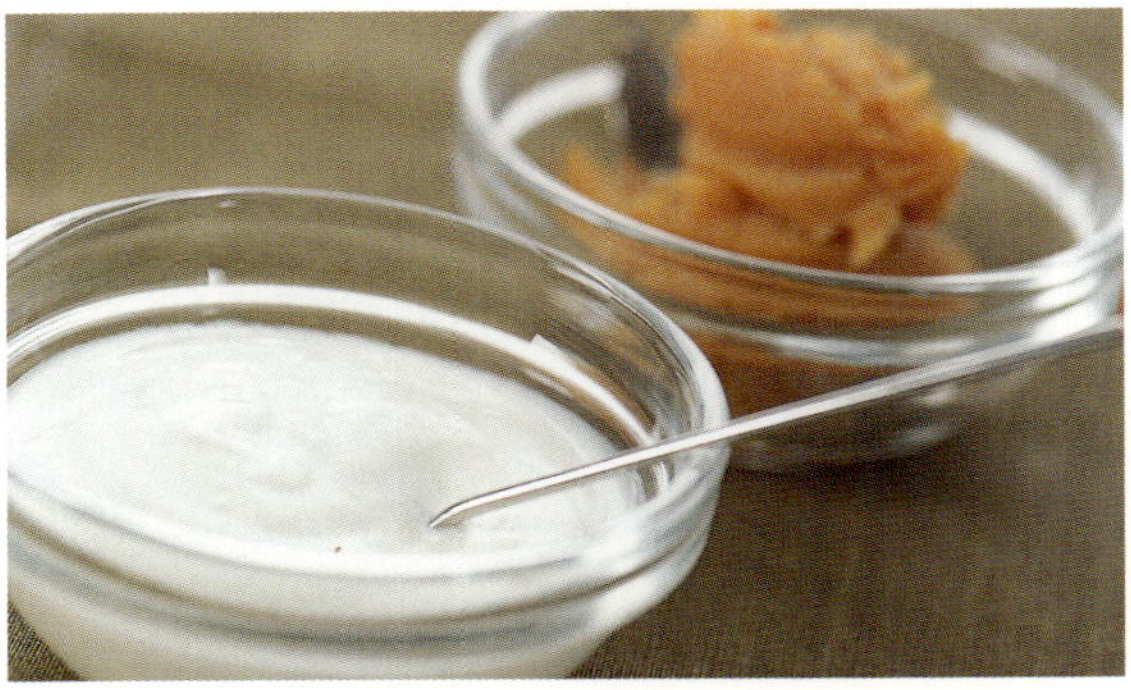

PART

# 4

## 免疫力を食べて高める …… 93



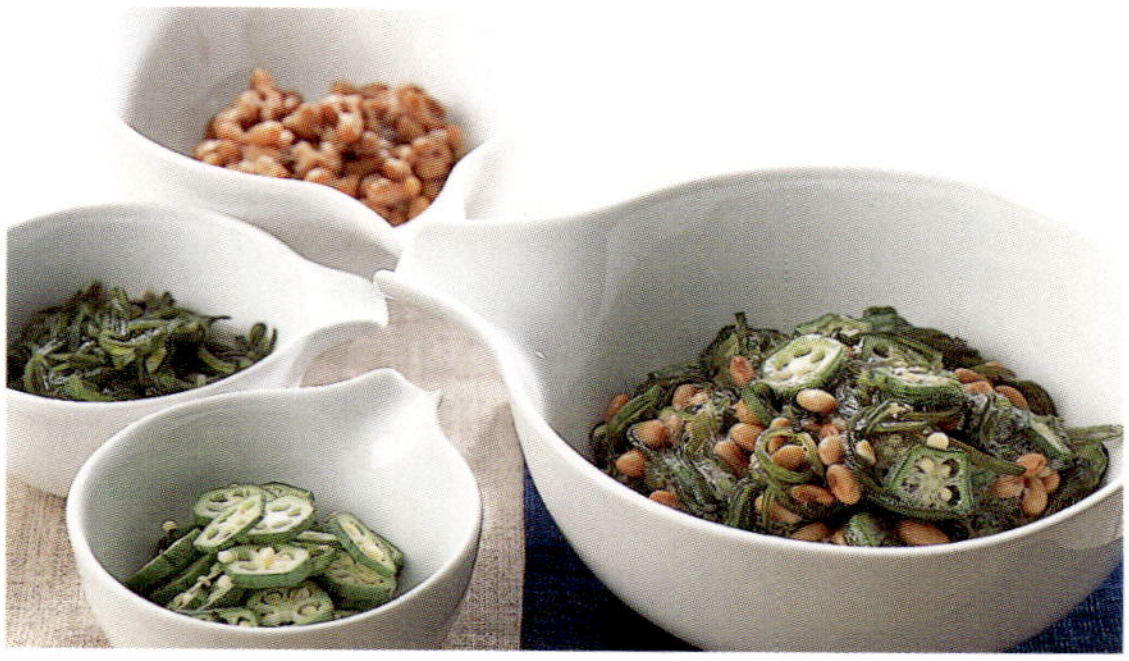

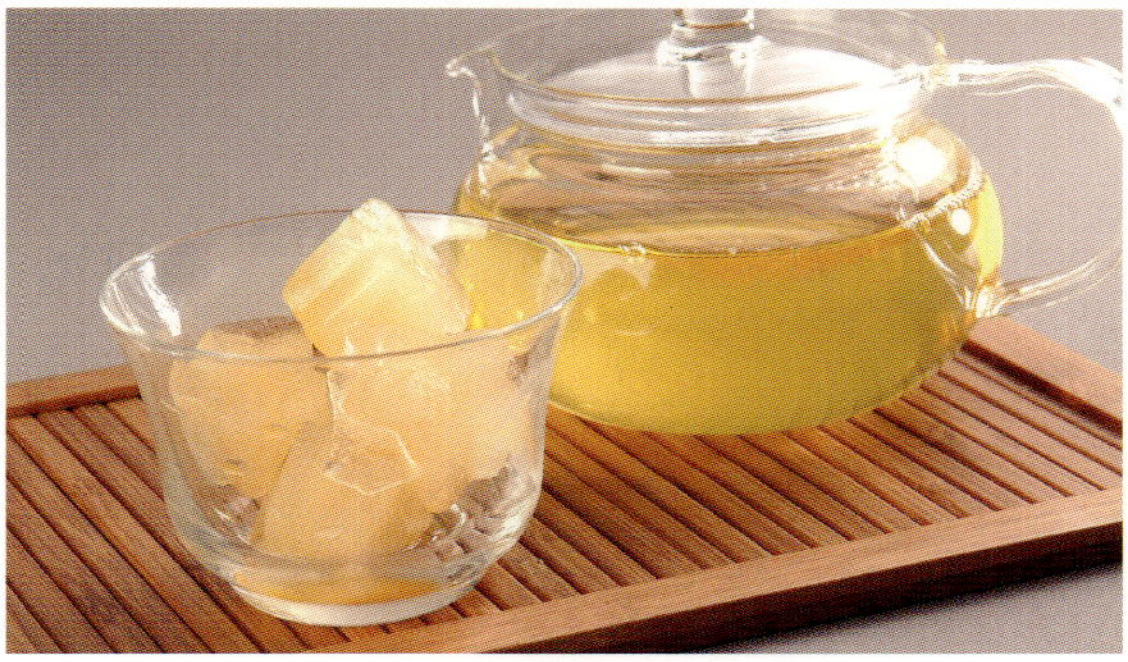

# PART 5

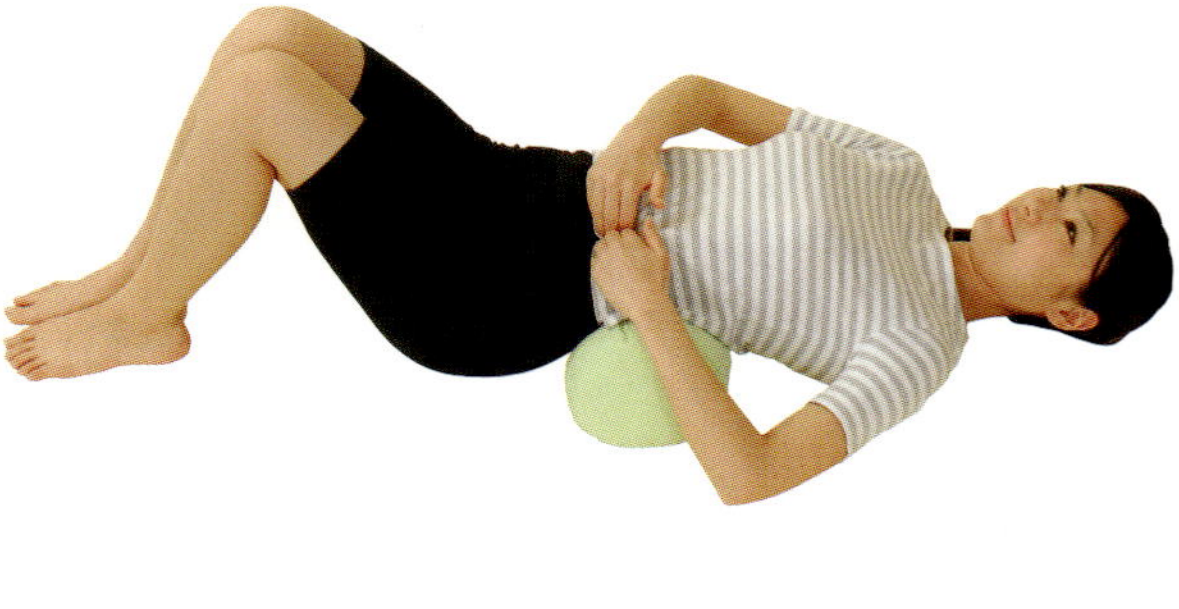

# PART 1 知っておきたい免疫の基礎知識

免疫が下がると、かぜやがんなど
さまざまな病気にかかりやすくなることは、
すでにみなさん知っていることでしょう。
では、なぜ、免疫が下がるのか、
具体的にどのような悪影響をおよぼすのかなど
基礎知識を知っておきましょう。
また、自分自身が免疫を下げるような
生活習慣をしていないか
チェックしてみましょう。

# 免疫の仕組みを知ろう

## 免疫の主役は血液中の白血球

免疫とは、細菌やウイルスなどが体に侵入してきたときに、そのような外敵と戦って退治し、体を守る働きのことです。この働きは外敵のみならず、体内のがん細胞に対しても同じように作用します。

人によって強弱の差こそあれ、免疫は人間ならだれもがもっている働きです。

免疫を担当するのは主に血液です。私たちが生きていくうえで、血液はいくつもの役割を果たしていますが、免疫もそのひとつです。

免疫の主役ともいうべき役割を果たしているのは血液中の白血球で、そのため、白血球のことを免疫細胞ともいいます。

白血球は骨髄でつくられるのですが、単独のものをさすのではなく、マクロファージ（大食細胞）、顆粒球《かりゅうきゅう》、リンパ球などの種類があります。

白血球のうち、顆粒球は約60％、リンパ球は約35％、マクロファージは約5％を占めています。

免疫とは、これら3つの免疫細胞がお互いにバランスを保ち、密接に連携しながら正常に働くことではじめて成り立つ、体内に存在する生体防御システムで、免疫監視機構と呼ぶこともあります。

私たちの体内の免疫監視機構は、わかりやすくいうと、2段構造になっています。

第1段階の免疫の働きは、白血球のなかの顆粒球（好中球）とマクロファージが担当します。顆粒球のなかでも90％以上を占める好中球は強い貪食《どんしょく》能力をもち、ウイルスや細菌を食い殺す力をもっています。マクロファージはさらに強い貪食能力をもっています。

これらの白血球は、いうなれば血液のパトロール隊です。体内を常に巡回して、ウイルスや細菌などの外敵を見つけると、すぐに戦って、退治します。

たとえば、けがをして皮膚に傷をつくり、そこから雑菌などの異物が体内に侵入すると出てくるのが顆粒球です。まずは、この顆粒球が傷口に集まって、細菌を排除しようとするのです。傷口の膿《うみ》は、細菌と顆粒球が戦ったあとの死骸です。

顆粒球で処理しきれないと、マクロファージが出てきます。大食細胞というだけに、

### 免疫の主な働き

免疫

●感染の防衛
インフルエンザなどのウイルスや病原菌からの感染を防止する。

●抗体を産生する
ウイルスに対抗する抗体をつくる。はしかやおたふくかぜに再びかからないのは抗体ができるから。

●異物などを正確に識別
異物かどうかを判断。がん細胞、ウイルス、病原菌など、本来の自分の細胞と違うものを区別する。

●健康の維持
疲労回復や病気や傷などの回復。ストレスに強い体をつくる。肩こりや腰痛など、体の不調の予防や改善。

●老化や病気の予防
新陳代謝を活発にする。機能低下や細胞組織の老化などによる病気の予防。肌荒れやニキビなどを防ぐ美容効果も。

●がんなどの予防
体の中で変異したがん細胞を見つけて攻撃し、排除する。

細菌などと戦う力も強いのです。

しかし、相手が非常に強敵で、こうしたパトロール隊だけでは退治しきれないと、次の手段として第2段階の特殊部隊が出動してきます。

それが白血球のなかのリンパ球（B細胞、T細胞）や、リンパ球の一種であるNK（ナチュラルキラー）細胞で、これらの特殊部隊が顆粒球をサポートして、細胞やウイルスなどの外敵と戦います。

リンパ球T細胞（Tリンパ球）には、ヘルパーT細胞、キラーT細胞、サプレッサーT細胞があります。

これらT細胞は、骨髄で生まれたリンパ球のうち、胸腺という器官で特訓を受けた特にすぐれた能力をもつ細胞です。

リンパ球B細胞（Bリンパ球）は骨髄から直接、血液中に入り、ヘルパーT細胞の指令によって、細菌やウイルスなどの異物（抗原）に応じた抗体をつくり、その抗体によって異物を攻撃し、破壊します。抗体は、いわば攻撃ミサイルのようなものです。

また、NK細胞はウイルスに感染した細胞やがん細胞を見つけると、直接攻撃して殺します。

なお、13ページでは、ウイルス感染でかぜをひいた場合を例に、免疫監視機構がどのような反応をしてかぜを治していくのかをくわしく説明してありますので、あわせてお読みください。

## 白血球の組成

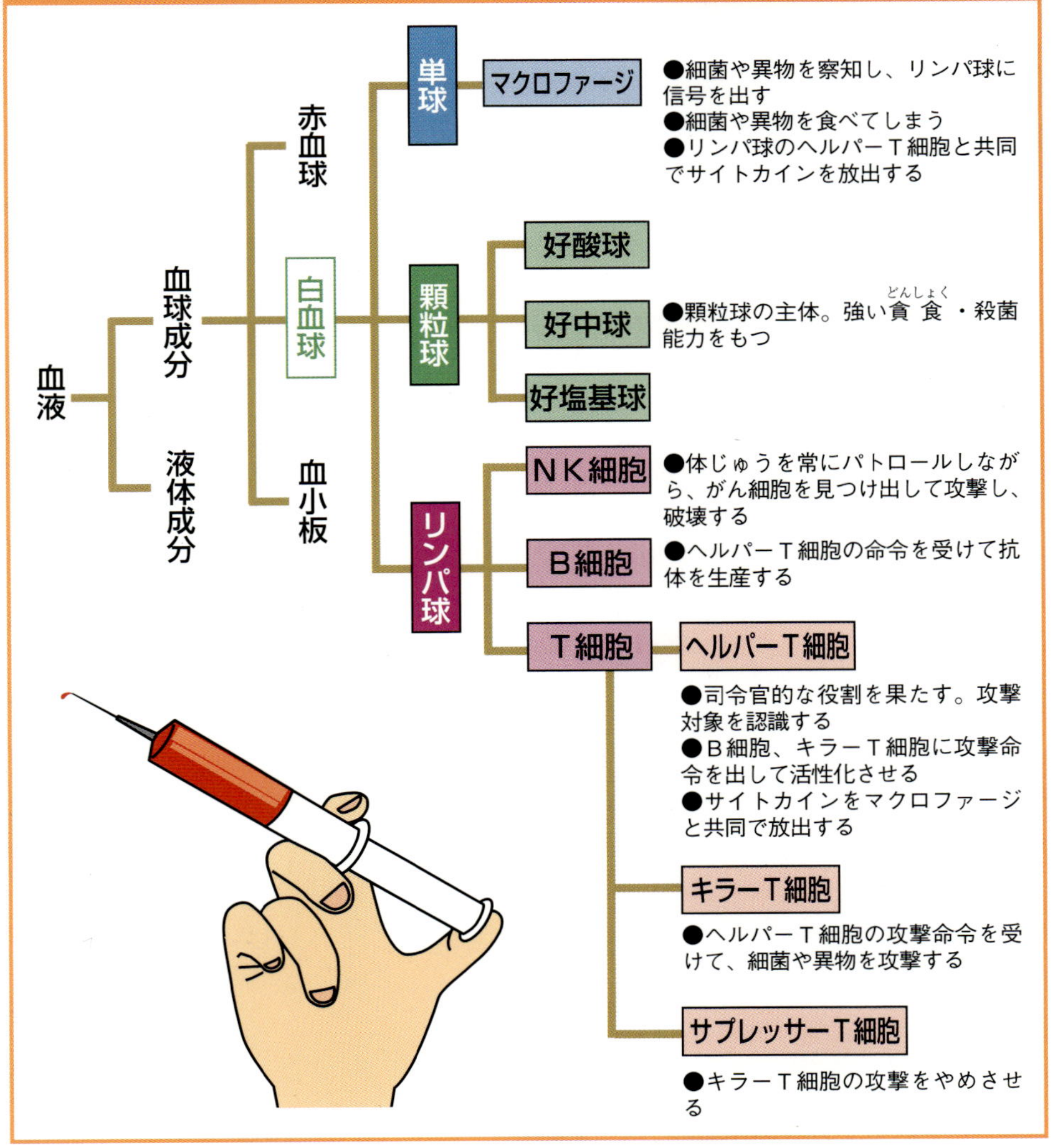
血液
血球成分
液体成分
赤血球
白血球
血小板
単球
マクロファージ
●細菌や異物を察知し、リンパ球に信号を出す
●細菌や異物を食べてしまう
●リンパ球のヘルパーT細胞と共同でサイトカインを放出する
顆粒球
好酸球
好中球
●顆粒球の主体。強い貪食《どんしょく》・殺菌能力をもつ
好塩基球
リンパ球
NK細胞
●体じゅうを常にパトロールしながら、がん細胞を見つけ出して攻撃し、破壊する
B細胞
●ヘルパーT細胞の命令を受けて抗体を生産する
T細胞
ヘルパーT細胞
●司令官的な役割を果たす。攻撃対象を認識する
●B細胞、キラーT細胞に攻撃命令を出して活性化させる
●サイトカインをマクロファージと共同で放出する
キラーT細胞
●ヘルパーT細胞の攻撃命令を受けて、細菌や異物を攻撃する
サプレッサーT細胞
●キラーT細胞の攻撃をやめさせる

## 免疫力を高めることで病気を治療する

先に、免疫の主役は血液中の白血球であると述べました。

免疫療法の第一人者である水嶋クリニック院長の水嶋丈雄先生らの研究によって、実は、この白血球の働きは自律神経の支配を受けることがわかっています。

自律神経とは、私たちの意志とは関係なく、血管や内臓、器官の働きを支配する神経のことです。

自律神経には、交感神経（昼間の活動時に優位になる神経。興奮に働く）と、副交感神経（夜や休息時に優位になる神経。心身をリラックスさせるように働く）の2種類があります。

交感神経と副交感神経はお互いにバランスをとりながら働いており、この2つのバランスがとれていれば、顆粒球《かりゅうきゅう》（好中球）とリンパ球もバランスのとれた状態を保つことができます。

しかし、このうちどちらかが優位になりすぎると自律神経のバランスがくずれ、その支配下にある顆粒球とリンパ球のバランスもくずれてしまいます。その結果、さまざまな病気や不調が起こってくるのです。

おおまかにいえば、交感神経が優位で顆粒球の分泌が過剰になると、がんや胃潰瘍《かいよう》、潰瘍性大腸炎、糖尿病、高血圧、心筋梗塞《しんきんこうそく》などの病気が起こります。

その反対に副交感神経が優位になり、リンパ球が過剰に分泌されると、アトピー性皮膚炎や花粉症、アレルギー性鼻炎といったアレルギー性の病気を引き起こすのです。

このような免疫の仕組みが判明してからは、水嶋先生はクリニックに来るすべての患者さんに血液検査を行い、白血球中の顆粒球とリンパ球の数値を測っています。

その数値をみて、現在の病気の状態と患者さんがもっている免疫力がどのくらいかを判断して、治療の方針を決定していきます。

水嶋先生の場合、病気に対しては、主に西洋医学での治療を行いますが、それとともに東洋医学、鍼灸《しんきゅう》治療、食事療法などを併用して免疫のバランスを調整し、免疫力を高めていきます。

たとえば、がんを例にとると、1平方cmの腫瘍《しゅよう》でも、それは1億個のがん細胞の集合体です。それを免疫力だけでたたこうとするのは難しいといえます。そのため、手術をしてがん細胞をとり除き、体にとっての負担を減らすのが第一に必要となります。

その後、免疫力を高める治療を行うことによって、体内に散らばっている残りのがん細胞をたたいたり、再発や転移を防いだりすることができるのです。

このように西洋医学と免疫療法を併用することにより、かなりよい結果を得られるようになったと水嶋先生は報告しています。

また、さまざまな研究の結果、免疫力を高める生活法がどのようなものかもわかってきました。

食事法や呼吸法、運動法、睡眠法など、ほんの少しの工夫で、免疫力をぐんぐん高めることができます。具体的には、あとのページでくわしく説明していますので、そちらをご参照ください。

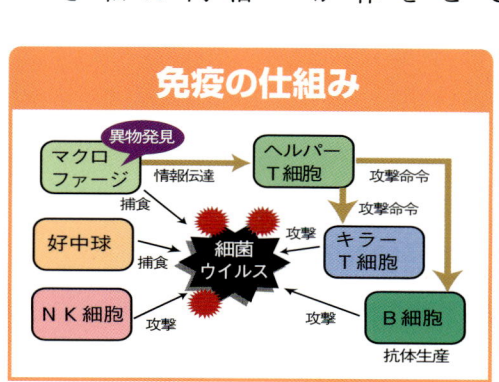

### 免疫の仕組み

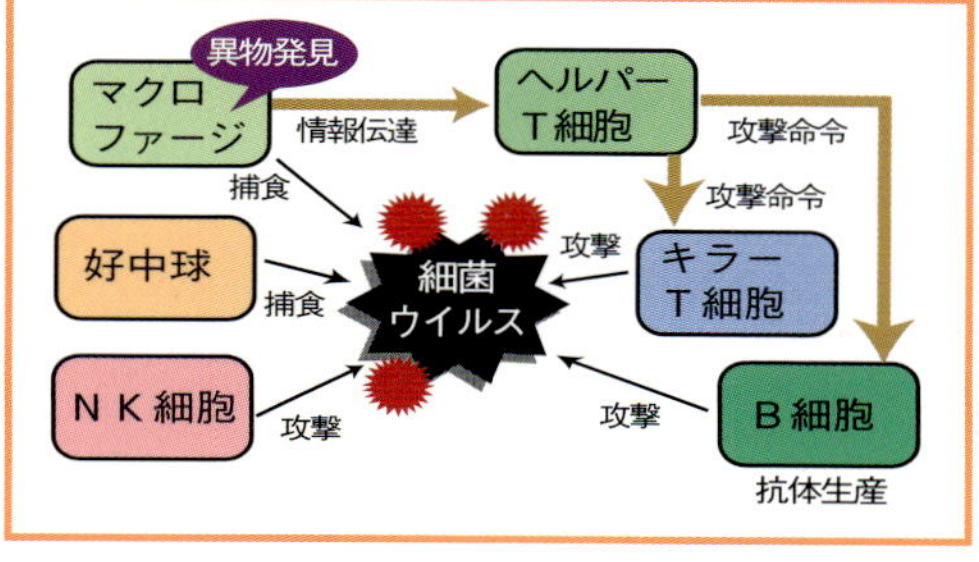

## 免疫の働き１週間（かぜの場合）

### 第1ステージ

かぜのウイルスが鼻やのどの粘膜を突破しようとしている

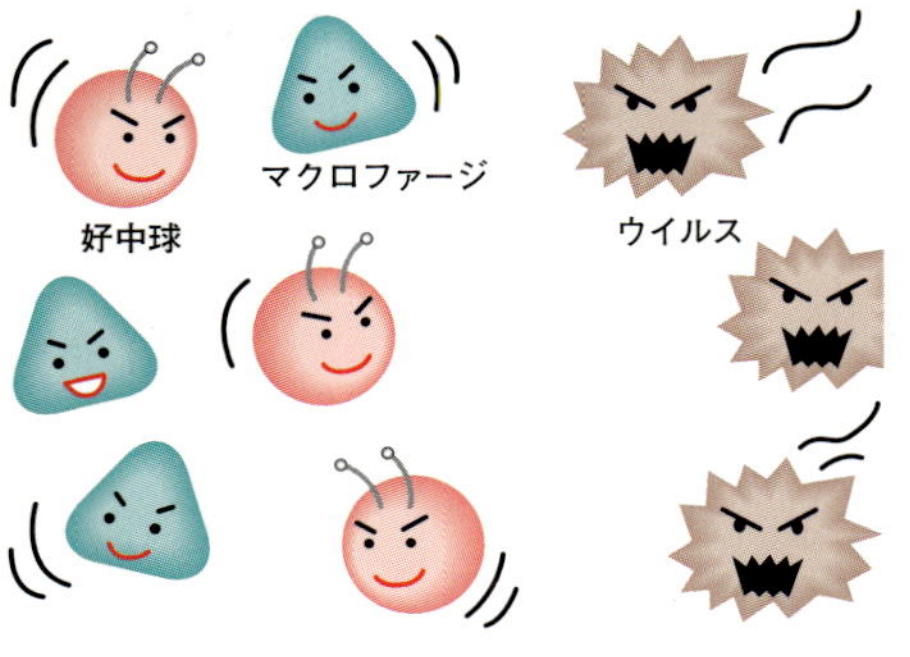


ウイルスがなんとか体内に入ろうと忍び寄って来ました。免疫部隊の守備隊（顆粒球＝好中球とマクロファージ）は敵の襲来に備えて、警戒態勢をとりながらパトロール中です。

### 第2ステージ

ウイルスがのどの粘膜を突破して、のどに痛みを感じる

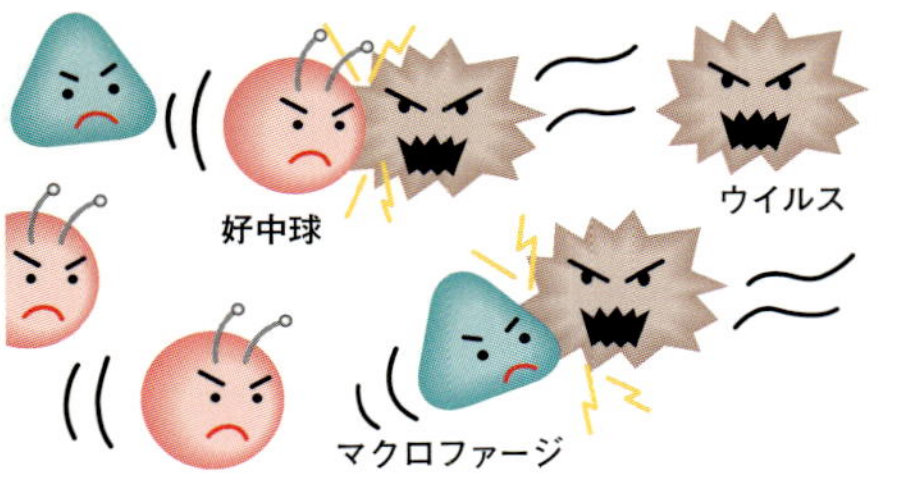


ついにウイルスはのどの粘膜のバリアを突破して体内に入ってきました。顆粒球（主に好中球）とマクロファージはただちに集結して、ウイルスと戦闘に入ります。しかし、ウイルスの破壊力は強く、応戦しきれません。この間、ウイルスは気に入った細胞のなかに入り込み、増殖しつづけます。

### 第3ステージ

のどの痛みはますます増し、ゾクゾクと寒気を感じ始める

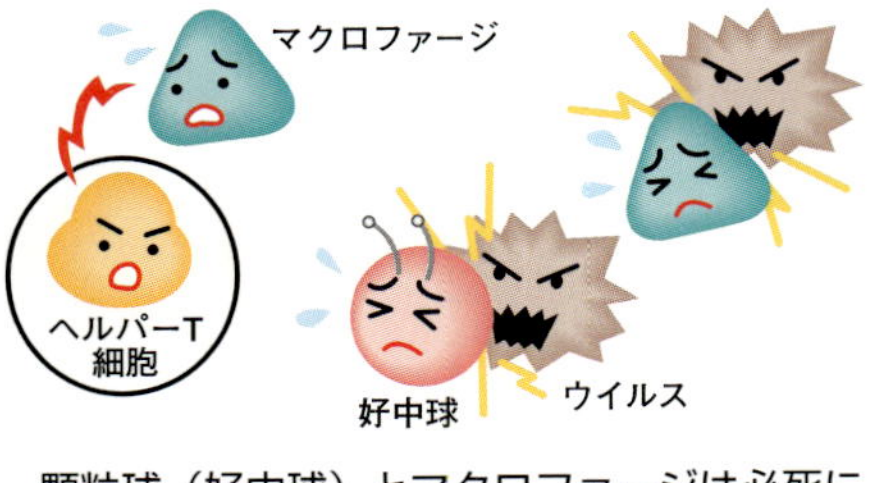


顆粒球（好中球）とマクロファージは必死に戦っていますが、防戦一方です。ウイルスの破壊力は強大で、守備隊の被害は拡大するばかりです。ＮＫ細胞も独自にウイルスに感染した細胞を見つけては破壊しています。マクロファージは侵入してきたウイルスのタイプを分析し、後方に控えている司令官であるヘルパーＴ細胞にそれを伝えて、援軍を求めます。

### 第4ステージ

のどの粘膜の炎症がひどく、のどの痛み、発熱、せきが最もひどい状態

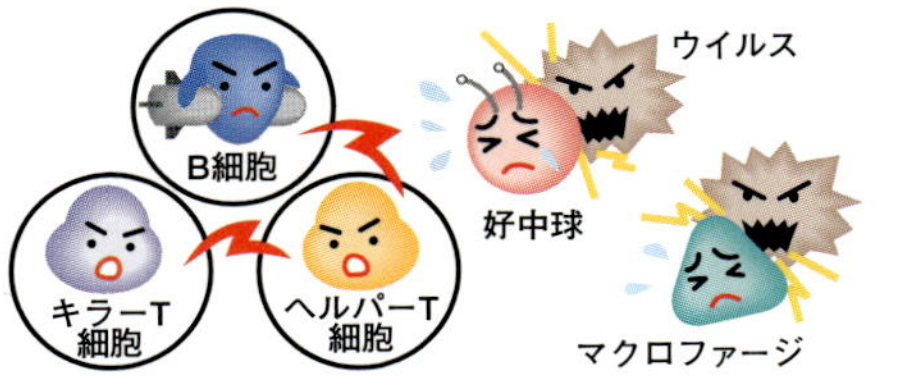


免疫守備隊は窮地に追い詰められます。ヘルパーＴ細胞は、ウイルスに感染した細胞を攻撃する命令をキラーＴ細胞に出すと同時に、マクロファージから受け取った情報からウイルスの種類を断定し、戦うためにはどのミサイル（抗体）が必要かを決定しました。ヘルパーＴ細胞はリンパ球Ｂ細胞にミサイル設計図を送り、ミサイルの製造・積み込み・攻撃命令を出します。

### 第5ステージ

相変わらず高熱で、せきも激しく、体のだるさがつづく状態

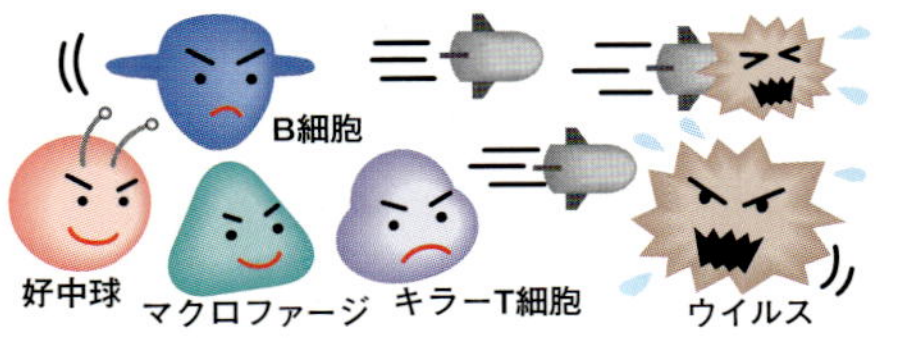


免疫守備隊は全面降伏しかねない状態です。そこに、キラーＴ細胞が攻撃を開始して、ウイルスに感染した細胞を破壊します。また、攻撃準備が整ったリンパ球Ｂ細胞が飛来し、ミサイルを発射して、ＮＫ細胞やキラーＴ細胞によって破壊された細胞から飛び出してきたウイルスを次々に撃破します。こうした特殊部隊の反撃によって戦況は一変し、猛威をふるっていたウイルスの増殖と細胞への感染が抑えられます。

### 第6ステージ

熱も下がり、のどの痛みもなくなる。気管の炎症がひどい場合は痰《たん》などが残る

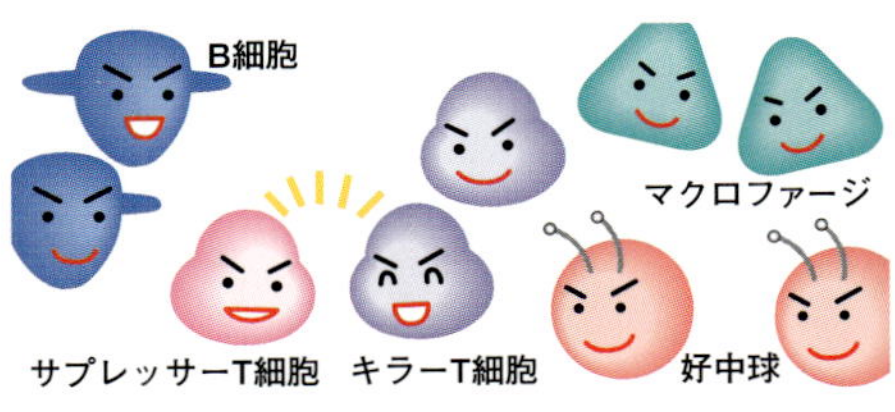


ウイルスも徐々に排除され、顆粒球とマクロファージは再び元気をとり戻し、死にかけたウイルスをマクロファージが処理します。こうしてウイルスを撃退できると、サプレッサーＴ細胞が働き、キラーＴ細胞の攻撃やリンパ球B細胞のミサイル攻撃をやめさせて、引きあげを命じます。これで免疫部隊とウイルスの戦い（免疫反応）が終了し、かぜは治癒します。

# がん予防の第一歩は免疫力アップ

## 体の免疫監視機構ががんの発病を防ぐ

日本人の最大死因といえば、がんです。がんは近年ふえつづける一方で、まったく減る気配を見せません。

ある統計によりますと、新たにがんになる人は年間10万人以上もおり、その死亡者は約30万人にのぼります。いまや3人に1人ががんで死ぬ時代なのです。

また、時代とともに日本人がかかるがんも様変わりをしました。食生活の変化のせいもあって、これまで日本人に非常に多かった胃がんが減り、肺がんや肝臓がん、前立腺がんが増加しています。女性には乳がんや子宮がんがふえるなど、がんも欧米型になってきたのです。

現代では検査技術が進歩し、がんの早期発見ができるようになったため、早期がんのほとんどが治るようになりました。しかし、がん患者全体では半数近くの人が死亡しています。つまり、がんは非常にありふれた病気であるとともに、たいへん死亡率の高い病気なのです。いまだにがんと聞くと、死に直結する病気のように感じる人が多いのもそのせいでしょう。

では、がんという病気はどのように発病するのでしょうか。また、がんを防ぐにはどうすればよいのでしょうか。

がんは、正常な細胞の遺伝子が発がん物質によって傷つけられるなどして、突然変異を起こしたものです。その突然変異が何回か重なって発がんを起こします。

驚かれるかもしれませんが、35歳ぐらいを過ぎると、健康な人の体内でも毎日、がんの芽が生まれています。それでも全員ががんを発病するわけではありません。

なぜなら、がん細胞ができたとしても、がん組織に進行しなければ、がんが発病することはないからです。突然変異の起きた細胞がすべて、そうした大きながん組織に成長していくとは限らないのです。

その理由のひとつは、免疫監視機構が働くからにほかなりません。体内にがん細胞が芽生えても、多くのさまざまな免疫細胞が連動して働き、がん細胞を攻撃します。

がん細胞が発生すると、最初にそれに気づくのはマクロファージです。この情報をいわば司令官であるヘルパーT細胞（リンパ球T細胞のひとつ）に伝えます。

情報を受け取ったヘルパーT細胞は、やはりリンパ球T細胞のひとつで攻撃部隊であるキラーT細胞に「がん細胞を撲滅せよ」と攻撃命令を出します。これを受けて、キラーT細胞などががんへの攻撃を開始するのです。

これ以外に、リンパ球の10～20%を占めるＮＫ（ナチュラルキラー）細胞もがん細胞を見つけ出しては、時間的余裕を与えずに単独で攻撃をしかけます。

免疫監視機構が働くまえにも、突然変異によって傷ついた遺伝子を修復する遺伝子群が働きます。この遺伝子群はがん細胞を元に戻したり、自殺に追いやったりして発がんを防ぐのです。

人間の体には1日に３０００～５０００個のがん細胞が発生しているといわれます。

にもかかわらず、がんを発症しないのは、こうした免疫監視機構の攻撃や修復遺伝子の働きによって、増殖しないまま死滅していくがん細胞が多数あるからなのです。

## 免疫力を高めて がんを防止する

ただ、これは免疫が正常に働いている場合で、免疫力が低下していると、そうはうまくいきません。修復遺伝子も免疫監視機構もお手上げ状態に陥り、がん細胞の増殖を阻止することができなくなってしまいます。

つまり、がんなどの重大な病気を予防するには、なにより免疫力を高めておくことが必要なのです。

しかし、そうした免疫監視機構は年をとるにつれて低下してきます。

たとえば、リンパ球T細胞の予備軍は、生まれたときは胸腺という器官に1gあたり10億個もありますが、40代には1000万個に減ってしまいます。

これは、年をとると胸腺が小さくなり、その機能が落ちるからです。修復遺伝子にしても、傷ついた遺伝子がふえすぎると、すべてを修繕する力はないのです。

がん細胞はだれもがもっています。老衰で亡くなった天寿をまっとうした人たちを解剖して調べてみると、甲状腺、前立腺、子宮などに必ず微小がんが見つかるそうです。

正常な細胞ががん化して、早期がんとして発見される大きさになるまでには約9年かかります。したがって、その間に免疫力を高めておけば、がん細胞は増殖せず、それればかりか自然消滅する可能性も十分あるわけです。

自分の体に備わっている免疫監視機構を高めてやることは、がんの予防や再発を防止するのに確かな手段なのです。

### がんが発生するメカニズム

**がんはたったひとつの細胞が傷つき、変異することがきっかけで発生します。
発がん物質や発がん性のあるウイルスなどで遺伝子が傷つくと、変異細胞ができます。
それががん細胞となり、分裂を繰り返して増殖すると、
目で見てもわかるほどの大きさの腫瘍《しゅよう》となっていくのです。**

**①遺伝子が傷つく**

活性酸素や発がん物質、発がん性のあるウイルスによって遺伝子が傷つきます。この変化を「イニシエーション」といいます。

**②変異細胞となる**

体には傷ついた部分を修復しようとする働きがありますが、修復しきれないとき、正常な細胞とは違う変異細胞となります。この時点では、まだがん細胞ではありません。

**③がん細胞になる**

変異した細胞ががん化を促すものにさらされると、がん細胞に変化します。この変化を「プロモーション」といいます。

**ここで免疫力がブロック！
しかし、ブロックできないと……**

がん細胞のうちに免疫力が殺してくれれば、がんとしては成長しません。しかし、免疫ががん細胞をうまく殺せなかった場合は、分裂・増殖を繰り返して、肉眼で確認できるほどの大きさの腫瘍となります。

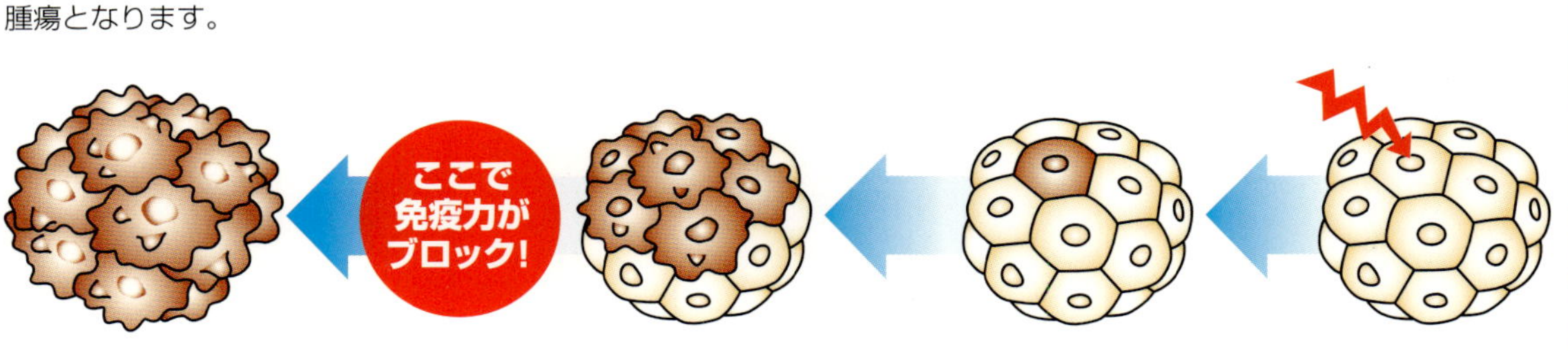

# ストレスが免疫力の低下を招く

## 顆粒球のふえすぎが活性酸素を増加させる

自律神経と免疫力、そして病気の関係を簡単に説明しましょう。

まず、交感神経が優位になるとアドレナリンというホルモンが過剰に分泌され、白血球のうちの顆粒球《かりゅうきゅう》が必要以上に増加し、血管が収縮して血行が悪くなります。

すると、全身の免疫力が低下して、高血圧や動脈硬化、脳梗塞《こうそく》、心筋梗塞、糖尿病、痛風などの生活習慣病や、肩こりや腰痛、膝痛、神経痛など、さまざまな病気や不快症状が発生するのです。

がんも免疫力の低下によって発生します。そもそも顆粒球は、体の中に侵入した細菌などを撃退する重要な免疫細胞です。

しかし、顆粒球は役目を終えて消滅する際に活性酸素を発生させます。活性酸素が大量にできると、あちこちの細胞や組織を破壊して、がん細胞を増殖させる原因を生むのです。

体内には、活性酸素を排除する機能もありますが、顆粒球があまりにふえすぎると、その働きも追いつかなくなってしまいます。

一方、副交感神経が優位になると、リンパ球がふえて免疫力は向上します。

しかし、ふえすぎると免疫過剰になって、体内に入ったちょっとしたものでも排除しようと、鼻水やせきなどのアレルギー反応が起こってしまうのです。

とはいえ、多くの病気は交感神経優位による免疫力の低下で生じます。注意すべきは、交感神経優位の状態を防ぐことでしょう。

特に男性は、ストレス過多で交感神経が優位になり、病気になる人が多くみられます。それは、男性のほとんどが組織の下で働き、仕事上でストレスを感じることが多いためです。

これを裏付ける例として、男性の長寿県をあげてみると、長野県や岐阜県など、比較的ゆったりとした環境で、おだやかな気質の人が多い地域であることがわかります。ストレスが少ない環境のほうが、男性は長生きできるのです。

## 女性の場合は「冷え」も大敵

一方、女性の敵は「冷え」です。

交感神経の優位で病気・症状が起こる仕組み

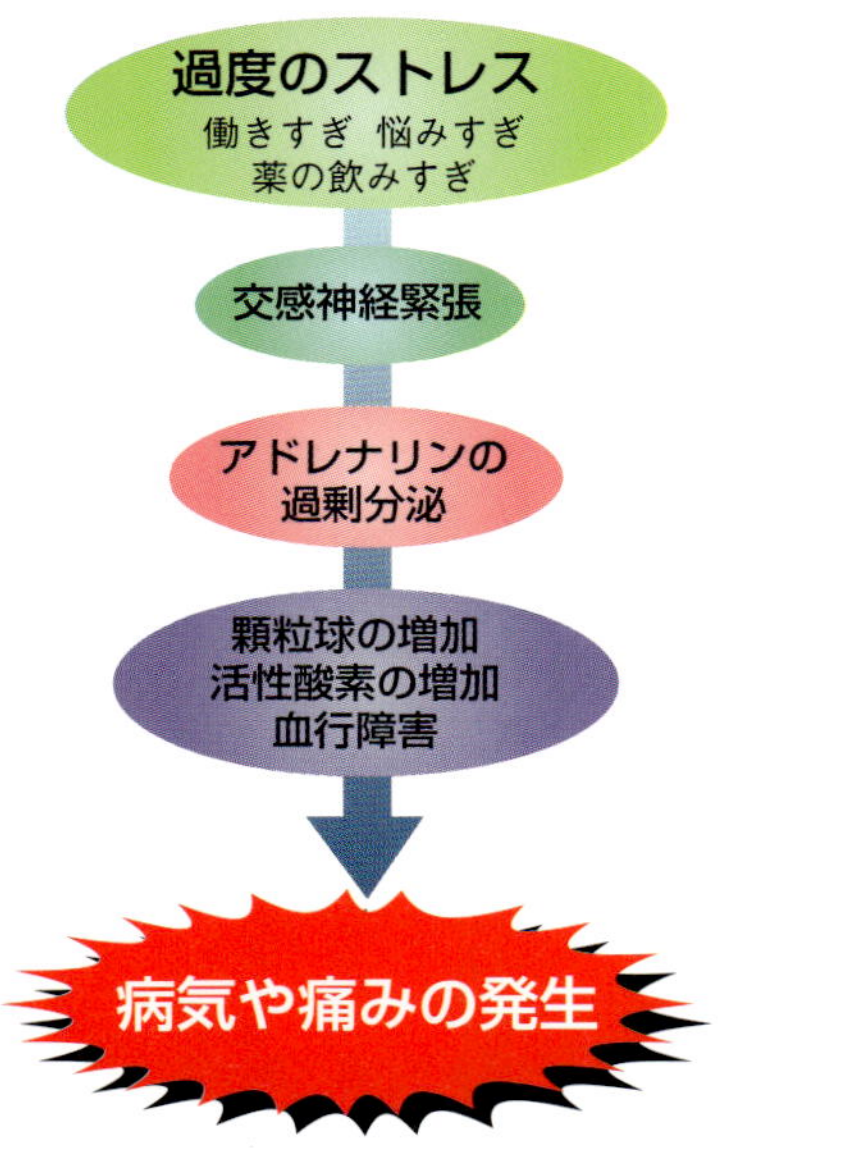

女性の体は男性よりも脂肪が多く、その脂肪に入っている血管は非常に細いことがわかっています。

つまり、組織に血液が行きわたりにくい仕組みになっているのです。

このため、血行が悪いことで交感神経が優位になり、病気になりやすいのです。

女性の長寿県第1位は温暖な沖縄県で、逆に最下位は寒冷な青森県であることは、冷えが女性の大敵であることを証明するひとつの事実といえるでしょう。

さらに、冷えは自律神経とも深い関係があります。

交感神経や副交感神経が優位な人の多くは、36度以下の低体温（＝冷え）であるということが、わかってきたのです。

女性は体を冷やすなと昔からいわれてきましたが、免疫学の観点からも、まさに同じ結論に達したということができます。

## あなたのストレス（自律神経危険度）チェック

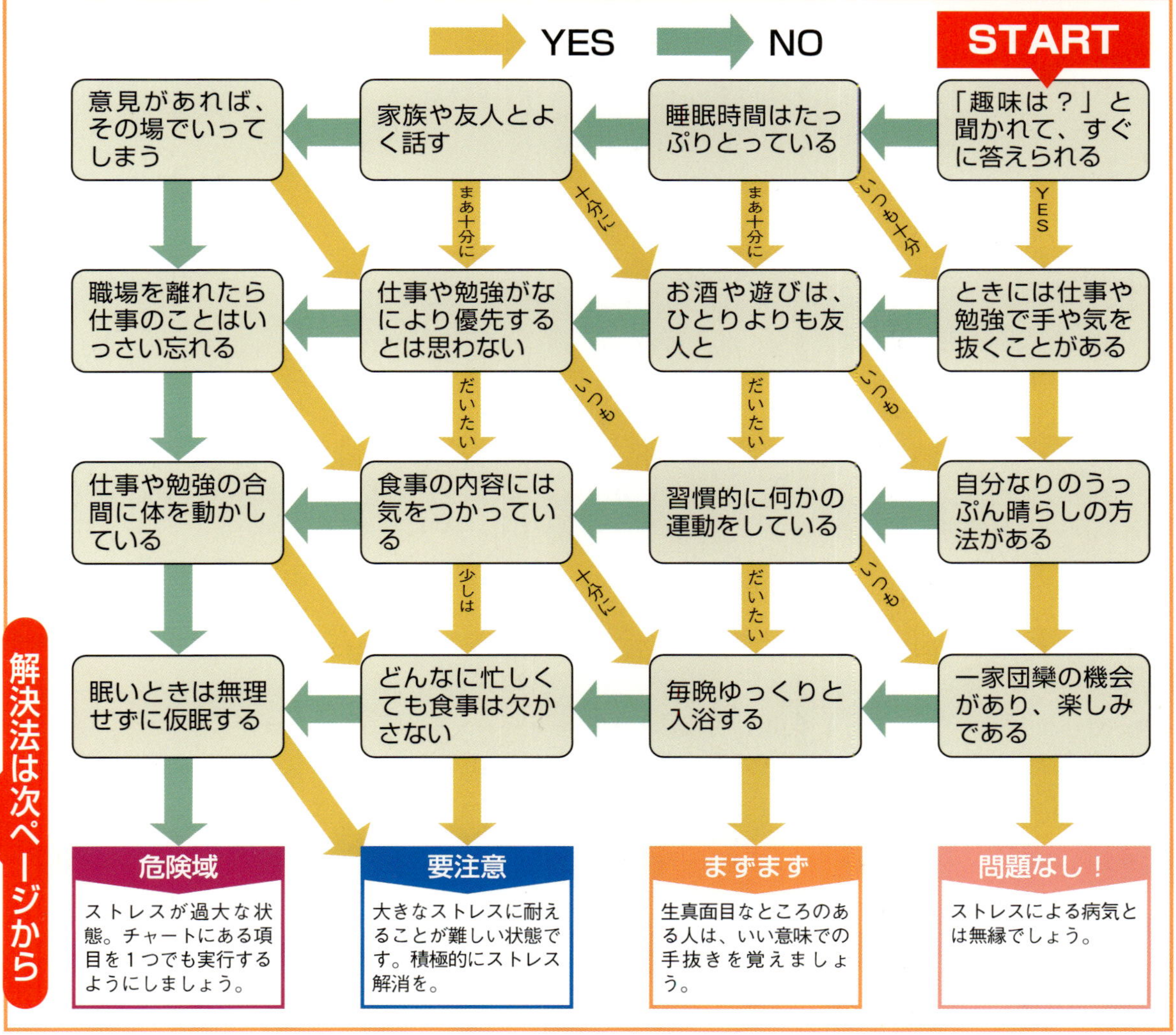
YES
NO
START
「趣味は？」と聞かれて、すぐに答えられる
YES
睡眠時間はたっぷりとっている
いつも十分
まあ十分に
家族や友人とよく話す
十分に
まあ十分に
意見があれば、その場でいってしまう
ときには仕事や勉強で手や気を抜くことがある
お酒や遊びは、ひとりよりも友人と
いつも
だいたい
仕事や勉強がなにより優先するとは思わない
いつも
だいたい
職場を離れたら仕事のことはいっさい忘れる
自分なりのうっぷん晴らしの方法がある
習慣的に何かの運動をしている
いつも
だいたい
食事の内容には気をつかっている
十分に
少しは
仕事や勉強の合間に体を動かしている
一家団欒の機会があり、楽しみである
毎晩ゆっくりと入浴する
どんなに忙しくても食事は欠かさない
眠いときは無理せずに仮眠する
問題なし！
ストレスによる病気とは無縁でしょう。
まずまず
生真面目なところのある人は、いい意味での手抜きを覚えましょう。
要注意
大きなストレスに耐えることが難しい状態です。積極的にストレス解消を。
危険域
ストレスが過大な状態。チャートにある項目を1つでも実行するようにしましょう。

解決法は次ページから

# 自律神経を整えれば免疫力が上がる

## 白血球が外敵をやっつける

私たちの免疫力の主たる要《かなめ》は、血液中の白血球です。この白血球というのはひとつのものをさすのではなく、さまざまなメンバーからつくられたチームのような存在です。

そのチームの主要なメンバーとして大きな働きをするのが、顆粒球《かりゅうきゅう》とリンパ球の2つです。白血球のうち、顆粒球は54～60％、リンパ球は35～41％を占めます。

顆粒球が半分以上を占める理由は、顆粒球の活躍する場面が多いからです。私たちの体には細菌が最も多く侵入してきますが、そこで活躍するのが顆粒球なのです。皮膚の傷口に細菌が集まると、顆粒球はそれらの細菌を飲み込んで処理します。

ただし、顆粒球は敵が細菌などの大きなサイズの異物を退治するのは得意ですが、ウイルスや花粉など小さな異物は得意ではなく、とり逃がしてしまいます。

その際、活躍するのがリンパ球です。リンパ球にもT細胞やB細胞などいくつかの種類があり、それぞれに役割と持ち場が決まっています。リンパ球は、敵が来たら多くのメンバーを呼び出し、みごとな連携プレイを発揮して、チーム一丸となって戦うのです。

こうした免疫力は自律神経にその働きを支配されています。自律神経とは、私たちの意志とは無関係に血管や内臓

### 免疫の働きを支配する自律神経の仕組み

**副交感神経**

主に夕方から夜にかけて休んだり、リラックスしているときに優位になる神経。心臓の拍動をゆるやかにし、血管を広げて血流を促す。血圧を低下させて呼吸をゆったりとさせる。胃腸の消化液の分泌、排便を促す効果もある。

▼

**リンパ球の分泌を助ける**

**しかし、リンパ球が過剰になると…**

反応しなくてもいい抗原にまで過敏に反応するようになる。

アトピー性皮膚炎、気管支ぜんそく、花粉症、アレルギー性鼻炎

**また、運動不足だったり、自信を失ったりすると** ▶ うつ病、気力の減退、食欲亢進

**交感神経**

主に私たちが昼間活動しているときの体の働きを支配する神経。心拍数をふやし、血管を収縮させ、血圧を上昇させたりする。胃腸などの消化管の働きを抑え、体を活動的にする。興奮したときや緊張したときも優位になる。

▼

**顆粒球の分泌を助ける**

**しかし、顆粒球が過剰になると…**

活性酸素が発生して、自らの組織を破壊する。また、血行が悪くなる。

肩こり、手足のしびれ、頭痛、腰痛、膝痛、神経痛、顔面まひ、痔、関節リウマチ、めまい、耳鳴り、高血圧、脳梗塞《こうそく》、心筋梗塞、狭心症

**さらに組織の破壊が進むと** ▶ がん、胃潰瘍《かいよう》、潰瘍性大腸炎、白内障、糖尿病、痛風、甲状腺機能障害

などの働きを調整している神経のことです。この自律神経には、交感神経と副交感神経の2種類があります。

交感神経は昼間の活動時に優位になる神経です。心臓の拍動を高め、血圧を上昇させ、体を活動させるなど、興奮時に働きます。

一方、副交感神経は夜や休息時に優位になる神経です。血管を拡張して血流を促し、心身をリラックスさせる働きがあります。

## 副交感神経を優位にすれば、免疫力がアップ

現在の新しい免疫学では、過度のストレスが免疫力を下げる最大の原因とされています。ストレスがたまったり、つづいたりすると、交感神経が興奮して、血液中に顆粒球が必要以上にふえ、体内の有益な細胞まで破壊してしまいます。その結果、全身の免疫力が下がるのです。

つまり、免疫力をアップさせるには、副交感神経を刺激して、常に優位に保っておくことが非常にたいせつになるわけです。

もちろん副交感神経を過剰に優位にさせてもいけません。花粉症やアトピーなどを招いてしまうからです。しかし、ある程度、副交感神経を優位にしておけば、自律神経のバランスがとれ、免疫力も高まるのです。

では、具体的にどうすれば副交感神経を優位に保つことができるのでしょうか。

まず免疫力を下げる最大原因であるストレスの元をさがしましょう。悩みがないか、働きすぎてないか、自分の生活を振り返って、気持ちを切り替えてみることが必要です。

適度な運動をすることもたいせつです。体がぽかぽかして汗ばむくらいの運動は副交感神経を優位にします。

次に気をつけたいのが薬です。ステロイド剤や抗がん剤などの薬は、長期に使うと交感神経を過剰に優位にします。できるだけ、使用を控えたほうがいいでしょう。

ゆっくり食事をとることもおすすめです。食べること自体が副交感神経を優位にします。水分をたっぷりとることも忘れないでください。

体をあたためて、血流をよくすることも不可欠です。お風呂は、少しぬるめのお湯に長めにつかるようにします。ふだんからカイロを使ったりするのもいいでしょう。

また、深呼吸を行うのも、副交感神経を優位にするいい方法です。

これらのことを日ごろから心がけて実行すれば、あなたの免疫力はぐんぐん上がっていくでしょう。

### 副交感神経を刺激するコツ

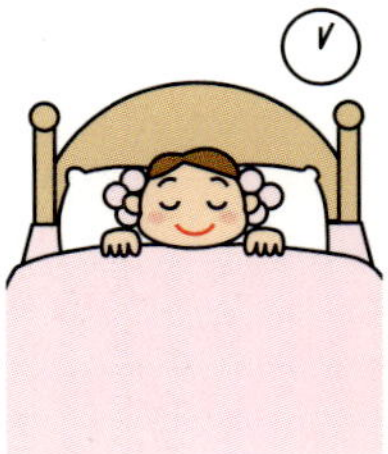

ストレスを自覚し、生活を見直す

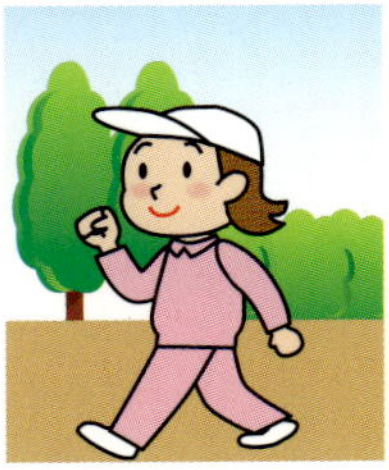

適度な運動をする

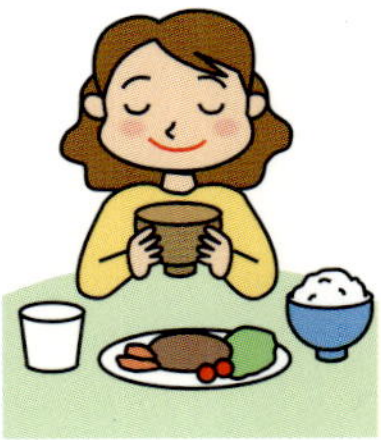

ゆっくり食事をとる

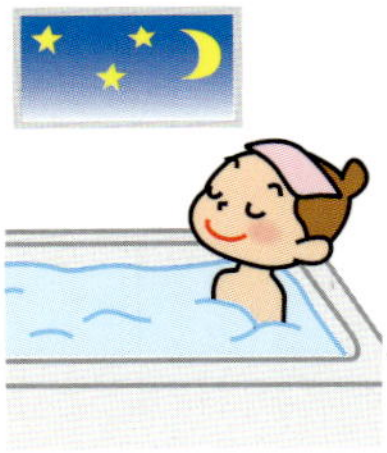

体をあたため、血行をよくする

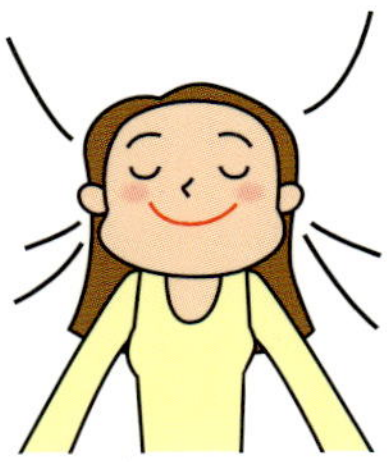

深呼吸を行う

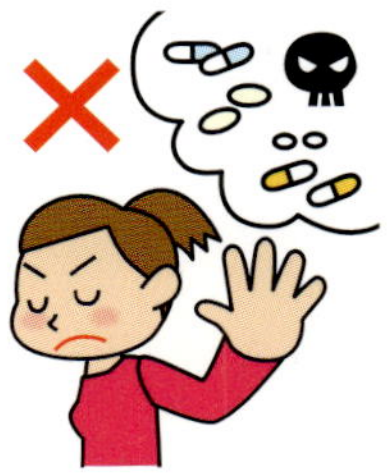

交感神経を刺激する薬をできるだけ飲まない

# 腸は独自の免疫機能をつかさどる器官

## 腸は免疫機能をつかさどっている

腸はきわめて大きな免疫器官で、小腸と大腸の間にあるパイエル板には最大の免疫中枢があると以前から考えられてきました。

ところが、さらに最近、パイエル板以外の部分からも脳内ホルモンと同じような物質が分泌されており、脳の指令を受けなくても、腸それ自体で免疫機能をつかさどっていることがわかってきたのです。それが、腸が「第2の脳」といわれるゆえんです。

腸のなかには１００種類１００兆個もの腸内細菌がいて、善玉菌と悪玉菌、そのつどどちらか強いほうにつく日和見《ひよりみ》菌の3つに分けられます。それらの重さは合計で1.5kgあり、当然ながら、善玉菌が多ければ多いほど免疫力が高まるわけです。

もともと日本人の腸は「低脂肪・高繊維」の和食に適応してきたので、西洋人にくらべて腸管の組織がやわらかいのが特徴でした。ところが、食生活の西洋化にともない、「高脂肪・低繊維」の食事が多くなるにつれ、腸管のかたい人がみられるようになってきました。

また、下行結腸と直腸の間にあるS字結腸が短くなってきていることも見逃せません。S字結腸は腸の運搬速度を加減するクッション地帯のようなもので、これが短くなってくると便の回数がふえ、1回あたりの便の量が減ります。近年、大腸のなかでもS字結腸にがんができる割合が高まっているのは、そのせいもあると考えられます。

現在、日本人の腸は悲鳴をあげている状態です。脂肪のとりすぎに加え、ストレスや睡眠不足などで腸は日々痛めつけられています。その結果、悪玉菌がふえ、免疫力が弱まっているのです。

## 免疫系のバランスを保つことがたいせつ

免疫系とは体を外敵から守るシステムで、ウイルスやがんに冒された細胞を直接たたく細胞性免疫と、抗原抗体反応で小さな分子の侵入を防ぐ

### 免疫力には2種類ある

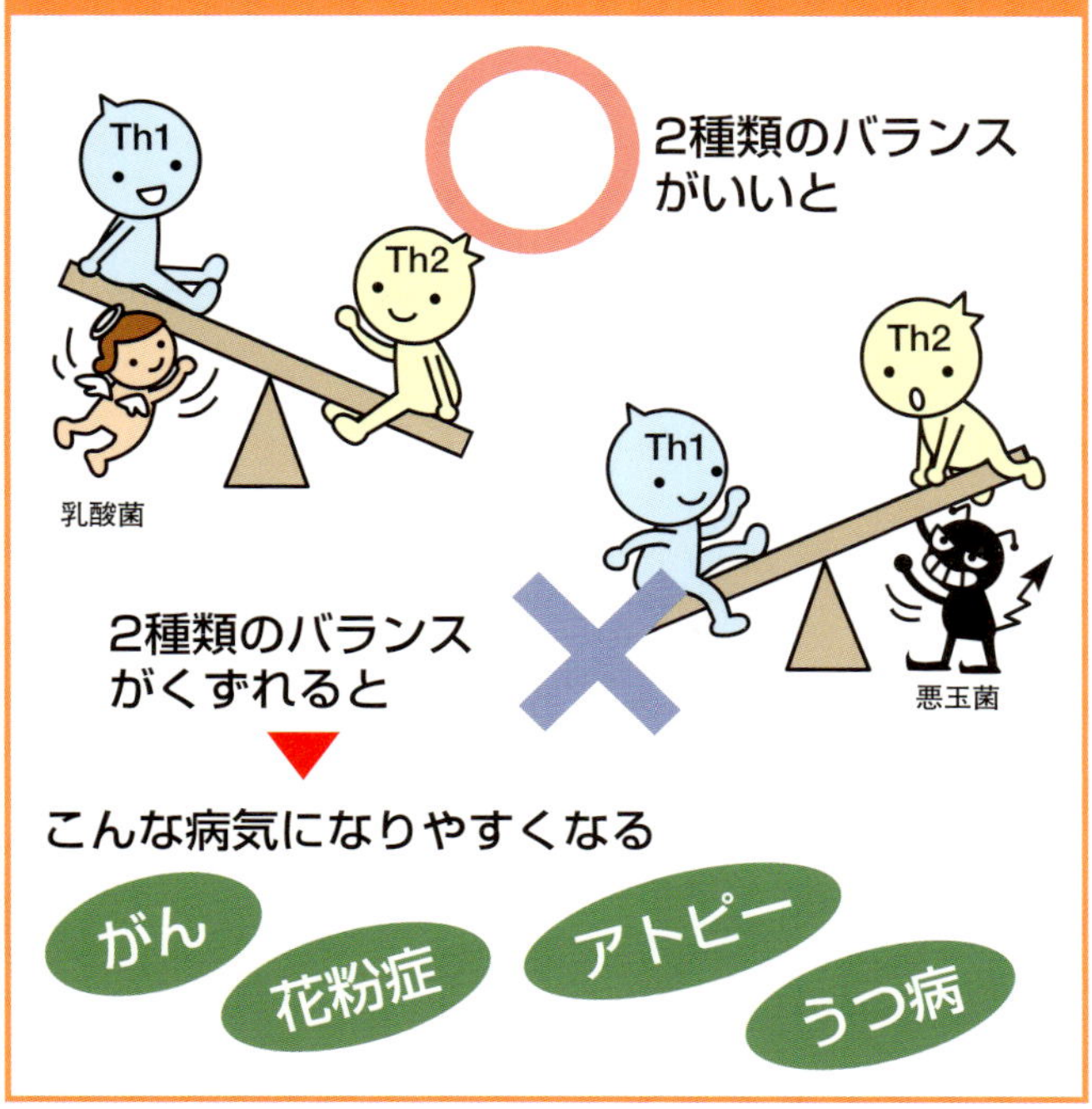
Th1
Th2
2種類のバランスがいいと
乳酸菌
Th2
Th1
悪玉菌
2種類のバランスがくずれると
こんな病気になりやすくなる
がん
花粉症
アトピー
うつ病

液性免疫に大別されます。

細胞性免疫の主役はTh1細胞で、液性免疫の主役はTh2細胞です。この2つはシーソーのような関係で、どちらかが優位になると、もう一方が抑えられるという仕組みになっています。

このバランスがくずれると、体にいろいろな不調が起きてくるのです。

たとえば、Th1活性が下がってきてTh2が上がると、免疫はタンパク質に過剰に反応して、アレルギー性疾患にかかりやすくなります。

また、ウイルスやがん細胞もうまく処理できなくなり、感染症やがんにもなりやすくなります。

ところが、現代人はTh2の活性が高く、Th1が抑えられやすいため、アレルギー疾患、がん、ウイルス性疾患が増加する傾向があります。Th2が優位になっている理由としては、タンパク質の過剰摂取、なかでも加工食品に含まれる粗悪なタンパク質のとりすぎが考えられます。

食べ物は小腸で消化・吸収されますが、過剰に摂取しすぎたタンパク質は消化されないまま「異種タンパク質」として大腸に送られ、悪玉菌のエサになります。

小腸が分解できない、焦げた魚のタンパク質も悪玉菌は分解して、自分の栄養源にします。

悪玉菌が異種タンパク質を分解すると、毒性をもったガスが生成され、大腸の粘膜を傷つけます。すると、異種タンパク質がそこから粘膜に侵入しようとするため、それを防ごうと、大腸のまわりのTh2が活性化されます。

その結果、免疫系のバランスがくずれ、さまざまな不調が起きてくるのです。

では、どうすれば腸を健康に保ち、免疫力を高めることができるのでしょうか。

それについては、次項でくわしくご説明します。

## 腸の健康チェックシート

□ 外食することが多い
□ ヨーグルトなどの乳酸菌食品はあまり食べない
□ お酒をよく飲む
□ タバコを吸う
□ インスタント食品やスナック類が好き
□ 豆類、海藻類、根菜類をあまり食べない
□ 肉類や油っぽい料理が好きで、よく食べる
□ 水分はあまりとらない
□ いつも睡眠不足
□ 食事を抜くことがある
□ 朝食は食べないか、コーヒーを飲む程度
□ 生活時間が不規則
□ 運動はあまりしない
□ 毎日歩く時間は1時間以下
□ 肌に張りがなく、くすんで見える
□ 体や顔に吹き出物ができやすい
□ 肩がこる
□ 冷え症
□ 頭痛が起きやすい
□ 仕事に追われている
□ ストレスを感じることが多い
□ 疲れがたまっている
□ かぜをひきやすい
□ 朝、排便することはあまりない
□ 毎日同じ時間帯に排便する「排便リズム」がない
□ 便座に座ってから排便まで時間がかかる
□ 便通は毎日ない
□ 臭いおならが出る

該当する項目が多いほど、腸が不健康で免疫力も低下しています。半分以上該当する人は生活習慣をあらためるように心がけましょう。食事は動物性タンパク質を減らし、食物繊維、ヨーグルトを毎日とり、規則正しい生活を送るように自己管理してください。40歳以上で一度も大腸検査を受けていない人は、ぜひ受けましょう。

# ゆっくりとした呼吸が腸を活性化する

## 腸を元気にして免疫力を高める

腸内の善玉菌をふやし、免疫力を高めるのにはどうすればよいのでしょうか。

それは、まず腸を休めることです。

ここで注意していただきたいのは、腸を休めるといっても、お粥《かゆ》のような消化のよいものだけを食べて、腸を甘やかすのではありません。消化のよいものばかりを食べていると、腸はかえって弱くなってしまいます。腸の粘膜が萎《い》縮《しゅく》して、退化してくるのです。腸は、常にいろいろな食べ物が通っていることによって元気になるのです。

特に食物繊維をたくさんとるようにすれば、善玉菌がふえて腸の調子がよくなるとともに、大腸がんなどの危険性も減少します。食物繊維は腸内細菌のエサになりますが、とりわけ善玉菌のエサになるのです。

十分に睡眠をとることも腸を休めるのにきわめて有効です。腸は自律神経の支配を受けているので、睡眠不足による自律神経の失調は腸の不調を招きます。

実際、過敏性腸症候群、大腸がん、潰瘍性《かいようせい》大腸炎などは、日本や欧米などの「夜ふかし国」で増加しています。人間本来のリズムを無視した生活は、体に大きなストレスとなるのです。

もうひとつ、腸を休めるためには「頭寒腹熱」を心がけてください。腸は、脳とは逆に冷やした状態ではよく働かず、あたためると調子がよくなります。特に、ふだんから胃腸の弱い人は夏場でも腹巻をして、お腹を冷やさないようにすることが大事です。

きつい下着や重たい寝具も、体を締めつけて腸の血流を悪くするので避けるようにしてください。

日ごろから、じょうずに腸を休めれば必ず免疫力は高まるでしょう。

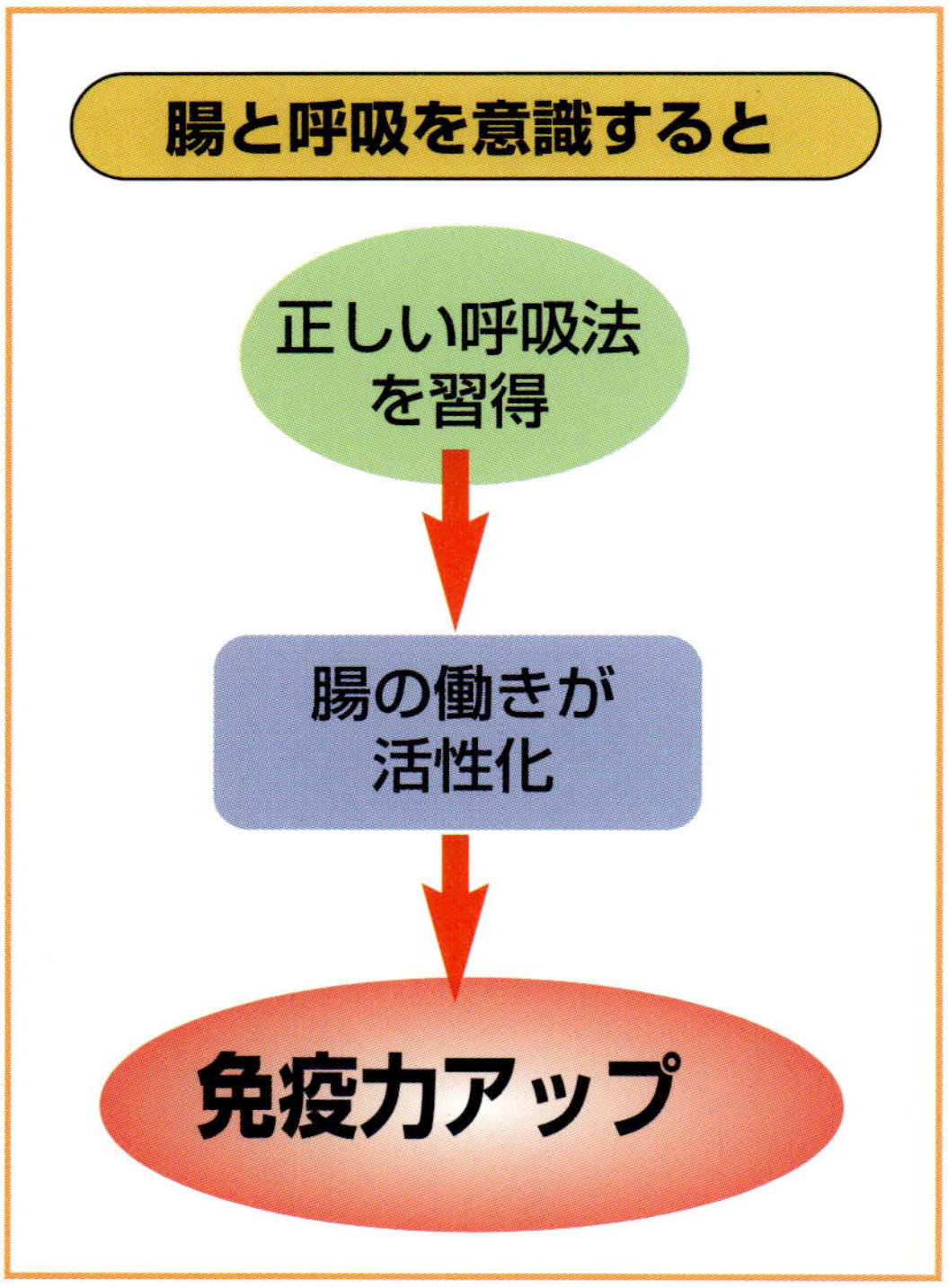


## 腹式呼吸を行うと便秘が改善する

腸内の悪玉菌は強力な発がん物質をつくることがわかっています。最近、ふえているクローン病や潰瘍性大腸炎などの腸疾患も悪玉菌が関係しているといわれます。

悪玉菌がふえると、免疫系のうち、Th２（液性免疫の主役）が異常活性化し、免疫系のシーソーバランスがくずれて、Th 1（細胞性免疫の主役）の活性が落ちます。

　免疫力を適正に整えるには悪玉菌を減らし、善玉菌をふやすことが重要です。善玉菌にはTh 1の活性を高め、全身の免疫バランスを整える働きがあるからです。

　悪玉菌を減らすには、便秘にならないことが最大のポイントとなります。

　大腸に便をため込み、腐敗が進んで悪玉菌がふえると、悪玉菌がタンパク質を分解してつくった有毒ガスも増加します。そうした有毒ガスが便秘のために肛門から出られないと、ガスは大腸の毛細血管を通じて血液中に溶け込み、皮膚炎、肺の病気などの原因となります。

　便秘改善策のひとつとしておすすめしたいのが「腹式呼吸」です。

　健康な人は、日中は胸式呼吸、睡眠中は腹式呼吸を無意識に使い分けています。しかし、ストレスが過剰な状態がつづくと睡眠中も胸式呼吸となります。

　腹式呼吸をしないと、腹膜や横隔膜に柔軟性がなくなり、排便に必要な腹圧が低下してしまいます。便秘のときは便が詰まって、かたくなるので、腹圧が弱いと排便できません。

　腹式呼吸は息を吐くときに腹筋の力で横隔膜を上げ、自然に腹圧を高めます。ゆっくりと腹式呼吸を行うことによって腹圧が高まり、便が出やすくなるのです。

　腹式呼吸によるリラックス効果も便秘を改善します。腸は緊張したときは働きにくく、リラックスしたときによく働くからです。

　腹式呼吸によって免疫バランスが整うと、がん、花粉症、皮膚病など、さまざまな病気が予防・改善できます。手軽な免疫活性法として、毎日5分間、腹式呼吸を行うことをおすすめします。

## 呼吸の健康チェックシート

無意識のうちに口呼吸をしている人は多いはず。半分以上該当する人は、意識して鼻呼吸を心がけましょう。口呼吸をしていると、大気中の細菌やウイルス、有害物質がのどの粘膜に付着して、リンパ組織を直撃します。また、口呼吸のために鼻に空気が通らなくなると、鼻の防御機能が衰えて、呼吸器をはじめ、骨、血液、リンパ液などに病気を発症しやすくなるので注意が必要です。

- ☐ 気づくと口が開いている
- ☐ 口を開けて寝ていたり、いびきを人から指摘される
- ☐ 唇が乾きやすく、リップクリームが手放せない
- ☐ 唇がひび割れしやすい
- ☐ 目が覚めたとき、口の中がねばねばする
- ☐ 目が覚めたとき、のどがひりひりする
- ☐ 目が覚めたとき、口臭を感じる
- ☐ 歯肉から出血しやすい
- ☐ きちんと歯をみがいているのに、歯石がたまりやすい
- ☐ きちんと歯をみがいているのに、前歯が薄茶色に着色しやすい
- ☐ きちんと歯をみがいているのに、虫歯になりやすい
- ☐ 歯並びが悪い
- ☐ 上下の前歯が正しく接触しないで開いている
- ☐ 口内炎ができやすい
- ☐ 扁桃腺が赤く腫れている
- ☐ 話すときの発音が明瞭でない
- ☐ 食べ物を口の中で長い時間かんで、なかなか飲み込めない
- ☐ 食事中にむせたり、のどが詰まりやすい
- ☐ 食欲がなく、食べ物をうまく飲み込めない

# 快便力をつければ免疫力も上がる

## 「快便力」を高めれば不快症状が一掃できる

昔から「快便は健康のもと」といわれるように、毎日、気持ちよく便を出すことは、健康であるための必須条件といえます。

ところが、このあたりまえのことが思うままにならないという人が少なくありません。

とりわけ女性の便秘は深刻で、便秘で悩む女性の数は、いまや全女性の6割にのぼるとさえいわれています。3～4日に1度しか便が出ないという女性はざらにいます。なかには、1週間に1回、あるいは10日間なにも出ないという極端なケースもあるほどです。

このような腸の不快症状を一掃するためには、どうすればよいのでしょうか。その答えが「快便力をつけること」です。

よい便が規則的に出て、病気にもかかりにくい、元気でピカピカの腸をつくるための3つのポイントをここでは解説しましょう。

第1のポイントは、食事をしっかりとることです。栄養バランスのよい1日3度の食事を規則正しく食べていれば、毎日、決まった時間に排便できるものです。

忙しいからといって食事を抜いたり、めんどうだからと同じメニューばかり食べていては、みずから便秘を呼び込むようなものです。食事を抜くだけのダイエットや、食事のかわりに大量のサプリメントを飲むことは腸によくありません。

腸は、食べ物が胃袋に入ることで活発に働き始めます。食べる量や回数が減れば、腸の働きは鈍くなり、便が長時間、腸のなかにとどまります。その間に便の水分は腸から吸収されて、石のようにかたくなり、排便されにくくなります。このような状態で3日以上便が出なかったり、1週間に排便が2回以下の場合が「便秘」です。

便をお腹にため込むため、体に悪いばかりか、肌荒れや肥満の原因にもなります。体のエネルギー効率が悪くなって、ダイエットどころか、かえって太りやすくなってしまうのです。

ただ、便が毎日出ないからといって、心配しすぎることはありません。1日おき、数日おきでも規則的に出ていれば問題はあまりないからです。

## 便秘を解消すれば全身の免疫力もアップ

第2のポイントは、ストレスをためないことです。胃腸は臓器のなかでも最もデリケートで、メンタル的な影響を受けやすいといわれています。たとえば、脳でストレスを感じると、自律神経を通じて胃腸に伝わり、胃腸の働きが阻害されます。これを「腸脳相関」といいます。

極度の緊張や過度のストレスにさらされるとお腹を下しやすいのもこのためです。便秘と下痢を交互に繰り返す、過敏性腸症候群なども慢性的なストレスに起因していることが少なくありません。

ストレスや疲労がたまると、便臭も強くなります。ストレスや疲労の影響で腸内細菌のバランスがくずれ、悪玉菌がふえて消化物の腐敗が進むからです。

最近の研究では、腸内細菌のバランスがくずれると、腸内の免疫力、ひいては体全体の免疫力が低下して、感染症などの病気にかかりやすくなることがわかってきました。

ストレスをためないようにすれば腸内の免疫力が高まり、全身の病気を防いだり、治すことにも役立つのです。

また、悪玉菌がふえると、腸内に毒素が発生して、再吸収されてしまいます。この毒素が血液に溶け込んで体じゅうをめぐると、肌荒れや口臭など、さまざまな不快症状の原因となります。

特に注意が必要なのは「酸性腐敗便」です。脂の多い肉や揚げ物ばかりを食べていると、食べたものが十分に消化されず、体内で腐敗発酵が起こることがあります。その際、酸性の物質が大量に生み出されて、腸内が強酸性に傾きます。その状態からさらに腐敗が進むと、酸性腐敗便ができるのです。

このとき、便秘の状態がつづいていると、便を出したくても、お腹のなかに長時間とどまってしまいます。すると、大量の有害な腐敗産物が腸壁から吸収されて血液中に侵入し、体のあちこちにその害が及ぶのです。

第3のポイントは、日ごろから自分の便をよく観察することです。健康な状態の便と、そうでないときの便を見くらべることで、栄養状態や心の状態を知ることができます。

いまお通じになんらかの不調を感じているかたは、食事のメニューを変えたり、休養したり、運動したり、腸によいといわれるものを積極的にとってみてください。

数日後にはきっと腸の快便力が高まり、全身の免疫力もアップして、病気や体の不調も改善に導かれることでしょう。

## 自分の排便サイクルや便の状態をチェックしよう

### よいうんちは、こんなうんち

- 黄金色または黄褐色
- バナナ型、とぐろを巻いている
- 練り歯みがき粉ほどのかたさ
- においは少ない
- 最初は水に浮いて、だんだん沈む重さが◎

便は野菜中心の食生活では黄土色に、肉中心で脂肪の多い食生活では濃い茶色になります。黒や赤っぽい色の便は血液が混じっている場合があるので要注意。

### 便秘かな？　と思ったら

- 1週間に排便が2回以下である
- 黒、赤、緑、白など茶系以外の色をしている
- ドロドロ便、泥水便（下痢）やコロコロ便（便秘）が出る
- 発酵したような臭い便が出る
- 便の量が極端に少ない

上記にあてはまる場合は「快便力」がかなり弱っていると考えられます。1日おきでも定期的に出ていれば、とくに心配はありません。日本人の平均的な排便量は1日150～200gです。乳児の便は黄色っぽく、年をとると茶色っぽくなります。

### こんな症状が出たらすぐに病院へ！

鮮血が混じる場合は食中毒のほか、ポリープ、がんの疑いがあります。黒っぽい便は胃潰瘍《かいよう》、十二指腸潰瘍、胃がんの可能性があります。緑色の便は食中毒や急性腸炎、白い便は肝臓や胆嚢《たんのう》の病気が疑われます。自覚症状がなくても、これらの便が出たら病院で検査を受けましょう。

# 唾《だ》液《えき》力の低下がさまざまな病気の原因になる

## 唾液には免疫力を高める効果がある

私たちの口の中には、1日1.5～1.8ℓの唾液が流れています。ところが、年齢を重ねると唾液量は低下してきます。ある程度はしかたのないことなのですが、最近は仕事や日常生活などからくるストレスや、日常的に薬を飲むことが唾液量の減少に拍車をかけています。

唾液が出ないことで「口の中が渇いて不快」ですめばいいのですが、それだけでは終わりません。唾液には意外に知られていないパワーがたくさんあります。唾液を出す力と唾液のもつ力、つまり「唾液力」の衰えは、さまざまな不快症状や病気の原因になっているのです。

唾液は口の中をうるおして食事や発声をスムーズにするほか、数々の体にとってたいせつな働きをしていることがわかってきました。

### ①虫歯・歯周病予防

食事をすると、歯の表面についたプラーク（歯垢）の中の虫歯菌が食物の糖分を利用して酸性になり、歯を構成しているハイドロキシアパタイトを溶かしてしまいます。

これが虫歯の始まりですが、唾液の中にはカルシウムがたくさん入っていて、酸性を中性に戻す役割をしています。すると、一度溶かされたハイドロキシアパタイトが歯の表面に戻り、「再石灰化」します。

このように、口の中では、歯が溶けたり戻ったりを繰り返しているのですが、唾液の量が少ないと酸性が強くなるため、再石灰化せず、虫歯になります。また、このような状態では歯周病にもなりやすいといえます。

### ②免疫力アップ

唾液の中には、外から入ってくる細菌を抑える、IgA（免疫グロブリンA）という抗体が含まれています。動物がけがをすると傷をなめるのも、本能的な知恵なのです。

このほかにも、鉄分と結合して細菌の繁殖を抑制するアルブミンや、抗菌作用のあるリゾチームなど、さまざまな成分を唾液は含んでいて、外敵から体を守る役割を果たしています。

### ③消化を助けて胃を守る

本来、人間の体には、自分の体の構成要素以外のものが入ってくると「異物」とみなして攻撃するシステムがあります。意外なことに、これは食べ物に対しても同様で、食べた物はすべて異物とみなされています。この異物をかん

### 唾液力チェック

1. 口が渇いていると感じる
2. 食事のとき、水や汁物を多くとる
3. 食べた物を飲み込みにくい
4. 食べた物の味がわかりにくい
5. 話し言葉がもつれる
6. 口の中が痛い
7. 口臭が気になる
8. 虫歯が多い
9. 夜中、のどが渇いて目が覚める
10. 舌苔《ぜったい》が多い

唾液は日ごろ意識することがないため、量が減少していても見逃しがちです。10個のうち、5個以上あてはまった人は要注意です。唾液が十分に出ず、口の中や舌が荒れて痛くなったり、体のほかの部分に不調を引き起こす可能性があります。

でこまかくすりつぶし、唾液というネバネバしたオブラートに包み込むことで、胃への刺激をやわらげているのです。

つまり、よくかまないで食べるということは、食べ物を刺激の強い異物のまま胃に流し込むということになります。こうして胃に負担をかけていると、便秘や吹き出物、冷え症、貧血などの不快症状だけでなく、ゆくゆくは胃潰《いかい》瘍《よう》や胃がんにもなりかねません。

## 唾液に含まれる酵素が発がん物質を抑える

### ④がん予防

唾液には発がん物質を抑える成分も含まれています。

唾液に含まれるラクトペルオキシダーゼという酵素に、発がん性物質の食品添加物や活性酸素の毒消しをする効果のあることが証明されています。また、唾液に含まれるアミラーゼやカタラーゼなどの多くの酵素にも発がん物質の作用を抑える効果があります。

### ⑤ホルモン活性化

アメリカの研究で、ネズミから唾液腺を除去すると歯が生えなくなり、毛のつやも悪くなる現象が起こることがわかりました。

唾液腺がないと、唾液が分泌されず、全身の新陳代謝に関連するホルモンも供給されなくなるのです。

唾液に含まれるホルモンは「美人の条件」でもあります。これは、新陳代謝を活発にし、肌を美しく若々しく保つ効果があるからです。

男性も無関係ではありません。アメリカの実験で、青年期のネズミの唾液腺を摘出すると、精子の数が減少し、その運動能力も大幅に低下することがわかっています。つまり、男性機能にとっても、唾液ホルモンは重要な役割を果たしているわけです。

## 唾液の5つの力

### 消化を助けて胃を守る

食物はよくかんですりつぶし、さらに唾液というオブラートに包むことで、はじめて胃の中で分解されやすくなります。当然、胃に与える刺激や負担も少なくなり、胃腸が丈夫に保たれます。

### 虫歯・歯周病予防

虫歯菌は口の中を酸性に変えて歯を溶かし、虫歯をつくります。これを阻止して中性に戻すのが唾液中の成分で、歯ぐきを引き締める効果もあるので、歯周病予防にもつながります。

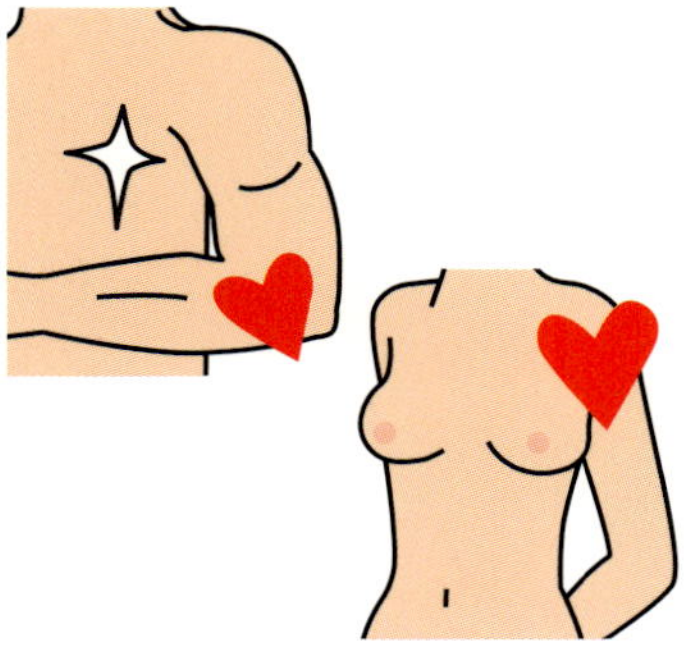

### ホルモン活性化

唾液ホルモンは全身の新陳代謝を活発にするので、肌を美しく若々しく保つ効果があります。また、生殖機能とも密接な関係があるため、男性らしさ、女性らしさの源ともなります。

### がん予防

唾液に含まれているラクトペルオキシダーゼ、アミラーゼ、カタラーゼなど酵素には、食品添加物や活性酸素などの発がん性物質の毒性を消去したり、その作用を抑えたりする効果があります。

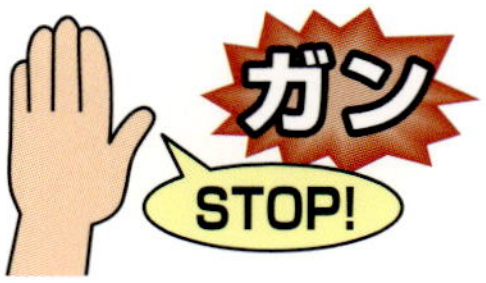


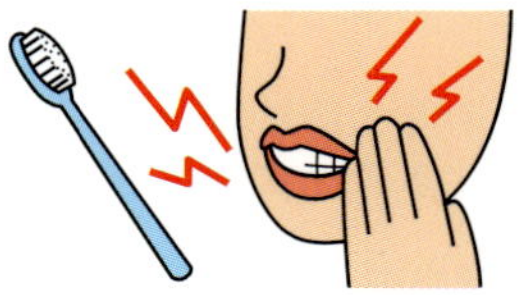

### 免疫力アップ

唾液に含まれるIgA（免疫グロブリンA）という抗体には抗菌作用があり、食事を通して外から入ってくる細菌を初期段階で撃退して、体の免疫力を高めます。口臭を予防する効果もあります。

# 免疫力チェックテスト

### チェックの方法

質問を読んで、自分に当てはまると思った場合は、右の四角にチェックマークをつけます。チェックがすべて終わったら、個数を数えて、それに相当した「診断結果表」を読んでください。

がんの予防・治療には「免疫力」を高めることが重要なポイントです。そして、免疫力の高低に大きくかかわっているのが「自律神経」の働きです。

それでは、このページで、自律神経に大きく影響を与える性格や生活パターンのチェックをしてみましょう。チェックの数から、あなたの免疫力が高いか低いかを診断し、がんにかかりやすいかどうかを調べることができます。チェックのついた項目は、改善を心がけたいポイントでもあります。自分の体質や性格、生活パターンの問題点を見つけて、がんに対抗する力をつけるためのヒントを導き出しましょう。

| 日常生活 | |
|---|---|
| ⑪ 仕事の対人関係や環境などにおいて、精神的に緊張することが多い | □ |
| ⑫ 肉体労働などで、体力的な負荷を受けることが多い | □ |
| ⑬ 最近、心の底から笑った記憶がない | □ |
| ⑭ 朝、目が覚めたら、すぐに動き出せる | □ |
| ⑮ 体が疲れやすい。または疲れがなかなかとれない | □ |
| ⑯ 好物でも食べる気が起きないことがある | □ |
| ⑰ 何か食べると、いつも胃がもたれるような気がする | □ |
| ⑱ 就寝はほぼ毎日、午前2時以降である。または睡眠時間が6時間より少ない | □ |
| ⑲ 話しかけられても、何かに夢中で気がつかないことがある | □ |
| ⑳ すぐ「忙しい」と口にする。スケジュール帳に空欄がほとんどない | □ |
| ㉑ ばりばり働いていないと不安になるが、急に無気力になることもある | □ |

| 性格 | |
|---|---|
| ① 積極的で行動力がある | □ |
| ② 整理整頓が得意で、几帳面である | □ |
| ③ 落ち着きがない。怒りっぽく、イライラしやすい | □ |
| ④ 世話好きで社交的である | □ |
| ⑤ 自信家で、声が大きい | □ |
| ⑥ 親切である | □ |
| ⑦ がんばり屋である | □ |

| 体質 | |
|---|---|
| ⑧ 体が冷えやすい。または体温が36度2分より低いことが多い | □ |
| ⑨ 筋肉質でやせ型である。または太っているが、がっしりした体型だ | □ |
| ⑩ 赤ら顔である。体に熱がこもった感じがする | □ |

# 診断結果表

## チェックの数が 0〜11個　ストレスに強く、がんにかかりにくいタイプ

副交感神経が優位で免疫力が高く、がんなどの病気にはかかりにくいタイプといえます。とはいえ、日常生活や食嗜好など、チェックがついた項目があれば、できるだけ改善を心がけたいものです。また、気持ちがたるみすぎると、副交感神経が偏って優位になりすぎ、アレルギー性疾患や、うつ病にかかりやすくなる場合もあります。メリハリのある生活を心がけて、もっと元気になりましょう。

## チェックの数が 12〜22個　黄信号。こまめなチェックで生活の改善を

いまは病気にかかっても回復しやすいかもしれませんが、油断は禁物です。健康診断などの結果を振り返りつつ、チェックの数が少なくなるように生活を是正しましょう。常用している薬がある人は、できればやめられるように医師と相談をしてください。また、低体温や血行不良などにも留意して、毎日ぬるめのお湯にゆったりと入浴するなど、副交感神経の働きを高めてやるとよいでしょう。

## チェックの数が 23〜32個　要注意！　免疫力がかなり低下しています

交感神経が優位になり、心身に無理がかかっています。最もがんになりやすいタイプです。まずは、心を穏やかに保つ工夫をしましょう。思い切って環境を変えるなどして、仕事一辺倒の生活や人間関係のしがらみ、心配事から抜け出すことがたいせつです。それが難しければ、「悩んだままでは病気になる」と認識して、悩みすぎにブレーキをかけるようにしてください。

| | | |
|---|---|---|
| ㉒ | まばたきや貧乏ゆすりをよくする | ☐ |
| ㉓ | のどが渇きやすい。または、のどが詰まった感じがする | ☐ |
| ㉔ | 食欲にムラがある | ☐ |
| **食嗜好** | | |
| ㉕ | 寒い日でも冷たい飲み物などを口にする | ☐ |
| ㉖ | 薬やビタミン剤などを頻繁に飲む | ☐ |
| ㉗ | すっぱい食べ物や苦い食べ物が苦手だ | ☐ |
| ㉘ | 肉類や脂の乗った魚類、鶏卵、魚卵、チーズなどをほぼ毎日食べる | ☐ |
| ㉙ | 揚げ物や炒め物をほぼ毎日食べる | ☐ |
| ㉚ | スパイスのきいた料理や味つけの濃い料理を好む | ☐ |
| **体調** | | |
| ㉛ | 朝一番の尿の色が濃い | ☐ |
| ㉜ | 便の色が濃い。またはにおいが強い | ☐ |

**合計チェック数　　　個**

## さらに、以下の症状が出ているかどうかにも十分な注意を。チェック4つ以上で、がんの危険性はぐんと高まる

☐ 便秘　☐ 不眠　☐ 肩こり　☐ 高血圧　☐ 耳鳴り　☐ 腰痛
☐ 目の疲れ　☐ ニキビ・吹き出物　☐ 冷え症　☐ シミ・シワ・くすみ

上の10項目は、どれも病気にかかる一歩手前の症状です。これらのうち、４つ以上にチェックがついた人はすでに免疫が破綻をきたしている可能性もあります。

たくさんチェックがついた人は「免疫力チェックテスト」の結果も悪かったはずです。すぐにテストを見直して、生活改善に取り組みましょう。

column 1

# 海洋深層水

## ミネラルをバランスよく豊富に含んでいる

人間の体を構成している元素は約30種類。ほとんどが炭素、水素、酸素、窒素ですが、残りのわずか4～6%はミネラルです。

たった数%のミネラルですが、これが人間の健康を大きく左右する、非常に重要な成分なのです。

ミネラルは食物の消化や吸収、老廃物の排泄、エネルギーの生成など生命活動に欠かすことのできない代謝を助けます。ミネラルが不足すると、欠乏症が起きて、さまざまな病気を引き起こします。

このミネラルをバランスよく、豊富に含んでいるのが、いま話題の「海洋深層水」です。

海洋深層水とは、深海200mよりも深いところにある海水のことをさします。水深が200mを超えると太陽光線が届かなくなり、植物プランクトンによる光合成が行われなくなります。すると、分解力が優勢となり、無機栄養塩（リン、ケイ酸）がしだいに蓄積されます。

そのため、大腸菌や、その他の細菌に汚染されることがなく、陸水や大気の影響もきわめて少ないのです。

しかも、年月をかけて形成された海水なので、性質が安定し、さまざまなミネラルがバランスよく含まれているのです。

## さまざまな相乗作用でがんを改善する

以上のように、海洋深層水にはさまざまな特徴がありますが、近年、この海洋深層水を飲んでがんが改善したという例が数多く報告されています。たいへん驚くべき事実ですが、実際にがんが消えたり、白血球の数がふえたりした人がいるのです。

じつは、なぜ海洋深層水ががんに効くのか、くわしいことはまだはっきりわかっていません。

ただ、さまざまな研究の結果、海洋深層水には、①毛細血管の血流をよくする、②活性酸素の害を防ぐ、③免疫細胞であるマクロファージやＴ細胞を活性化する、などの効果があることがわかっています。

ほんとうの研究はまだこれからといったところですが、これらの効果の相乗作用でがんが改善するものと考えられます。

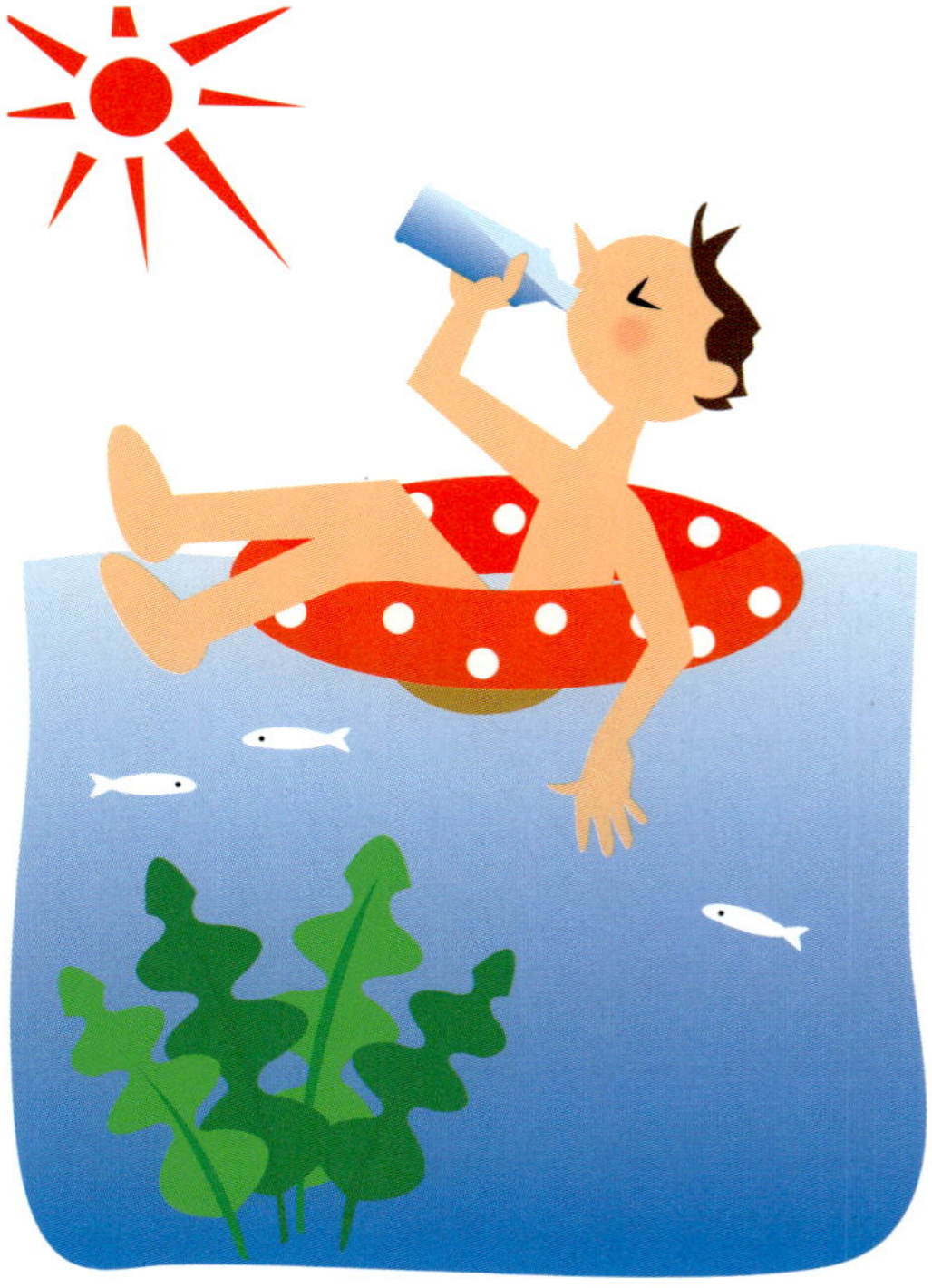

PART 2

# 免疫力を高める生活の知恵

免疫力は、毎日の生活習慣での
ちょっとした工夫や気づかいで、
高めていくことができます。
まず、食生活を見なおし、
食物繊維が豊富な食材を積極的にとる、
便通を整え、リラックスのための入浴、
よく笑うなど、生活の中から
免疫力をアップさせていきましょう。

# 免疫力をつける食事は がんの予防にも効果的

## 食物繊維を十分にとることがたいせつ

日本人が1日に出す便の量は、いったいどれぐらいでしょうか。1人平均200g、牛肉のステーキ1枚分の量といわれています。

そんなにいっぱい出るのかと驚かれるかたもいるかもしれません。

しかし、長年にわたって多くの便を観察し、寄生虫とアレルギーの関係を研究してきた東京医科歯科大学名誉教授の藤田紘一郎先生によると、これでも「かなり減ってしまっている」というのが実感だそうです。

事実、半世紀前の日本人にくらべると、現代人の便は150gも少なくなっていますし、色や形もよくありません。

便秘の女性にいたってはもっと極端で、排便量は1日に80gしかなく、便のかたさもコチコチの状態という人もいるのです。

排便量が減少している理由のひとつは、食物繊維の不足です。

野菜などに含まれる食物繊維は、腸内のカスや細菌の死骸をからめとりながら、便のかさをふやすという重要な働きを果たしています。食物繊維が不足すれば、食べ物のカスが腸内に残って腐敗菌を増殖させる一因となります。

つまり、排便量の減少は、私たちの腸内環境が悪くなっていることを示すシグナルなのです。

お腹に便を残さず、「理想のウンチ」といわれる黄金色でバナナ型の便を出すには、十分な量の食物繊維をとることがたいせつです。

現代人の体の仕組みや機能は、実は、草や木の実を食べていた1万年前の祖先とほとんど変わっていません。私たちはいまでこそ肉を好んで食べますが、人間の体のつくりそのものは、肉より食物繊維を多く含む食べ物を好むようにできているのです。

実際、藤田先生の研究で、腸内の善玉菌と悪玉菌のバランスは、週1回肉を食べた程度ではくずれませんが、週2回以上肉を食べるとくずれ始めることがわかりました。

ですから、肉が好きな人ほど、食物繊維を多く含む穀類、豆類、果物類などをたくさん食べるように心がけていただきたいのです。

## 免疫力を高めて がんなどを予防する

食物繊維によって腸内の環境を良好に保つことがいかに重要であるかを示す、じつに興味深い事実が近年、明らかになってきました。

米国国立がん研究所が、穀類や豆類を多くとれば、免疫力が高まってがんが予防でき、アレルギーも抑えられるという研究結果を発表したのです。

これらの食べ物は免疫力を高めるのと同時に、便秘や下痢をしない元気な腸を保つためにも役立ちます。つまり、免疫力を高める食べ物は、快便を促すのにも役立つのです。

その研究によれば、穀物や豆類を多くとると、がん細胞の増殖を抑えるヘルパーT1細胞（Th1）が活性化され、アレルギーの原因となるヘルパーT2細胞（Th2）の活性を抑えて、体全体の免疫力を上げることがわかりました。

では、なぜ穀類や豆類を食べると免疫力が上がるのでしょうか。じつは、腸内細菌がそのカギを握っていることが近年、わかってきたのです。

人の腸の中には100兆個もの細菌がいて、さまざまな活動をしています。ビフィズス菌や乳酸菌のように体によい働きをする善玉菌がいる一方で、悪さをする悪玉菌もいます。腸の健康は、この善玉菌と悪玉菌のバランスのうえに成り立っています。

こうした腸内細菌は、これまで腸の働きにのみかかわっていると思われてきました。しかし、腸内細菌が分泌するある種の刺激物質が腸壁から吸収されて全身に送られることで、体じゅうの免疫細胞が活性化され、免疫力が高まることが徐々に明らかになってきたのです。

しかも、この刺激物質は、善玉菌が多いときよりも、善玉菌と悪玉菌がバランスよく共存しているときに最も多く分泌されることがわかったのです。人の体に無駄なものはないといいますが、悪玉菌にもそれなりの存在理由があったというわけです。

具体的に、どんな食品をどのようなバランスで食べればよいかについては、下の図表に示しておきましたので、ぜひ参考にしてください。

考えてみれば、日本で花粉症やアトピー性皮膚炎などのアレルギー症状や、がんがふえ始めたのは、人々の暮らしが豊かになり始めた1960年代以降のことです。これはちょうど、日本人の排便量が減ってきた時代と一致します。

「たかが便」と思われがちですが、「快便力」を高めて腸内の環境を良好に保つことは、免疫力を高めて、がんやアレルギーなどの現代病を防ぐうえでも非常に重要なことだといえるでしょう。

### 米国国立がん研究所による［がん予防効果が期待できる40種類の食品］

### デザイナーフーズピラミッド

アメリカの国立がん研究所の免疫学的な研究による「がん予防に有効な食品」のリスト。上から順に、予防効果の高い食品が並ぶ。

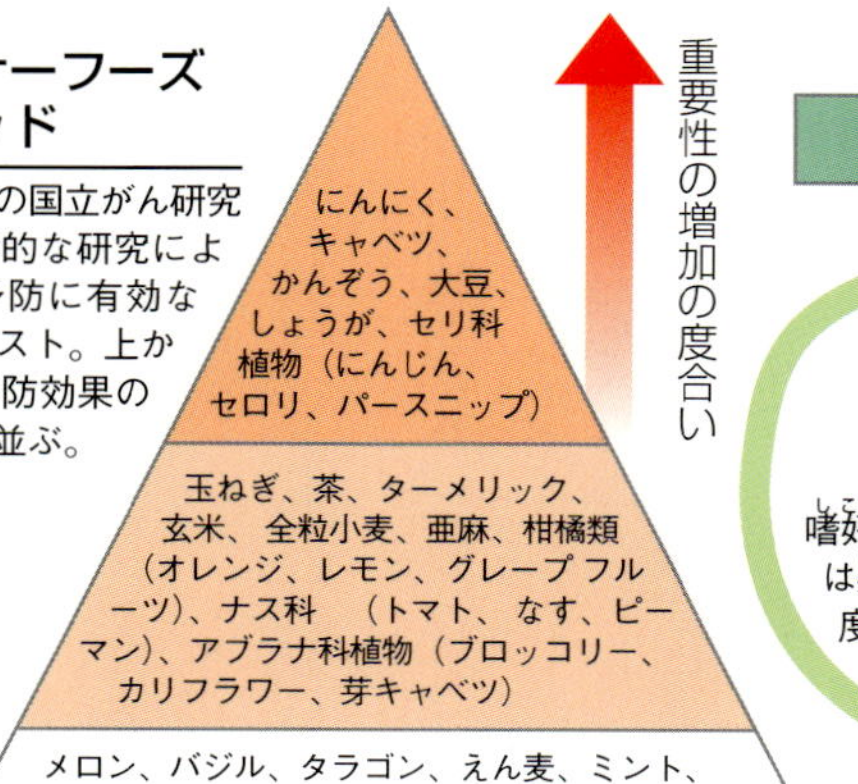


### 厚労省・農水省が発表した［食事の望ましい組み合わせと、おおよその量］

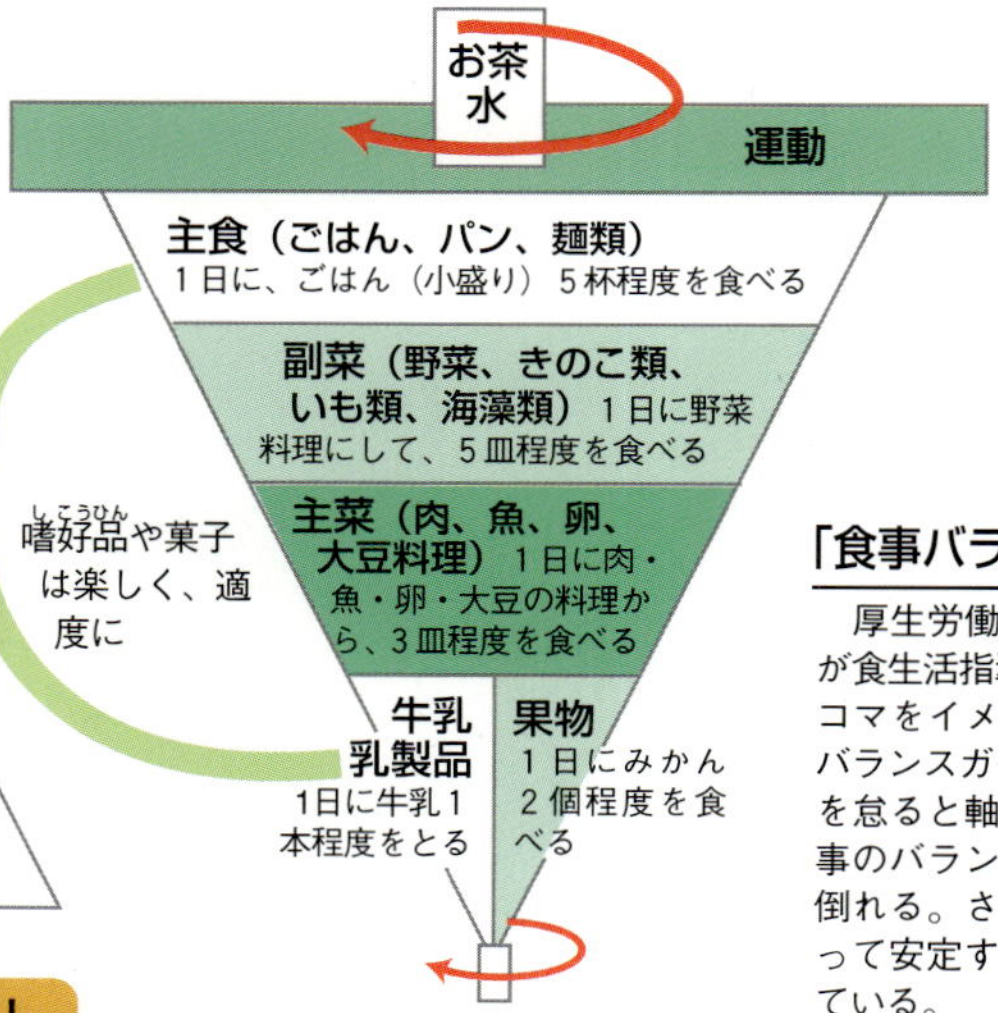


### １日分の「食事バランスガイド」

厚生労働省・農林水産省が食生活指導として掲げる、コマをイメージした「食事バランスガイド」。水分摂取を怠ると軸が安定せず、食事のバランスが悪くなると倒れる。さらに、運動によって安定することが示されている。

### これらの指針は「快便」のためにも役立つ！

いも類、野菜、きのこ類、海藻類、豆類、ナッツ類、果物、穀類、乳製品は「快便力」を高めるために、日々欠かせない食品です。よい便をつくるためには食物繊維の摂取もたいせつですが、上記の２つのピラミッドを参考に食生活を組み立てれば、おのずと必要量がとれることがわかっています。ヨーグルトやチーズなどの乳製品は、乳酸菌をふやして腸の働きを活発にします。

# 免疫力を高める食品と食事のとり方

## きのこと海藻が免疫力をアップ

免疫力を高める食事とはどのようなものでしょうか。

まずいちばんたいせつなのが、いろいろな食品をバランスよく食べることです。免疫力を高めるには、いろいろな栄養素をバランスよくとることが欠かせません。

２つめに重要なのが、良質のタンパク質やアミノ酸をしっかりとることです。免疫細胞を強化するためには、アミノ酸が必要だからです。

良質なタンパク質源の種類としては、肉、魚、卵、大豆や大豆加工品ですが、なかでも卵は細胞が成長するために必要な栄養素がたっぷり詰まっている超優良食品といえます。

大豆や大豆加工食品（豆腐、納豆）などもタンパク質源としておすすめしたい食品です。

以上の２点を基本の考え方として、さらに次の４つのものを加えていきます。

### ①キノコ料理を1日1皿とる

きのこには「β-グルカン」という免疫を高める成分が豊富に含まれています。１日１回はきのこ料理をとりたいものです。

きのこの種類はとくに問いません。しいたけ、しめじ、なめこ、まいたけ、えのきだけ、エリンギなど身近で入手しやすいきのこでかまいませんので、毎日１皿はきのこ料理を食卓にのせるようにしましょう。

### ②海藻を主体に、ぬめり成分をもつ食品を積極的にとる

海藻などのあのぬめぬめとした成分は、じつは免疫力を高めるのに大いに効果があります。腸内の細菌叢をきれいにして、腸の免疫を高める作用があるのです。

また、海藻には「フコイダン」という成分が多く含まれています。

この成分には、がん細胞に栄養を送り込む新生血管ができるのを抑えたり、がん細胞をいわば自殺に追い込む効果があるのです。

## 活性酸素を除去して免疫細胞をふやす

### ③活性酸素をとり除く効果の高い食品をとる

先に紹介したキノコや海藻なども活性酸素を除去する効果は高いのですが、ここでおすすめしたいのは「ビタミンE・C・$B_2$＋ミネラル（とくにゲルマニウム、亜鉛、銅、鉄）を多く含むもの」です。

これらの成分のうち、どれかひとつを含むものでもよいですし、ビタミンとミネラルの両方を含んだものであれば、さらにおすすめです。

じつは、この両方を含んでいる食品がにんにくです。にんにくは特にゲルマニウムを多く含んでいます。

アメリカの国立がん研究所は「がんを予防する食べ物」を発表していますが、にんにくはその一番手にあげられているほど、すばらしい効果が認められているのです。

### ④発酵食品を多くとる

発酵食品には、がんなどを攻撃するのに重要な役目を果たすヘルパーT細胞のTh１細胞をふやす効果があります。

ヘルパーT細胞には、Th１とTh２の２種類がありますが、発酵食品には、この２つ

が分かれるときのスイッチである樹状細胞を刺激する作用があるのです。

この刺激が弱いと、がんを攻撃する力となるTh1がつくられず、Th2のほうばかりつくられるので、がん細胞はどんどん増殖してしまいます。発酵食品には、樹状細胞を刺激してTh1とTh2のバランスをよくしてくれる効果があるのです。

発酵食品としては、漬け物、納豆などさまざまなものがあります。

なかでも、とりわけ効果が高いのが、ぬか漬けです。しかも、自宅のぬか床で漬けたものに非常に高い効果があるのです。

理由は、その家庭にしかない、家庭に合ったよい細菌が漬け物をつくるお母さんの手についているためです。その手でぬか床をよくかきまぜることにより、乳酸菌がどんどん発酵して、体によい成分をもつようになるのです。

## 免疫力をアップする食事のとり方と食品リスト

①偏らず、いろいろな食品をバランスよく食べる
②免疫細胞を強化するため、タンパク質をしっかりとる

### 1 きのこ料理を1日1皿はとる

[おすすめの食品]
しいたけ、しめじ、えのきだけ、まいたけ、なめこ、まつたけ、マッシュルーム、エリンギなど

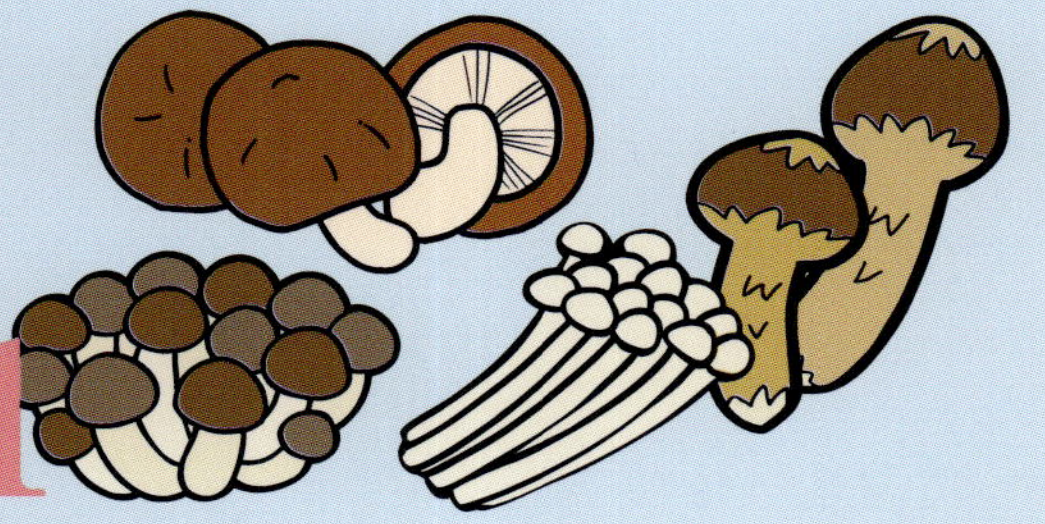

### 2 ぬめり成分をもつ食品（主に海藻）を積極的にとる

[おすすめの食品]
もずく、こんぶ、わかめ、ひじき、めかぶ、オクラ、モロヘイヤ、じゅんさいなど

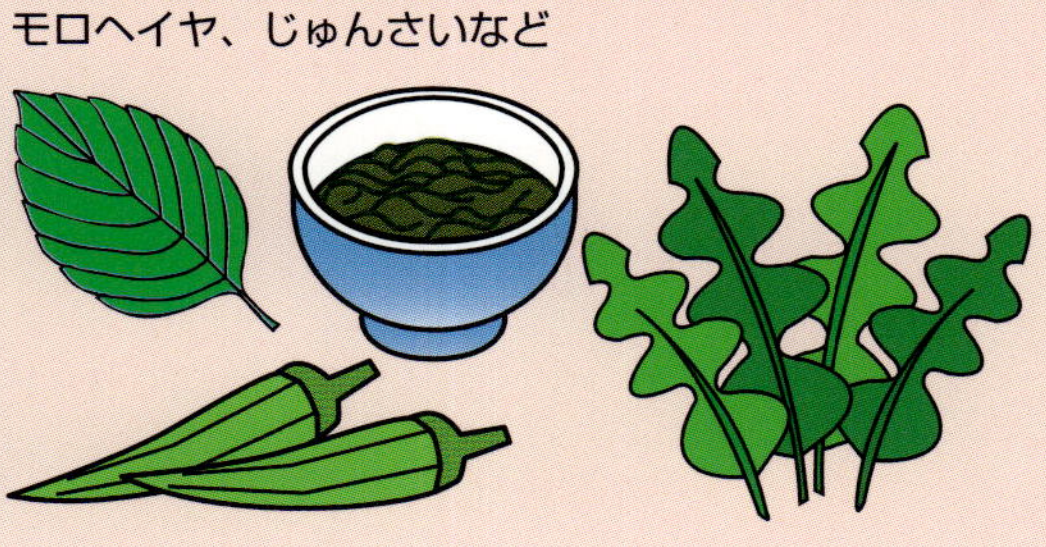

### 3 活性酸素をとり除く効果の高い食品をとる

[おすすめの食品]
にんにく、かき、さといも、さつまいも、ごぼう、れんこん、バジル、セージ、カモミールなど

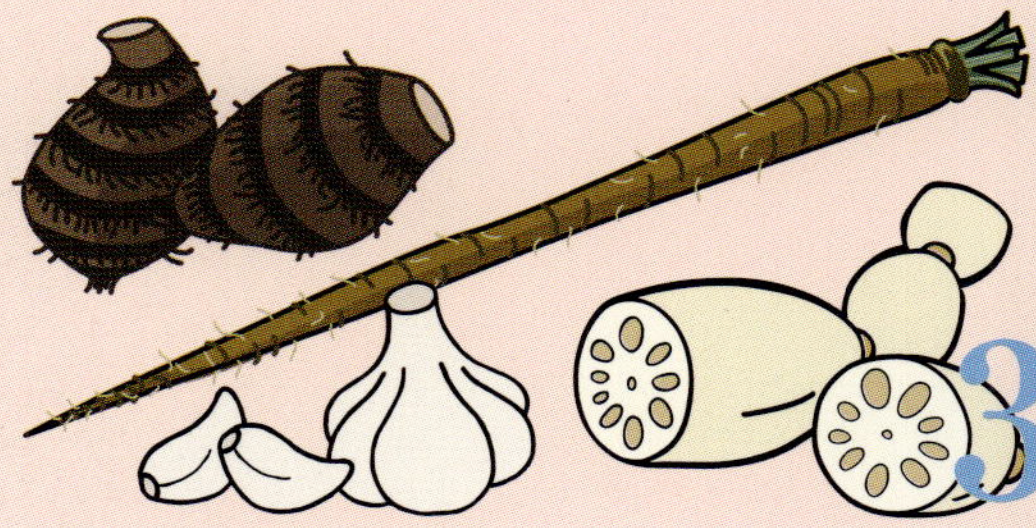

### 4 発酵食品を多くとる

[おすすめの食品]
漬け物（とくに、自宅で漬けたぬか漬け）、ヨーグルト、納豆、パン酵母など

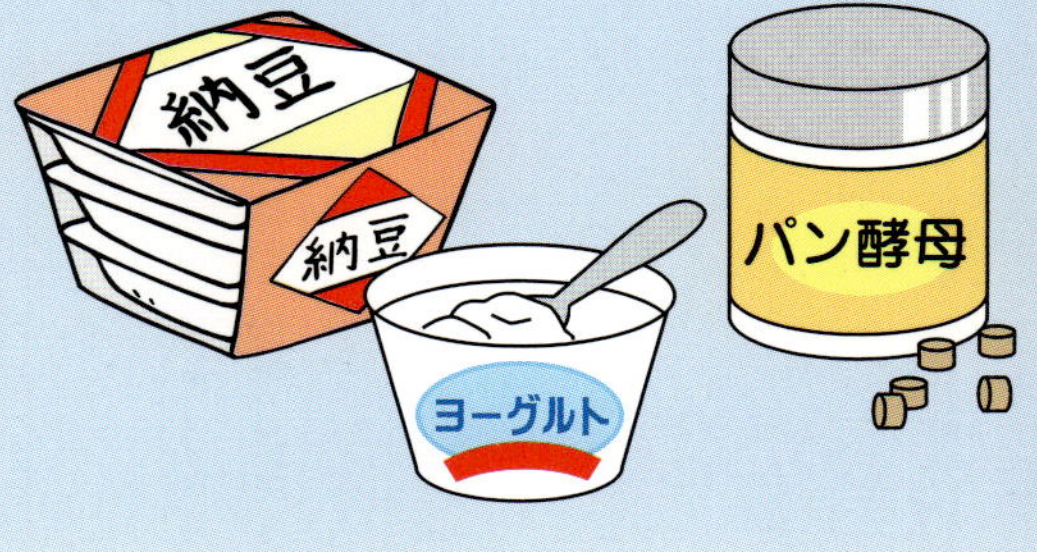

# 善玉菌をふやして免疫力を上げる5つのカギ

## 善玉菌をふやして免疫力を高める

腸内環境を整えて免疫力を高めるには、善玉菌をふやす食物をとることが欠かせません。大腸には善玉菌と悪玉菌が総勢100兆個くらい生息し、その割合は個人差があります。便秘の人や高齢者ほど悪玉菌が多く、お通じのいい人や若い人は善玉菌が多いのが一般的です。

ところが、最近は、加工食品などの粗悪なタンパク質を過剰摂取する影響で、若い人にも悪玉菌がふえているため、年齢にかかわりなく、善玉菌をふやす食物をとる必要性が高まっています。その主力選手が、ビフィズス菌、オリゴ糖、ビタミン、ぬるぬる食品、食物繊維の5つです。

ヨーグルトでおなじみのビフィズス菌は乳酸菌の一種で、腸内で最も数が多い善玉菌です。炭水化物を分解してエサにし、乳酸や酢酸をつくって腸内を酸性にします。悪玉菌はアルカリ性を好むため、ビフィズス菌がふえると増殖しにくくなります。

また、ビフィズス菌は細胞膜の免疫力を高める働きがあり、ビフィズス菌が腸内でつくる酪酸は大腸がんを抑制することがわかっています。

そうしたビフィズス菌の働きを高めてくれるのが、オリゴ糖です。ビフィズス菌はオリゴ糖を分解してエサにし、酢酸をつくり、腸内を酸性にして悪玉菌をすみにくくします。なお、オリゴ糖は人間が分解できない多糖類なので、摂取してもあまりカロリーにはなりません。

ビタミンも腸内環境づくりに必要な栄養素です。ビタミン$B_1$・$B_2$・$B_6$などは善玉菌をふやします。これらのビタミンB群はビフィズス菌によって腸内でも合成されていますが、さらに食品からとることで、より血液中に吸収されやすくなります。

また、ビタミン$B_1$、ビタミンEは腸の蠕動《ぜんどう》運動を活発にしますし、ビタミンCは病原菌の活動を抑えます。

オクラやモロヘイヤ、海藻類、こんにゃくなど、ぬめりのあるぬるぬる食品は水溶性食物繊維（多糖類）を含むものが多く、善玉菌をふやして便秘を解消し、免疫力や抗がんにもパワーを発揮します。ぬるぬる食品には腸内でゲル状に固まる性質があり、腸壁を刺激して蠕動運動を促し、便秘を改善するのです。

便秘対策といえば、必ず出てくるのが食物繊維です。食物繊維はほとんど吸収されないので便の量をふやし、腸管を刺激して便を排泄しやすくします。また、腸内の水分を吸収してふくらみ、かたくて出にくい便をやわらかくする作用もあります。

ダイエット中の女性は便の量が減り、便秘になりやすいので悪玉菌もふえ、将来、大腸がんにかかる危険性が高くなります。カロリーゼロの食物繊維をたくさんとって、便秘にならないダイエットを心

**腸つやつやの5つのカギ**

1. ビフィズス菌
2. オリゴ糖
3. ビタミン
4. ぬるぬる食品
5. 食物繊維

がけていただきたいものです。

## 腸管免疫を高めてがんを予防する

ところで、私たちの腸内には、パイエル板というリンパ組織が100カ所以上あります。これらの組織には免疫反応をつかさどるリンパ球であるT細胞が集まっています。

骨髄でつくられたT細胞はパイエル板に運ばれ、腸内に入ってくる異物（食物）と接触します。これによって、T細胞は異物を見分け、攻撃する訓練を常に受けることになり、活性化します。

活性化したT細胞は体外からの異物に対してだけでなく、体内でできた異物＝がん細胞に対しても攻撃する力をもっています。

私たちの体の中では毎日、何十ものがん細胞が発生しています。がん化した細胞はもともと自分の組織、いわば不良化した身内です。身内にはだれでも甘い傾向があるように、元来、免疫細胞ががん細胞をたたく力もそれほど強くありません。

ところが、パイエル板で訓練されたT細胞は異物を区別し、攻撃する力が活性化しており、がんが小さなうちにたたいて、大きくなるのを未然に防ぐのです。これを「腸管免疫」と呼びます。

では、この腸管免疫を高めるためにはどうすればよいのでしょうか。

じつは、腸管免疫に重要な影響をおよぼしているのが腸内の環境、つまり腸内細菌の状態です。

腸内には100種類以上、100兆個もの細菌がすんでいるといわれます。生活習慣を改善することによって、腸内細菌の状態をよくすることは、T細胞を活性化させ、ひいてはがんの予防にもつながるのです。

具体的には、①善玉菌をふやす乳酸菌をとる、②緑、赤、黄色、むらさきの野菜をしっかりとる、③うまくストレスを発散する、ことなどがたいせつです。

### 腸管免疫を高めるために気をつけたい3か条

#### 1 善玉菌をふやす乳酸菌をとる

最近では、免疫力の向上など、さまざまな効用をうたったヨーグルトが出回っています。乳酸菌にもいろいろな種類がありますが、こだわらずに1日200gを目安にとるようにしてください。

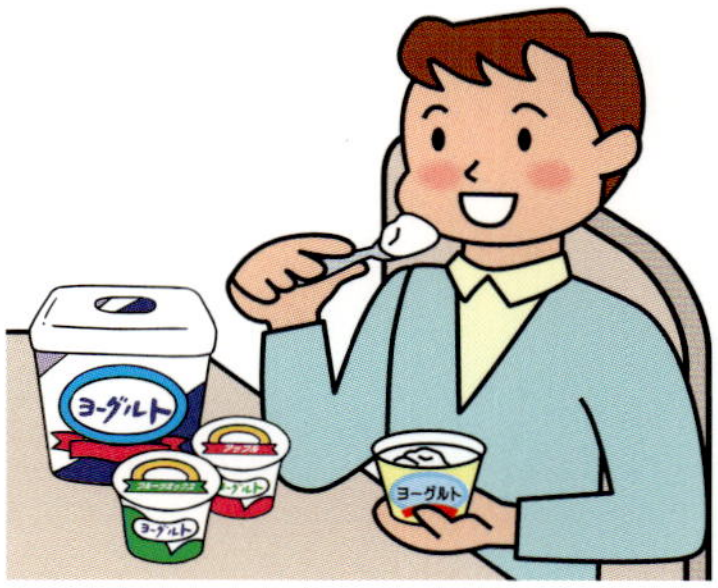


#### 2 緑赤黄色むらさきの野菜をしっかりとる

野菜には、善玉菌をふやす食物繊維のほか、ポリフェノールなどの発がん予防物質も含まれています。毎日、たっぷり野菜をとるようにしたいものです。

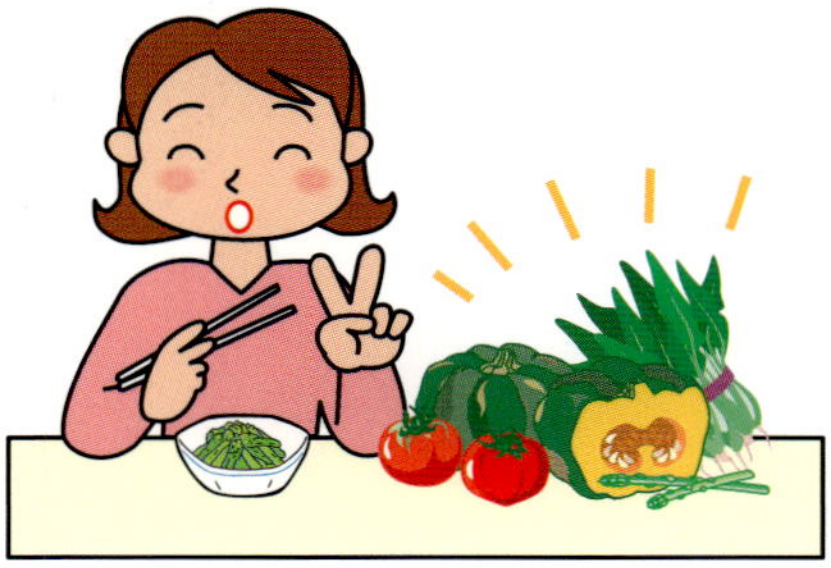

#### 3 うまくストレスを発散する

ストレスも腸内細菌の状態に大きく関係します。前向きでくよくよしない人、よく笑う人の腸内細菌の状態は良好なことがわかっています。好きな音楽や絵画などに親しむのも効果的です。

# 自律神経を整える酸味、苦味、辛味

## 薬のとりすぎも自律神経失調症の原因

自律神経失調症という言葉は聞いたことがあっても、ではその中身はなんなのかを正しく知っている人は少ないのではないでしょうか。

自律神経には大きく分けて、交感神経と副交感神経の2つがあります。このうち、交感神経は心身が活動的なときに優位になります。しかし、この状態がつづくと体が疲れてしまうので、しばらくたつと体を休めるように働く副交感神経が優位になります。

主に日中は交感神経が働き、休息してエネルギーを得る夜は副交感神経が働くというように、健康な人はこの2つのバランスがとれています。

ここらあたりの話までは、ご存じのかたも多いでしょう。

ところが、仕事が忙しかったり、精神的な悩みがあったりすると、どうしても交感神経が優位になってしまいます。特に、夜ふかしやストレスの多い現代人の生活は、こうした交感神経が優位になる要素の多い生活です。

そんな状態がつづくと、体が「これはよくない」と察知し、副交感神経を急に働かせることがあります。これを「副交感神経反射」と呼びます。

その結果、収縮していた血管がパッと開いて、急に血行が改善します。すると、顔がほてったり、耳鳴りがしたり、鼻の血管が広がって鼻が詰まったりします。

頭がずきんずきんするのも同様の現象ですし、子宮で起これば生理痛を感じます。消化管にも無理がかかって、お腹が痛くなったりします。

このように、急激な副交感神経反射が自律神経失調症の症状をもたらしている場合が多いのです。

先にあげたような症状が出たとき、たいていの人は症状を抑える薬を飲みます。しかし、じつはこうした薬には血流を止めてしまう働きをもったものが多いのです。つまり、せっかく体がバランスをとろうとして副交感神経を働かせたのを無理やり止めてしまうわけです。

根本的な原因である交感神経の緊張は改善していませんから、薬の効き目が切れたときには再び症状が悪化してしまうのです。

自律神経失調症の原因の大部分は、忙しい生活と精神的なストレス、そして安易に薬をとりすぎる習慣であると考えられます。

## 食生活を変えれば自律神経失調症が改善

自律神経失調症を改善するには、こうした交感神経が優位になってしまっている原因をとり除くことが重要です。

しかし、実際には、すべての原因をとり除くのはなかなかむずかしいものです。そこで、交感神経の緊張がつづきすぎたり、逆に副交感神経の反射が急激に起こりすぎないようにする、いわば自律神経の「ゆれ」を小さくすることで、不快症状を軽くするように心がけましょう。

交感神経を過度に緊張させない方法のひとつは、食べることです。副交感神経は消化管の働きを活動的にします。食べること、エネルギーを得ることとは副交感神経がつかさどっているからです。

人間はストレスがたまるとたくさん食べたり、甘いものが欲しくなったり、お酒を飲んだりします。これもストレスによる交感神経の緊張をゆるめてバランスをとろうとする副交感神経の反応なのです。

食べ方にもコツがあります。まず偏りなく、穀物中心の食生活をすることが大事です。甘いものは副交感神経を刺激し、辛いものは交感神経を刺激する作用があります。偏りのないデンプン質を中心にするのが基本です。

食物繊維を含む玄米や、小麦粉ならば全粒粉がよいでしょう。これらには、血糖値を大きく上下させないというメリットもあります。

そして、もうひとつ注目したいのが「すっぱい」「苦い」「辛い」の「イヤイヤ食品」です。具体的にあげると、酢、梅干し、ゴーヤ、うこん、わさび、からしなどです。

どれもその食品だけ大量にとったら、不快になるような味覚ばかりです。しかし、刺し身にわさびを添えたり、おでんにからしをつけたり、少しだけとると味を引き立ててくれます。

これを自律神経の面からみると、どうなるでしょうか。

少量のイヤイヤ食品が体内に入ると、体はこれを早く体外に出そうとします。排泄は副交感神経がつかさどっていますから、交感神経優位に傾いていた体がいち早くバランスをとって、副交感神経を優位にしてくれるというわけです。薬味という言葉は、まさにこうした働きをさしたものといえるかもしれません。

さて、ここまでは交感神経が優位な状態がつづいて自律神経のバランスがくずれている人のケースをとり上げました。しかし、最近、数こそ多くありませんが、逆に副交感神経が優位な状態がつづきすぎて、自律神経失調症になっているケースが出てきています。

このタイプの人は、逆に活動的になる刺激が欲しくて、ふだんから激辛の食品を好んでとったりします。とくに若い人に目立ちますが、先にあげたようなイヤイヤ食品を過度に好む人は、穀物中心の食生活に変えてみると、症状が改善する場合があります。

## こんな食べ物が自律神経のバランスを整える

### すっぱいもの

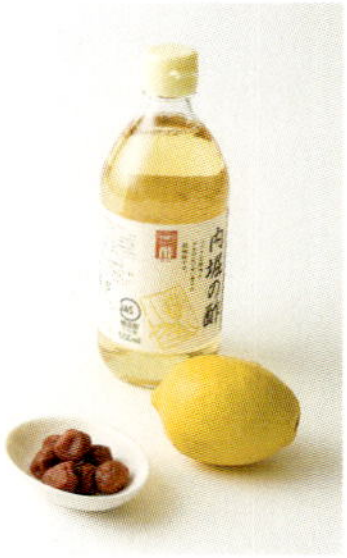

酢、柑橘系果汁の酸味には食欲を刺激して、消化液の分泌を促す作用があります。梅干しのすっぱさの主成分であるクエン酸には胃粘膜増強や疲労回復、殺菌効果もあることがわかっています。

### 苦いもの

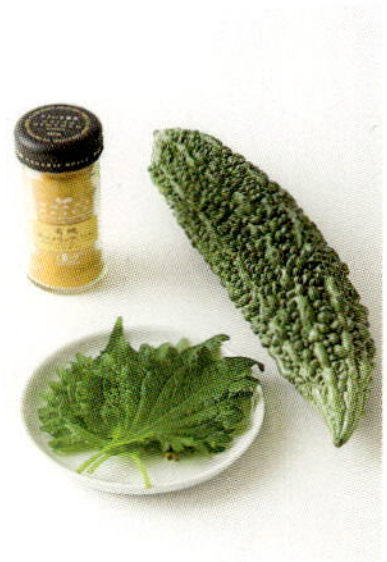

しそ、ゴーヤ、うこん（ターメリック）など。これらの苦味や渋みのもとは微量のミネラル類やタンニンなどです。少量の苦味は食欲をそそり、内臓の働きを活発にする作用があります。

### 辛いもの

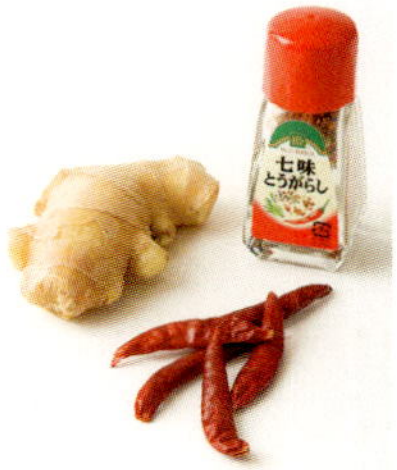


辛味成分には食欲を増進し、発汗を高める新陳代謝増強作用があります。ねぎ類や大根、わさび、しょうが、にんにく、とうがらし、からし、こしょうなど、薬味の多くはこの仲間です。

# 食材の選び方、調理法などで唾液《だえき》の量はふえる

## 食事に工夫すれば「唾液力」は高まる

最近の若い人はみんなあごがほっそりとした面長な顔になっています。これは、ファストフードややわらかい食品ばかりをとることが原因だとよくいわれています。

いまから２０００年近く前の弥生時代には、人々は1食あたり約４０００回もかんでいたそうですが、現代人ではなんと約６００回まで減ってしまっているそうです。

よくかむことは脳の働きを活発にし、なによりたくさんの唾液を出して消化や虫歯予防を助け、発がん性物質や細菌を消してくれるなどの効果があります。

現代に生きる私たちも、食材の選び方や調理の仕方などを工夫することによってかむ回数をふやし、「唾液力」を高めることができます。

まずは「かむ回数をふやす食材選び」です。唾液の出る量はかむ回数にほぼ比例するため、かたい食材が効果的です。切り干し大根などの乾物系、ごぼうやにんじんといった根菜など食物繊維が豊富で、よくかまないと飲み込めないものがおすすめです。

なかでも、玄米はかめばかむほど唾液が分泌されて甘味が出るので、唾液力を非常に引き出してくれる食物です。

ただし、これらの食材のかみごたえを残すためには、加熱しすぎないように注意をしましょう。

次に「水分量の少ないメニューを選ぶこと」です。水分が少ない分、咀嚼《そしゃく》回数がふえ、唾液量もふえます。

煮物やあんかけ、スープは水分量が多く、かまずに飲み込みやすいメニューです。逆にフライなどの揚げ物や、ステーキなどの網焼きは水分量が少ないメニューです。

また、よくかむためには材料を単品で調理するよりも、食感の違ったものを組み合わせるとよいでしょう。違った味や口当たりを脳が感じとるために、かむ回数が自然とふえるからです。

「材料を大きく切ること」もたいせつです。

かむことは材料をできるだけ小さくすりつぶす作業なので、大きめに切っておけば、その分、自然にかむ回数がふえるわけです。せん切りよりも乱切りなどがよいでしょう。

「一口ずつゆっくり食べること」も重要です。ごはんもおかずも、一度に口の中にたくさん詰め込んでしまうと、口の中で舌や頬《ほお》の筋肉などを十分に使ってかむゆとりがなくなるため、すぐに飲み込む「早食い」につながります。一口ずつゆっくりと口に入れ、意識的にゆっくりとかむように心がけましょう。

また、水やお茶を食事の間にとりすぎると、あまりかまない癖がつくので、食事の最後にとるようにするのもコツです。これは、虫歯予防にも効果的です。

そして、最もたいせつなことは「おいしくリラックスして食べること」です。

かんでたっぷり唾液を出すことは非常に重要ですが、その前に、おいしくないとたくさんかむ気にはとうていなれません。たとえば、毎日、コンビニのお弁当ばかりでは、味気なくて、ゆっくり食事を

する気は起こりにくいものです。食事は単なる栄養補給ではなく、会話を楽しんだり、リラックスするための重要な時間なのです。

ほかにも、目新しい食材を使ってみる、昔から食べていたような伝統的なメニューを食べる、酸味で食欲を促すなど、工夫できることはたくさんあります。

## 毎日の生活のなかで唾液量をふやすコツ

自分でできる「唾液を出すための工夫」のうち、食事の占める割合は大きいのですが、日常生活のなかにも工夫できることはいろいろあります。

まず心がけたいのが、規則正しい生活リズムです。体調が悪いと、十分な唾液が出ないからです。

部屋の湿度を適度に保つこともたいせつです。というのも、乾燥した部屋では口や鼻の粘膜が乾き、ドライマウスの原因となるからです。

また、緊張すると口の中が渇くように、唾液の量は精神的影響がすぐに出るものです。そのため、唾液量が少ないときは、リラックスすることが非常に大事です。イライラするときには、アロマテラピーなど、好きなにおいを利用するのもよいでしょう。

散歩程度の適度な運動もおすすめです。たとえば、落ち込んだり、気分の浮き沈みが激しくなったときは、呼吸をリズミカルにしていくと、自然に心のバランスが整えられていくからです。

友人や家族といっぱいおしゃべりするのも効果的です。食べることと同様に、しゃべることは唾液の分泌量を安静時の10倍以上にふやす効果があるからです。

カラオケなどもリラックス効果があり、頬の筋肉や舌をたくさん使うので効果的といえるでしょう。

### 唾液を出す食事のコツ5

#### 1 かみごたえのある食材を選ぶ

かむ回数をふやす素材は、食物繊維の多い根菜類や海藻類、きのこ、筋線維のしっかりしている豚肉や乾物系などです。具体的には、ほうれんそうやごぼう、しめじ、大豆、こんぶ、プルーン、セロリ、しいたけ、いわしの丸干しなどがあげられます。いずれも調理の際には、歯ごたえが残るようにしましょう。

#### 2 水分の少ないメニューを選ぶ

食物に含まれる水分が少ないと、飲み込みにくいため、たくさんかむようになります。調理法も工夫が必要で、同じ「とんかつ」でも、卵でとじる「かつ丼」は、かむ回数が減ってしまいます。何でも食べやすくしすぎないようにしましょう。

#### 3 材料は大きく切る

食べやすくするために食材を小さく、薄く切りがちですが、かむ回数をふやすには、すぐに飲み込めない大きさに切ることもポイントです。たとえば、野菜などは薄切り、せん切りではなく、乱切りにすると、頬の筋肉や舌を駆使して十分にかむことにつながります。

#### 4 一口ずつゆっくり食べる

唾液の出やすい食材をせっかく選んでも、流し込むように食べてしまっては台無しです。一口ずつ口に含み、食べ物本来のおいしさを引き出すつもりで、ゆっくりと味わいましょう。会話を楽しみながら、リラックスして食べることもたいせつです。

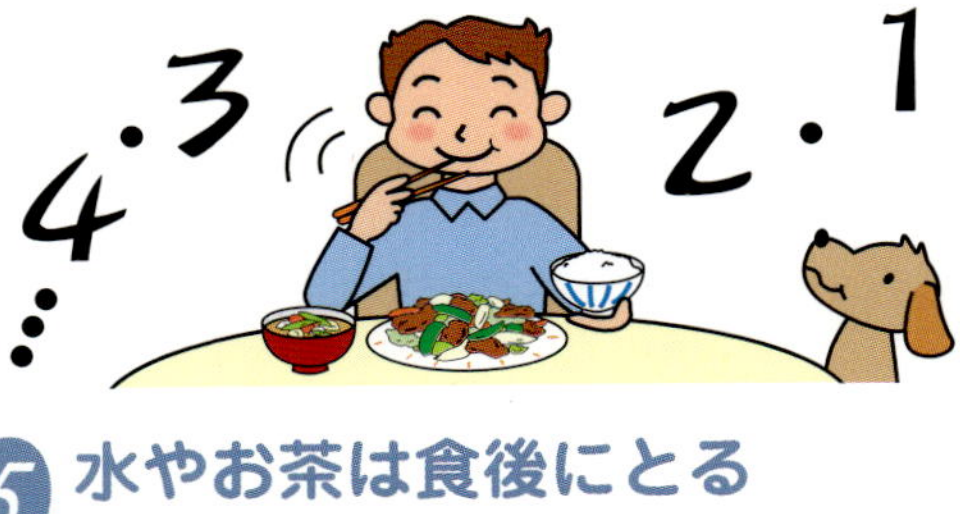


#### 5 水やお茶は食後にとる

食事の間に水やお茶を飲みすぎると、水分で食事を流し込み、あまりかまずに飲み込むことになります。水分は食後にとるようにしましょう。食後の水分は食べかすのついた口の中をきれいにします。とくにお茶は殺菌作用があり、虫歯予防になるという効果もあります。

# 快便力をつけて免疫を上げる10カ条

がんこな便秘は、不規則で偏った食生活、運動不足、ストレスなど、さまざまな原因がからみ合っていることが多く、「何をやっても、お腹の調子がよくならない」という声もしばしば聞かれます。

そのような人におすすめなのが、ここで紹介する「快便10カ条」です。

健康の基本に立ち返って、快便力をつければ、がんこな便秘が数日で改善する例もあります。自分の便の状態や排便サイクルを観察して、排便しやすい生活スタイルを計画・実践することがたいせつです。

## ① 朝、起き抜けにコップ2～3杯の水を飲む

朝、目覚めると、脳から腸へと活動を始めるように指令が出されます。その際にコップ2～3杯の水を飲めば、胃腸に刺激が伝わり、いっそう活発な活動を始めます。

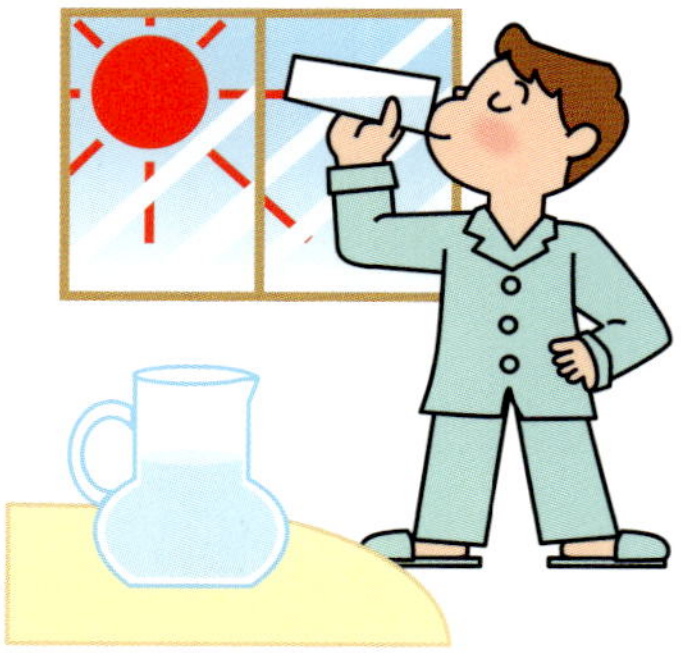

## ② 朝食には野菜のおひたしか煮物を食べる

野菜の食物繊維は便秘の特効薬です。サラダよりも温野菜のほうが、かさが減ってたくさん食べられます。具だくさんのみそ汁やポトフもおすすめです。1品でお腹も満足します。

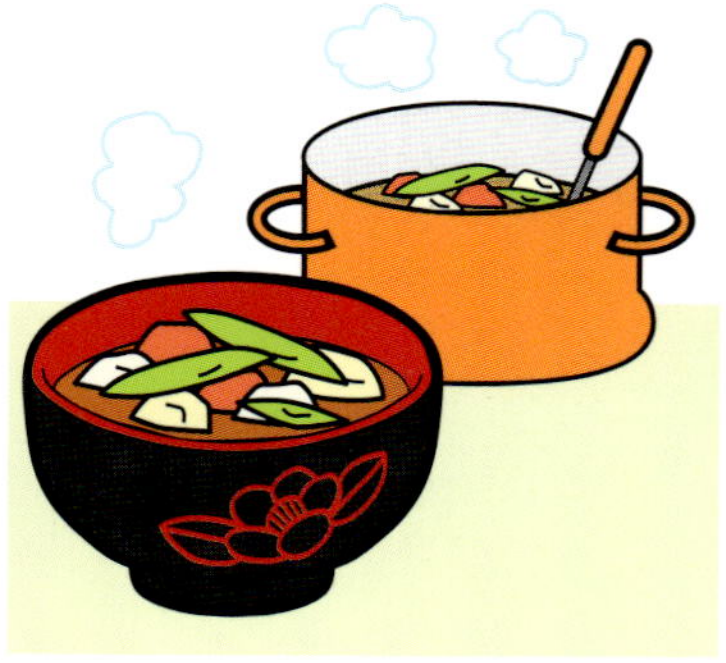

## ③ 1日1回、ヨーグルトや乳酸菌飲料をとる

ビフィズス菌は元気な腸を保ち、免疫力を高める善玉菌の代表選手です。ヨーグルトや乳酸菌飲料を1日1回とりましょう。

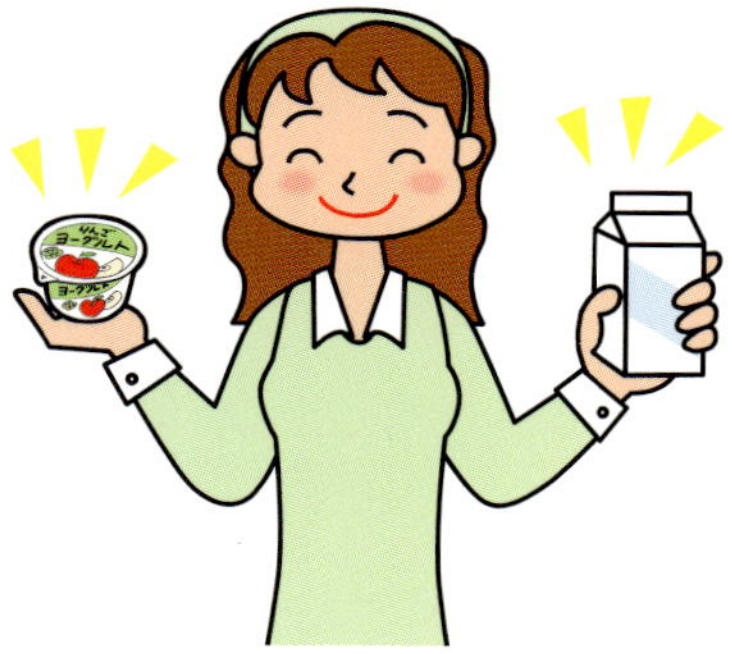

## ④ 1日10分、便意がなくてもトイレにすわってみる

便意を起こしやすくするための訓練です。上体を前に45度傾けてすわると、腹圧によって便が出やすくなります。

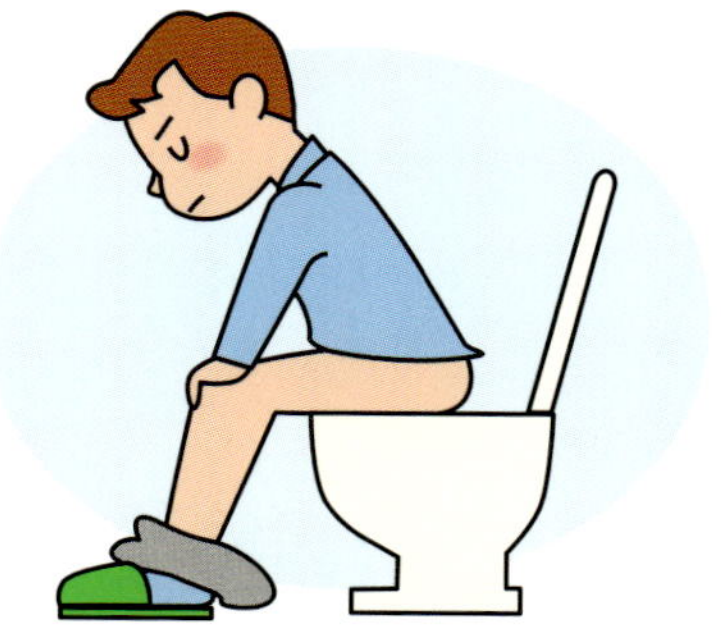

## ⑤ 「ウエストひねり」運動を日ごろから実行する

足を肩幅の広さに開き、30秒に10回のペースで上半身を左右にひねると、腸が動いて便意が起こりやすくなります。電車やエレベーターを待

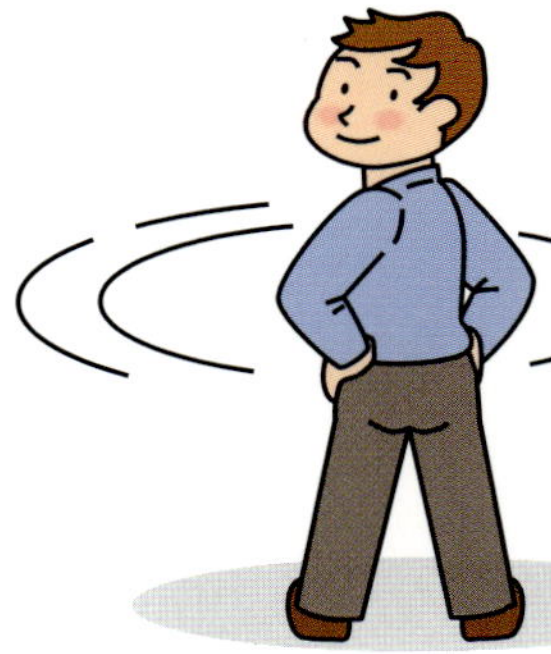

っているときなどに実践しましょう。

## ⑥ 食事は1日3食きっちり食べる

安易な絶食ダイエットなどで食事量を減らすと、便が少なくなり、便秘に拍車がかかります。3食をきちんと食べれば、間食する機会も自然と減ります。

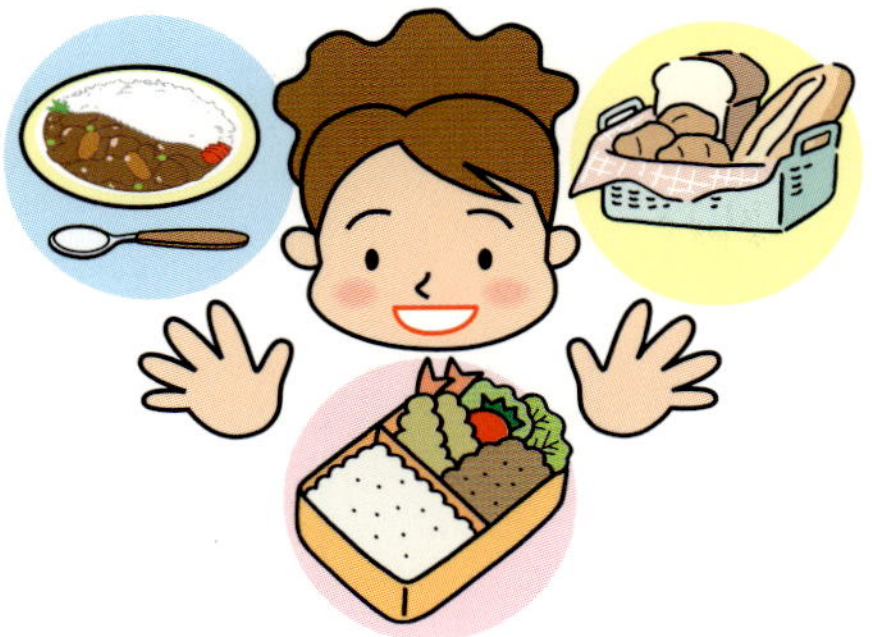

## ⑦ ウォーキングで運動不足を解消

買い物や通勤などを利用して、1日15分のウォーキングを実践しましょう。ウォーキングのあとに軽いストレッチ体操や腹筋運動をすれば、なお効果的です。

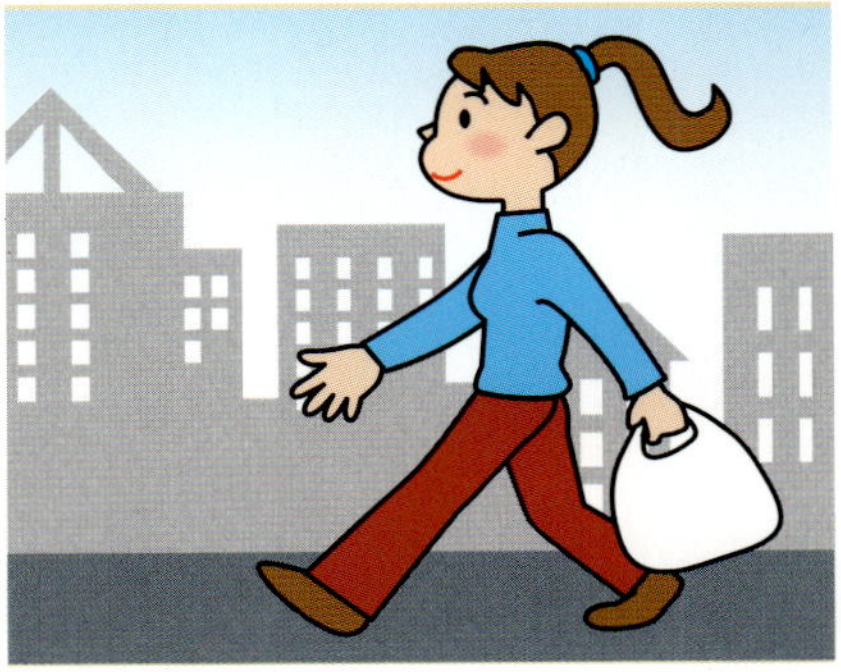

## ⑧ 夕食は寝る3時間前までにすませる

就寝時に胃腸に食べ物がたくさん残っていると、栄養の吸収や便をつくる際のじゃまになってしまいます。夕食を早めに、軽めにすれば、肥満予防にもなります。

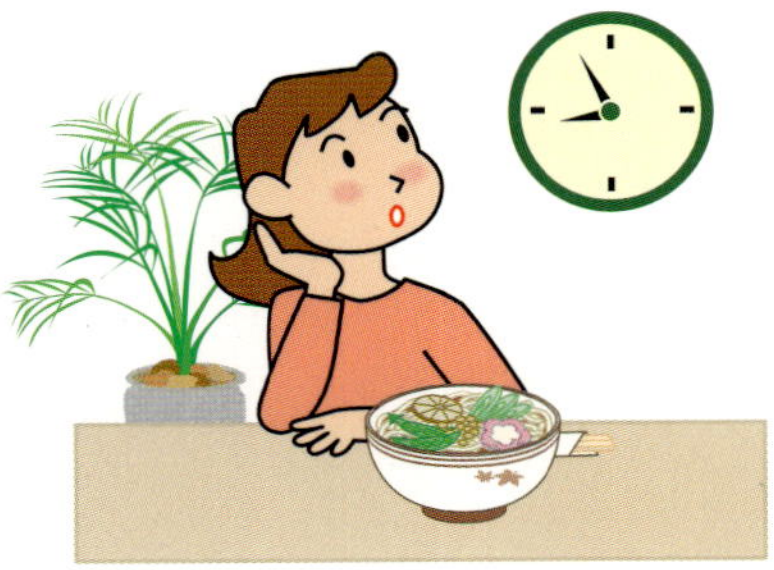

## ⑨ お風呂で下腹部を「の」の字にマッサージ

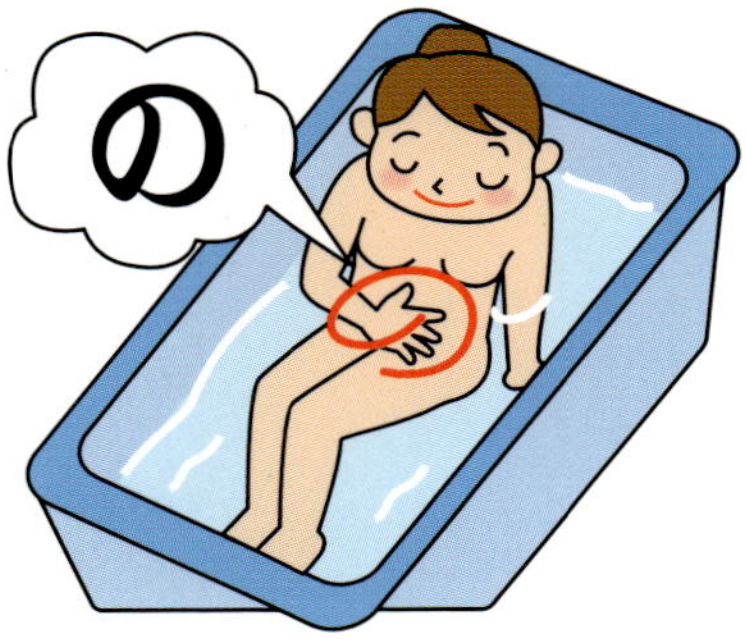


湯ぶねにつかった状態で、おへそを基点に下腹部に大きく「の」の字を書くようにマッサージすると、排便が促進されます

## ⑩ しっかり睡眠をとって心身を十分に休める

心身を十分に休めるために、1日に最低でも6時間半は睡眠をとりましょう。快眠は便秘とストレス解消の妙薬です。就寝のためのリラックスできる環境づくりもたいせつです。

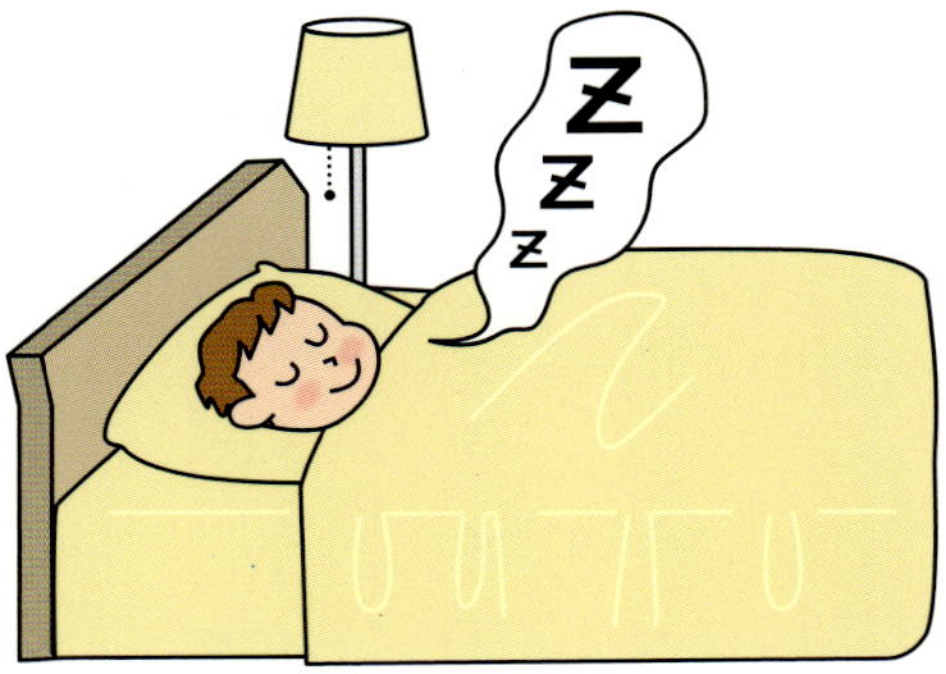

# 作り笑いでもOK。「笑い」で免疫力アップ

## 笑いがNK細胞を活性化させる

「病は気から」とはよくいったもので、人間は悲しいことやつらいことがあると免疫力が下がり、病気に対する抵抗力が弱くなってしまうことは、これまでの研究で確認されています。

実際、がん患者のなかには、病気になる前に大きな不幸があった人が少なくありません。おそらく、そのストレスが免疫力を低下させ、発病しやすい土台をつくってしまったと考えられます。

ということは、悲しみやつらさの対極にある「笑うこと」を積極的に行っていけば免疫力はアップするのではないか、と考える人もいるでしょう。

日本医科大学の研究グループが１９９９年にイギリスの学会で発表した、笑いと免疫力の関係について調べた実験結果があります。

実験では、まず健康な大学生たちに高圧酸素室に入ってもらいました。高圧酸素室とは、血液の循環が悪い重症患者の治療に使われるもので、人ひとり横になれるだけの大きさのカプセルホテルのような部屋です。

その狭い空間で、一方のグループはただ横たわり、もう一方のグループは人気のお笑い番組（さんまのＳＵＰＥＲからくりＴＶ）のビデオを見てもらいました。そして、一定時間後、それぞれのナチュラルキラー細胞（以下、ＮＫ細胞）の活性を調べたのです。

ＮＫ細胞は体内で発生したがん細胞を即座に殺す働きをもっており、その活性の高さは、がんにかかりにくいことの目安のひとつになります。

さて、結果ですが、高圧酸素室に入る前にくらべて、ただ横たわっていたグループのＮＫ細胞の活性は低下し、お笑い番組を見たグループのＮＫ細胞の活性は上がっていたのです（くわしくは、下の表を参照）。

ＮＫ細胞には感情の影響を非常に受けやすい性質があり、うれしいときには活性化され、反対に悲しいときには弱まるのです。

医療機器には、ＣＴやＭＲＩなどの狭い空間がたくさんあります。人間は狭い空間に閉じ込められると、ストレスを感じるものです。

実際、高圧酸素室にただ横たわっていたグループでは「棺おけに入っている気分」「死ぬときのことを考えてしまった」などネガティブな感想を述べる人が多く、お笑いビデオを見たグループでは「スペースシャトルのなかみたい」「あっという間だった」とじつに対照的なコメントが多く聞かれました。

**お笑い番組を見たら免疫力が上がった**

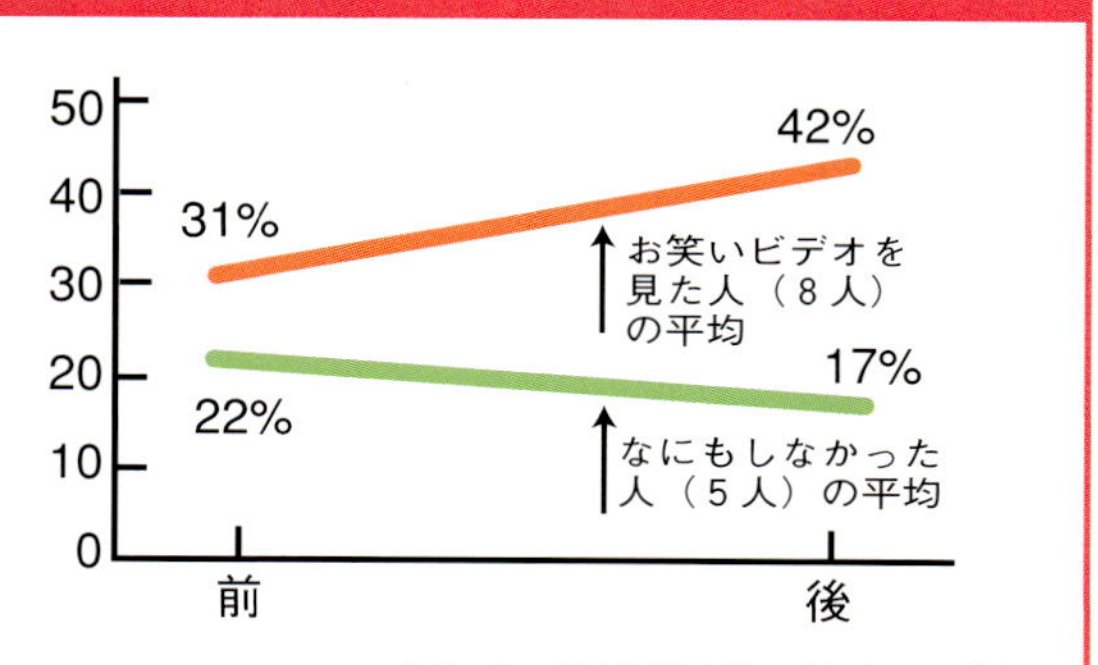


（データ：日本医科大学・高柳和江准教授）

ストレスが強い環境のもとでも、笑うことによってストレスが軽減して、免疫力は高まるのです。

このほかにも、数多くの試験によって、笑いの効果は証明されています。

有名なのは、がん患者に漫才を3時間見てもらい、たっぷり笑ったあとに血液を調べたところ、NK細胞の活性が漫才を見る前より上昇していたというものです。

笑いと免疫活性の関連については、残念ながら、まだNK細胞に関する報告しかなく、ほかの免疫細胞に関する研究は今後が待たれるところです。

## 作り笑いでも免疫力はアップ

では、具体的にどのような笑い方が免疫力を効率よく上げるのでしょうか。

基本的には、大声で笑うことです。1日5回は「アハハハ」と声を上げて笑うように心がけましょう。

漫才や寄席に行って、大いに笑うのもおすすめです。お笑いのビデオを借りて、家で見るのもけっこうです。このとき、ひとりで見るよりも何人か集団で見たほうが「笑いの感染」でより笑えるので、免疫力アップがよりいっそう期待できます。

どうしても笑えない、笑うのがどうも苦手だという人は、コチョコチョくすぐったりして、つくり笑いでもよいので、ぜひ挑戦してみてください。つくり笑いをするだけでも、NK細胞を活性化する働きがあるのです。これは、笑顔による筋肉の刺激が脳に伝わるためと考えられます。

このようにお笑いには、すばらしい免疫力アップ効果があります。

お笑いといえば本場は関西ですが、関西人は一般の人でも、なんでも話の最後にオチをつけて笑う習性があります。

この点は、ほかの地方の人もぜひ見習って、笑うのが当然の家庭や社会をつくり、免疫力のアップを目指しましょう。

### 免疫力アップに効果的な「笑い方」

**1 大きな声で笑う**

1日5回は大きな声で深呼吸をしながら「ワッハハハハ」と笑うように心がけましょう。

**2 好きなことや楽しいことをする**

お笑い番組の公開録画や漫才、寄席などに積極的に行き、大いに笑うのも効果大です。自分が笑うだけでなく、人を笑わせるように楽しい話をするのもおすすめです。

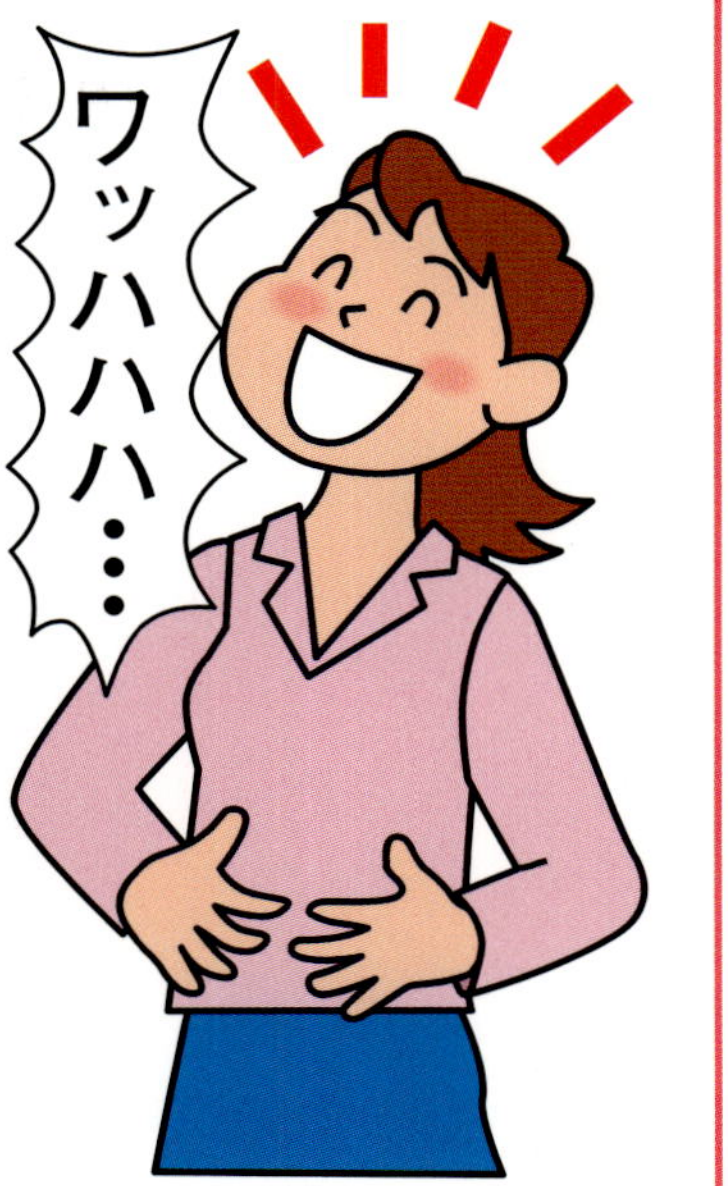


**どうしても笑うのが苦手な人は…**

どうしても笑うのが苦手な人や、1日5回大声で笑うのがむずかしい、という人もいるでしょう。そんな人は、作り笑いをするだけでも、NK細胞の活性が高まり、免疫力がアップします。

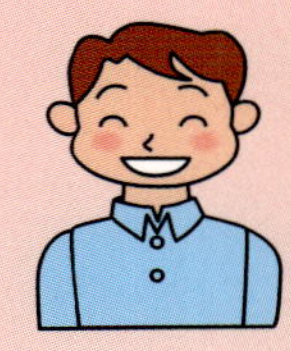

# 冷えや低体温を解消し、免疫力を上げる入浴法

## 低体温だと免疫がうまく働かない

朝、起きたとき、人間の体温は35度くらいと低めです。起きて活動を始めると、30分から1時間程度で体温が上昇して、36・2度くらいになります。そして、夜寝るころ、また体温が低下するというリズムをもっています。

しかし、最近は朝起きたときに体温が35度ない「低体温」の人が急増しています。低体温だと、目が覚めてもなかなかふとんから起き出せない、寝返りを打つなどして長い時間をふとんですごす、朝ごはんを口にしたくない、午前中は頭がぼーっとする、などの現象が起こってきます。

人間が起きたり、活動するには体温が必要です。体温は活動のエネルギーなのです。体温が低いということは生きる力が弱いことを意味しています。いつも疲れていたり、ちょっと動くとすぐに疲れたりします。

本来、人間の体内では目が覚める1時間くらい前にステロイドホルモンが出て、そのホルモンに刺激されて体温が上がる仕組みになっています。体を活性化させる準備が始まるわけです。

しかし、低体温の人はこの働きが鈍っているので、朝だけでなく、日中の体温もふつうの人より低いものとなります。体温が低いと、体にさまざまな悪影響を及ぼします。

人間の体には、免疫という働きが備わっています。免疫の仕組みの要《かなめ》が血液中の白血球です。白血球は、リンパ球、顆粒球《かりゅうきゅう》、マクロファージに大きく分けられます。そして、それぞれ得意分野をもって、病原菌の攻撃にあたるのです。

ところが、低体温だと、これらの免疫システムはうまく働くことができません。免疫の能力が衰えれば、さまざまな不調が体にあらわれてくるのは当然のことです。

実際、体温が通常の範囲にある人の血液を採取して、リンパ球の数を調べてみると、体温が高い人ほどリンパ球の数が多いことがわかっています。リンパ球は体の害になるものを排除する軍隊のような存在なので、リンパ球が多いほど、身を守る軍事力が強いといえます。

また、がんは平熱が35度だと、いちばん多く発生することがわかっています。

### シャワーより、湯ぶねにつかる習慣のある人のほうが免疫力が高い

| | | 入浴派* | シャワー派** | 理想値 |
|---|---|---|---|---|
| リンパ球 | 実数 | 2248±915 | 1901±799 | 2200〜2800 |
| | % | 33.2±10.9 | 25.9±9.2 | 35〜41 |
| 顆粒球 | 実数 | 4176±1435 | 5037±1784 | 3600〜4000 |
| | % | 60.9±11.5 | 68.4±8.7 | 54〜60 |

＊：うち女性１名　＊＊：うち女性２名

上の表は、ある会社で18名を、①シャワーですませることが多い「シャワー派」と、②湯ぶねにつかる習慣がある「入浴派」に分けて、免疫の数値を調べたものです。その結果、免疫の強さを示すリンパ球、顆粒球の数は、ともに入浴派のほうが多いことがわかりました。

## 低体温を治すには入浴がおすすめ

低体温が起こる理由のひとつは、加齢です。年をとるにつれて、体温はジワジワと下がっていきます。年齢的には50代が境目です。

生活習慣も影響します。冷たい食べ物や飲み物を大量にとる、クーラーのきいた部屋で長時間すごす、運動不足なども大きな原因です。

ストレスも大きく関係します。たとえば、仕事で無理をして働いた人は交感神経が緊張した状態になります。交感神経は、人間の血管や内臓の働きを支配する神経で、昼間に働きます。

昼間に働く神経ばかりが緊張して、夜に働くべき副交感神経への切り替えがうまくいかないと、リンパ球の数が少なくなります。数が少なくなるうえ、低体温になるため、リンパ球の働き自体も衰えるという二重苦になるのです。

低体温を改善するには、どうすればよいでしょうか。

最近流行の岩盤浴は、低体温の改善にたいへんおすすめの方法です。岩盤浴とは、約45～50度にあたためた天然の鉱石の上にバスタオルなどを敷いて横たわり、汗をたっぷり流す「お湯を使わないお風呂」のことです。体をあたためながら発汗するので、体温が上がりすぎず、体に負担がかかりません。

家庭で体温を上げる簡単な方法は入浴です。

41度くらいの熱めのお湯に10分もつかっていれば、すぐに体温を上げることができます。

ただし、発汗できないので一気に疲れ、体力のない人や心臓の弱い人には不向きです。

そのような人は、おへそから胸の高さまでぬるま湯を張って、ゆっくりつかる半身浴がおすすめです。

半身を出しているので発汗できて、岩盤浴と同様、ゆっくりと体温を上げることができます。

## 低体温の治し方

### 1 長時間、入ることのできる岩盤浴

最近、流行の岩盤浴は、遠赤外線効果で体を芯《しん》からじっくりとあたためます。同時に発汗するので、体温が上がりすぎず、体に負担がかかりません。

### 2 熱いお湯を張った湯ぶねに10分つかる

41度（熱く感じるが、入ることはできる）の温度のお湯に首まで10分間つかります。急激に体温が上がるので、体力のある人向きです。

### 3 ゆっくりと半身浴を行う

おへそから胸の高さまでぬるま湯を張り、汗が出るまで15～30分間程度じっくりつかります。体温が上がりすぎないので、岩盤浴と同様、体に負担がかかりません。

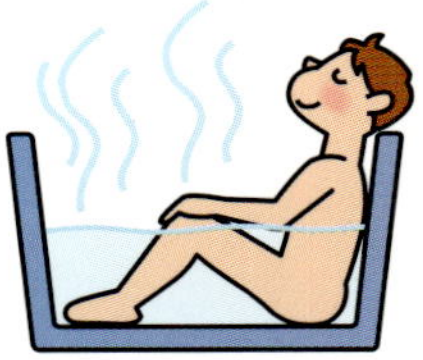

## 免疫力に効く「半身浴」4つのポイント

**POINT 1** 温度は38～40度

お湯の温度は少しぬるいと感じる程度が最適です。

**POINT 2** 入浴時間は15～30分

湯ぶねにつかる時間は30分以内にしましょう。短すぎると体が芯からあたたまりませんし、長すぎても逆効果になります。

**POINT 3** おへそから胸の高さまでにお湯を張る

入浴時の水圧は心臓や肺にとって負担になります。肩までつからずに、おへそから胸の高さまでにお湯を張るようにしましょう。

**POINT 4** 香りを加える

香りには気持ちを落ち着かせ、体調を整える働きがあります。とくにラベンダーやカモミールなどは、よく眠れるようになるので、免疫力アップには効果的です。

# 質のよい睡眠が免疫細胞をつくる

## 睡眠不足が免疫力の低下を招く

睡眠不足は忙しい現代人の宿命のようなものです。朝晩の通勤列車で、昼休みの公園のベンチで、疲れた顔で寝入っているサラリーマンの姿を見かけない日はありません。

じつは、この睡眠不足こそが免疫力の低下の大きな原因になっているのです。

たとえば、いつもより夜ふかししたときにかぎってかぜをひくとか、仕事が忙しくて眠れない時期がつづいたあとにひどい病気にかかったといった経験は、みなさんにも心あたりがあるのではないでしょうか。

免疫力を上げるために重要なことは、自律神経のバランスを整えることです。それには、しっかり休息をとり、ストレスをためないことがたいせつです。

体が活動を休止している睡眠中は、体をリラックスした状態にする副交感神経が最も活発に働いている時間ですから、睡眠時間の減少が免疫力の低下にいちばん影響するというのもうなずけます。

では、どれくらい寝ればよいのでしょうか。

これは、人によって体が必要とする睡眠時間が異なるので、何時間以上という基準はありません。いつも4時間でスッキリ目覚めるという人はそれでもかまいませんし、7時間くらい必要だという人もいるでしょう。

ただし、免疫力アップ効果をより高めたいなら、なるべく深夜0時から3時の間は眠りについて、脳と体を休める時間にあててください。

というのは、人間の生体リズムを考えると、深夜の時間帯は新陳代謝が活発になって成長ホルモンが分泌され、傷ついた細胞の修復を行っている時間だからです。新しい免疫細胞をつくって免疫力をつけるためにも、せめてこの3時間はよけいなエネルギーを使わず、体調を整えることに専念したいものです。

仕事の都合などで、どうしてもこの時間に眠ることができないという人は、脳を休ませるノンレム睡眠を長くとれる工夫をし、日が昇ってからは、あまりだらだらと寝つづけないようにしましょう。

夢を見ているときのレム睡眠の状態は、大脳が起きているので体の疲れがうまくとれません。また、朝になってもなかなか交感神経が活動せず、起きているような寝ているような曖昧な状態がつづくと、やはり自律神経のバランスが乱れて、免疫力低下の原因になります。

短い時間でも効率のよい睡眠を得るために、49ページにあげたような工夫をしてみてはいかがでしょうか。

眠いときに無理に起きているのは体にかかるストレスも大きくなりますから、少しの間なら昼寝するのも有効です。ただし、昼寝のときはほとんどレム睡眠なので、免疫力を高めるためというよりは、ストレス解消と考えてください。

この場合は、肝心の夜に眠れなくならないように、時間は30分以内におさめましょう。昼寝であっても、必ずタオルケットや上着など、かける物を用意して体（とくにお腹）を冷やさないように注意してください。

不眠症のがん患者に精神安定剤を処方して、免疫活性を測ってみたところ、眠れるようになったら免疫力も活性化したという例もありますので、睡眠の力は侮れません。

## 不眠は便秘の原因にもなる

ところで、睡眠と便通の状態には密接なつながりがあります。わかりやすくいうと「便秘の人は不眠になりやすく、不眠の人は便秘になりやすい」のです。

腸の中には、神経伝達のための構造であるインターニューロンが脳の中と同じくらい存在しています。

つまり、睡眠の状態と便通の状態が自律神経などの働きを介して、双方向に影響し合っているものと考えられるのです。

睡眠不足が体に及ぼす害は、腸のトラブルのみにとどまりません。そもそも睡眠の役割は脳や体の機能を正常に保つことにあります。これをおろそかにすれば、学習能力や注意力、集中力、意欲の低下を招き、身体機能の回復、免疫機能、心臓・血管系などに障害をきたします。

眠っている間に消されるはずのストレスが脳に蓄積されますし、はては感情のコントロールがきかなくなったり、抑うつ状態に陥る例もあります。

また、睡眠時間が少ない人ほど、肥満しやすいということも米国の研究によって明らかにされています。さらには、不眠をかかえている人の約半数は1年に1回、不眠とは別の理由で病院を受診しているというデータもあります。

いま現在、便通異常と睡眠障害の両方をかかえている人は、腸を健康に保つ食べ物などをとるほか、できるだけ工夫をして、毎日しっかりと眠るようにしましょう。

### ノンレム睡眠を長くとる4つのコツ

#### 1 午前0時〜3時は寝る

深夜の0時〜3時までは、成長ホルモンがつくられ、細胞分裂が活発な時間です。免疫細胞をつくるためには、この時間帯にしっかり寝て、体を休めることが大事です。

#### 2 寝る前の1杯の牛乳

牛乳にはカルシウムが豊富に含まれています。就寝前に人はだにあたためたコップ1杯の牛乳を飲んで、ぐっすり眠れば、免疫力がアップします。

#### 3 枕の高さは頭が3cm 首が8cmになるように

空気の通り道が滑らかなS字カーブを描くように、後頭部は3cm、首は8cmの高さになるように枕を調節します。

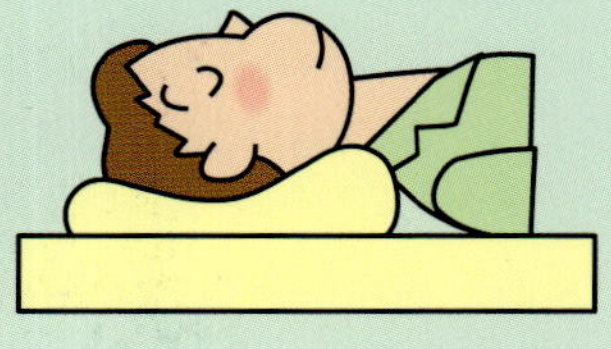

#### 4 カーテンを青色にする

青色は気持ちをしずめてリラックスできる色です。寝室の窓のカーテンなど、眠るときに目につくものに青を使って、快眠できる環境をつくりましょう。

column 2

# ビールのホップ

## ビールに含まれるホップが便秘を解消する

私たちがふだん何気なく飲んでいるビールですが、便秘にも効果があるということをご存じでしょうか。注目していただきたいのは、原料に使われている「ホップ」です。

ホップはクワ科のつる性多年草で、ビールの味の決め手ともいえる、苦味や香りのもとになります。ヨーロッパでは昔から薬効の高い薬草として知られており、ハーブティーやアロマテラピーなどにも使われてきました。

ホップの薬効には、痛みをやわらげる鎮静作用、睡眠を促す作用、抗菌作用などがあります。さらには、胃腸の活動を活発にするという作用もあり、これが便秘解消に役立つのです。

## 腸の蠕動《ぜんどう》運動を活発にして健康的な便をつくる

まずホップが腸に及ぼす作用の１つめは、腸の蠕動運動を活発にすることです。

私たちが食べたものは、腸を通る間に栄養分が吸収され、残ったカスが便となって排出されます。このとき、腸の壁の筋肉が少しずつ波打つように動いて便を送り出しているのですが、この筋肉の収縮を蠕動運動といいます。

ところが、運動不足などの理由で腸の筋肉が弱くなると、蠕動運動が少なくなり、便秘になってしまいます。

これによって便が長い間、腸内に残っていると、余分な栄養を吸収して肥満の原因となります。また、便秘して体内に便がたまりすぎると有害物質がつくられて腸を傷つけたり、有害物質が血液を介して全身をめぐると、さまざまな病気を引き起こします。

ビールを飲むと、ホップが腸の蠕動運動を助けるので、便秘の予防・改善に役立ちます。

ホップが腸に及ぼす作用の2つめは、水分の代謝を活発にすることです。

腸内の水分不足も便秘になる大きな原因のひとつです。ホップには水分代謝作用、つまり細胞が利用する水分の入れ替えをスムーズにする働きがあります。このおかげで、腸内の水不足を防ぎ、適度に水分の含まれた、やわらかな健康的な便をつくることができるのです。

なお、ホップの健康効果を期待するなら、１日にビールを中瓶１本（約500㎖）が適量でしょう。

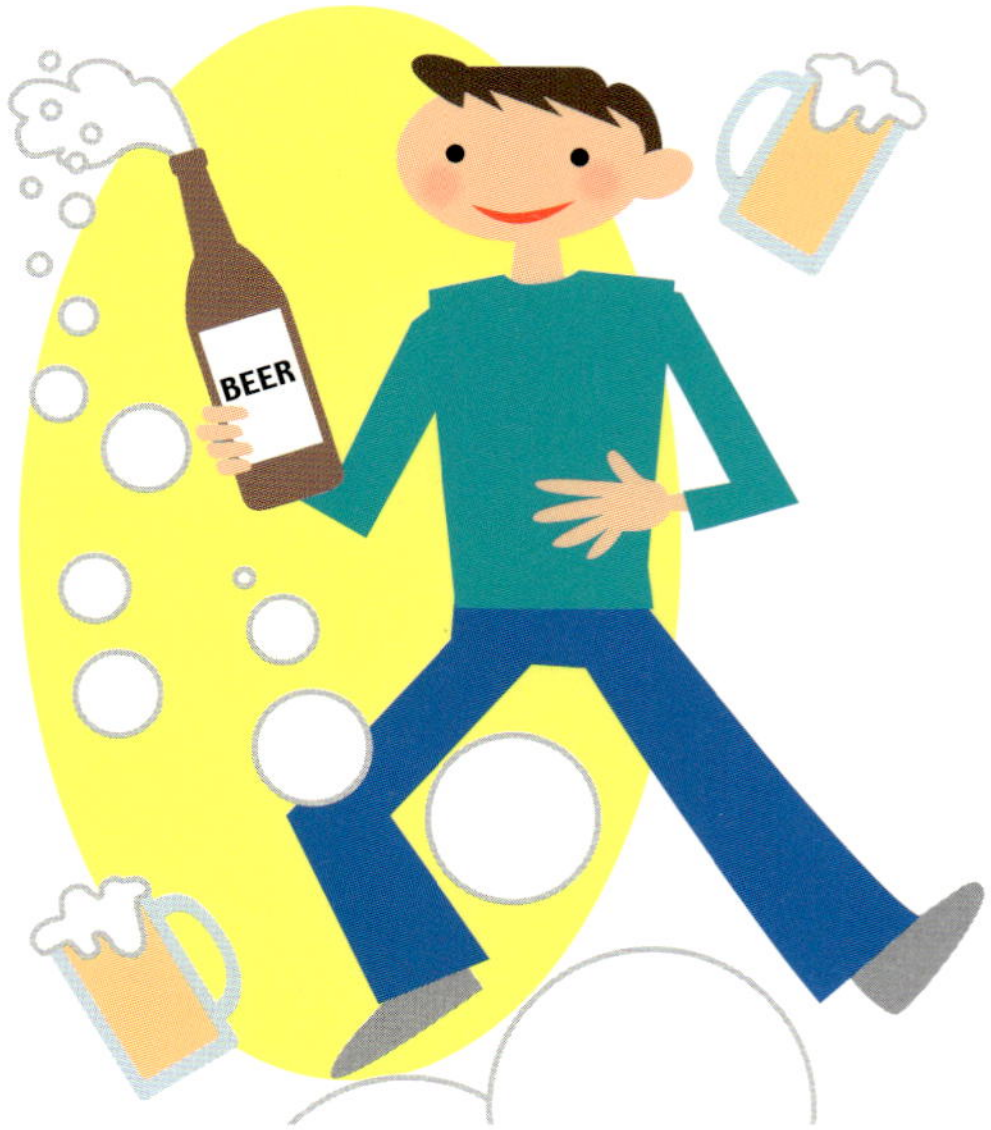

# PART 3

# 免疫力を高める特効6食材

ヨーグルト、しそ、きのこ、
納豆、海藻、にんにく
――これらは免疫力を上げる
特効食材といわれています。
なぜ免疫力が上がるのかを解説し、
より効果が得られる
おすすめの食べ方も紹介します。

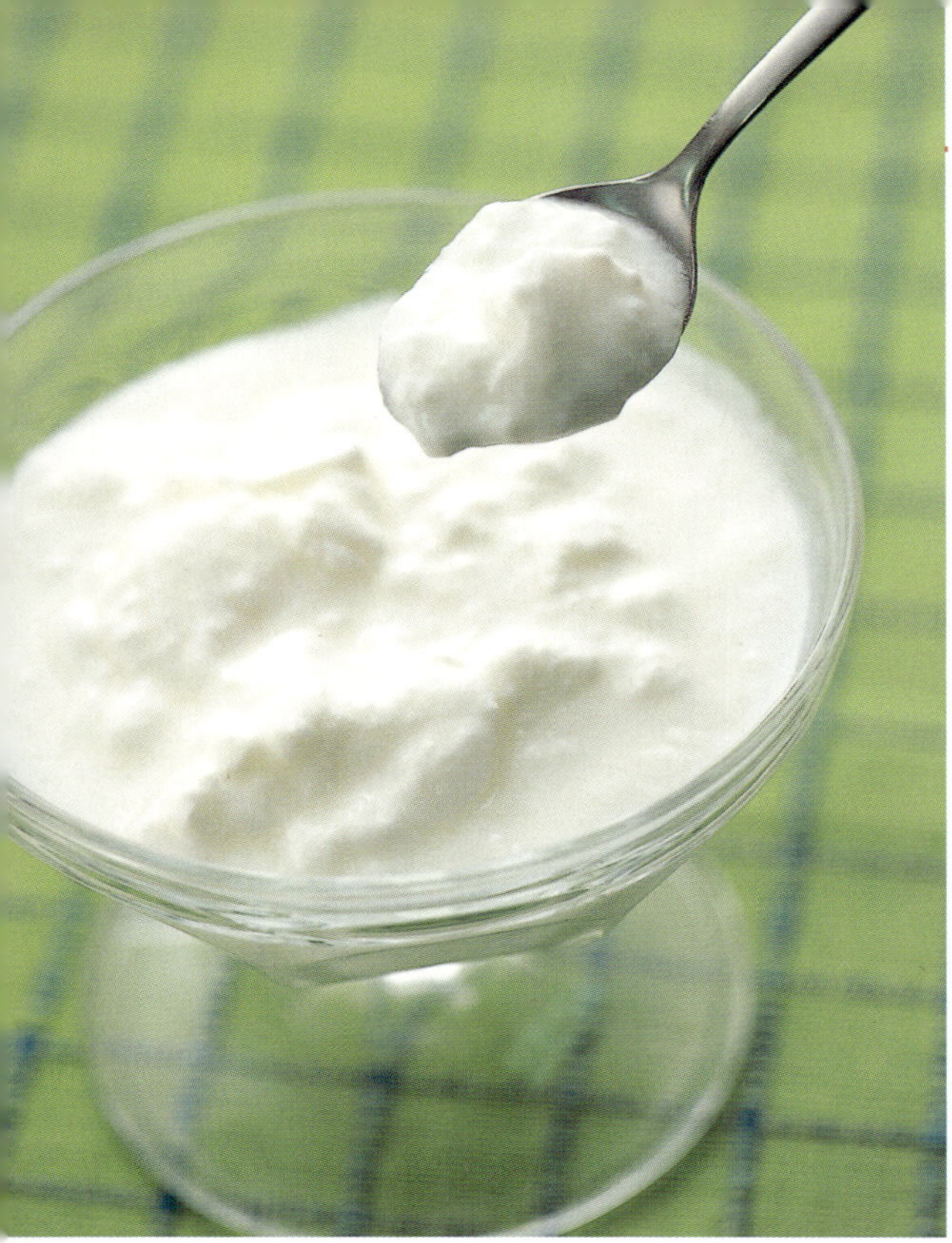

# ヨーグルト

## 小腸は人体最大の免疫器官

小腸は消化吸収を行うためだけの臓器ではなく、人体で最も強力な免疫機能を備え、全身の免疫力を左右する急所です。体内に細菌やウイルスなどの異物が入り込んでも、多くの場合、私たちが病気にならなくてすむのは、体に備わった免疫力が働くからです。

この免疫力を担っているのが、小腸に集中しているリンパ球や顆粒球《かりゅうきゅう》といった免疫細胞です。つまり、小腸こそ最大の免疫器官で、小腸の若さが免疫力の働きのカギを握っているといえるのです。

小腸の若さは、腸の中にすむ善玉菌の多さで決まります。

私たちの腸の中には、約100兆個もの腸内細菌がすみついています。これらの腸内細菌は、体に有益な働きをする善玉菌と、体に害を及ぼす悪玉菌に大別できます。

腸内に善玉菌が多いと小腸の若さが保たれて免疫力が高まり、反対に悪玉菌が多いと小腸の老化が進み、免疫力が衰えてしまいます。

## 腸内の善玉菌をふやすヨーグルトの威力

小腸の若さを保ち、免疫力を高めるには、毎日の食事に善玉菌を豊富に含む食品をとり入れることが肝心です。

その代表格がヨーグルトです。ヨーグルトには乳酸菌やビフィズス菌といった善玉菌が豊富に含まれ、免疫力の向上に優れた効果を発揮するのです。ヨーグルトには、次のような働きがあることが明らかになっています。

**●免疫力の強化**

ヨーグルトに含まれる善玉菌は、小腸で働く免疫細胞を刺激し、その働きを強化する効果があります。

**●腸内の善玉菌をふやす**

ヨーグルトに含まれる乳酸菌などの善玉菌をとると、腸内が酸性になります。悪玉菌は酸性の環境を好まないため、ヨーグルトをとると悪玉菌の活動が抑えられます。また、乳酸菌は善玉菌のエサになるので、ヨーグルトをとると腸内に善玉菌がふえてきます。

**●腸の運動が活発になる**

乳酸菌つくり出す乳酸や酢

酸などの有機酸は、腸の消化・吸収力を高め、腸の蠕動《ぜんどう》運動を促します。そのため、ヨーグルトをとると、便秘や下痢の予防にもなります。

## ●がんを防ぐ

細胞の遺伝子に突然変異を起こさせる物質を変異原性物質といい、ときとしてがん細胞を作ります。この変異原性物質の生成や機能を抑える働きのことを抗変異原性作用といいます。

ヨーグルトの乳酸菌がもつ抗変異原性作用について、次のような実験結果が報告されています。

ヨーグルト100gを毎日食後に3回、1週間食べてもらい、その人たちの便中に発がん物質が残っているかどうか調べました。すると、7～8割の人の便中の発がん物質は減少していました。

この結果は、発がん物質の変異原性が、ヨーグルトを食べたことによって抑えられたことを意味しています。

また、別の実験では、ヨーグルトには、がん細胞の増殖を抑える働きもあることが確認されています（図を参照）。ヨーグルトの乳酸菌は小腸でリンパ球や顆粒球などの免疫細胞をふやして活性化させ、免疫力を高めてがん細胞がふえるのを防いでくれるのです。

ところで、ヨーグルトはいろいろな種類のものが市販されています。腸内細菌の構成は一人ひとり違うので、自分に合った菌種のヨーグルトを試してみてください。ヨーグルトを食べはじめて「腸内環境が整ってきた」と自分でわかる目安が便です。腸内に善玉菌と悪玉菌のどちらが多いかによって、便の色やにおいが変わってくるからです。

理想的な便は、黄褐色で水分を適度に含み、においも少ないバナナ大のものです。

こうした便がスムーズに出るようになれば、腸内に善玉菌がふえてきたと考えてよいでしょう。

### ●ヨーグルトを与えたマウスは、がん細胞の増殖が約40%も抑えられました

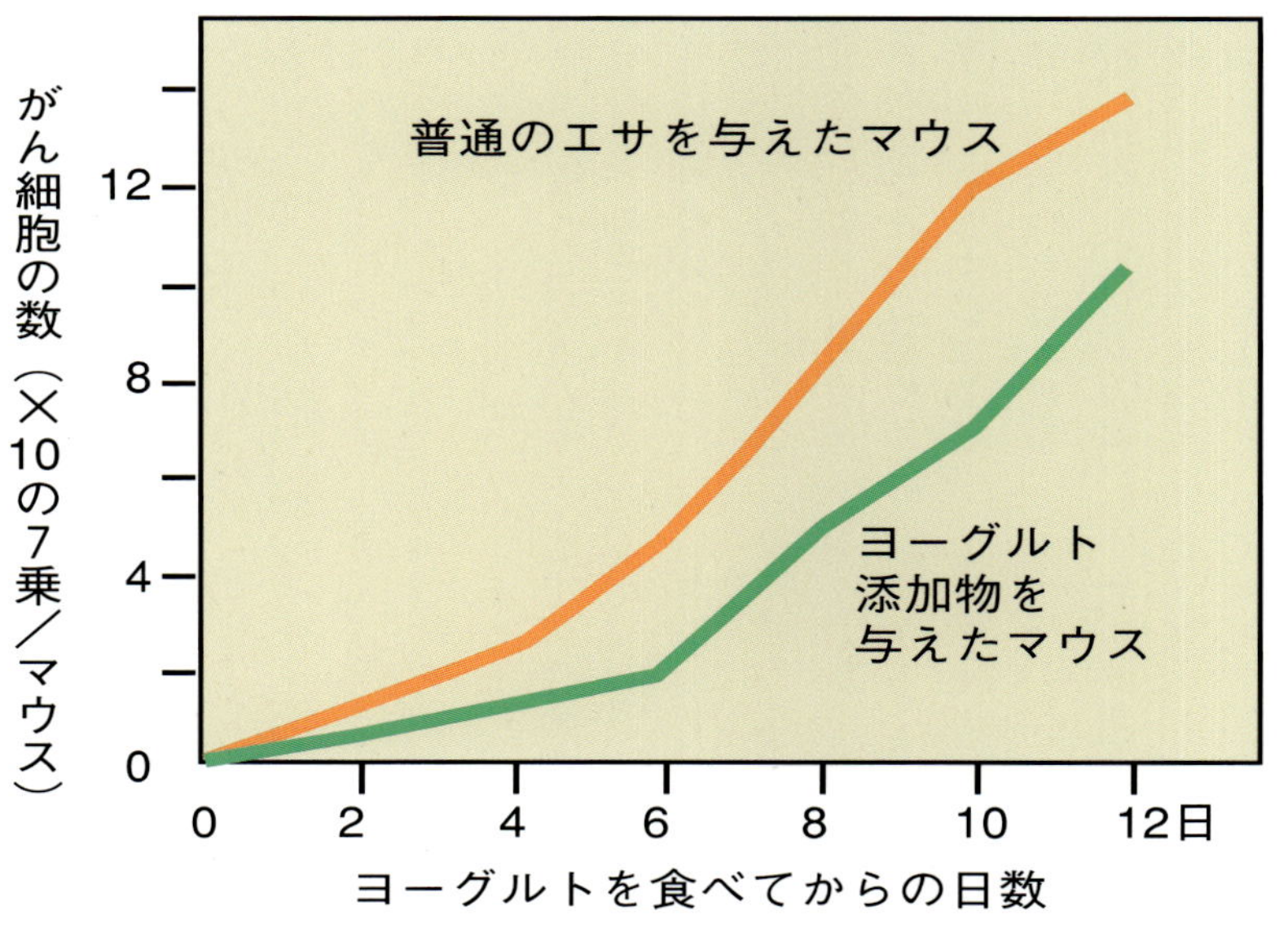


（光岡知足『腸内フローラと発癌』より）

# みそ汁ヨーグルト

## 腸内環境ひとつで免疫力は左右される

私たちの腸の中には100種類、100兆個もの細菌がすみついています。

これらの細菌は、乳酸菌やビフィズス菌のように体に有用な作用をする善玉菌、クロストリジウムなど体に悪い作用をする悪玉菌、そしてこの2つの菌のうち強いほうへなびく日和《ひより》見《み》菌に分けられます。私たちの免疫力は、これらの腸内細菌のバランスによって変化します。

小腸には、細菌やウイルスなどの異物が腸壁から侵入するのを防ぐ免疫細胞が多く集まっています。この小腸の免疫細胞を活性化させ、免疫力を高めるためには、善玉菌の役割が欠かせません。

そこで、腸内に善玉菌をふやすためにおすすめしたいのがヨーグルトをとることです。ヨーグルトには、善玉菌を効果的にふやすことができる乳酸菌や乳糖が豊富に含まれています。

乳糖は、善玉菌の好物のひとつで、善玉菌は乳糖をエサにして増殖し、乳酸発酵を行って腸内を悪玉菌が活動しにくい酸性の環境に整えてくれるのです。

## 乳酸菌の豊富なみそと一緒に食べる

とはいえ、ヨーグルトを毎日食べ続けると、味に飽きがくるかもしれません。そこで、あたたかいみそ汁にヨーグルトを加えて食べる「みそ汁ヨーグルト」を試してみてください。

ヨーグルトとみそは意外な組み合わせのように思うかもしれませんが、みそはヨーグルトと同じ発酵食品です。

みそは、蒸した大豆に塩と麹《こうじ》を加えて発酵熟成させたもの。原料が大豆なので栄養価が高いうえ、発酵することで大豆にはない有効成分を備えています。たとえば、大豆のタンパク質は分解されて消化吸収しやすいアミノ酸に変化し、大豆に含まれるイソフラボンも吸収されやすくなっています。イソフラボンは、体内で女性ホルモンと同じような働きをするため、更年期のさまざまな症状をやわらげたり、骨量の低下、血圧の上昇、肥満を防いだりする働きがあります。

しかも、みそには乳酸菌も豊富に含まれているので、ヨーグルトといっしょにとれば腸内の善玉菌ふやしの相乗効果も期待できるでしょう。最近では、みそに含まれる乳酸菌をとることで、体内で合成される発がん物質の除去に役立つとの報告もあります。

なお、乳酸菌は加熱して死滅しても、免疫力を高める効果は残っているので心配はいりません。

みそは、原料によって豆みそ、麦みそ、米みそなどの種類がありますが、これらのなかで免疫力向上に最も効果的なのは、有効成分が豊富な豆みそです。

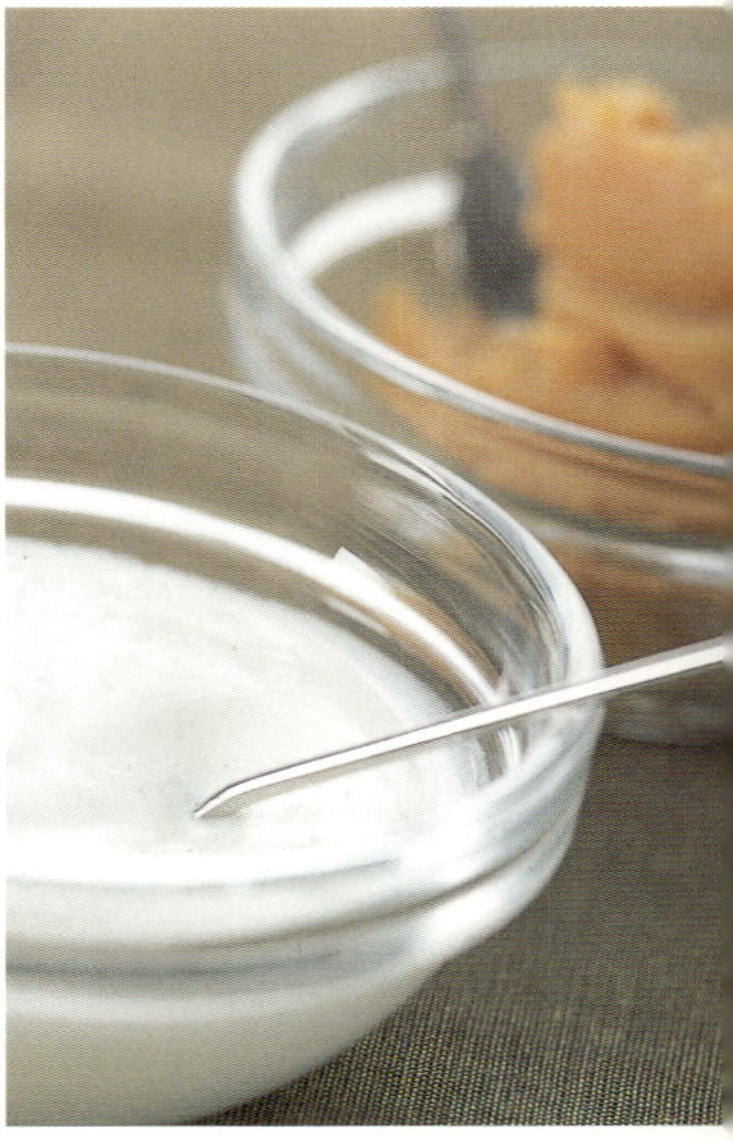

**Point!**

- 1日2杯を目安に飲む
- みそ汁とヨーグルトをよくまぜて飲む
- 高血圧の人は飲みすぎに注意

# みそ汁ヨーグルトの作り方

**材料**（2人分）

◆ヨーグルト　200ｇ
◆好みのみそ汁の材料（写真はみそ、だし、わかめ、油揚げ）

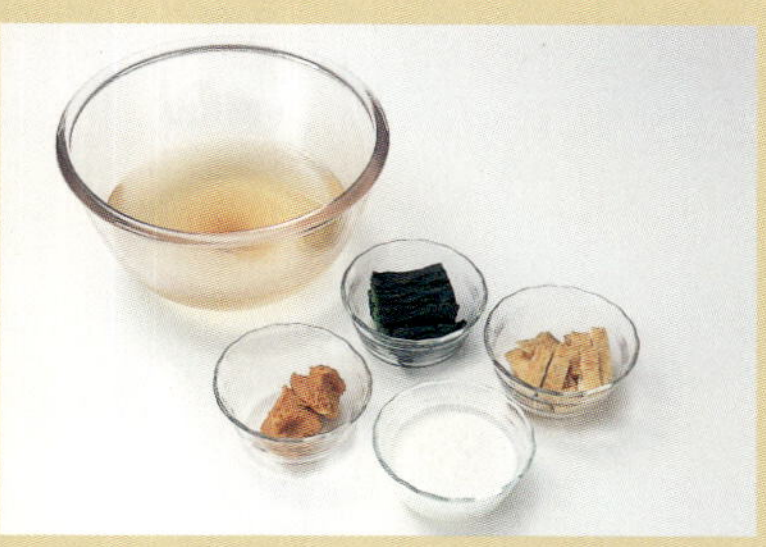

**1**

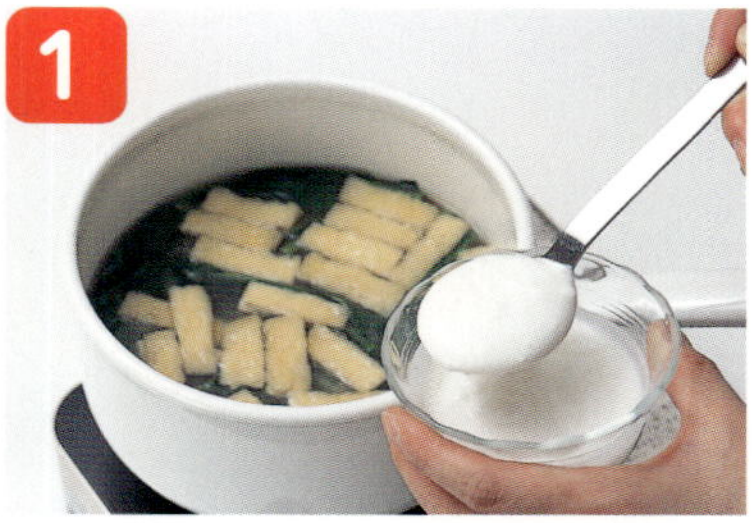

通常の手順でみそ汁を作る。みそを溶かしたあと、ヨーグルトを加える。

**2**

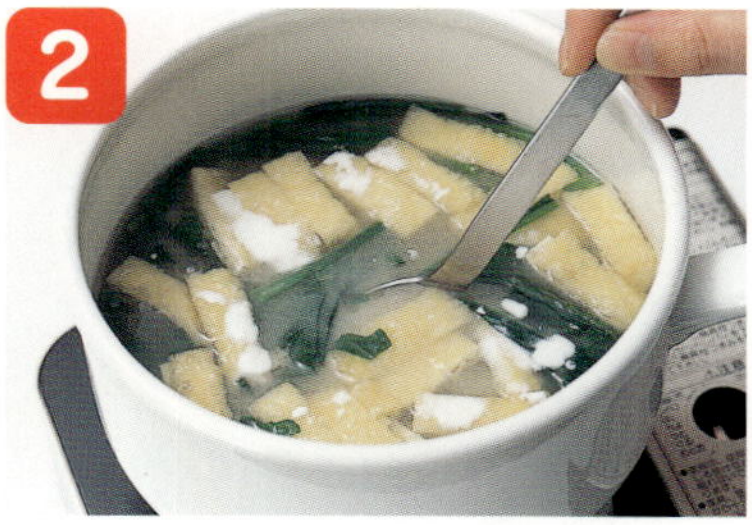

よくかきまぜる。だまが気になる場合は、みそ漉し器を使ってヨーグルトをまぜるとよい。

**完成！**

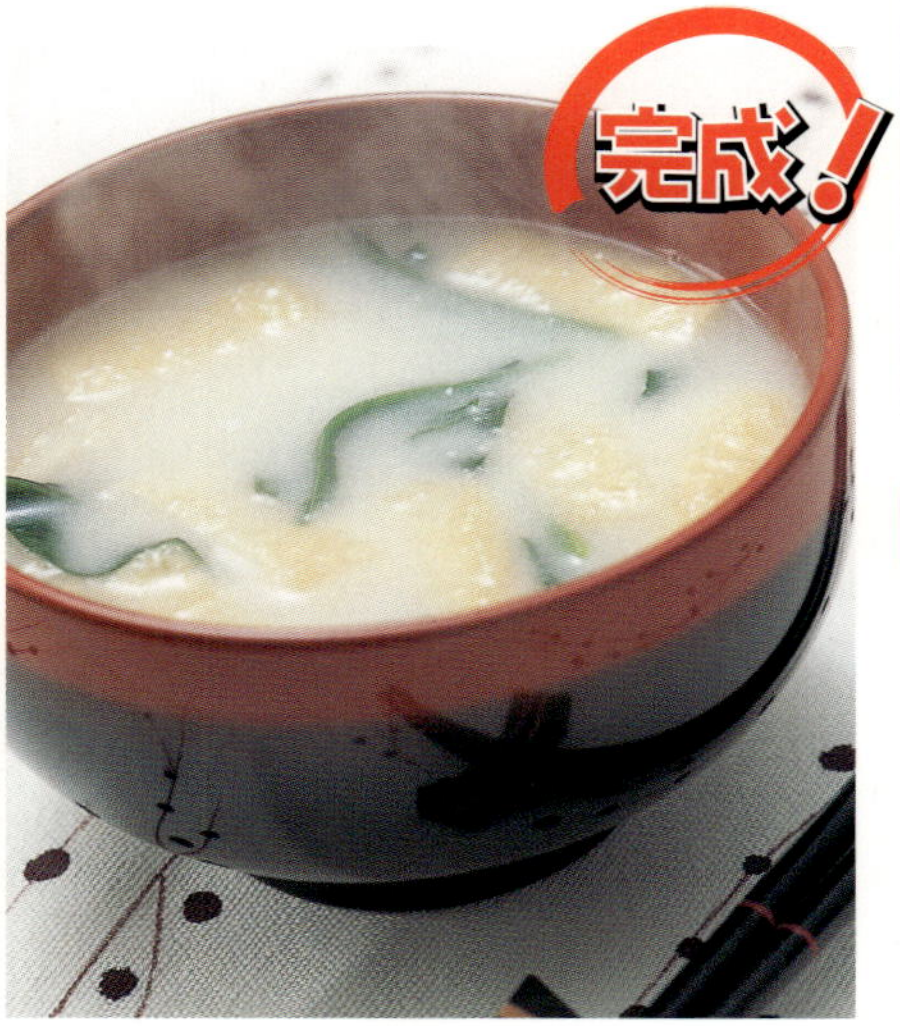

みそ汁にヨーグルトがよくまざったら椀に盛る。

## みそ汁ヨーグルト Q&A

**Q** 1日にどのくらいの量を飲むとよいですか？

**A** 1日にとりたいヨーグルトの目安量は約200gです。上記の作り方の場合、1杯のみそ汁に100gのヨーグルトが入っています。したがって、朝と晩など1日2回、1杯ずつ飲むのが理想的です。

**Q** 飲みすぎると害はありますか？

**A** 糖尿病や腎臓病などで食事療法を行っている人は、主治医に相談してから飲むようにしてください。また、みそに含まれる塩分をとりすぎると、血圧の上昇を招くこともあります。高血圧の人はみその過剰摂取に注意しましょう。

## ワンポイントアドバイス

アドバイス

家族のなかで自分の分だけヨーグルトみそ汁を作る場合や、インスタントのみそ汁で作る場合には、でき上がったみそ汁に大さじ2～3杯のヨーグルトを加え、よくかきまぜればOK。

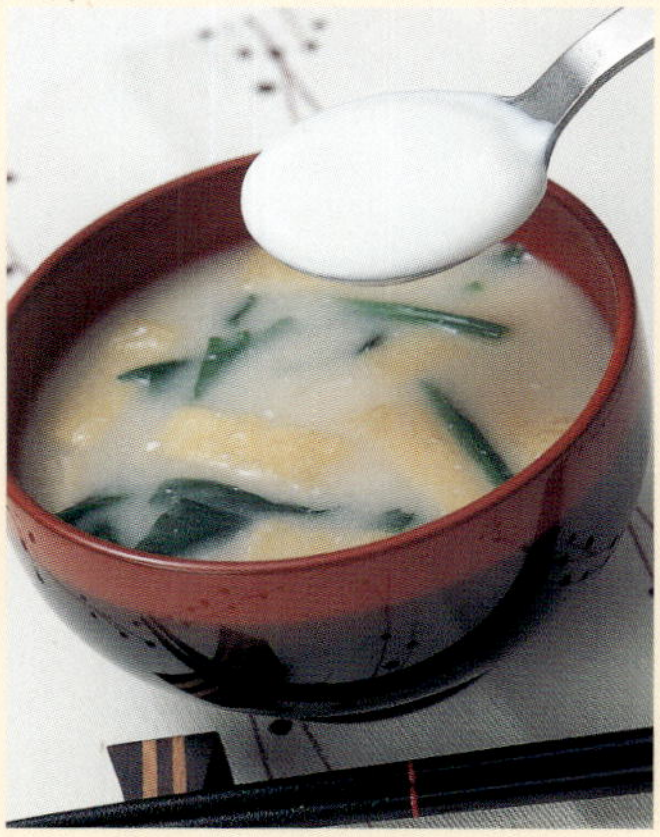

# さつまいもヨーグルト

## 食物繊維とヤラピンがもたらす便秘解消効果

便秘は、大腸がんをはじめ、乳がんや自己免疫不全症など多くの病気の発症と関係しています。便秘になると、便が腸の中で腐敗し、腸内細菌の善玉菌が減って悪玉菌がふえてきます。

腸内で悪玉菌が優勢になると、腸内で病原菌が繁殖しやすくなります。そして、悪玉菌や病原菌は腸管から吸収され、血液とともに全身をめぐり、さまざまな病気の発症の第一歩になります。

そこで、便秘の解消に役立てていただきたいのが、さつまいもとヨーグルトを一緒に食べる「さつまいもヨーグルト」です。

さつまいもは、セルロースという不溶性の食物繊維が豊富で、腸の働きを活発にして便秘を防ぎます。さつまいもを切ると、白い汁が出ますが、これはヤラピンという成分で、便をやわらかくする働きがあり、便秘解消に役立ちます。

また、さつまいもには抗酸化作用をもつβ‐カロテンやビタミンCも多く、免疫力の低下につながる活性酸素を除去してくれます。同じく抗酸化作用の強いアントシアニンや、ポリフェノールという成分もさつまいもには含まれ、これらの成分の相乗効果で免疫力をアップしてくれます。

このほか、ビタミンB類・E、カリウム、カルシウム、鉄、リンなども含まれ、栄養バランスが抜群のいも類といえます。

## ヨーグルトと合わせれば快便力がアップ

一方のヨーグルトには、腸内の善玉菌の代表格である乳酸菌や、善玉菌を効果的にふやすことができる乳糖が豊富に含まれています。

善玉菌は乳糖をエサにして増殖し、乳酸発酵を行って腸内を悪玉菌や病原菌が活動しにくい酸性の環境に整えます。ヨーグルトの乳酸菌は、腸の蠕動《ぜんどう》運動を促して便通をよくし、腸管から有害物質が吸収されるのを防ぎます。

免疫システムを担うリンパ球のヘルパーT細胞には、Th1細胞とTh2細胞の2種類があります。免疫力が低下すると、この両者の免疫細胞の働きがアンバランスになり、病気の原因になります。これまで行われた研究によると、ヨーグルトを毎日200g以上食べると、両者の免疫細胞のバランスが整い、免疫力が安定することがわかっています。

ヨーグルトは単独で食べると酸味が気になる人もいるかもしれません。しかし、さつまいもは甘みがあるので、ヨーグルトだけを食べるよりもおいしさが増します。効果の面でも、味の面でもさつまいもとヨーグルトは抜群の組み合わせです。

便秘を防ぐためには、毎日できれば食後に食べましょう。

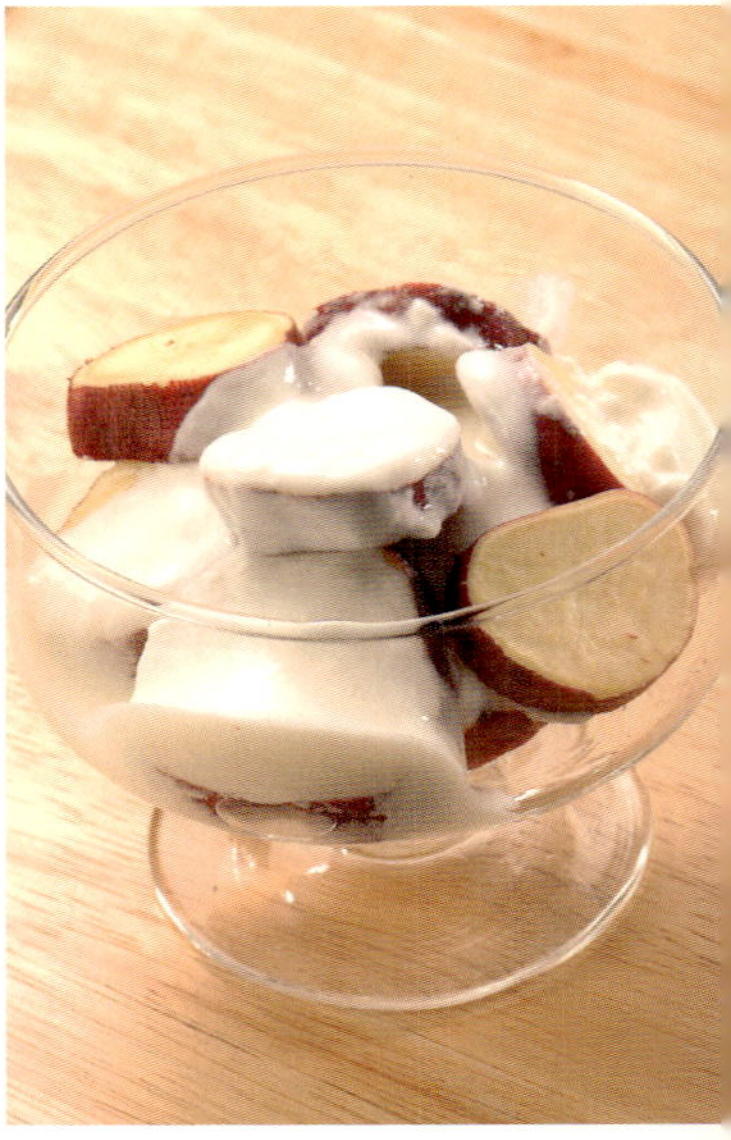

**Point!**

- 1日1回、できれば食後に食べる
- 毎日続けて食べる
- 電子レンジを使うと手軽にさつまいもが加熱できる

# さつまいもヨーグルトの作り方

**材料**（1食分）

- さつまいも　100g
- プレーンヨーグルト　200g

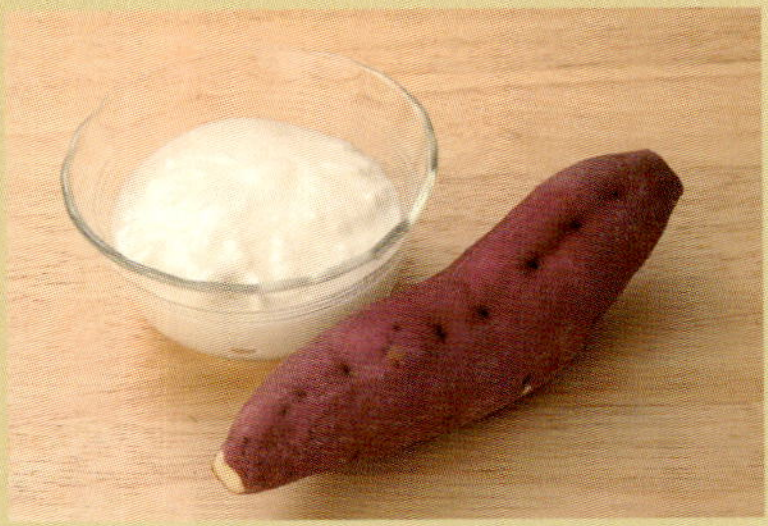

**1**

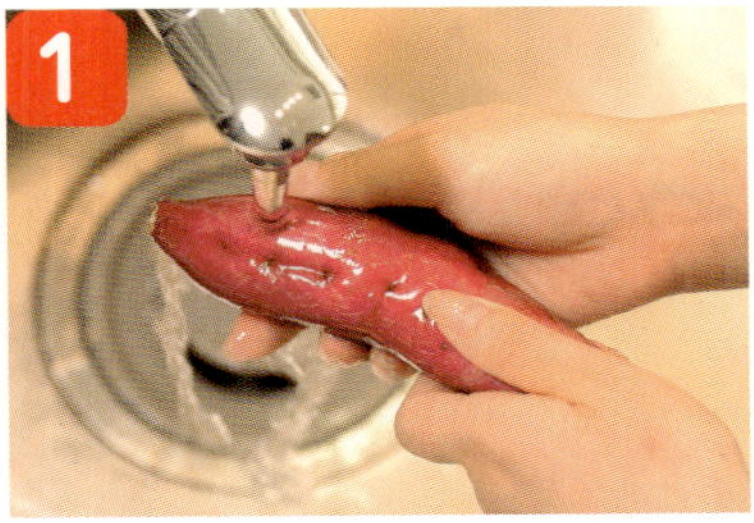

さつまいもは皮もいっしょに食べるので、汚れをよく洗い落とす。

**2**

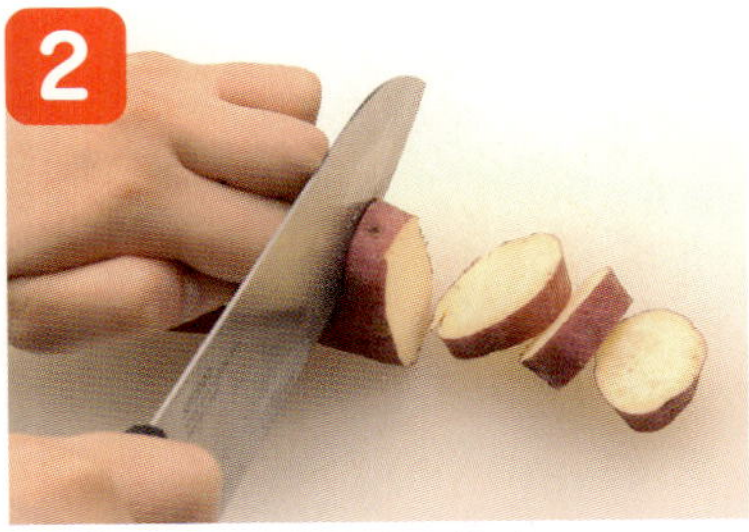

1を食べやすい大きさに切る。

**3**

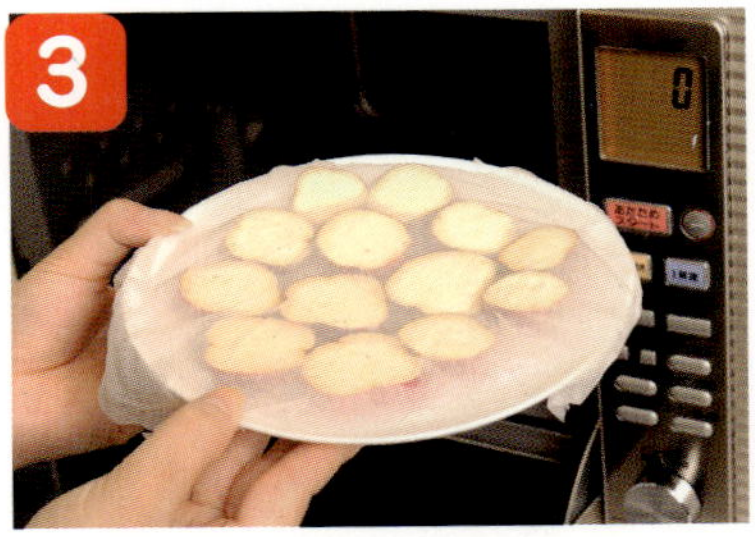

皿に2を並べ、水でぬらしたキッチンペーパーをかぶせ、電子レンジで加熱する。1センチ厚さに切ったさつまいもなら2〜3分でやわらかくなる。

**4**

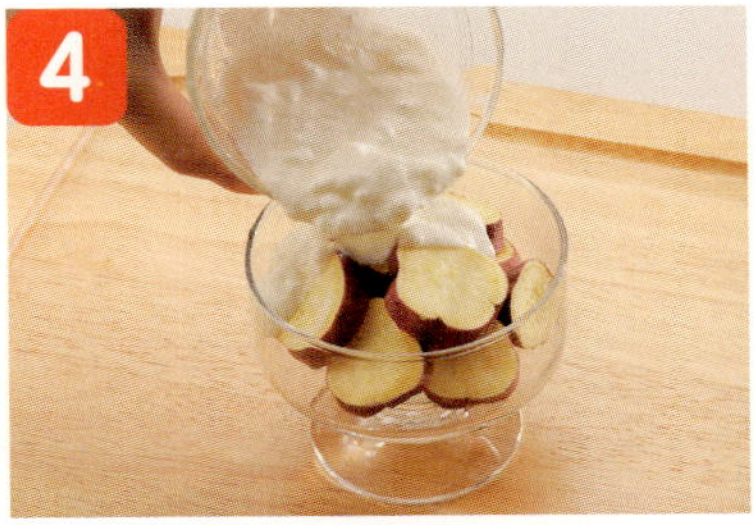

さつまいものあら熱がとれたら器に盛り、ヨーグルトをかける。

**完成！**

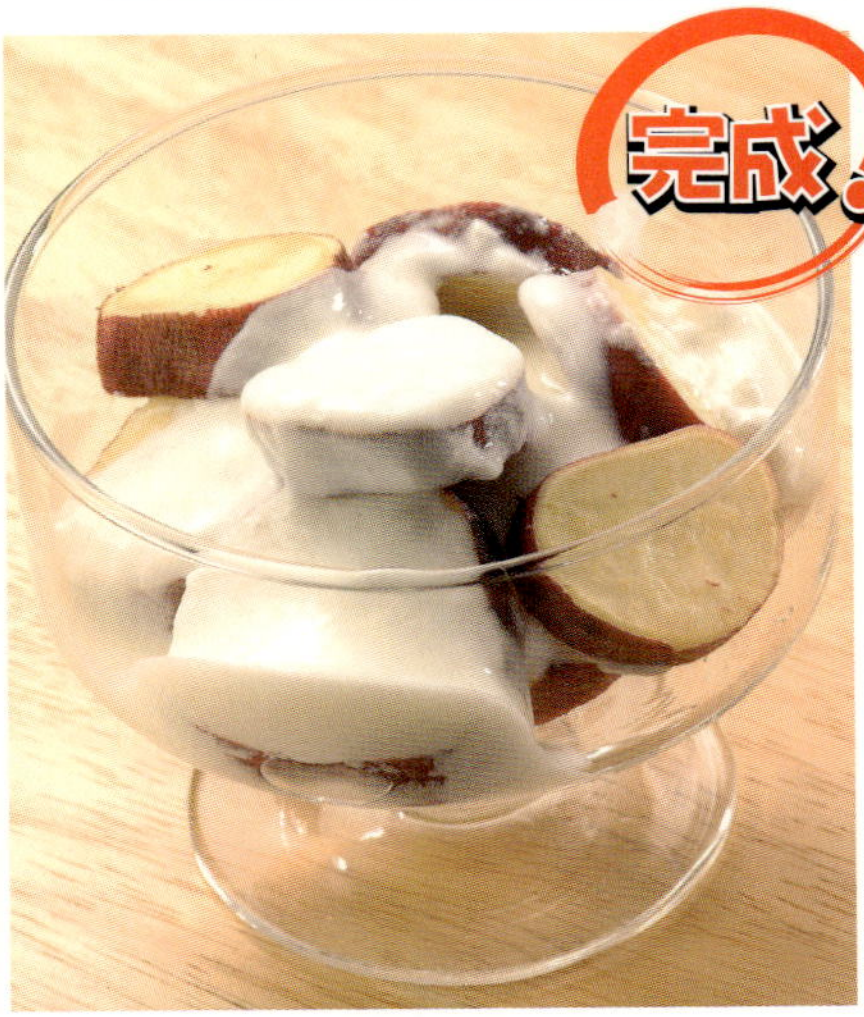

でき上がり。甘みが足りない場合は、はちみつかオリゴ糖を少量かけてもよい。

## バリエーション
## ポテトヨーグルト

さつまいもの代わりに、じゃがいもを使った「ポテトヨーグルト」にも挑戦してみましょう。

**材料（2人分）と作り方**

①じゃがいも2個（約200g）は、5ミリ角くらいのせん切りにし、水にさらしておく。

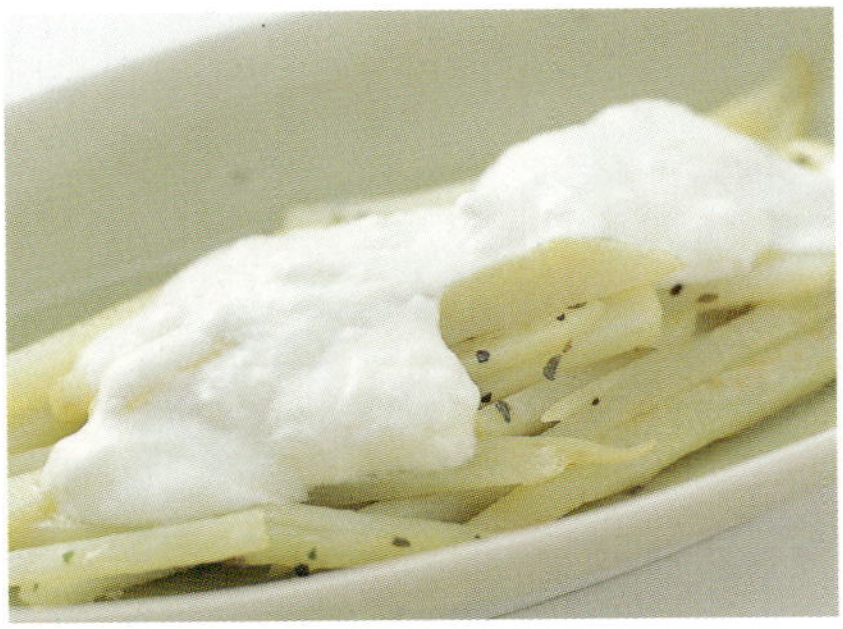

②フライパンにオリーブ油小さじ1杯を引き、①を炒める。じゃがいもが透き通った感じになればOK。

③好みで塩、こしょうで味を調え、器に盛り、プレーンヨーグルト200gをかける。

# 塩ヨーグルト

## 乳酸菌は免疫細胞によい刺激を与える

私たち人類は、微生物を利用して多くの食品を作ってきました。納豆、漬け物、みそ、しょうゆなど、日常の食卓にのぼる食品に微生物を利用したものが数多くあります。最近では、ヨーグルトやチーズなどの発酵乳製品を食べる人もふえてきました。

こうした微生物を利用して作られる食品は本来、食品を発酵させることで保存性を高め、風味の向上を目的に利用されてきたものと思われます。しかし、最近では健康の増進にも役立つことが明らかになり、注目をあびるようになってきました。

これまでの研究により、ヨーグルトに含まれる乳酸菌は、マクロファージやナチュラルキラー細胞などの免疫細胞を活性化させ、免疫力の向上に効果を発揮することがわかっています。

## ヨーグルトに塩をプラスすると食べやすくなる

ところが、日本のヨーグルト消費量は、世界的にみると少ない傾向にあります。その理由のひとつに、食べ方の違いがあると考えられます。

日本でのヨーグルトの食べ方は、プレーンヨーグルトに砂糖をまぜたり、甘みのついたヨーグルトを食べたりするのが一般的です。つまり、デザート感覚でヨーグルトを食べる人が多いわけですが、糖質のとりすぎが気になる人もいるでしょう。しかし、プレーンヨーグルトは酸味があるので毎日食べるのに抵抗を感じる人がいるかもしれません。これらの問題点を解決してくれるのが、ヨーグルトに塩をまぜた「塩ヨーグルト」です。

塩ヨーグルトのもとになっているのは、トルコの「アイラン」という飲み物です。ヨーロッパの中央に位置し、かつては世界貿易の中継地として栄えたトルコは、じつはヨーグルトの発祥の地です。「ヨーグルト」という言葉は、トルコ語の「すっぱいミルク」を意味しています。

そんなトルコの国民の間で愛飲されているのが、1%の食塩水に、同量もしくは2倍量のヨーグルトをまぜた「アイラン」なのです。

ヨーグルトに塩水を加えることによって糖質のとりすぎの心配もなくなり、口あたりもマイルドになるので、大量のヨーグルトを食べることができます。

塩ヨーグルトの作り方はとても簡単なので、毎日手軽に飲むことができます。また、塩ヨーグルトを飲めば満腹感が得られるので、食欲を抑えることができます。食事前に飲めば、食べすぎを防ぐこともできるでしょう。

昔から日本では「便秘には朝1杯の塩水」という民間療法がありました。ヨーグルトと塩水のダブル効果で、便秘の解消も期待できます。

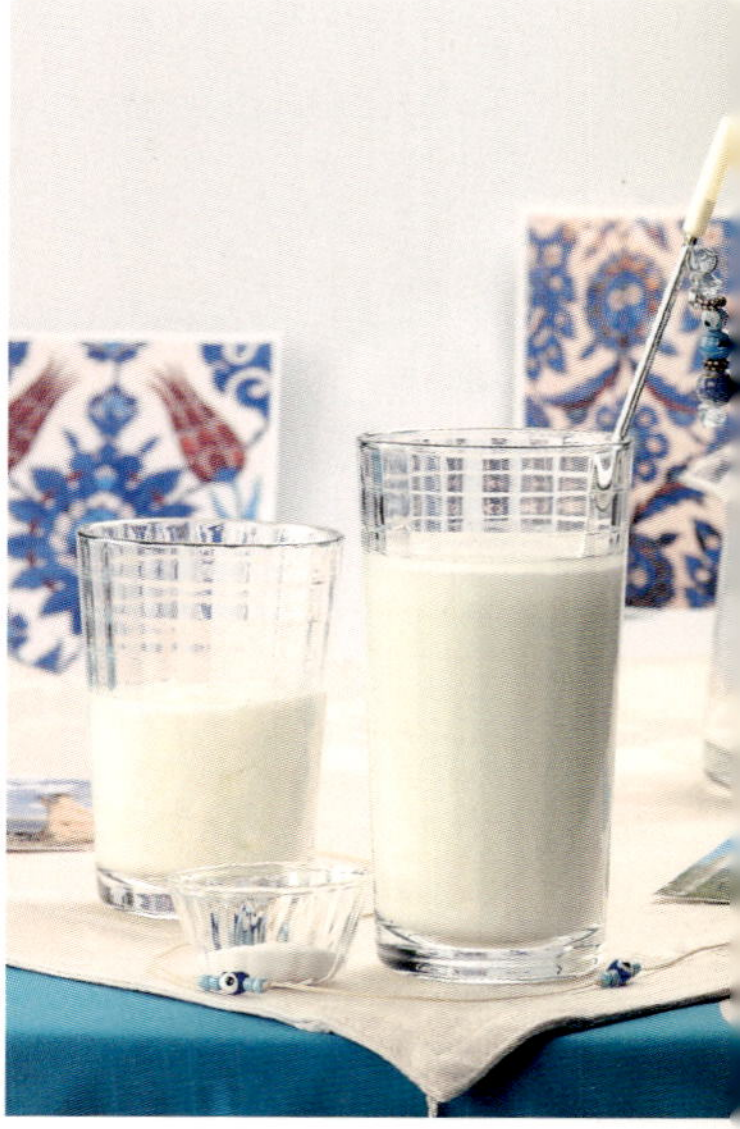

Point!

- 毎日続けて飲む
- 食前に飲むと効果的
- 塩、水、ヨーグルトをよくまぜ合わせて作る

# 塩ヨーグルトの作り方

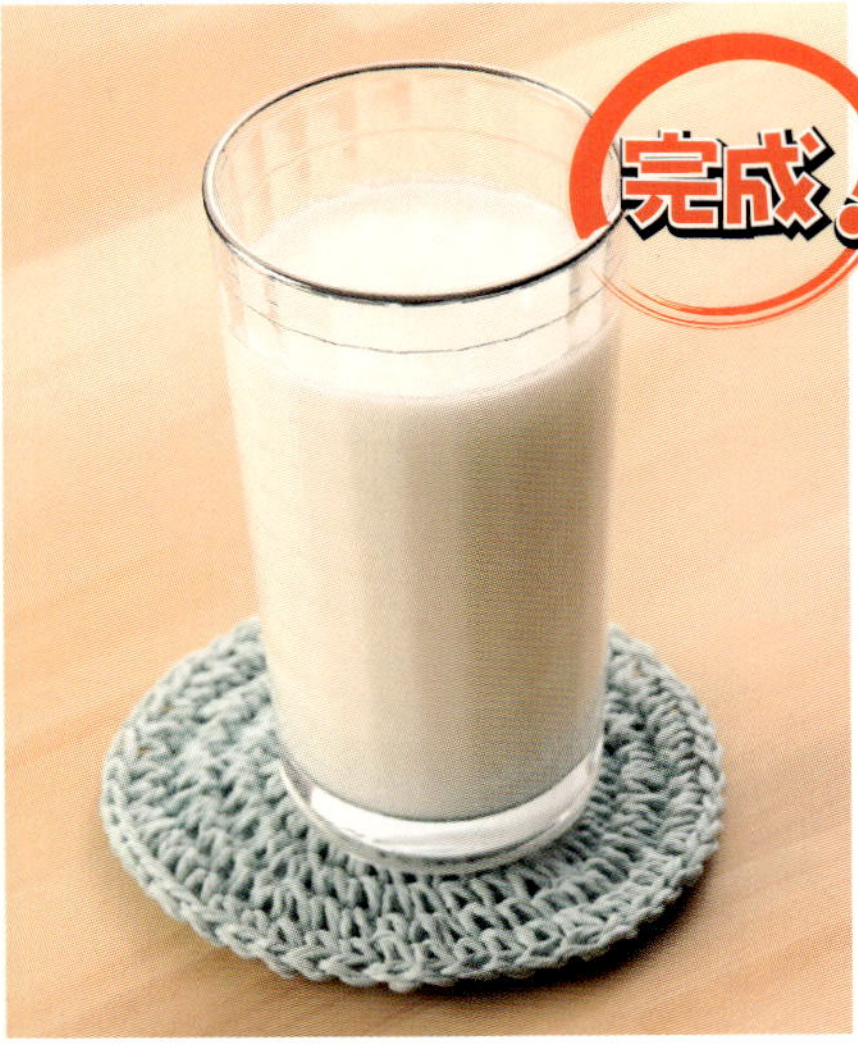

でき上がり。

**材料**（1回分）

◆無糖プレーンヨーグルト　100g
◆塩（天然塩がよい）　2g
◆ミネラルウォーター（なければ水でよい）　100mℓ

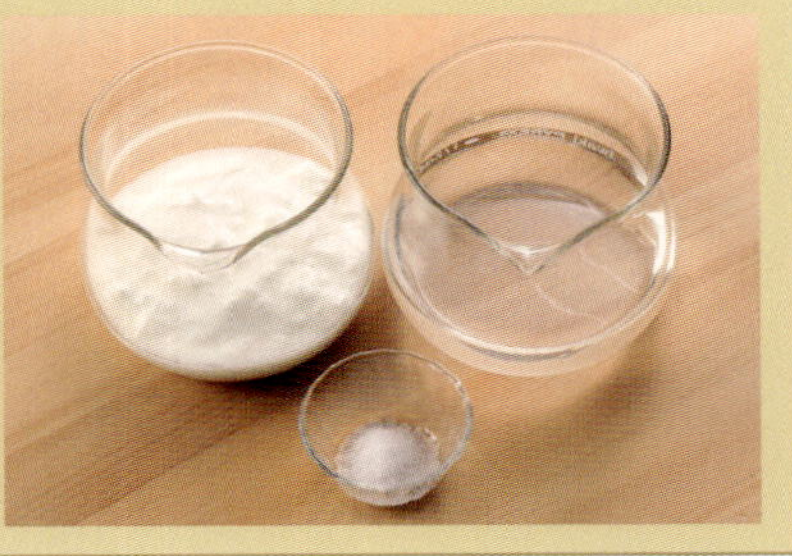

1

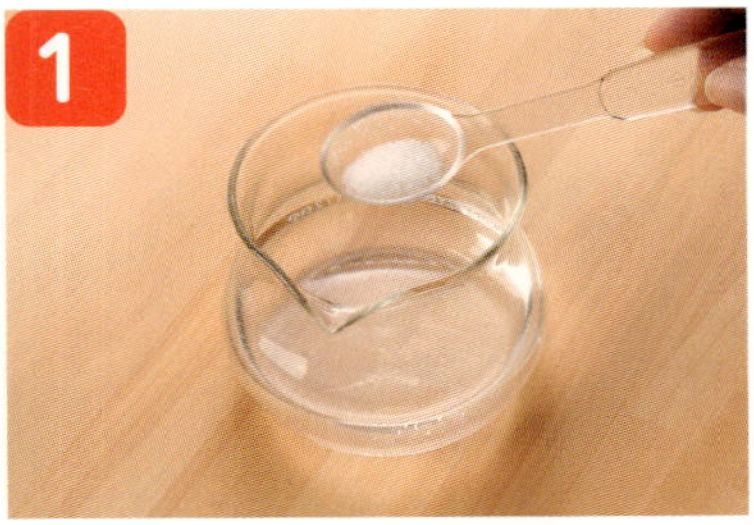
ミネラルウォーターに塩を入れる。

2

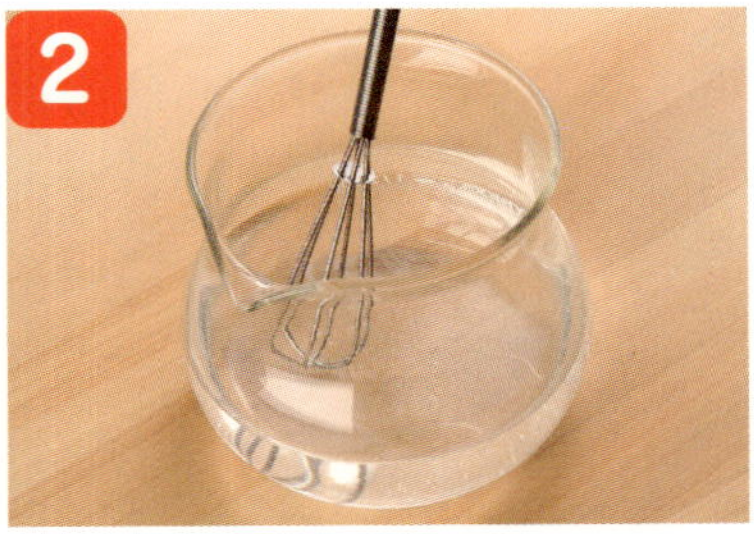
小さいマドラーか泡立て器などで塩をよくまぜる。

3

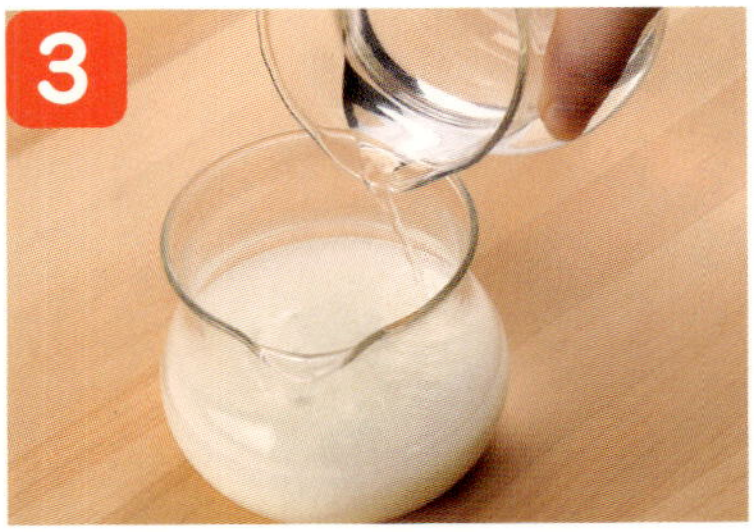
ヨーグルトに2を加える。

4

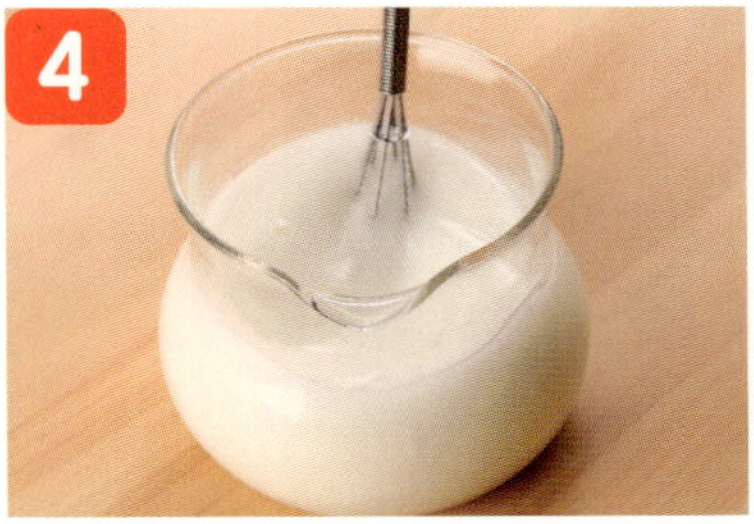
よくまぜ合わせる。

## 塩ヨーグルトをアレンジ

塩ヨーグルトの塩分が気になる人は、塩の分量を減らし、とうがらし、こしょう、カレー粉、シナモンなどのスパイスを少量加えて飲んでみましょう。

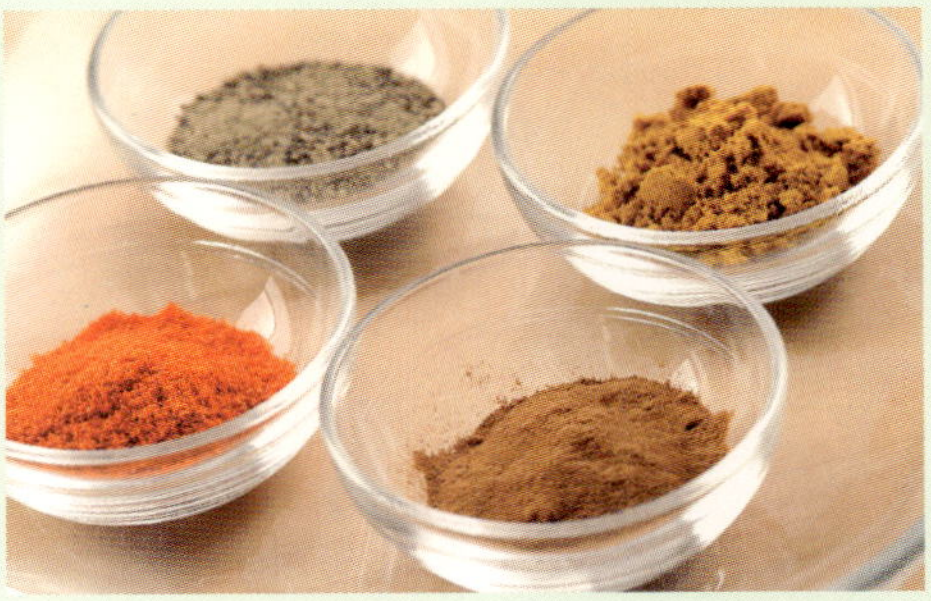

塩ヨーグルトをサラダにかけて、ドレッシングがわりに使ってもOK。また、カレー、シチュー、みそ汁などに加えて隠し味として利用するのもよいでしょう。

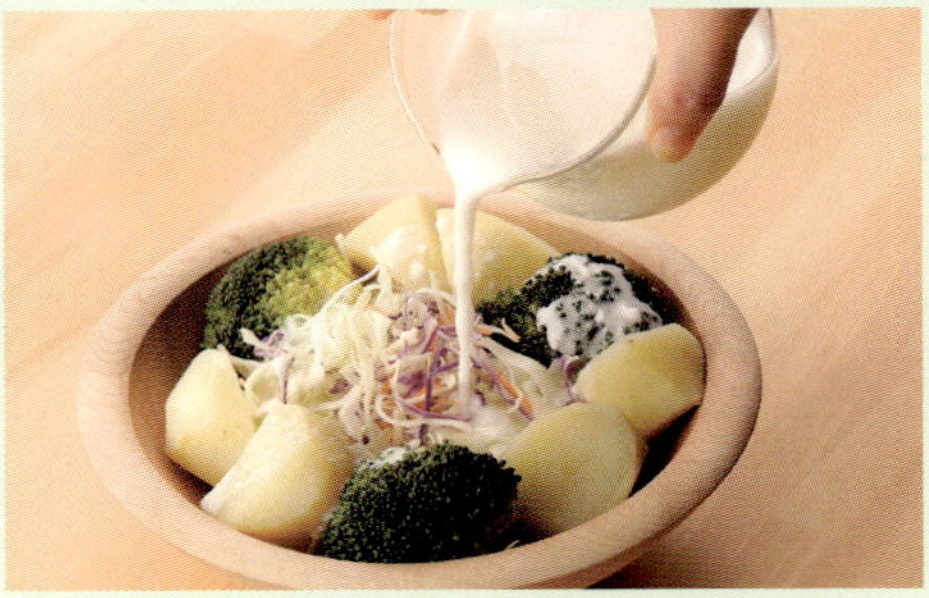

# しそ

## β-カロテンを豊富に含む野菜の代表選手

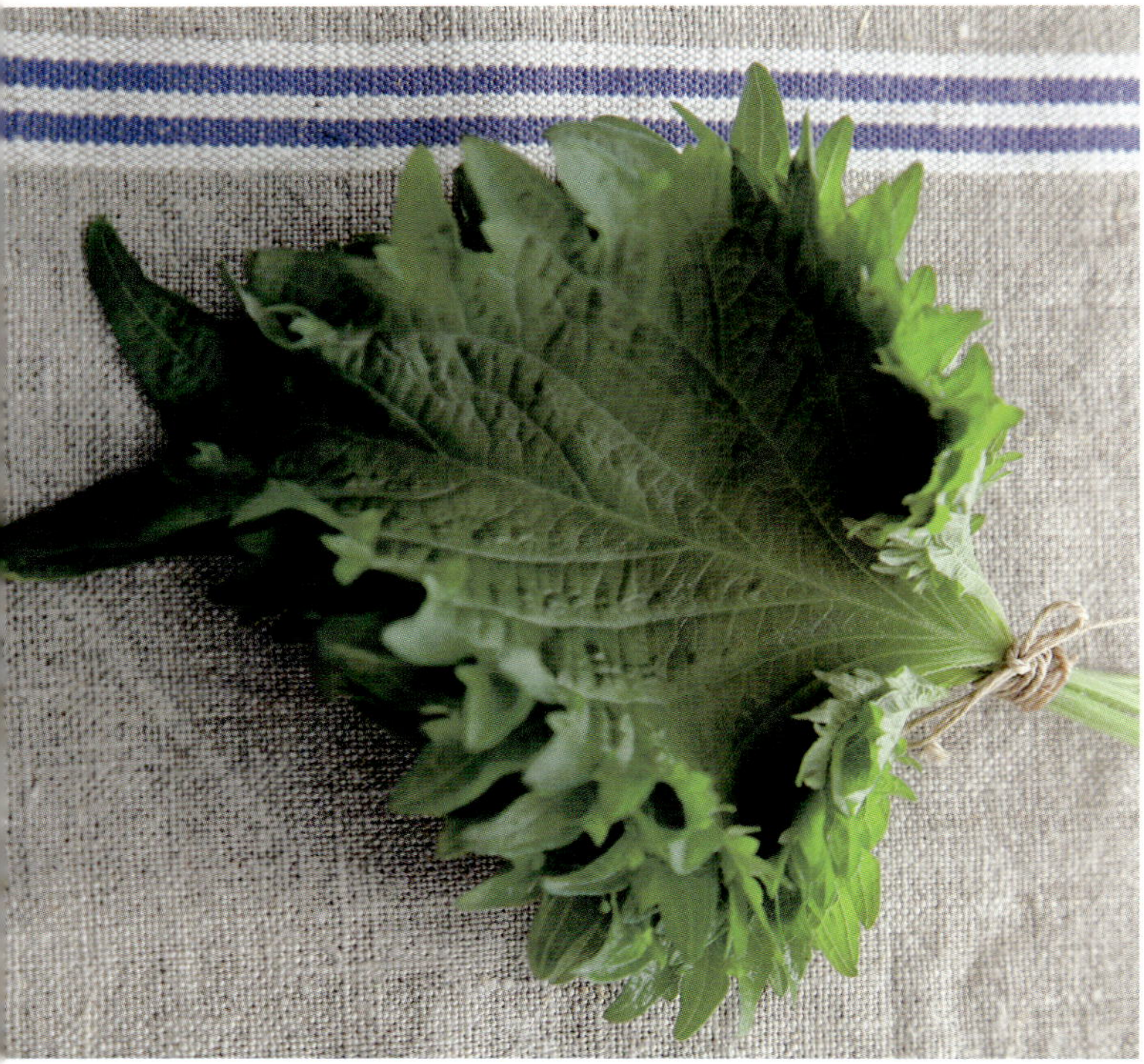

しそは、中国中南部、ヒマラヤ、ミャンマーが原産の緑黄色野菜で、わが国では平安時代の書物などに薬や漬け物として利用されていたと記述されています。青じそ、赤じそ、片面じそ（表が緑で裏が紅紫）の種類があり、特に栄養価が高いのは青じそです。

しその特徴として知られるのが、β-カロテンの含有量で、野菜のなかでトップクラスを誇ります。β-カロテンは、粘膜などの細胞を強化して、免疫力を高める働きをもっています。また、β-カロテンは、体を酸化から守る抗酸化作用もあり、がんや老化を防いでくれます。

## フラボノイドが過剰な免疫反応を抑える

しそには独特の香りがありますが、この香り成分に、花粉症やアトピー性皮膚炎などのアレルギー疾患を改善する効果があることがわかってきました。

アレルギーとは、体に侵入してきた細菌やウイルスなどの異物を攻撃・排除する免疫システムが過剰に働き、みずからの体（細胞）を傷つけ、炎症を起こす障害です。

体に細菌やウイルスが入ってくると、それを排除しようと免疫細胞の白血球が反応します。白血球の反応が高まってその働きが活発になると、サイトカインという生理活性物質の一種であるＴＮＦ（腫《しゅ》瘍《よう》壊死因子）が白血球から過剰に産生・分泌されます。すると、アレルギーの原因となる免疫グロブリンＥ（ＩｇＥ）の働きが増強し、炎症などのアレルギー症状があらわれるのです。

アレルギーを引き起こす異物のもとになるのは、ダニやハウスダスト、花粉、卵や牛乳などの食品などさまざまなものがあります。

これらを吸ったり食べたりすると、皮膚や臓器の粘膜が炎症を起こし、鼻水が止まらなくなったり、ぜん息を起こしたり、嘔吐《おうと》や下痢を起こしたりするのです。

しそには、ＴＮＦの産生量を少なくして、免疫の過剰反応をほどよく抑える働きがあります。その働きの主役は、しそに含まれるフラボノイドの一種のルテオリンという物質です。

フラボノイドは、植物に含まれる色素成分で、強力な抗酸化作用があります。また、血流を促したり、血管を保護したりして血液循環をよくする働きがあることもわかっています。

免疫の過剰反応を抑えるルテオリンの効果は、帝京大学薬学部の山崎正利教授らの研究グループが行った実験でも明らかになっています。

これは、細菌の感染によって激しい炎症を起こさせたマウスを2つのグループに分け、片方には水だけを飲ませ、もう片方にはしそのエキスを飲ませ、ＴＮＦの産生を比較したものです。その結果、しそのエキスを飲ませたマウスは、ＴＮＦの産生量が7～8割抑えられ、炎症も悪化していませんでした。

こうしたしその効能は、臨床的にも確かめられています。アトピー性皮膚炎の患者さんに、しそのジュースを飲んでもらったり、しそのクリームを塗ってもらうと、やはり7～8割の人に症状の改善がみられたと報告されています。

しその優れている点は、免疫の過剰な反応を抑えてくれることで、免疫力を必要以上に落としてしまう恐れはありません。

また、しその香り成分であるペリルアルデヒド、リモネン、ピネンなどは、嗅覚《きゅうかく》神経を刺激して、食欲を増進させるとともに消化吸収を助け、胃腸の調子を整える働きもあります。

しそは、薬味として刺身のつまなどに添えられています。じつは、しそには香りとともに強い殺菌・防腐作用もあり、魚のくさみを消すだけでなく、食中毒を防ぐ働きもあるのです。添え物のようにみえても、しそは理にかなった使われ方をしているわけです。

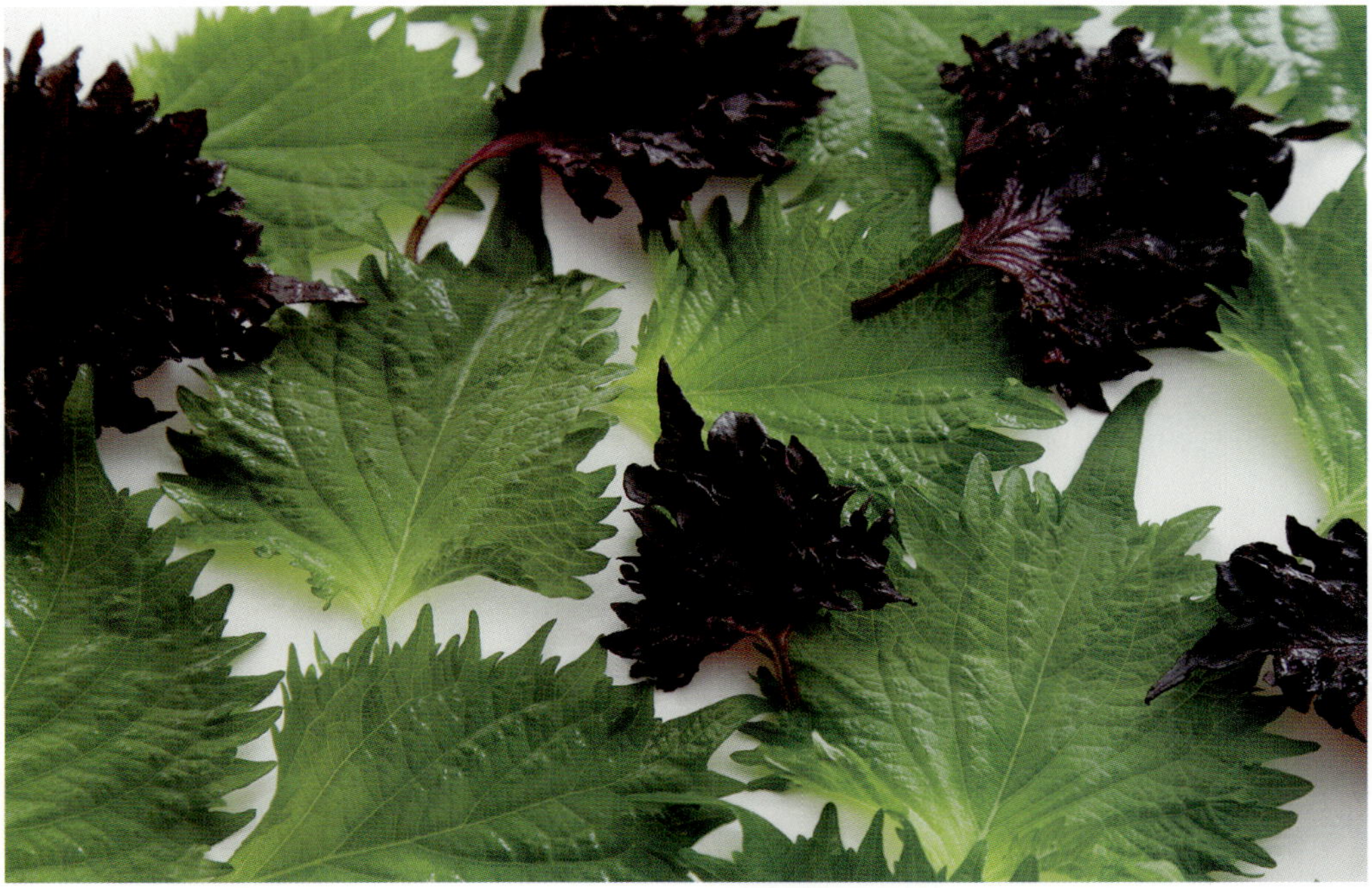

# しそらっきょう

## 排尿が衰えると免疫力が低下する

免疫力を保つためには、腸内環境を整えることが肝心です。腸内には体に有用な働きをする善玉菌と、体に悪影響を与える悪玉菌がすんでいます。腸内細菌の総数は決まっており、善玉菌がふえると悪玉菌は減り、善玉菌が減ると悪玉菌はふえるしくみになっています。

腸内で悪玉菌が優勢になると、老廃物や有害物質がたまり、腸の中で働く免疫細胞の働きが衰えてさまざまな病気や不調を招くようになるのです。

腸内の悪玉菌を減らし、老廃物や有害物質を排除するためには、排尿作用を促すこともたいせつです。尿の出が悪いと老廃物がどんどんたまり、腎臓や肝臓が衰えたり、高血圧やむくみ、膀胱《ぼうこう》炎などを引き起こす原因にもなります。

そこで、利尿作用のあるしそとらっきょうをいっしょにとってみてください。両方の相乗効果により利尿作用が格段に高まります。

しそに含まれるオレアノール酸には、神経系や内分泌系に作用して、利尿を促す効果のあることがわかっています。しかも、しそは殺菌効果もたいへん高く、体内の毒を排出してくれる解毒作用ももっています。

また、しそはβ-カロテンを、ブロッコリーより多く含んでいます。同じくしそに含まれるビタミンCとともに抗酸化作用を発揮して、免疫力を低下させる活性酸素を除去する働きがあることも見逃せません。

## らっきょうの食物繊維は善玉菌をふやす

らっきょうも同様に、利尿作用の高い野菜です。

らっきょうに含まれる硫化アリルは、ねぎやにんにくにも含まれる成分で、血液をサラサラにして浄化する働きがあるため、全身の代謝がよくなり、余分な水分を体外へ排出してくれます。

硫化アリルは、ビタミン$B_1$の吸収を通常の何倍にも高め、血液を浄化してすぐれた保温効果や滋養強壮効果を発揮します。このほか、硫化アリルは抗酸化作用もあり、胃もたれや不眠、神経痛、下痢などに対しても有効に働きます。

また、らっきょうには食物繊維が豊富なことも特徴です。らっきょう可食部100gあたりの食物繊維の量は21gで、ほかの野菜にくらべてだんとつに多く含まれています。

らっきょうの食物繊維は水溶性で、これにはフルクタンという成分が含まれています。フルクタンは、腸の中で善玉菌のエサになります。そのため、らっきょうをとれば腸内に善玉菌がふえ、免疫力の強化にも役立ちます。

余分な水分をとり除いて免疫力を高めるしそとらっきょうをぜひ毎日の食卓にとり入れてみてください。

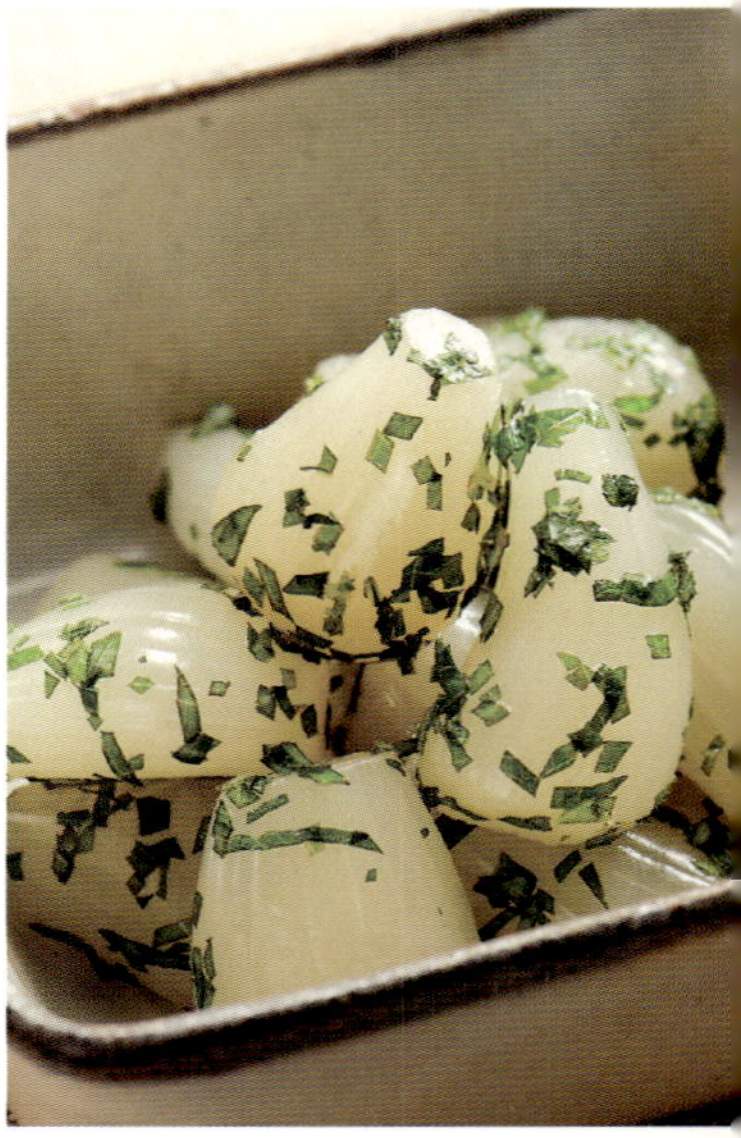

**Point!**

- 1日に4～5粒食べる
- できるだけ作ったその日に食べる
- 青じそで作る

# しそらっきょうの作り方

**材料**（4人分）

◆青じそ　5枚
◆らっきょう（酢漬け）　100ｇ
（水洗いしたあと水けをきっておく）

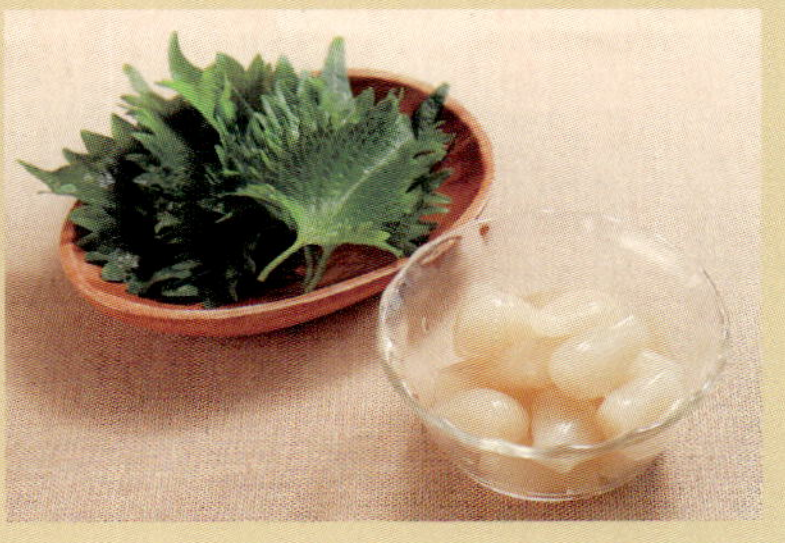

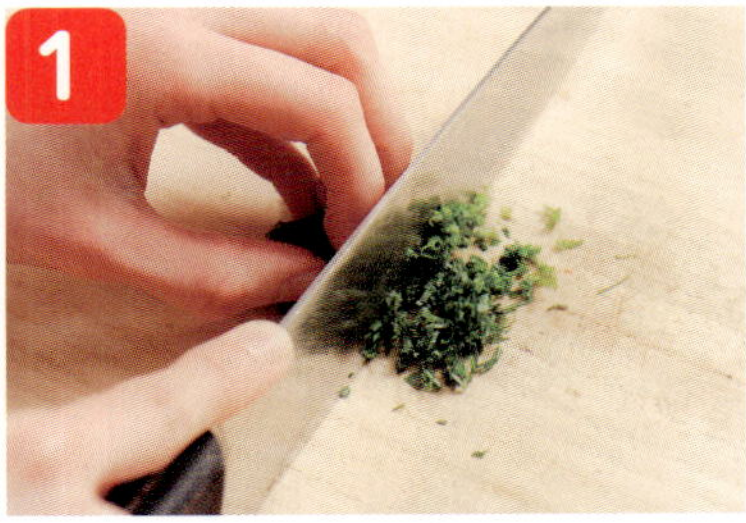

青じそは、粗みじんに切る。

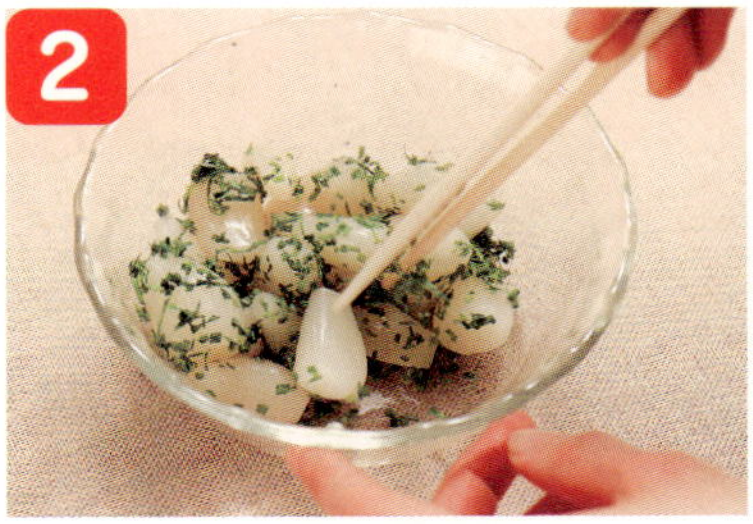

らっきょうに1を加えてあえる。

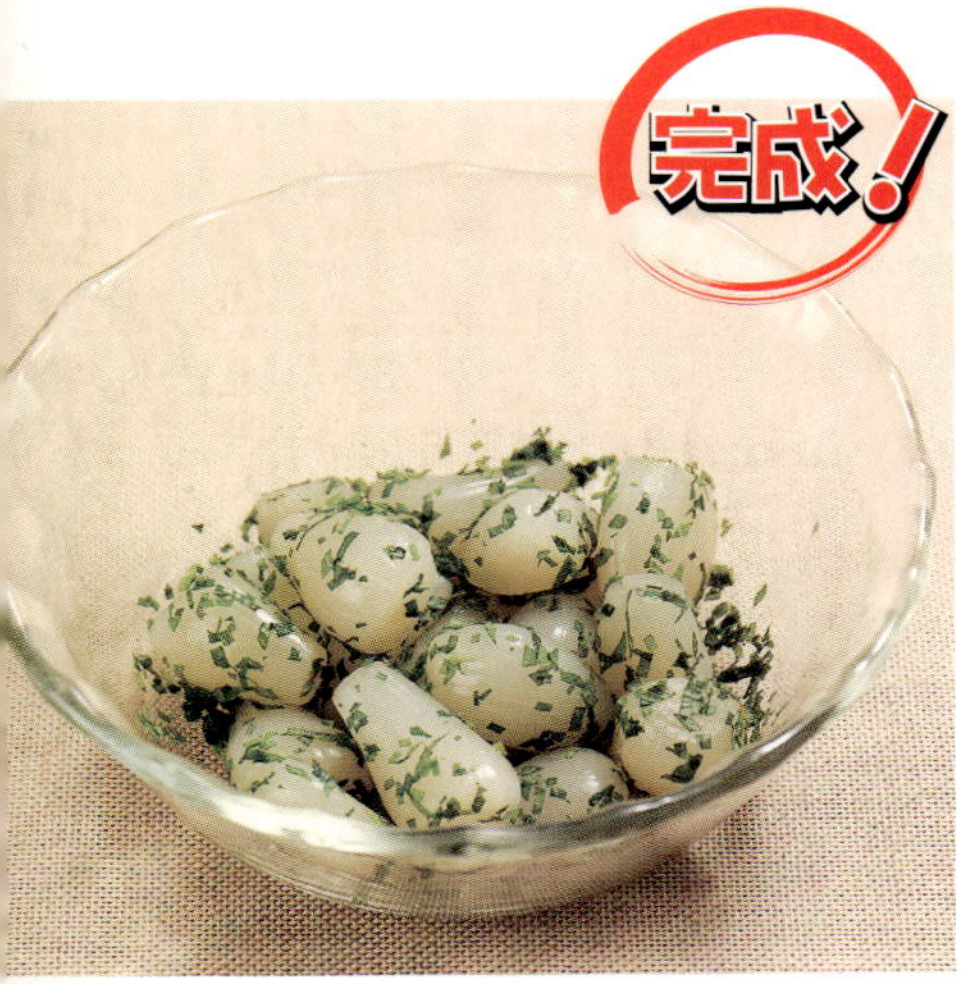

しそらっきょうのでき上がり。

## しそらっきょう Q&A

**Q** しそらっきょうを食べるときの注意点はありますか？

**A** らっきょうは刺激が強い食品なので、一度にたくさん食べるのは避け、1日4～5粒程度にしましょう。

**Q** しそは赤じそと青じそのどちらを使えばいいですか？

**A** 青じそのほうが薬効が高く、香りもよいといえます。できれば青じそを使いましょう。

**Q** しそらっきょうは保存ができますか？

**A** しそらっきょうは長期保存ができないため、できるだけ作ったその日に食べましょう。なお、らっきょうは酢漬けのものを使ってください。

## らっきょう早わかりコラム

らっきょうの栽培には砂地が最も適しており、日本では福井県の三里砂丘や鳥取砂丘などで作られています。

三里砂丘と鳥取砂丘で作られるらっきょうは、味や形が少し異なります。味については個人の好みがあり、どちらがおいしいとは一概にいえません。形については、鳥取産のものが大粒なのに対し、福井産のものは小粒なのが特徴です。

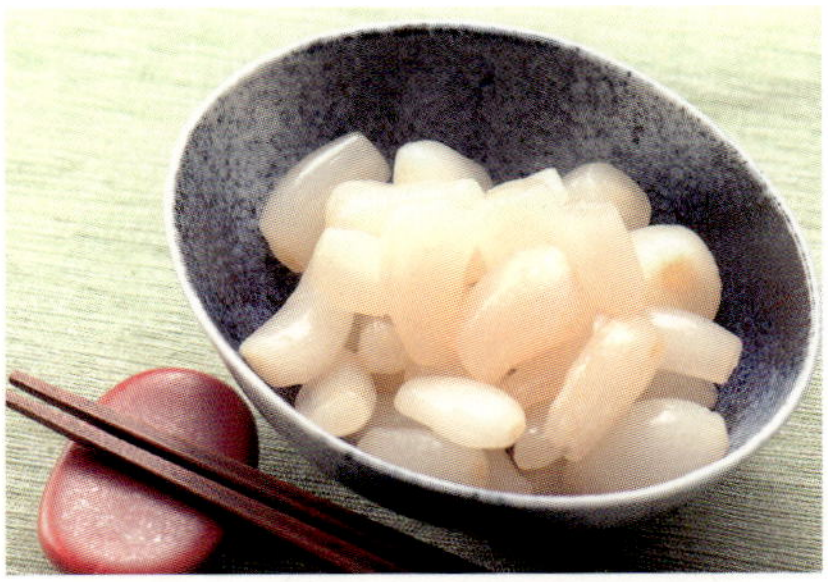

# しそドリンク

## 抗酸化作用をもつ β-カロテンがたっぷり

しそは日本が誇るハーブのひとつで、刺身のつまや薬味としてひんぱんに使われていますが、これはしそに殺菌・防腐作用があるからです。古くから、しそには食中毒や食欲不振、下痢、貧血などに効くことが経験的に知られてきました。

栄養の面からみると、まず特徴的なのは、β-カロテンを豊富に含むことです。β-カロテンは強い抗酸化作用を発揮して、過酸化脂質がつくられるのを防ぐ働きがあります。

過酸化脂質とは、悪玉の活性酸素によって酸化された脂質、つまり脂肪のサビのことで、血液中に増加すると血管壁に付着して細胞を老化させ、動脈硬化を起こす原因になります。

しそには、活性酸素の発生を抑え、がんをはじめとする生活習慣病や老化から私たちの体を守る働きがあるのです。これは、しそに含まれるβ-カロテンなどの有効成分によるものです。

β-カロテンは体内でビタミンAに変わり、皮膚や粘膜の健康を保ち、免疫力を高めてウイルスや細菌が体内へ侵入するのを防ぐ働きがあるのです。

しそのもうひとつの特徴は、さわやかな香りでしょう。しその独特の芳香の正体は、ペリルアルデヒド、リモネン、ピネンなどのテルペン類の成分です。

これらの芳香成分が嗅覚《きゅうかく》を刺激して食欲増進とともに消化吸収を助け、抗菌・防腐作用をもたらすのです。

また、しその芳香成分には鎮静作用もあり、精神の安定や不眠にも効果があります。

## しそを酢と合わせてとれば効果倍増

しその有効成分の効果をさらに高めるとり方が、酢にしそを漬けて飲む「しそドリンク」です。

酢の酸味のもとは、クエン酸や酢酸をはじめとする約70種類もの有機酸です。なかでも最も薬効を発揮するのがクエン酸で、活性酸素の発生を抑え、免疫力を高めます。

クエン酸は、疲労物質の乳酸を分解し、燃焼させる働きがあり、疲労回復や肩こり、腰痛、神経痛などの予防に役立ちます。

また、クエン酸は、脳の摂食中枢に働きかけて唾液《だえき》の分泌を促し、食欲増進にも効果をおよぼします。

さらに、酢に含まれるさまざまな有機酸の相乗効果で血行が促進し、血液がサラサラになることも明らかになっています。

ただし、酢はそのまま飲むと胃腸に刺激を与えるので、しそドリンクは、水や湯で2～3倍に薄めて飲みます。朝飲めば腸の働きが活発になり、夜飲めば鎮静作用で不眠の解消に役立ちます。

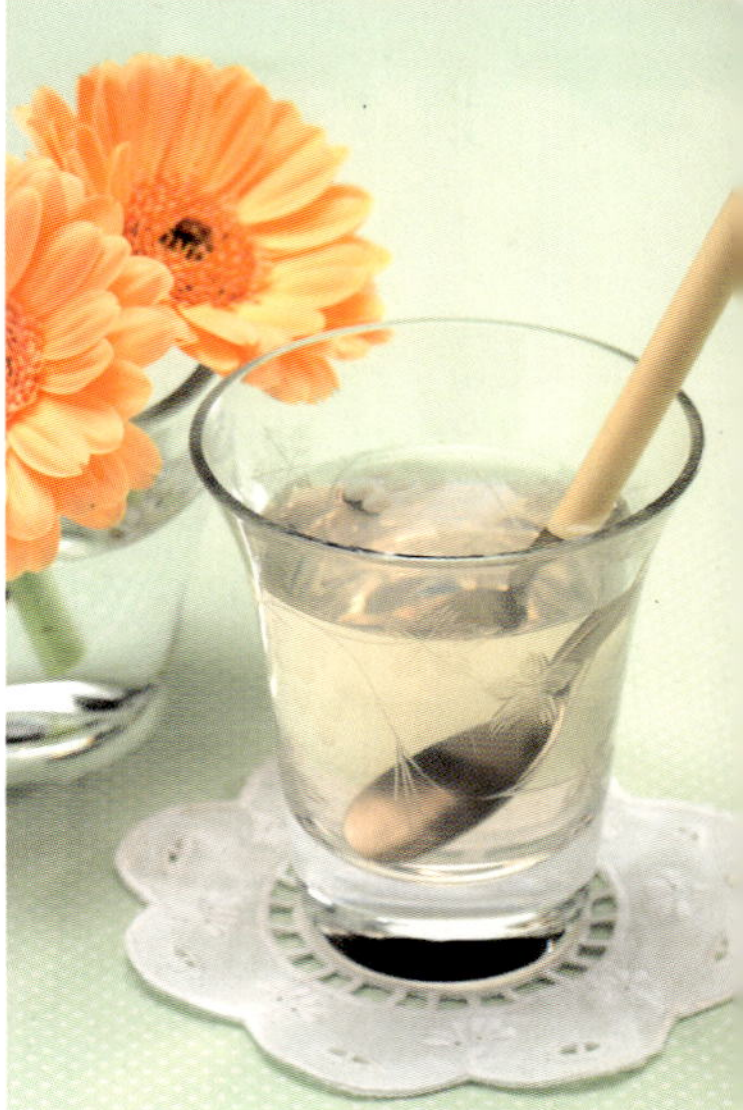

**Point!**

- 1日コップ1杯飲む
- 水か湯で割って飲む
- 原液は1年以内に飲みきる

## しそドリンクの作り方

### 材料

- 青じそ　100枚
- 酢　120～150mℓ
- 砂糖　150ｇ
- はちみつ　100ｇ
- 水　1ℓ

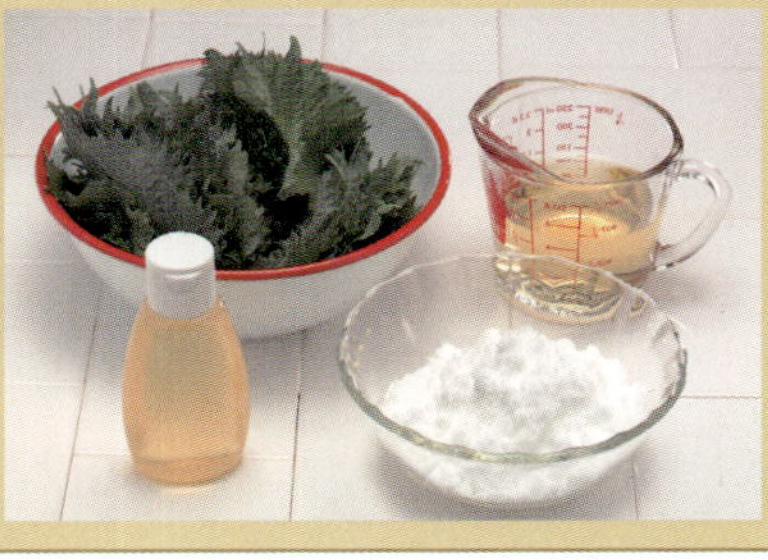

**1**

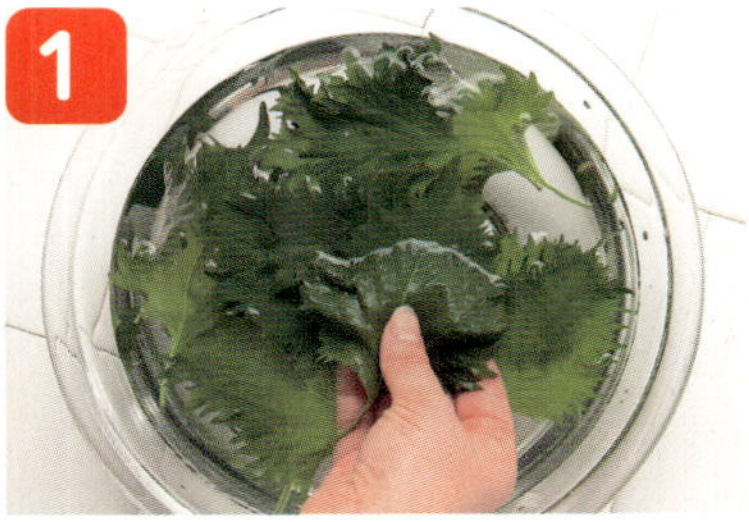

しそは、泥や虫、農薬などを落とすため、流水でていねいに洗う。

**2**

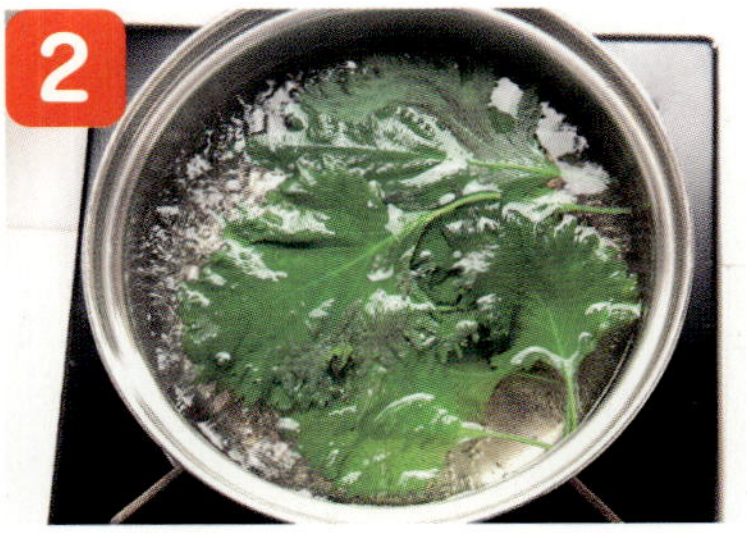

鍋に水を沸かしてしそを入れ、中火で約15分煮る。

**3**

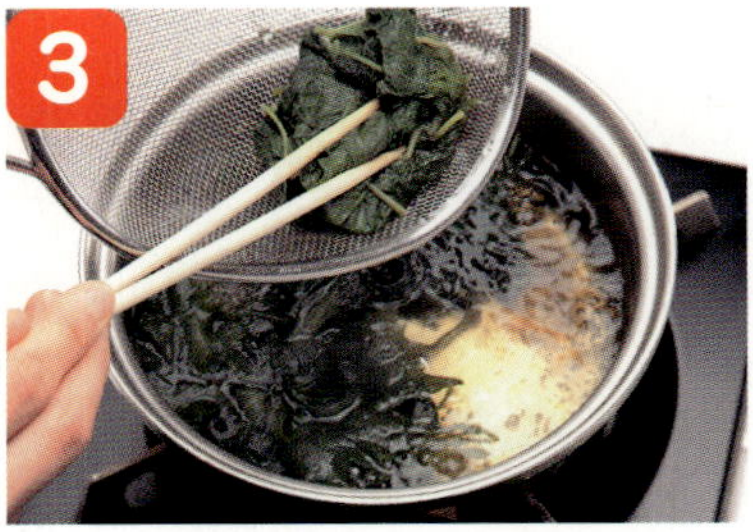

ざるにしそをとり出す。しそをとり出すときは、箸などでしそをギュッと押し、エキスを鍋にしぼり出すとよい。

**4**

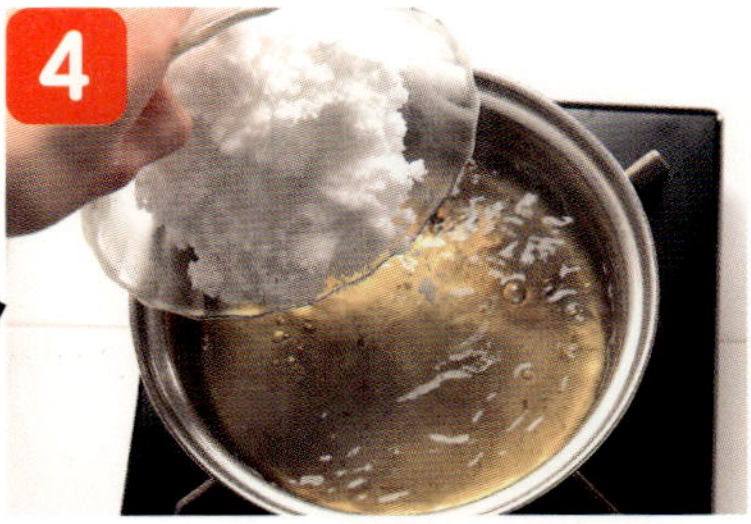

3の鍋に、砂糖とはちみつを加えてよく溶かす。

**5**

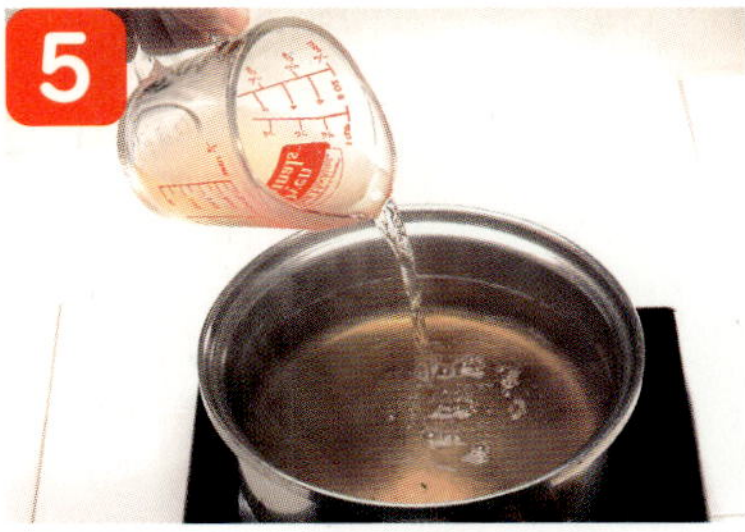

火を消して酢を加え、軽くまぜる。煮汁は薄いピンク色に変化する。

**6**

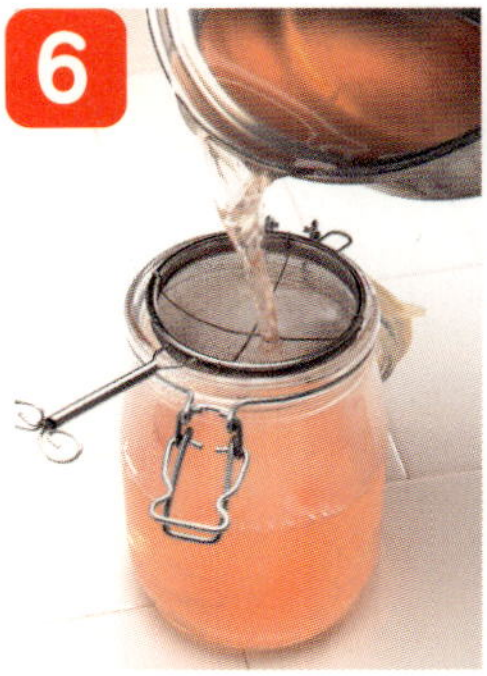

5を茶漉しなどで漉し、熱湯消毒した密閉容器に移す。

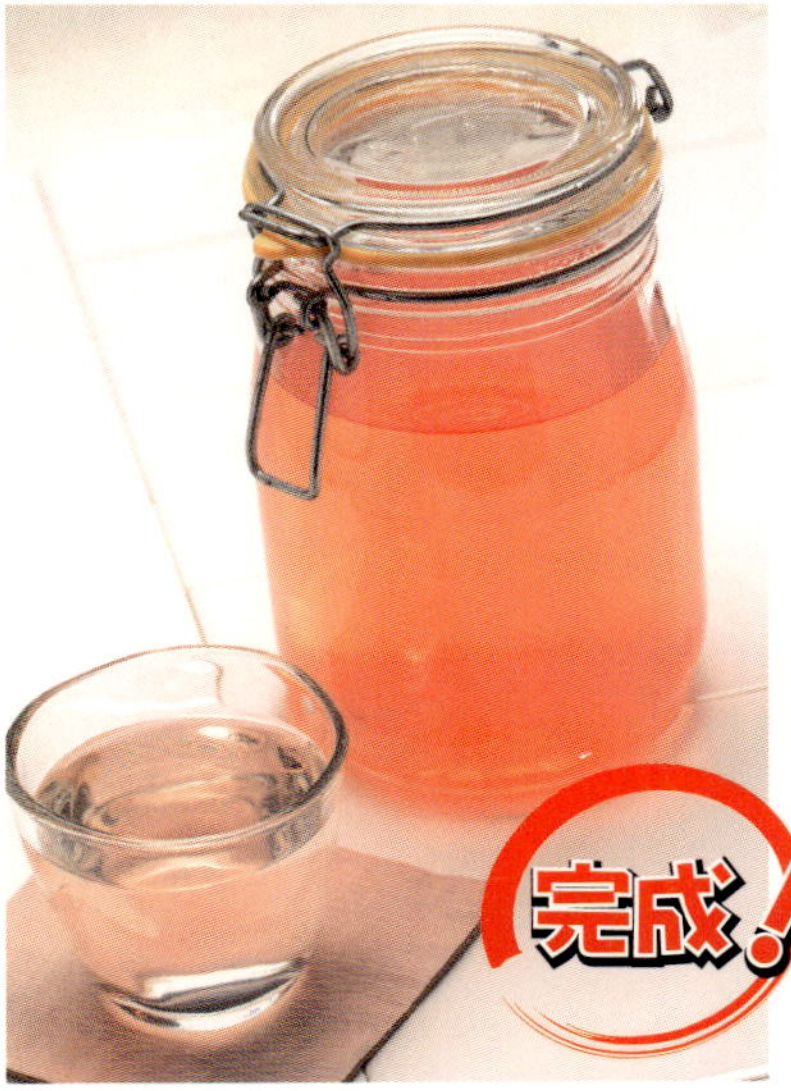


原液のでき上がり。これを水か湯で割って飲む。

### しそドリンクの保存法 アドバイス

でき上がったしそドリンクの原液は、冷蔵庫で保存すれば1年くらいもつ。

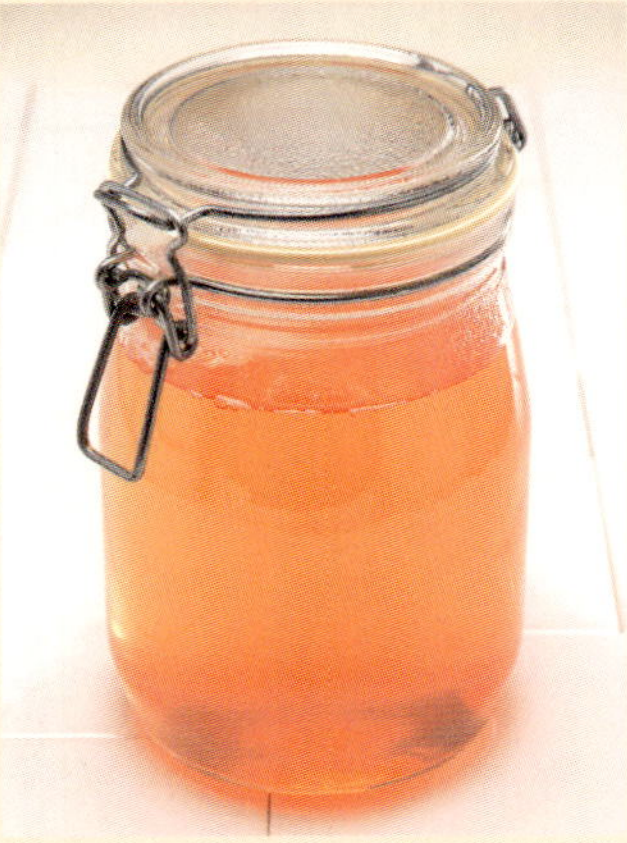

# しそもろみ酢

## 活性酸素を除去し炎症を防ぐしそ

しそは、花粉症やアトピー性皮膚炎などのアレルギー疾患による炎症を抑えるロスマリン酸という成分を豊富に含んでいます。

ロスマリン酸はポリフェノールの一種です。ポリフェノールは、免疫力を低下させる活性酸素を除去する抗酸化作用をもっています。

ロスマリン酸の効果で注目すべきは、炎症を抑えること。炎症は、体が傷ついたり、細菌に感染したときに、それを修復しようと免疫細胞の白血球が過剰に働くことで起こります。

白血球は本来、ウイルスや細菌を退治していますが、その際、体に有害な活性酸素を発生させます。つまり、白血球が作用する部位は、活性酸素が発生しやすいといえるのです。過剰に発生した活性酸素は、細胞や臓器、組織を傷つけて炎症を悪化させます。

アトピー性皮膚炎や花粉症などのアレルギー疾患は、その原因となるアレルゲンが白血球に異物とみなされるために起こる一種の炎症反応です。こうした炎症に対して、しそに含まれるロスマリン酸が効果を発揮するのです。

そして、ロスマリン酸には、活性酸素そのものを発生しにくくする作用もあります。

また、しそには大量のβ-カロテンやビタミンB群・C・E・K、ナイアシン、カルシウム、鉄、カリウム、マグネシウム、亜鉛など私たちが必要とする栄養素も豊富に含まれています。

## しそにもろみ酢を加え栄養素を効率よくとる

こうした薬効豊富なしそをもろみ酢に漬けたものが「しそもろみ酢」です。もろみ酢とは、沖縄の酒・泡盛の蒸留過程でできる「もろみ」からしぼりとった酢です。

もろみ酢の特徴は、疲労物質である乳酸を分解する働きのあるクエン酸を豊富に含むことです。

体内で乳酸が分解される一連の流れをクエン酸サイクルといいますが、これがスムーズに行われると新陳代謝が促され、免疫力が高まります。もろみ酢は、クエン酸サイクルが円滑に行われるよう促す効果をもっているのです。

また、もろみ酢には、私たちの体をつくるうえで欠かせない必須アミノ酸も豊富です。こうしたもろみ酢としそは、相性のよい組み合わせといえます。

しそに含まれるポリフェノールやビタミンCは、水に溶けにくいのですが、酢にはよく溶ける性質があります。したがって、しそをもろみ酢に漬け込むと、しその有効成分を効率よくとることができるのです。また、もろみ酢は、普通の酢よりも味がまろやかなので、飲みやすいという利点もあります。酢が苦手な人も試してみてください。

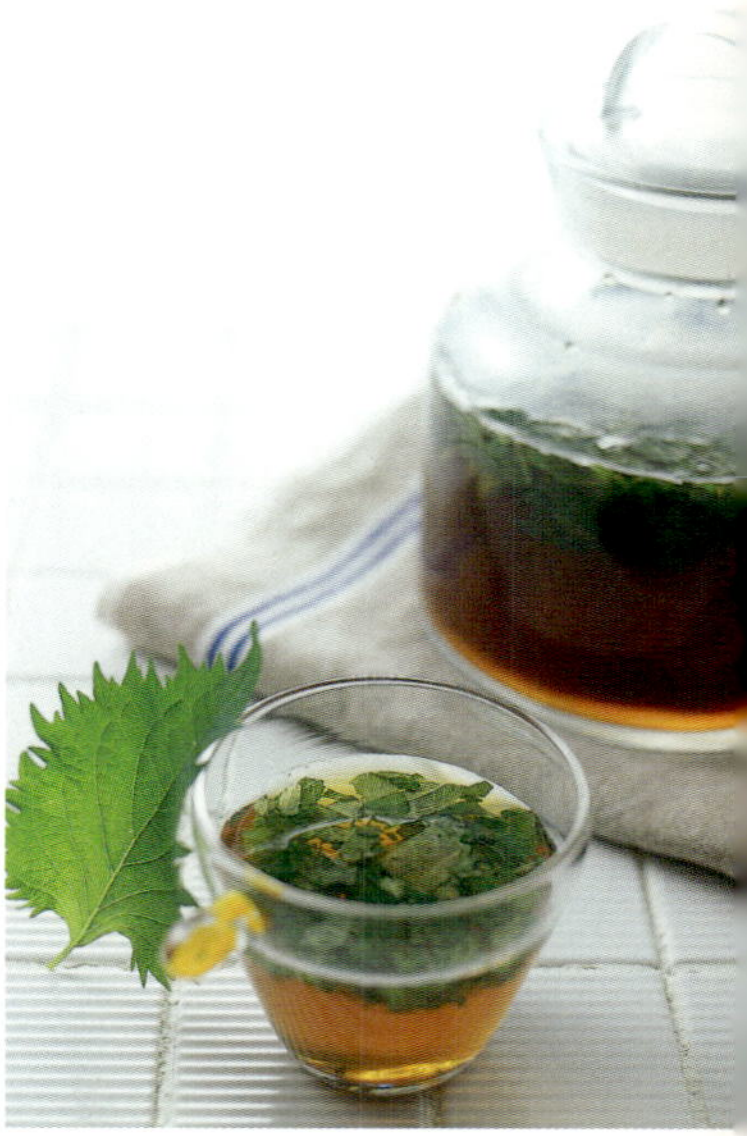

**Point!**

- 1日約50㎖を飲む
- そのまま飲んでも水や湯で割って飲んでもよい
- 冷蔵庫で2～3週間保存できる

# しそもろみ酢の作り方

**材料**（10日分）

◆青じそ　15～20枚
◆もろみ酢　500㎖

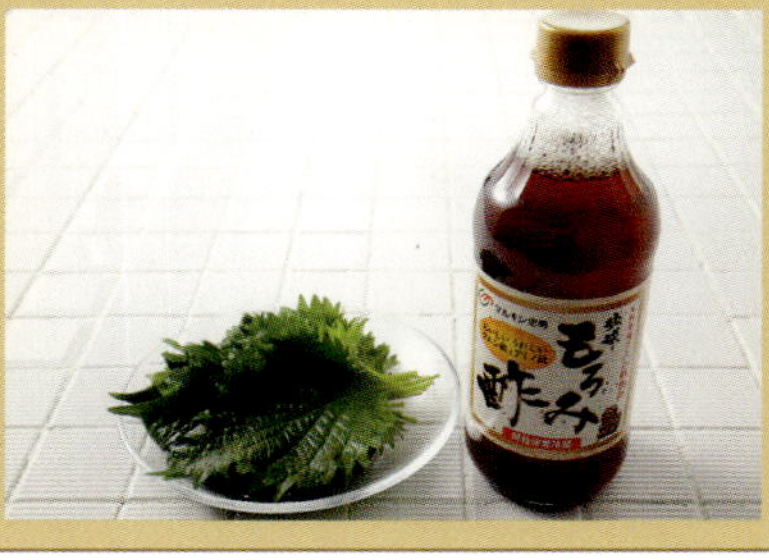

**1**

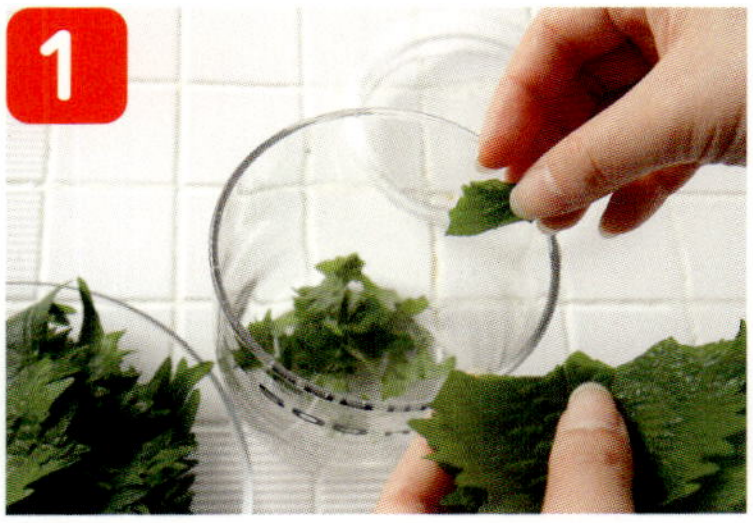

しそは水でよく洗い、キッチンペーパーなどでよく水をふきとり、手でこまかくちぎる。

**2**

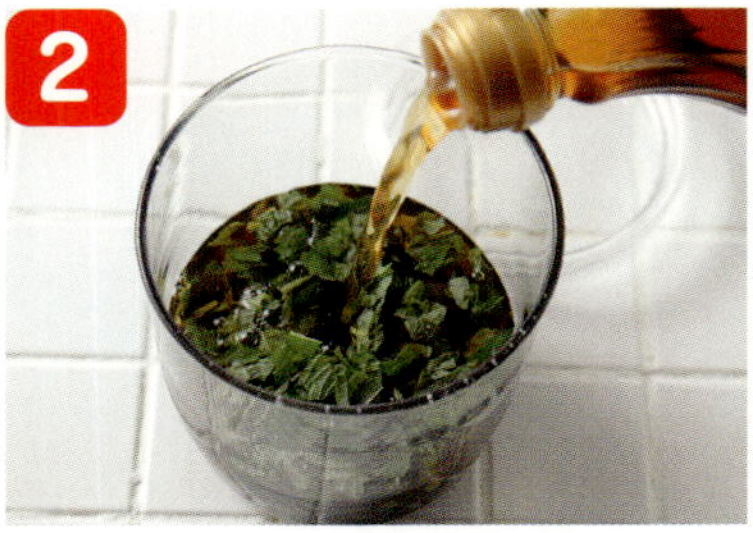

熱湯消毒した密閉容器に1を入れ、もろみ酢を加える。

**3**

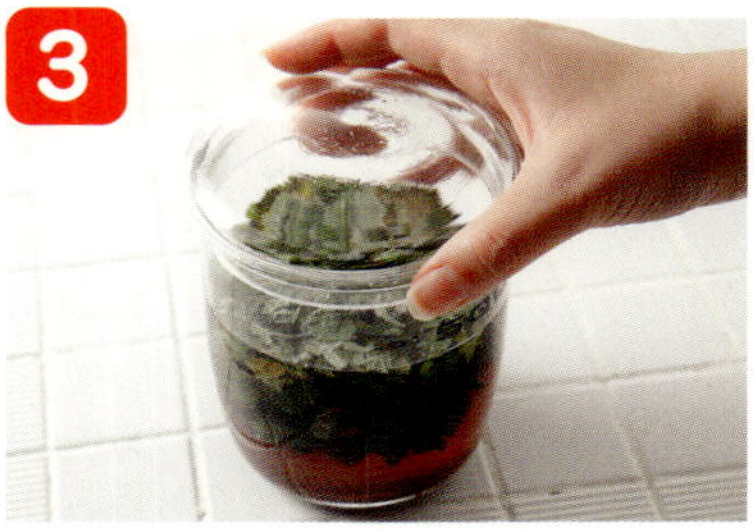

しそがもろみ酢にしっかり漬かっているのを確認し、ふたをする。

**4**

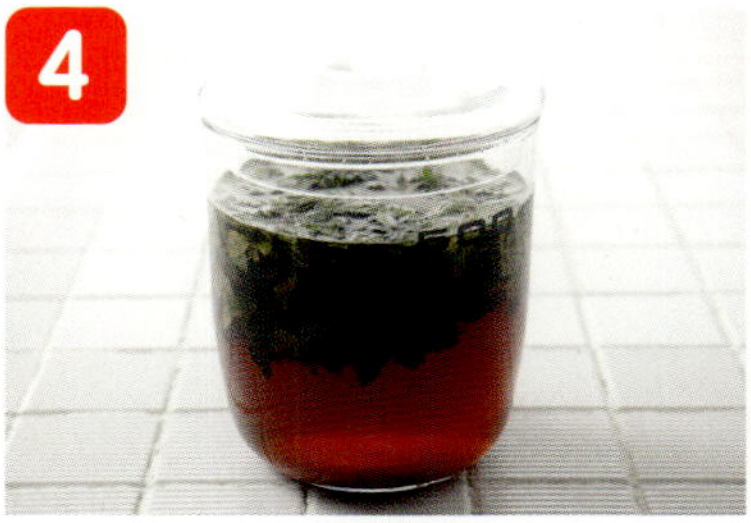

冷蔵庫に入れて保存する。しそは1週間後くらいに取り出す。保存期限はおよそ2～3週間。

**完成！**

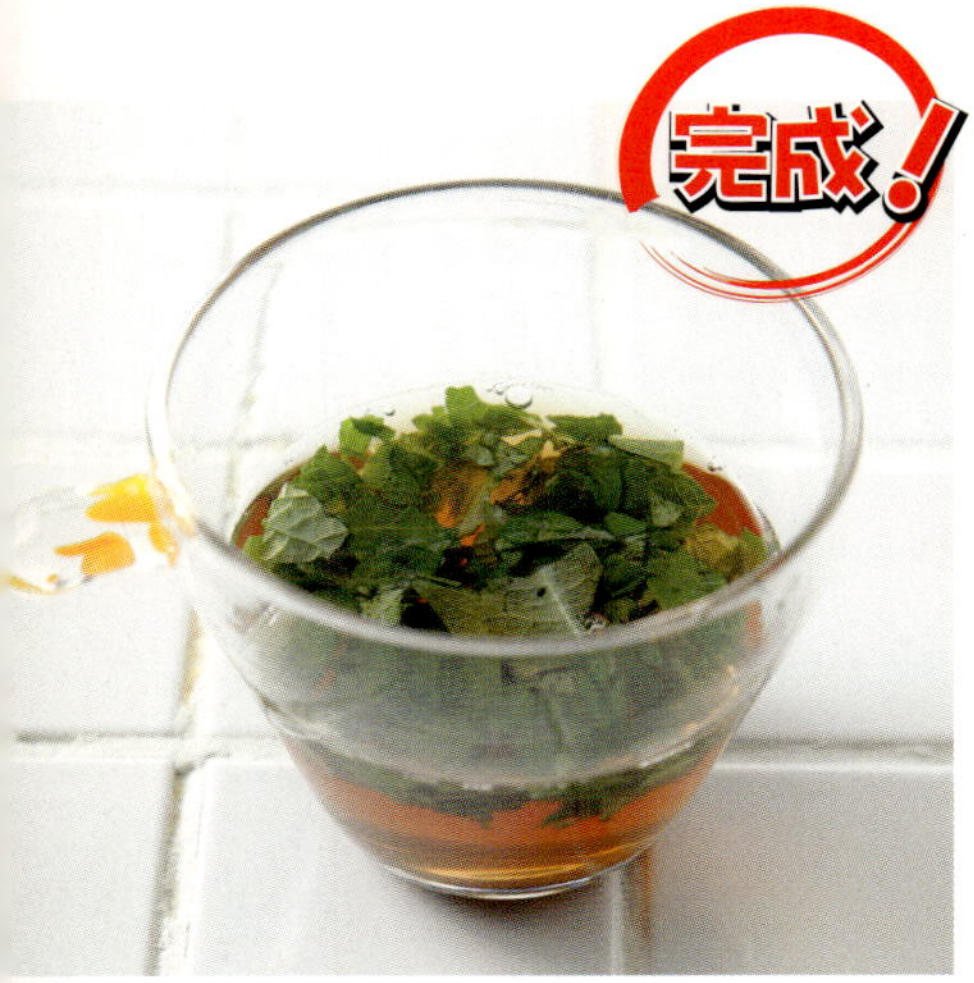

しそもろみ酢は、漬けた翌日から飲める。1日の分量は約50㎖。そのまま飲んでも、水や湯などで薄めて飲んでもよい。ドレッシングとして使ってもOK。

## しそもろみ酢 Q&A

**Q 効果的な飲み方はありますか？**

**A** 飲む時間帯にきまりはありませんが、食前に飲むと空腹感が抑えられるので、減量効果が得られます。また、運動前に飲むと、脂肪の燃焼を促す効果も期待できます。

**Q しそもろみ酢を作るときに注意することはありますか？**

**A** しそを漬ける前に水分をしっかりとふきとること、しそがもろみ酢からはみ出て空気に触れないようにすること、この2点に注意すれば、しそもろみ酢がいたむのを防ぐことができます。

**Q もろみ酢はどこで手に入りますか？**

**A** もろみ酢は沖縄独自の酢ですが、最近では、大型のデパートやスーパー、健康食品店、沖縄物産店などで購入できます。

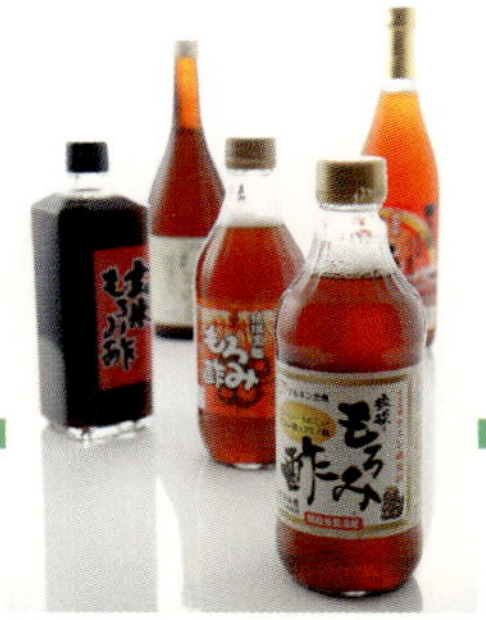

# きのこ

## 免疫力を高め 活性酸素を消す働き

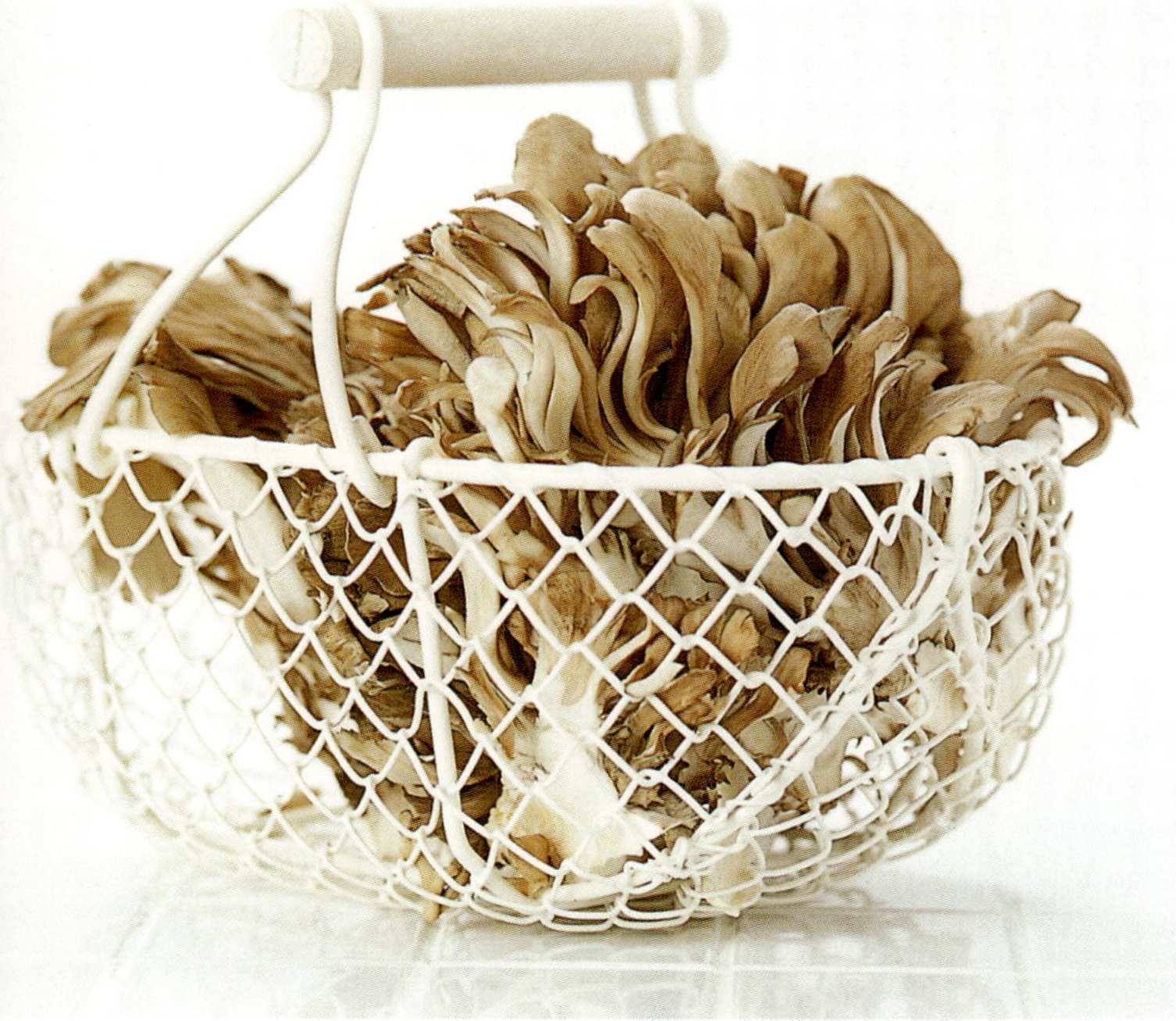

しいたけ、まいたけ、しめじ、えのきだけなど、日本人は古くからさまざまな種類のきのこを食用にしてきました。これらのきのこは味がよくておいしいだけでなく、健康にもたいへん役立つ食材なのです。

きのこの健康作用は多岐にわたりますが、代表的なものは次の3つです。

### ●免疫力増強作用

私たちの体を細菌やウイルスなどの異物から守っているのは、免疫細胞の白血球で、顆《か》粒《りゅう》球《きゅう》、リンパ球、単球に分類されます。さらにリンパ球は、NK細胞、B細胞、T細胞に分けられます。

単球はマクロファージという食細胞に変化し、このマクロファージやT細胞が私たちの体を細菌やウイルスから守っているのです。

きのこの主成分である多糖体のβ-グルカンや糖タンパクは、免疫細胞のマクロファージを刺激してT細胞の活性を高め、免疫力を強化してくれます。

### ●抗酸化作用

私たちが体内にとり入れた酸素のうち、およそ2%は活性酸素に変化します。

活性酸素は体内の脂質と結びついて過酸化脂質をつくり出し、正常な遺伝子や細胞、組織を傷つけ、がんをはじめとするさまざまな病気を発症させる原因になります。

免疫力が落ちると活性酸素が発生しやすくなり、さらに免疫力が低下するという悪循環に陥ります。きのこに含まれる成分は、強い抗酸化作用があり、活性酸素を除去する働きを発揮します。

### ●抗腫瘍《こうしゅよう》作用

ほかの食品にないきのこの特徴は、直接腫瘍を攻撃するのではなく、免疫システムや抗酸化作用を高めてがん抑制効果を高めるということです。

このほか、きのこにはコレステロール低下作用、血圧降下作用、抗ウイルス作用、抗血栓作用、肥満抑制作用など幅広い効果をもつことが確認されています。

## きのこは低カロリーで食物繊維の宝庫

きのこには多様な成分が含まれていますが、共通しているのは低カロリーで食物繊維が豊富なこと。

さらに最近になって、個々のきのこに対する研究が進み、それぞれのきのこがどのような薬効をもつのかもわかってきました。

### ●しいたけ

しいたけに含まれるβ-グルカンという多糖体（糖が連なった物質）は免疫力を強化し、抗がん活性を高める作用があります。腸を健康にする食物繊維や、骨を丈夫にするビタミンDも豊富です。

### ●まいたけ

β-グルカンという多糖体と多糖タンパク（糖とタンパクが結合したもの）が、免疫力のバランスをとり、強い抗がん作用を発揮します。

### ●しめじ

ぶなしめじには、発がんを防いだり、がん細胞の増殖を抑えたりする効果があることがわかっています。これは、しめじに含まれる多糖体と糖タンパクが免疫細胞を活性化することによる作用であると考えられています。

### ●えのきだけ

えのきだけ特有の成分にＥＡ６（糖タンパク）があります。

この物質は、がん細胞の発育を抑え、がん細胞を攻撃する効果があることが確認されています。

### ●きくらげ

ビタミンD、カルシウム、食物繊維、鉄などを含み、特に際だって多いのがビタミンDです。ビタミンDはカルシウムの吸収を助け、骨や筋肉を強くする働きがあります。

また、豊富な食物繊維も腸内環境を整え、免疫力アップのために働きます

### ●たもぎたけ

最近、出回り始めた新顔のきのこで、鮮やかな黄色をしています。

この色素成分に、体の酸化を防ぎ、老化を遅らせる働きがあると考えられています。

また、きのこのなかでもβ-グルカンがひじょうに多く含まれていることも特徴です。

### ●きのこには、がん増殖を強力に阻止する働きがあります

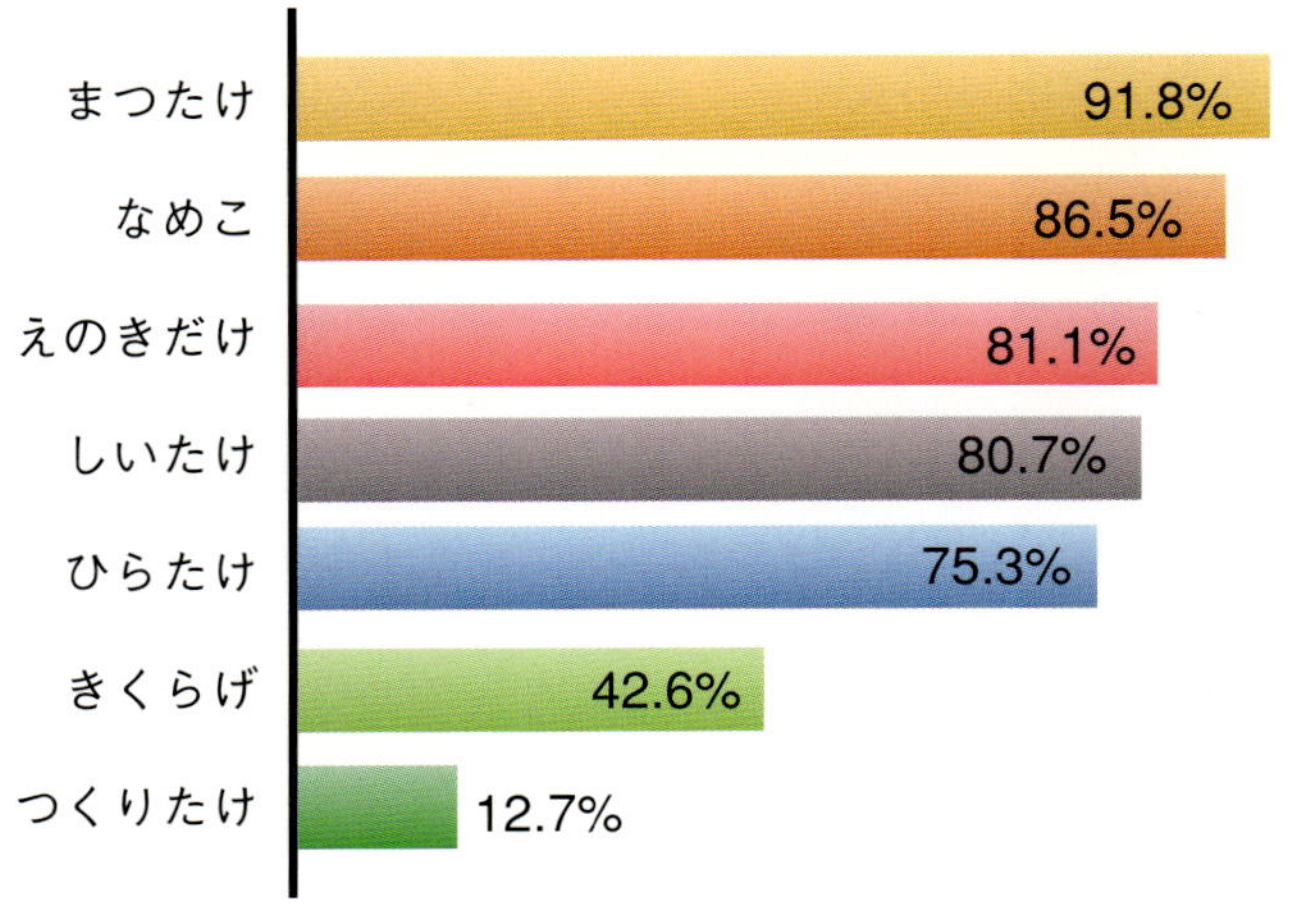


池川哲郎著「きのこ好きほどガンになりにくい」（主婦の友社刊）より

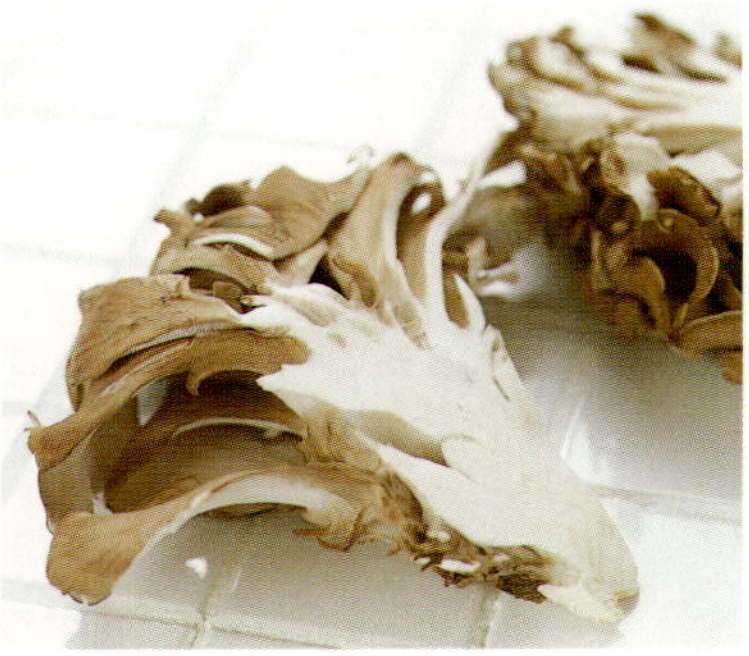

# しいたけ納豆

## 免疫を強化する β-グルカンがたっぷり

ここ最近の研究で注目を集めているのが、しいたけに含まれるβ-グルカンという成分です。グルカンとは、ブドウ糖がたくさんつながってできた多糖体の一種です。

糖が結合する際にとる構造には、α型とβ型の2種類があります。しいたけにはβ型のグルカンが豊富に含まれており、免疫機能を高めてがん細胞の発生を抑える効果があることがわかっています。

さらに、しいたけの胞子に含まれる成分には、免疫細胞の活性化や、抗菌・抗ウイルス作用もあり、β-グルカンとダブルでがんを予防してくれます。

このほか、しいたけには、コレステロール排泄作用のあるエリタデニン、脳の老化予防に効く核酸、骨を丈夫にするビタミンＤやエルゴステン、脂肪の酸化を防ぐビタミン$B_2$、糖尿病や貧血に有効なビタミン$B_6$なども含み、生活習慣病予防の強い味方になってくれます。

## しいたけと納豆で 動脈硬化を撃退

人間の老化の原因になるＬＦＡ-１という因子があります。このＬＦＡ-１は加齢とともに増加し、動脈硬化などさまざまな生活習慣病を引き起こすと考えられています。

動脈硬化は、次のようなしくみで起こります。

血液中にふえた悪玉（ＬＤＬ）コレステロールは、活性酸素によって酸化され、酸化ＬＤＬに変わり血管の壁に沈着します。血管壁では、酸化ＬＤＬを排除しようと免疫細胞が働いて炎症が起こります。

免疫細胞は仲間の応援を得ようと、血管の中に合図を出します。血管内の免疫細胞は、細胞表面のＬＦＡ-１という因子を使って合図を認識し、酸化ＬＤＬを排除するために血管壁の中に侵入し、炎症を引き起こします。

この炎症が繰り返されることによって徐々に血管の組織がかたくなり、動脈硬化が進行するのです。

こうしたＬＦＡ-１の働きを抑えるのがポリアミンという成分で、特にしいたけと納豆に多く含まれることがわかってきました。

しいたけと納豆を毎日継続して食べれば、体内のポリアミンの量がふえ、動脈硬化をはじめとする血管病予防に役立ちます。

納豆に含まれる納豆菌は、腸に入って腸内の善玉菌を活気づけ、腸内環境を良好にして免疫力を高めます。また、納豆には食物繊維とともに、食物繊維と同じ働きをもつポリグルタミン酸という物質も含まれ、腸内を健康に保つ効果を高めてくれます。

しいたけと納豆を毎日の食事にとり入れて免疫力を高めれば、さまざまな生活習慣病の進行を抑えることができるでしょう。

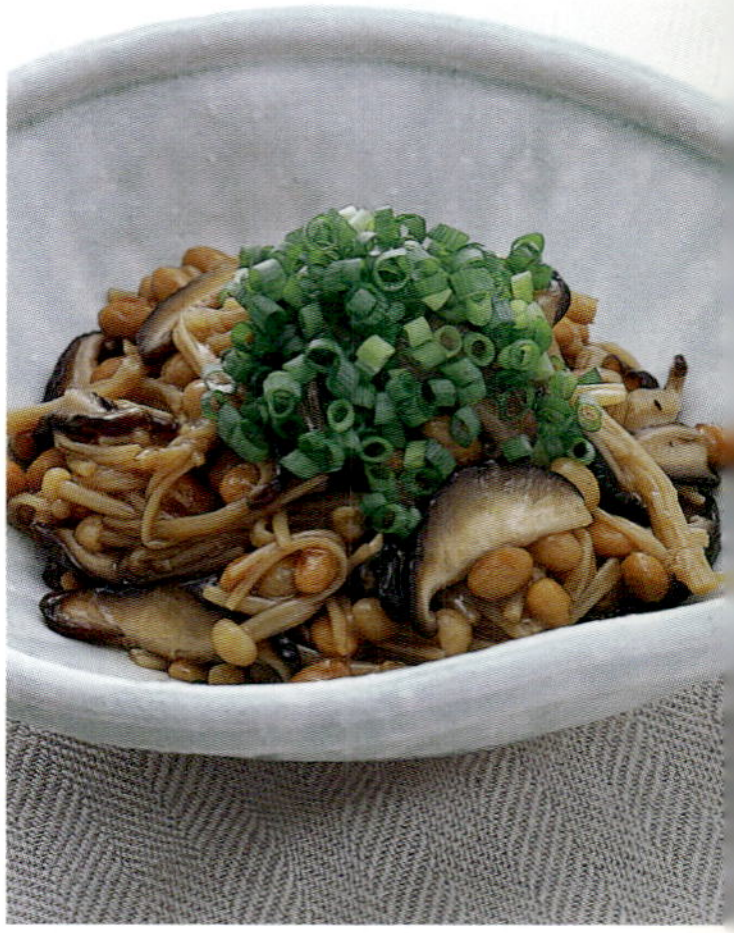

# しいたけ納豆の作り方

**Point!**

- 毎日続けて食べる
- しいたけと納豆をいっしょに食べる
- しいたけ納豆をいろいろな料理に利用する

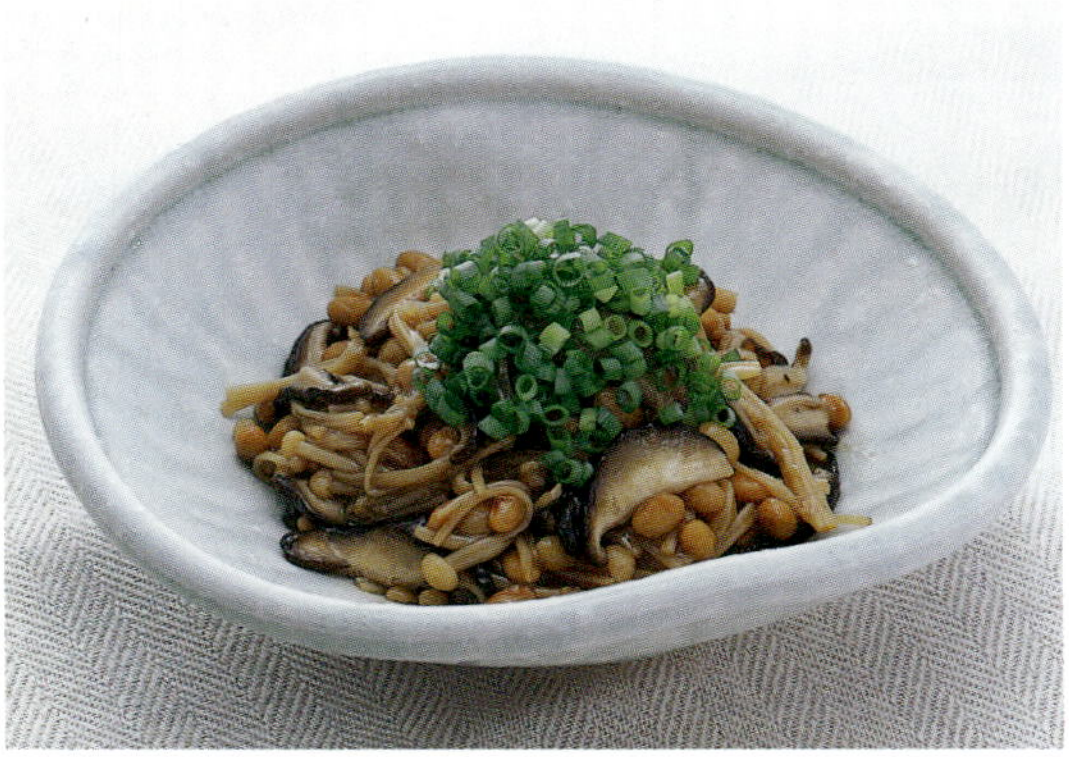

## レシピ1 しいたけ、えのきだけの納豆あえ

●材料（2人分）
納豆2パック、生しいたけ6枚、えのきだけ1パック、酒大さじ2、しょうゆ大さじ1と½、みりん大さじ1、万能ねぎの小口切り2本分

●作り方
①生しいたけは軸をとって薄切りにし、大きい場合は半分に切る。えのきだけは石づきを切りとって水洗いし、半分に切る。
②鍋に①を入れ、酒を加えて煮る。少ししんなりしてきたら、しょうゆを加えて水分がほぼなくなるまで煮る。最後にみりんを加え、全体をまぜる。
③納豆をよくまぜ、②を加えてよくまぜ合わせる。器に盛り、万能ねぎを上に散らす。

## レシピ3 生しいたけと納豆の炒め物

●材料（2人分）
納豆2パック、生しいたけ6枚、オリーブ油大さじ1、しょうゆ大さじ⅔、こしょう少々、白ごま小さじ½

●作り方
①生しいたけは薄切りにしてオリーブ油で炒める。
②生しいたけがしんなりしたら納豆を加え、生しいたけとまざるように炒め合わせる。納豆の粘りが弱くなってきたら、しょうゆとこしょうを加えてざっとまぜ、器に盛り、白ごまをふる。

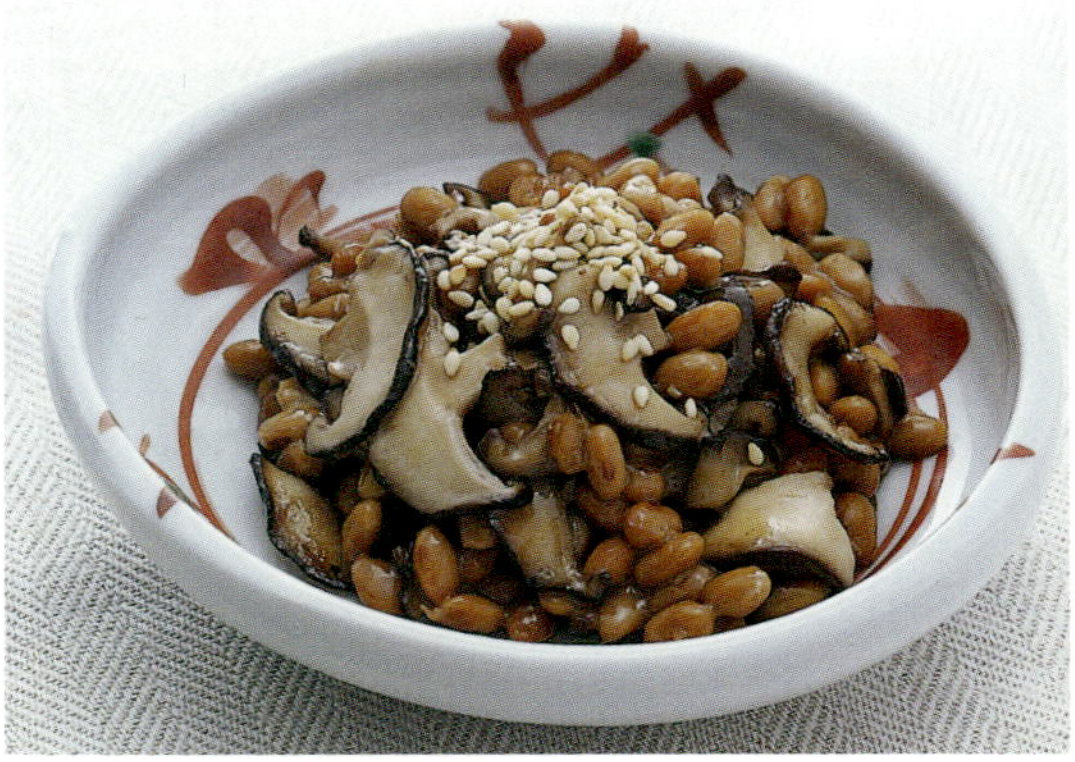

## レシピ2 納豆、焼きしいたけのキムチあえ

●材料（2人分）
納豆1パック、生しいたけ6枚、キムチ40ｇ、酒・しょうゆ各大さじ½

●作り方
①生しいたけは軸をとり、焼き網またはグリルで両面に焼き色がつくまで焼き、酒としょうゆを合わせたものにつけ、すぐに引き上げる。
②①の生しいたけを薄く切る。キムチはせん切りにする。
③納豆をよくまぜ、②を加えてさらによくまぜ合わせて器に盛る。

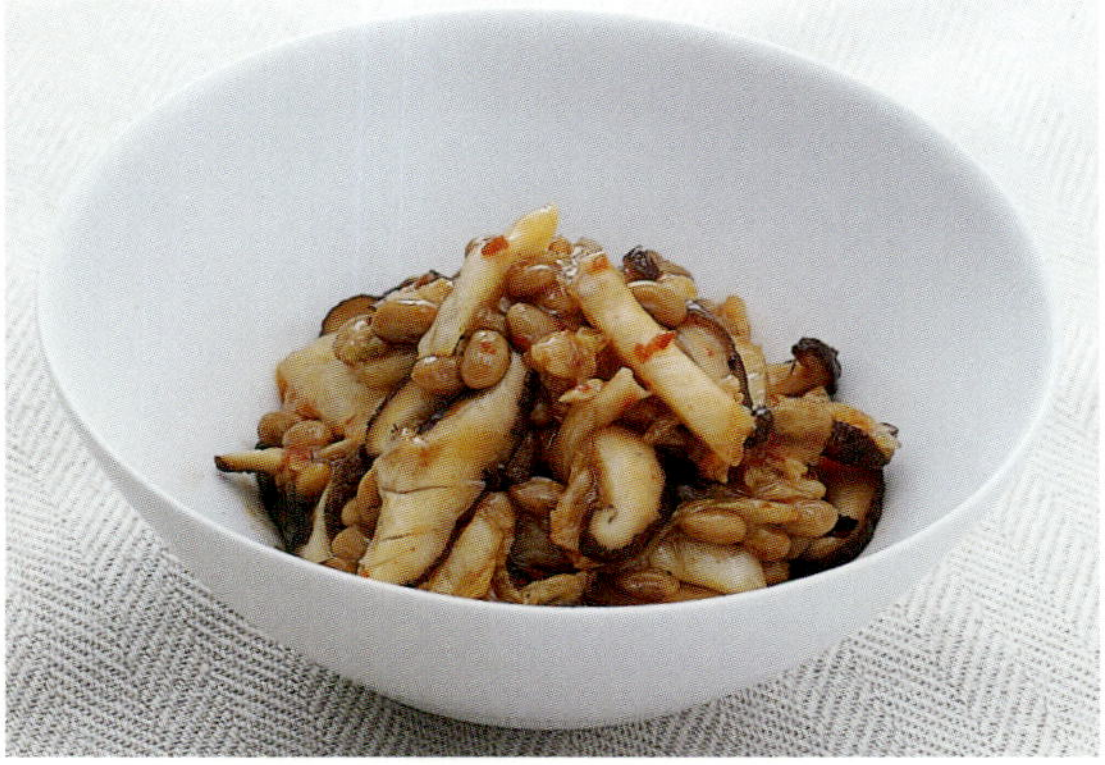

# まいたけ酒

## D-フラクションが免疫力を調整する

きのこのなかでもまいたけに特に豊富な成分があります。それは「D-フラクション」という多糖タンパク（糖とタンパクが結合したもの）です。このD-フラクションが、免疫の過剰な強まりを抑える働きのあることがわかってきました。

免疫システムは、何種類もの免疫細胞がバランスをとりながら働いています。免疫力は強ければ強いほど体によい作用をおよぼすわけではありません。免疫力の働きが強すぎると有害な反応を示し、みずからの体の組織を攻撃することがあるのです。

こうして起こる代表的な病気にアトピー性皮膚炎や花粉症、ぜんそくなどのアレルギー疾患があります。

免疫力の過剰な強まりを防ぐためには、免疫細胞の働きのバランスをうまく保つことが肝心です。まいたけに含まれるD-フラクションは、免疫細胞のバランスを調整する働きにすぐれていることがわかっています。

また、D-フラクションは、がん細胞を殺し、がん細胞の増殖を抑え、できたがんをより効果的に縮小する働きがあるという研究結果も報告されています。

まいたけをがん治療の現場で活用している海外諸国では、「まいたけ＝ｍｙ　ｔａｋｅ（私のケア）」と呼び、がん患者やその家族のＱＯＬ（生活の質）を高めたり、日ごろの健康管理に役立つ食品として考えられています。

このほか、まいたけにはビタミン$B_1$・$B_2$・D、カリウム、亜鉛、鉄、食物繊維などの栄養素も含まれています。

## 有効成分が溶け出した汁も残さず食べる

まいたけのD-フラクションは、口から食べても効果があります。また、加熱してもその効果は変わりません。

そこで、まいたけの薬効を逃さず得るには、汁ごととれるみそ汁や鍋物、炊き込みごはんなどにして食べるのが適しています。煮ものにした場合はその煮汁も、炒めた場合はその炒め汁もいっしょに食べるようにしてください。

ここで紹介する「まいたけ酒」は、焼酎にまいたけを漬けこんだものです。焼酎には疲労を回復したり、心身のストレスをとり除いたり、安眠効果をもたらしたりする効果があります。

また、まいたけと焼酎を合わせることで、さらなる薬効も期待できます。まいたけをアルコールに漬けると、有効成分が溶けやすくなります。そして、アルコールがまいたけの成分を破壊せずに全身のすみずみまで運んでくれるのです。

まいたけ酒の1日あたりの適量はおちょこ1杯程度。そのまま飲んでも水か湯で割って飲んでもかまいません。

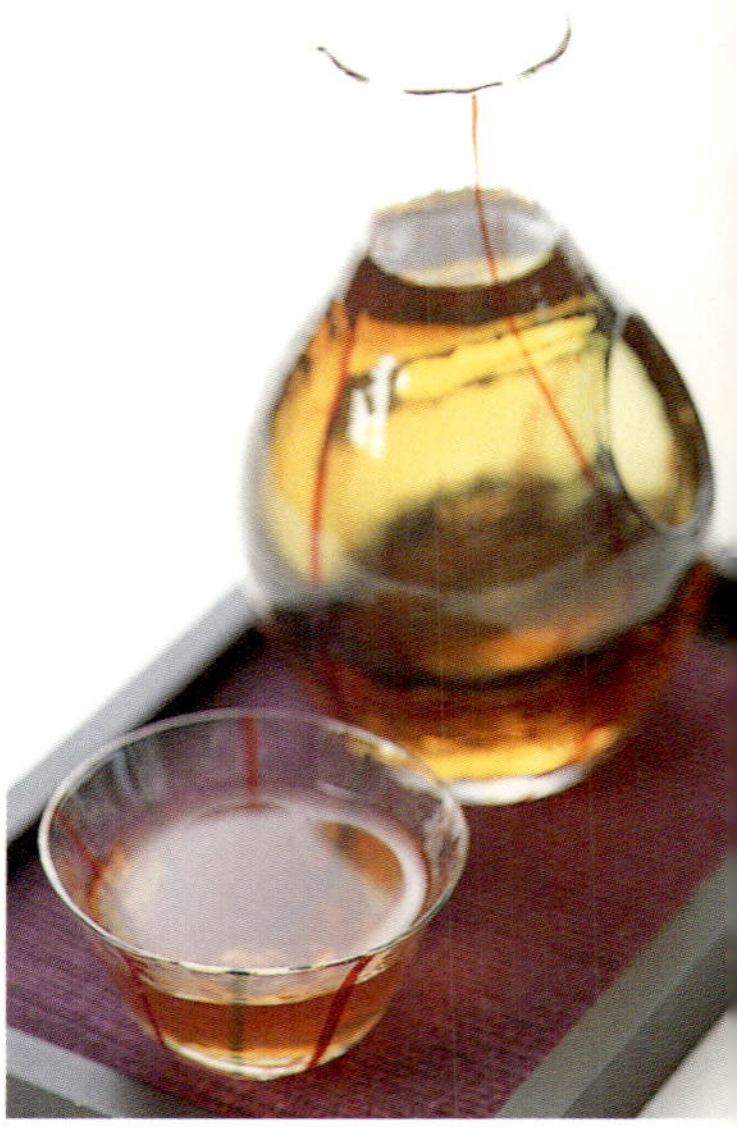

**Point!**

- 1日おちょこ1杯飲む
- 漬けた2週間後から飲める
- 夕食後か就寝前に飲む

## まいたけ酒の作り方

**1**

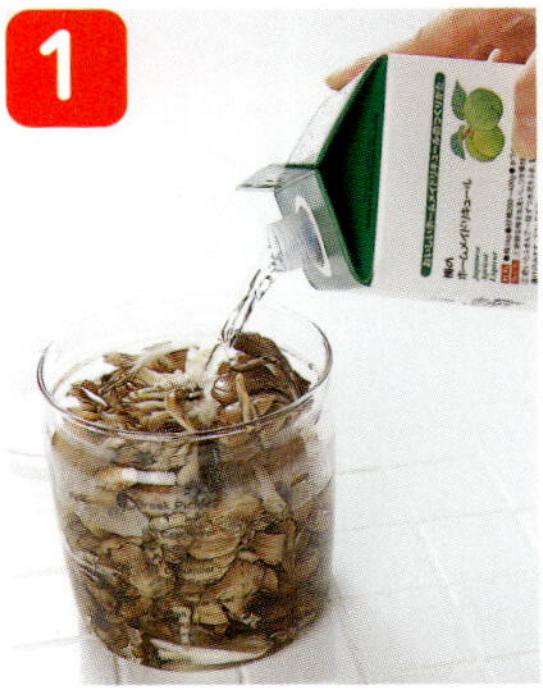

まいたけは水で洗い、キッチンペーパーなどで水けをよくふきとる。熱湯消毒した密閉容器にまいたけを入れ、ホワイトリカーを注ぐ。

**2**

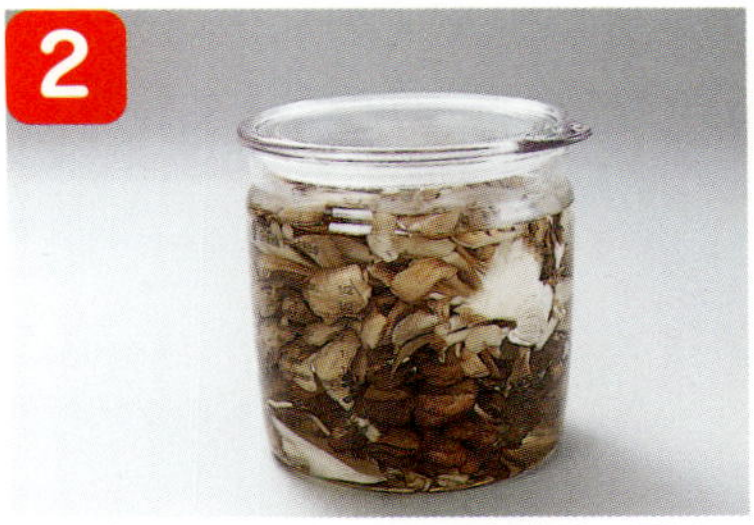

密閉容器のふたをしめ、冷暗所に置く。

**材料**（2ℓの容器で作る場合）

◆まいたけ　300g
◆ホワイトリカー（焼酎・35度）1.6～1.7ℓ

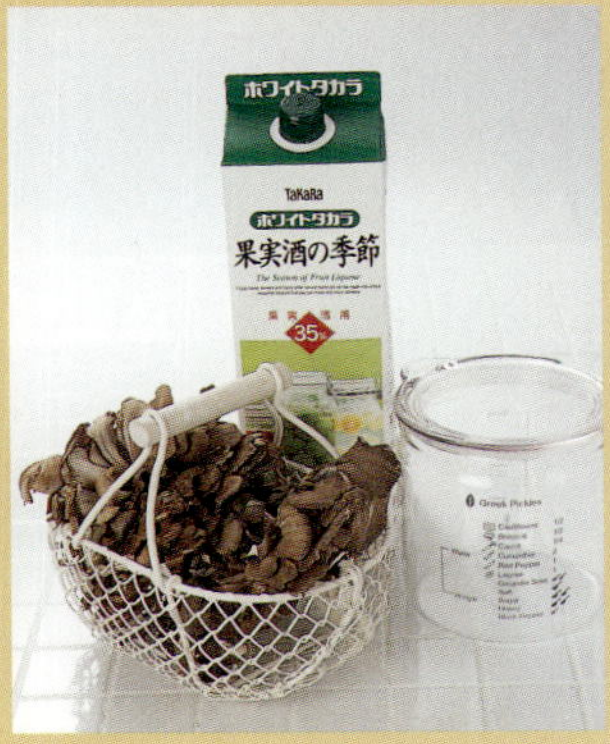


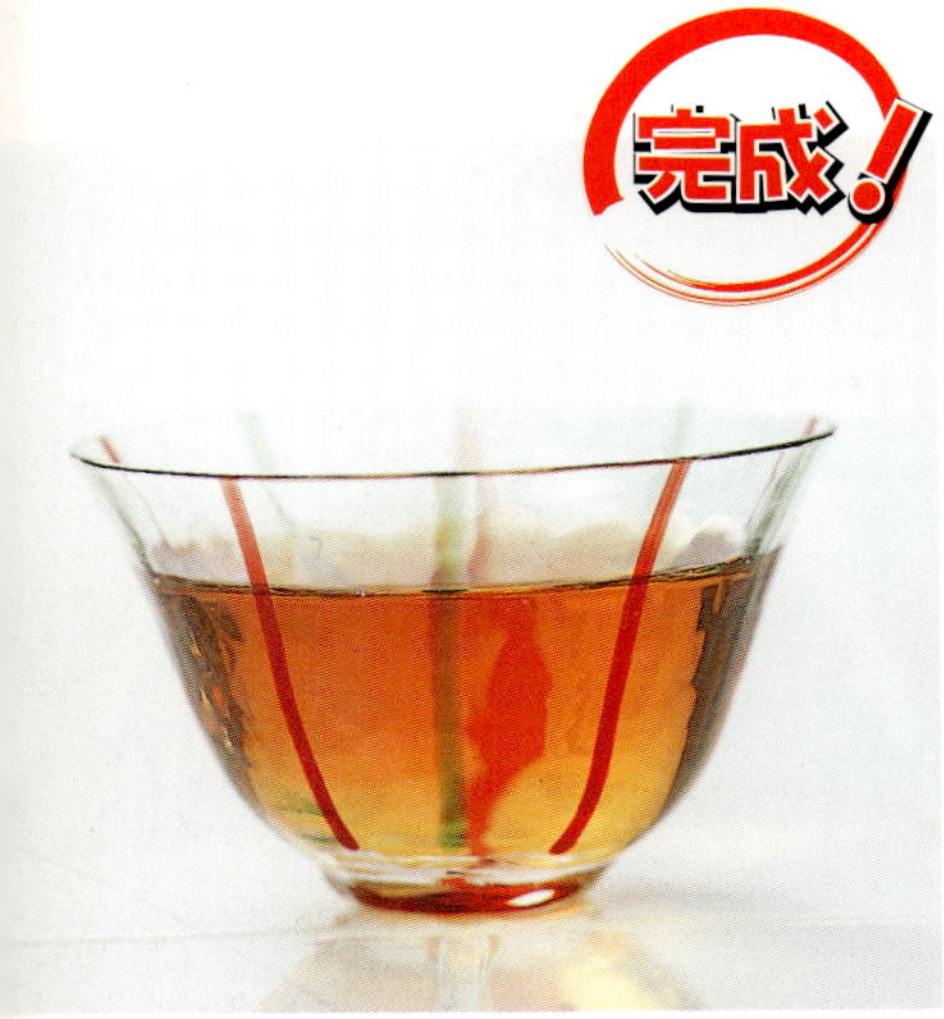


2週間おいたらでき上がり。さらにおいて熟成させると成分が抽出され、味もまろやかになる。

バリエーション

## まいたけ酢

まいたけを酢につけて飲む「まいたけ酢」は、まいたけの成分が酢にとけこみ、酢の健康パワーも得ることができます。酢には疲労を回復したり、血液をサラサラにしたりする効果があります。

こうした酢の薬効をとるためには、合成酢ではなく、玄米酢や黒酢など自然の醸造酢を使うのがおすすめです。

●**材料**

まいたけ……500g
酢……500mℓ

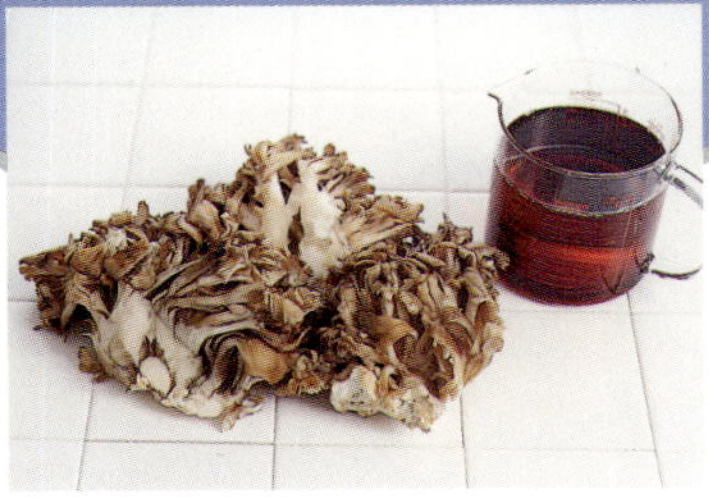

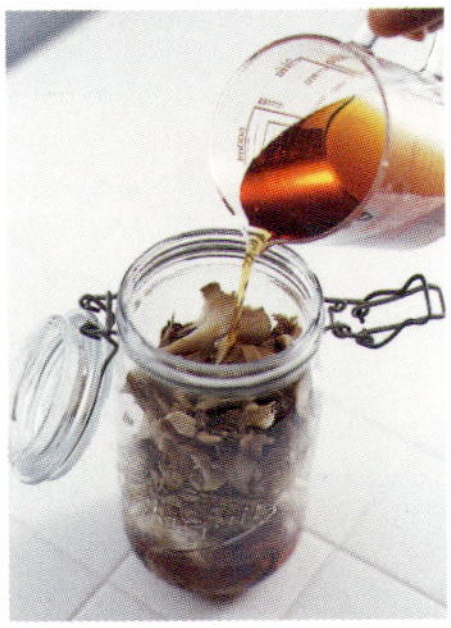

①まいたけは水洗いして水けをよくふきとり、適当な大きさに分ける。熱湯消毒した密閉瓶にまいたけを入れ、酢を注ぎ入れる。

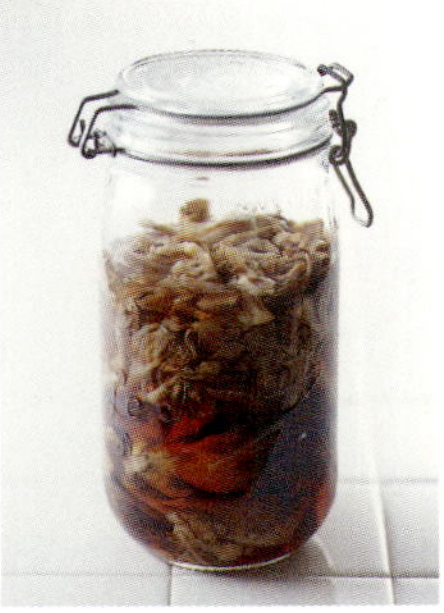

②冷暗所（夏場は冷蔵庫）に1週間おいたらでき上がり。冷蔵庫で保存すれば2～3カ月もつ。

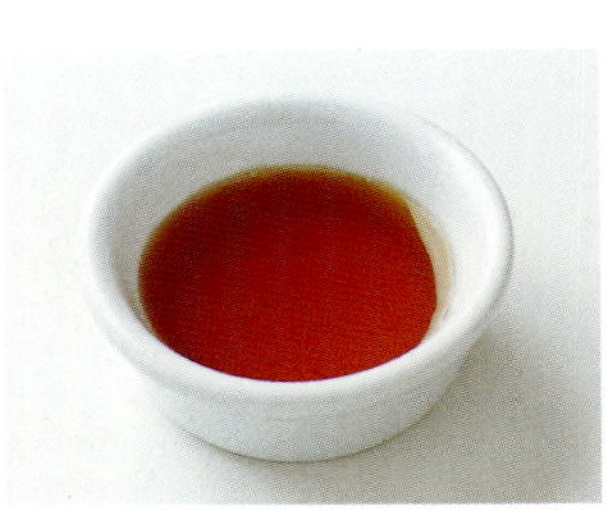

③毎日おちょこ1杯（約30mℓ）を飲む。水か湯で割って飲んでもよい。

# 納豆

## 成長ホルモンが免疫力を高め若返りを促進

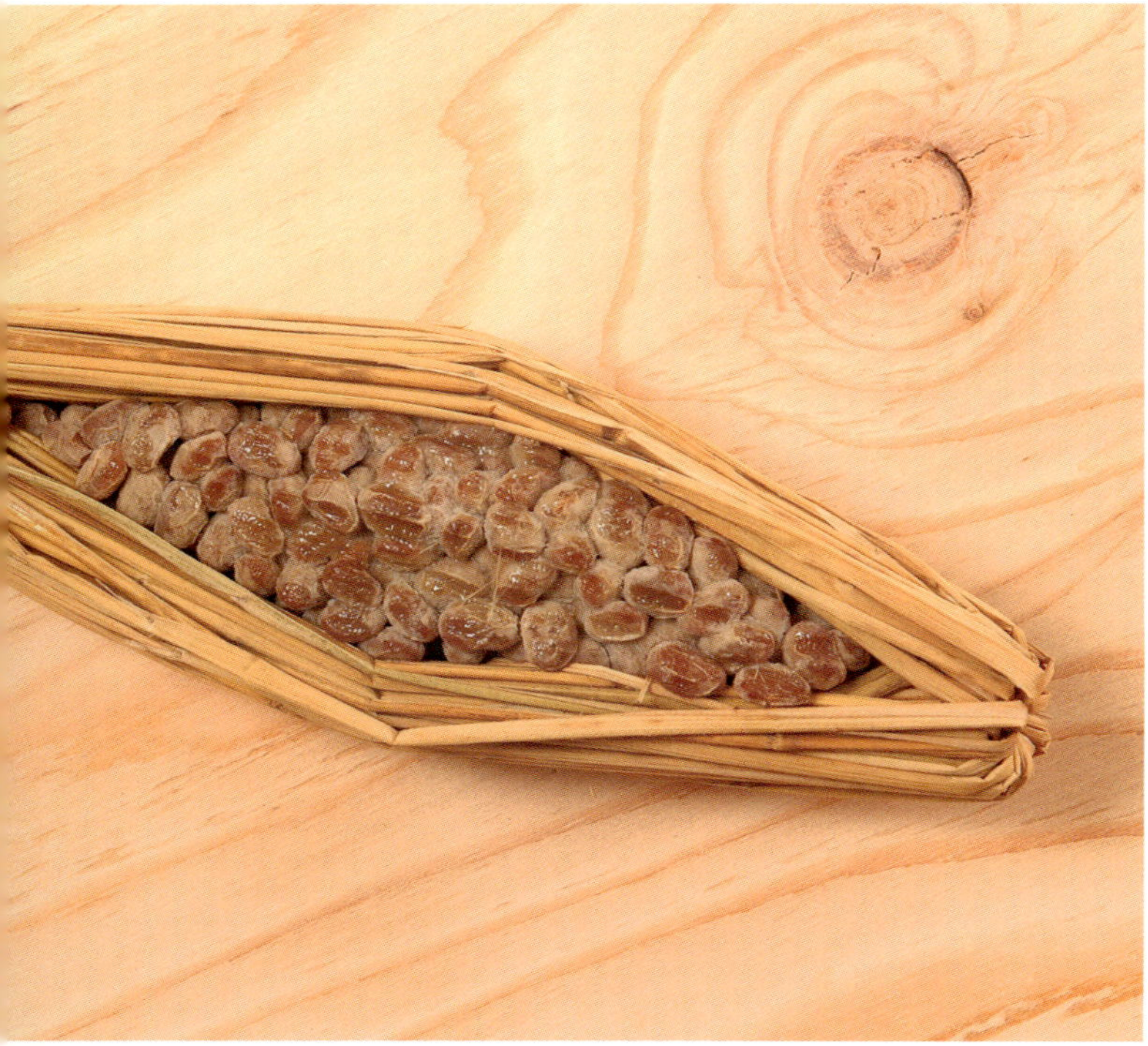

納豆には、アルギニンという免疫力を高めて若返り効果を発揮するアミノ酸が豊富に含まれています。この効果には、成長ホルモンが深く関係しています。

成長ホルモンというと、子どもの時期だけに必要なものと思いがちですが、それは大きな間違いです。成長ホルモンは一生を通じて分泌され、老化防止に重要な役割を担っているのです。

成長ホルモンは脳下垂体から分泌されますが、その分泌量がピークに達するのは、17〜19歳。30代になると1／3量くらいに激減し、その後は10年単位でおよそ15％ずつ減っていきます（図参照）。

私たちは、30代も後半になると疲れが翌日に残ったりシミやシワが気になったりして老いを感じはじめますが、これは成長ホルモンの分泌量が減ってくるからです。

１９９０年、アメリカで行われた老化と成長ホルモンとの関係を調べた実験があります。この実験の結果によると、60〜80歳の高齢者に成長ホルモンを投与したところ、半年後には肌や髪といった外見上の要素だけでなく、心肺機能や肝臓・腎臓の機能、代謝、そして免疫力などが10〜20歳若返ったということでした。また、体脂肪率も平均14％減り、筋肉は10％増加したと報告されています。

## アルギニンは成長ホルモンの分泌を高める

人間の体を作っているのは、20種類のアミノ酸です。これらのアミノ酸がいろいろな形で組み合わさり、100万種ものタンパク質を作り、人体を構成しています。

卵や肉や魚、大豆・大豆製品などのタンパク質食品を摂取すると、胃や腸で最小単位のアミノ酸にまで分解され、吸収されます。そして体の各組織に運ばれ、人体に必要なタンパク質の形に再合成されるのです。

じつは、前に触れた成長ホ

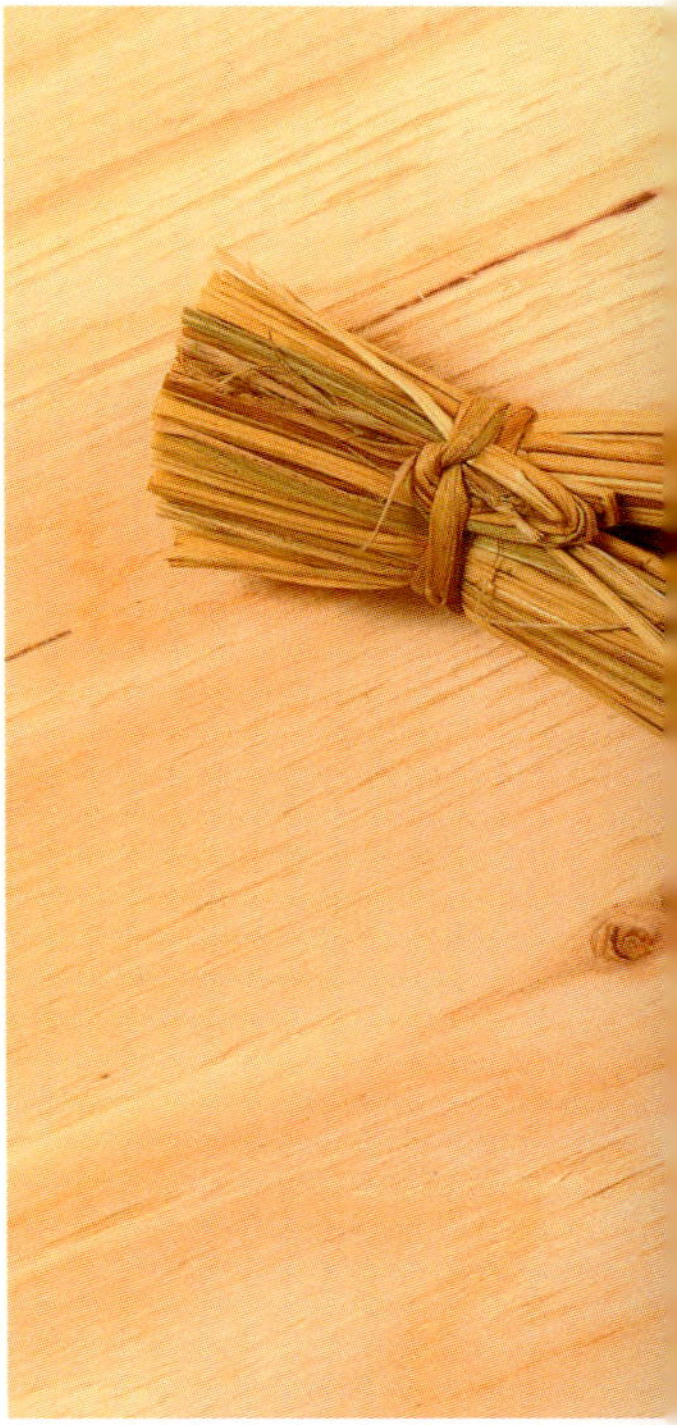

ルモンは、191個のアミノ酸が結合したタンパク質です。

成長ホルモンの分泌をふやし、免疫力を高めるために日常生活で簡単にできる方法は、アミノ酸の一種のアルギニンをとることです。アルギニンは脳下垂体を刺激し、成長ホルモンの分泌を促す役目を果たします。

アルギニンはほとんどの食品に含まれていますが、特に納豆に含まれるアルギニンは体内に吸収されやすい形になっています。納豆を食べれば、効率よくアルギニンをとることができるのです。

アルギニンが脳下垂体を刺激して成長ホルモンの分泌がふえれば、次のようなさまざまな若返り効果があらわれます。たとえば、①筋肉の増強作用、②免疫機能の向上、③新陳代謝の促進、④脳の活性化、⑤脂肪の燃焼効果、などです。つまり、細胞の一つひとつの代謝が活発になり、これが免疫力を高め、内臓の働きや皮膚の若返りにつながるわけです。

## 腸をきれいにして免疫力を高める

納豆をかきまぜると、白く糸を引いてねばりが生じます。このねばりの中に含まれる納豆菌には、腸内環境を整え、O-157や赤痢菌、コレラ菌など人体に有害な菌の生育を阻害する働きがあります。

納豆菌の利点は、病原菌のような有害な菌には殺菌効果を発揮し、人体に有用な働きをする乳酸菌や酪酸菌をふやしてくれることです。特に乳酸菌をふやす働きは強力であることがわかっています。

しかも、納豆菌には血栓（血のかたまり）溶解物や骨粗しょう症を防ぐビタミン$K_2$などの物質も含まれています。

1粒の納豆には、多くの納豆菌が付着しているので、納豆菌の作用を期待するなら、少量の納豆でも効果は得られます。大切なのは、一度に大量の納豆を食べるのではなく、毎日食べ続けることです。

腸を丈夫にして、免疫力を高める納豆は、まさに日本人が生み出した健康食品といえるでしょう。

### ●成長ホルモンは30代で激減し、その後も減りつづけます

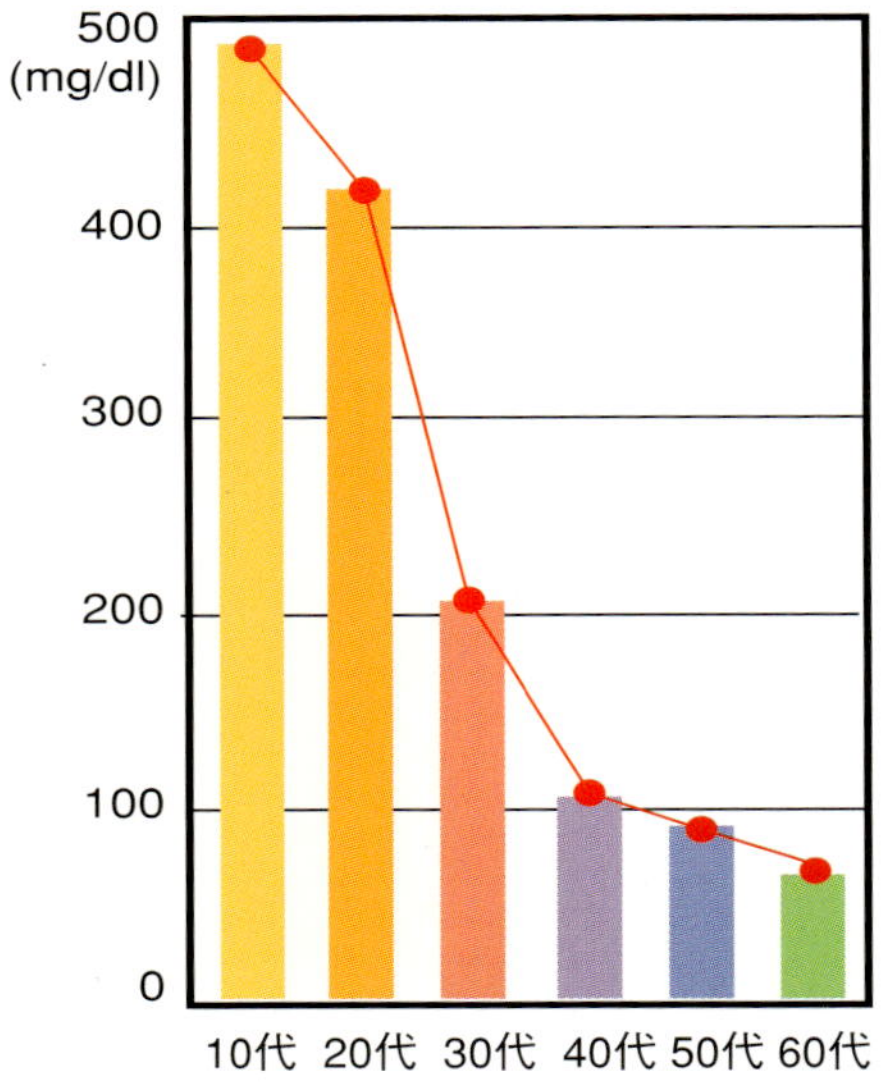


成長ホルモンは30代に入ると激減しますが、生涯を通じて分泌されます。分泌が減ると老化現象が引き起こされます。

玄干享先生の話より

# 干し納豆

## まんべんなく栄養分を含む驚異の健康食品

大豆が「畑の肉」といわれるのは、大豆に豊富に含まれる植物性タンパク質のアミノ酸組成が、動物性タンパク質に似ているからです。

肉並みに含まれる大豆の脂肪もほとんどがリノール酸などの不飽和脂肪酸で、血管を拡張して血圧を下げ、血管の傷を修復する血小板の働きもよくしてくれます。

さらに大豆の脂肪に含まれる植物ステロールはコレステロールの体内への吸収を妨げ、動脈硬化を予防します。

納豆は、この大豆を納豆菌の力で発酵させたものですが、タンパク質の分子がたいへん小さく、体に吸収されやすい形になっています。

納豆に含まれるタンパク質は、消化の過程ですぐにアミノ酸に分解され、体に吸収されるので消化器官への負担も少なくてすみます。

アミノ酸は生命活動に欠かせない物質ですが、特に納豆には免疫力を高めるリジンや、成長を促すイソロイシンが含まれています。

しかも、納豆にはナットウキナーゼという酵素が含まれているのが特徴です。この酵素は、血管の中にできてしまった血栓（血のかたまり）を溶かす働きをもっています。

さらにもうひとつ、リゾチームという抗菌作用の強い酵素が大量に含まれていることも特徴です。このリゾチームが働くことで、人体に有害な細菌が繁殖するのを防ぐことができるのです。

また、納豆には、腸内環境を整えて免疫力増強に役立つ食物繊維やオリゴ糖、ビタミンEなどの栄養分も豊富です。

## 納豆を干すことで食物繊維などが増加

このように優れた栄養価のある納豆ですが、その独特のにおいやねばりが苦手な人もいることでしょう。そうした人におすすめできるのが「干し納豆」です。

干し納豆は納豆を干したもので、昔から農家などで保存食として食べられてきました。納豆を干すことによってにおいもやわらぎ、ねばりもなくなるので、納豆嫌いの人でも無理なく食べることができます。しかも、干すことで納豆の水分が蒸発し、食物繊維の量が格段にふえます。

また、ふつうの納豆に比べてカリウム、鉄、亜鉛が多いことも注目できます。

しかも、干し納豆は納豆菌が死滅せず生きているため、納豆の食物繊維やオリゴ糖とともに腸内環境を整え、免疫力のアップに役立ちます。

干し納豆は乾燥しているため、おやつがわりやおつまみなどに、いつでもどこでも手軽に食べられ重宝します。

あるいは、サラダや炊き込みごはん、あえものなどの料理の材料に利用するのもよいでしょう。

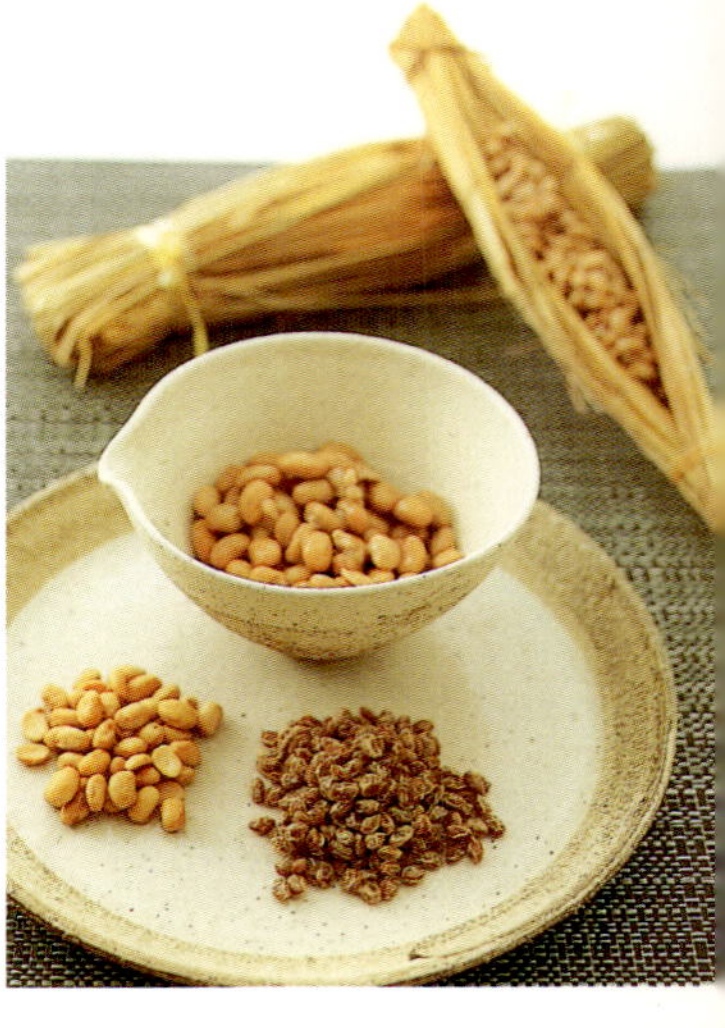

**Point!**

- 毎日大さじ1杯食べる
- 作るときに塩をまんべんなく振りかける
- 冷蔵庫で1週間保存できる

# 干し納豆の作り方

**材料**（3日分）

◆納豆　2パック（約100ｇ）
◆塩　約15ｇ

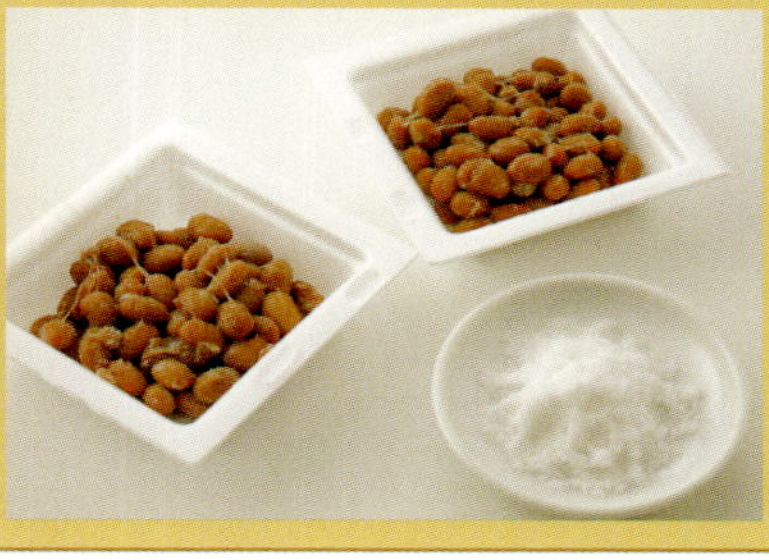

**1**

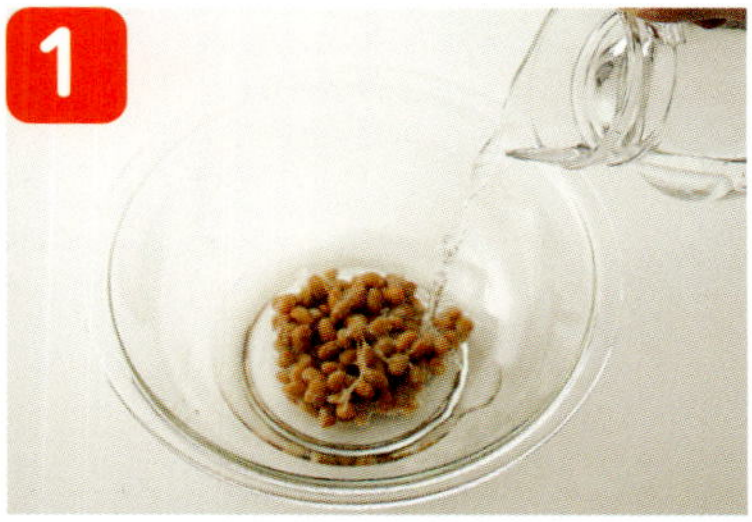

ボウルに納豆を入れて水洗いする。納豆のぬめりがなくなるまでザルで漉しながら4〜5回水を替えて洗う。

**2**

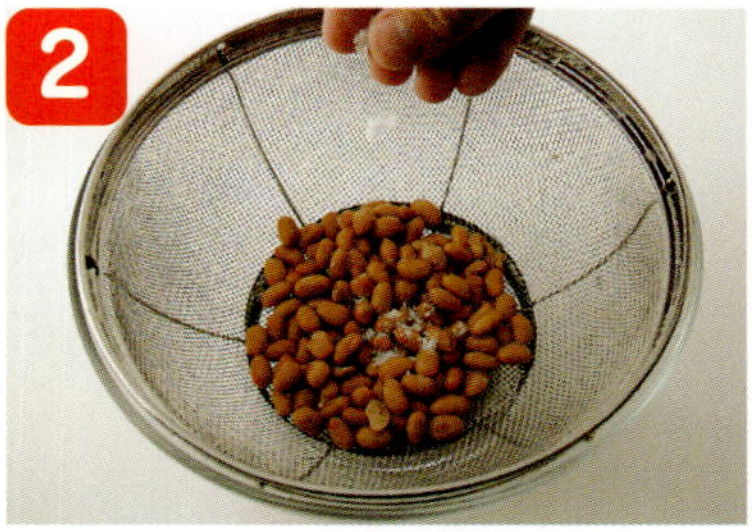

納豆をザルに上げて水をよく切り、塩をまんべんなく振りかける。

**3**

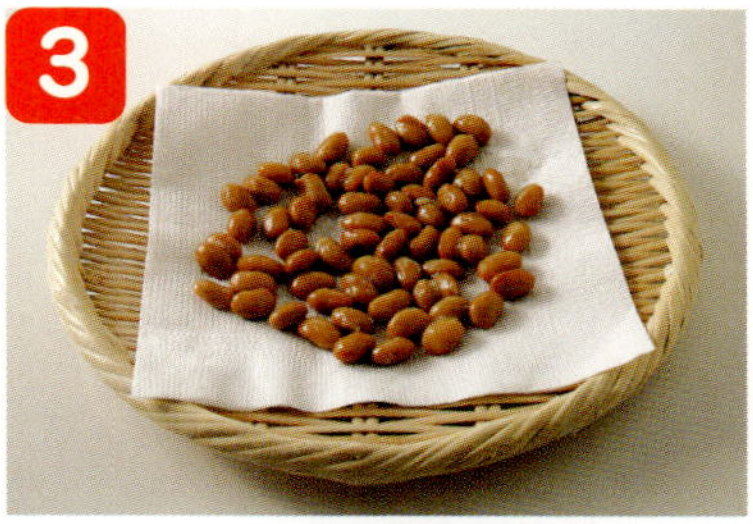

キッチンペーパーに納豆を広げ、天日干しにする。ときおり納豆を転がしながら4〜5日乾燥させる。

**完成！**

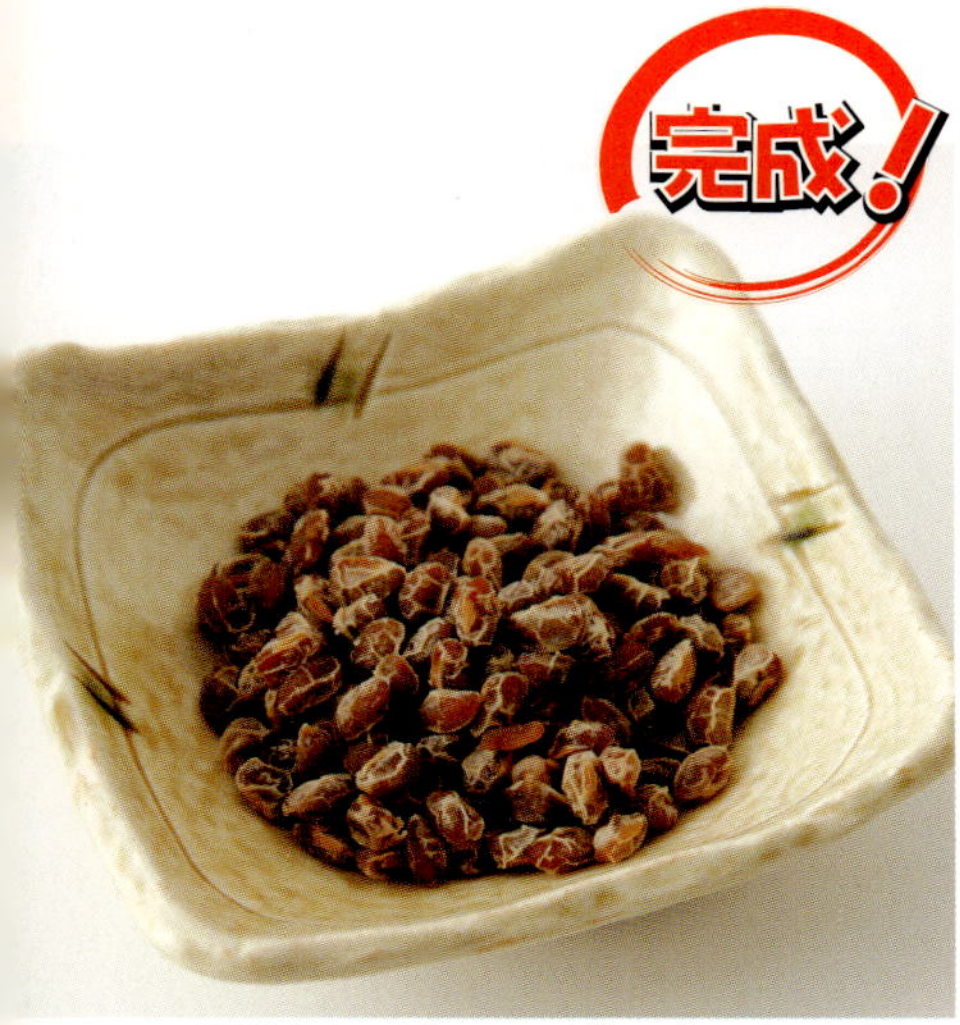

豆どうしがくっつかず、バラバラになり、手でさわっても糸を引かなくなれば完成。密閉容器に入れて冷蔵庫で保存する（1週間ほど日もちする）。

## 干し納豆 Q&A

**Q 干し納豆を食べるときの注意点はありますか？**

**A** 干し納豆は塩分を含んでいるので、水分といっしょに食べるとよいでしょう。おやつがわりにお茶といっしょに食べたり、生野菜サラダの具にしたりするのがおすすめです。

**Q 干し納豆を食べてはいけない人はいますか？**

**A** 大豆アレルギーの人以外は基本的に食べることができます。ただし、心臓病の薬を処方されている人は、納豆を食べるとその効力が弱まるおそれがあります。干し納豆は主治医か薬剤師に相談してから食べるようにしてください。

**Q 干し納豆を料理に利用できますか？**

**A** 生野菜サラダの具にしたり、切り干し大根といっしょに炊き込みごはんにしたりするとよいでしょう。切り干し大根は食物繊維が豊富ですから、腸の掃除に役立つ１品になります。また、干し納豆は水分が少なくパサパサしているので、水分の多い生のきゅうりといっしょに食べるのもおすすめです。

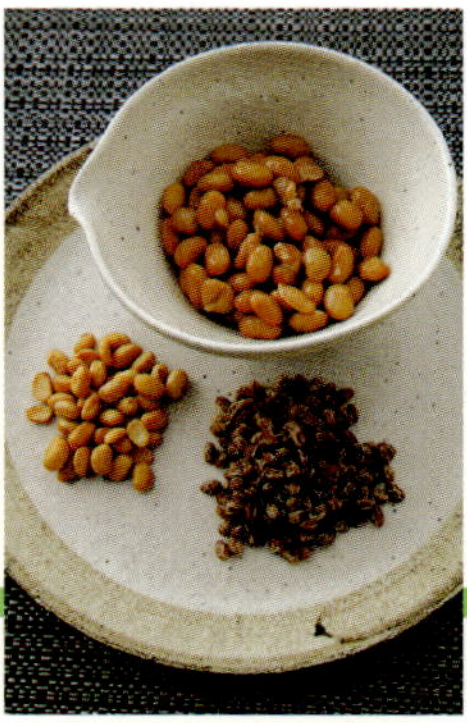

# おろし納豆

## 血液をサラサラにするナットウキナーゼ

大豆に納豆菌をまぜて発酵させたのが納豆です。納豆には大豆の栄養価が丸ごと含まれますが、大豆が発酵して納豆に形を変えると体内へ消化吸収されやすくなります。

また、発酵によってビタミン$B_2$もぐんとふえます。ビタミン$B_2$は美容ビタミンとも呼ばれ、不足すると肌のつやがなくなってきます。

腸内環境を整える食物繊維も豊富に含まれ、腸の免疫細胞を活性化させ、免疫力アップに有効に働きます。

さらに、納豆にはビタミン$K_2$が多く含まれています。ビタミン$K_2$は、カルシウムが骨に沈着するのを助け、骨を強化してくれる成分です。このほか、納豆にはカリウム、亜鉛、カルシウム、鉄などのミネラル類や良質のタンパク質なども含まれます。

そして、納豆に含まれるナットウキナーゼという酵素は、納豆の原料である大豆が、納豆菌によって発酵する際にできる成分。ナットウキナーゼは血栓を溶かして血液をサラサラにする作用があり、高血圧や脳梗塞《こうそく》、心筋梗塞などを予防する効果があります。

## 納豆にないビタミンCを大根で補う

万能食品ともいえる納豆ですが、足りない栄養素もあります。それはビタミンCです。

そこで、納豆に欠けているビタミンCを補給する手だてとしておすすめできるのが「おろし納豆」。これは納豆に大根おろしを加えたものです。

大根には、ビタミンCがたっぷりと含まれるうえ、大根おろしを加えることで納豆のにおいやねばりがやわらぐという利点もあります。

また、大根おろしには、胃腸の消化吸収を助ける作用があります。これは大根の根の部分に含まれるジアスターゼやアミラーゼという消化酵素がデンプンの分解を促してくれるからです。

このように、栄養面からも食べやすさの点からいっても、納豆と大根おろしは抜群の相性といえます。

おろし納豆を作るときには、あらかじめ納豆をよくかきまぜておくことが大切です。納豆のナットウキナーゼは、よくかきまぜるほど栄養価やうまみが増します。

また、納豆が古くなったり乾燥したりすると糸の引きが悪くなり、栄養価も味も落ちてしまいます。賞味期限内に食べるようにし、乾燥させないように注意してください。

おろし納豆の栄養価をさらに強化したい場合には、納豆に不足するβ-カロテンやビタミンCを補える刻んだねぎを加えると栄養のバランスがよくなります。

おろし納豆を食べる時間帯は特にきまりはありませんが、血液サラサラ効果など健康増進を期待する場合は夕食時に食べるのが理想的です。

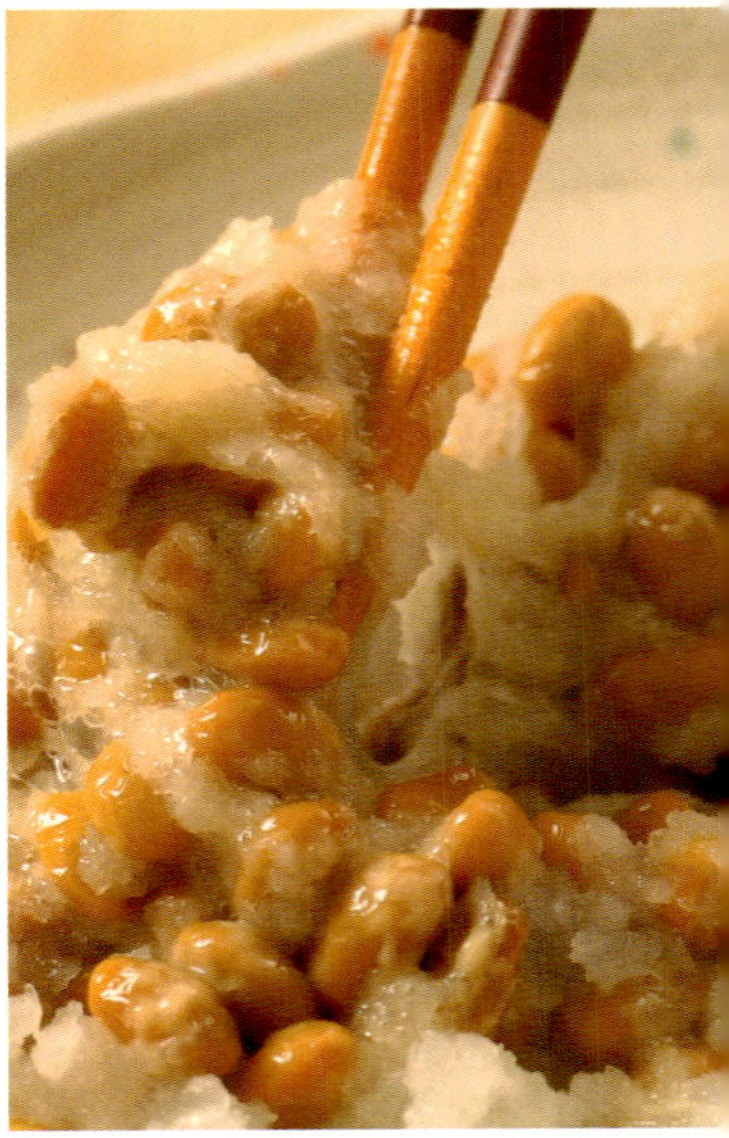

**Point!**

- 1日1パック食べる
- 夕食時に食べるのがベスト
- 心臓病の人は注意が必要

# おろし納豆の作り方

**材料**（1日分）

◆納豆　1パック
◆大根　約50ｇ
◆しょうゆか納豆のたれ　適宜

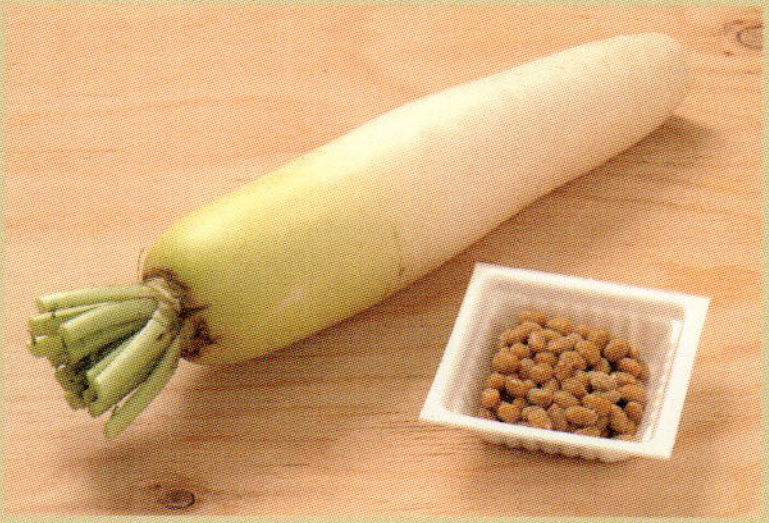

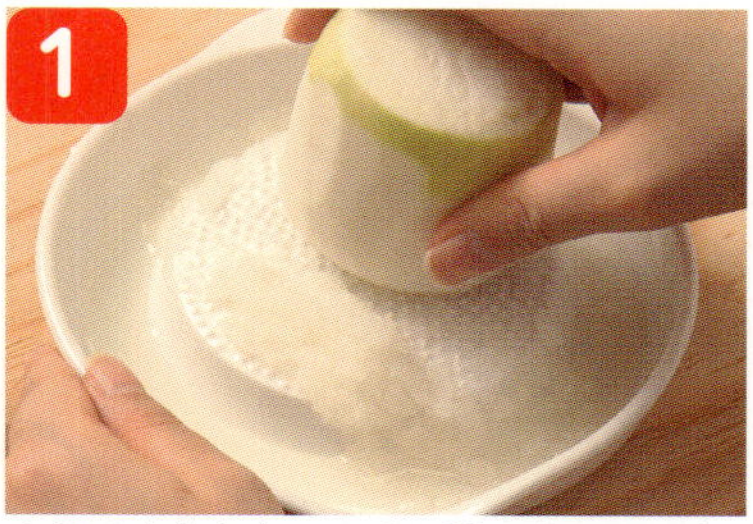

**1** 大根は皮をむき、おろし器ですりおろす。

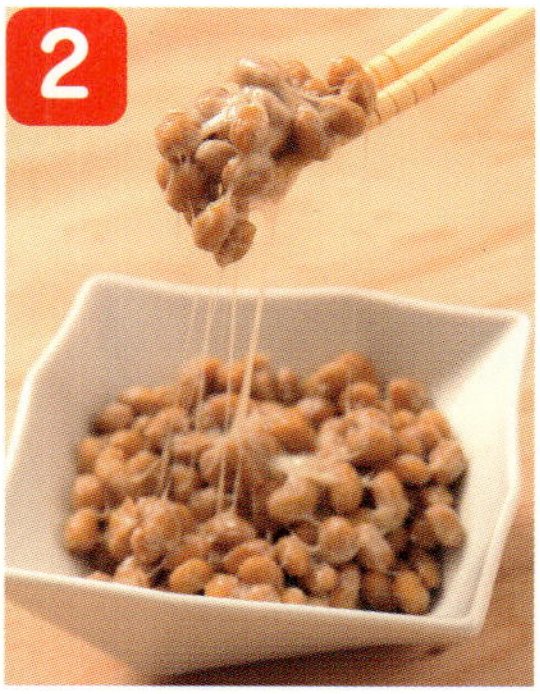

**2** 納豆をよくかきまぜる。

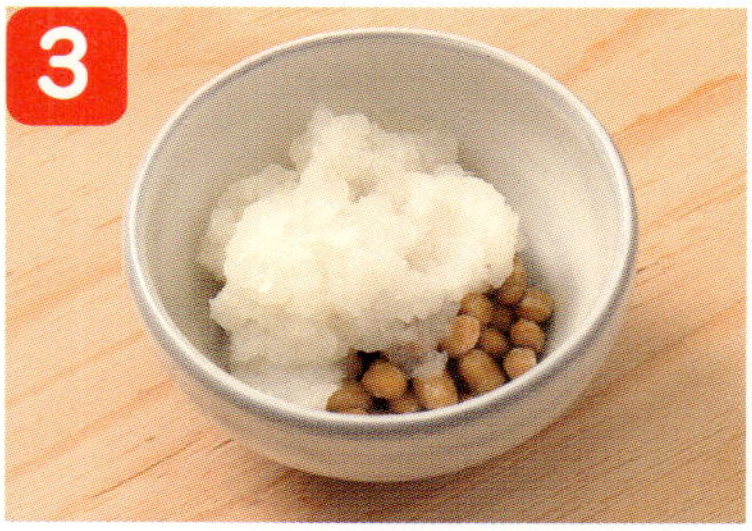

**3** 大根おろしを納豆に加える（大根おろしの水分には栄養分が含まれているのでなるべくいっしょに加える）

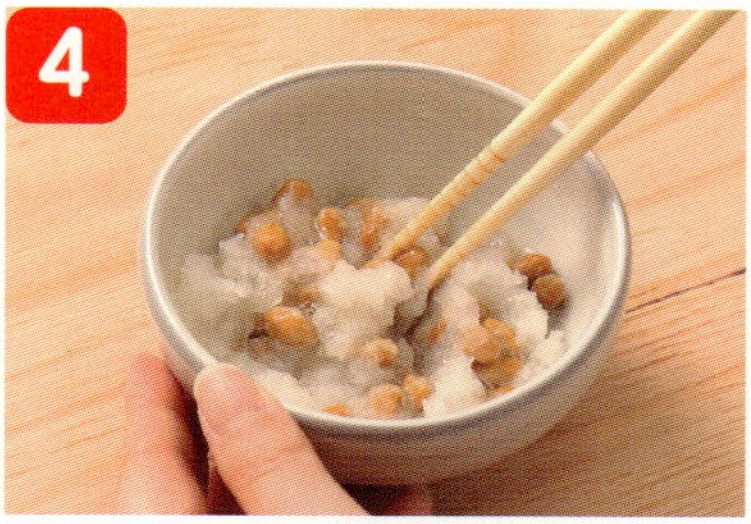

**4** 好みでしょうゆか納豆のたれをかけ、さらによくかきまぜる。

**完成！**

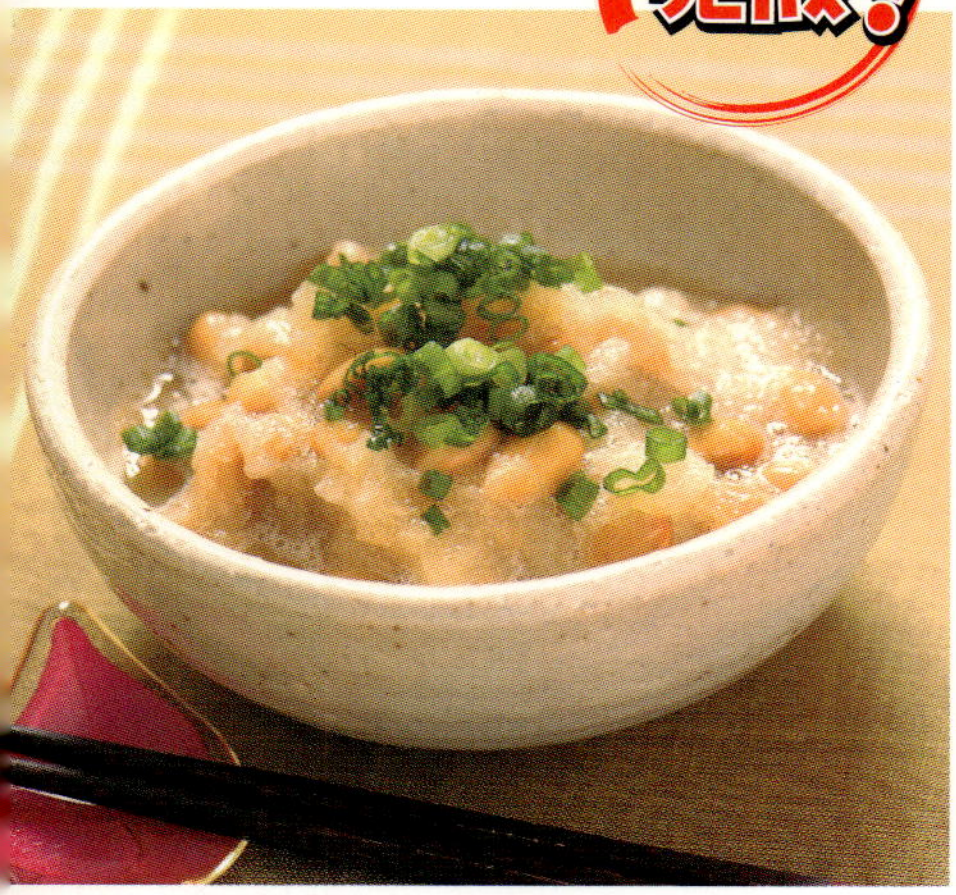

好みで刻んだ万能ねぎをのせる。

## おろし納豆 Q&A

**Q 納豆の選び方はありますか？**

**A** 基本的には、好みのものを選んでかまいませんが、減量効果を期待して食べる場合には、かみごたえがあり、満腹感が得られる大粒のものがおすすめです。

**Q 効果的な食べ方は？**

**A** ダイエット目的の人は、朝食がわりに1パック食べることをおすすめします。

**Q おろし納豆を食べてはいけない人はいますか？**

**A** ワーファリンという心臓病の薬を飲んでいる人は、納豆に含まれるビタミンK2が薬の効力を弱めてしまうおそれがあります。主治医か薬剤師に相談してから食べるようにしてください。

# 海藻

## ぬるぬるパワーが　がん細胞を自殺させる

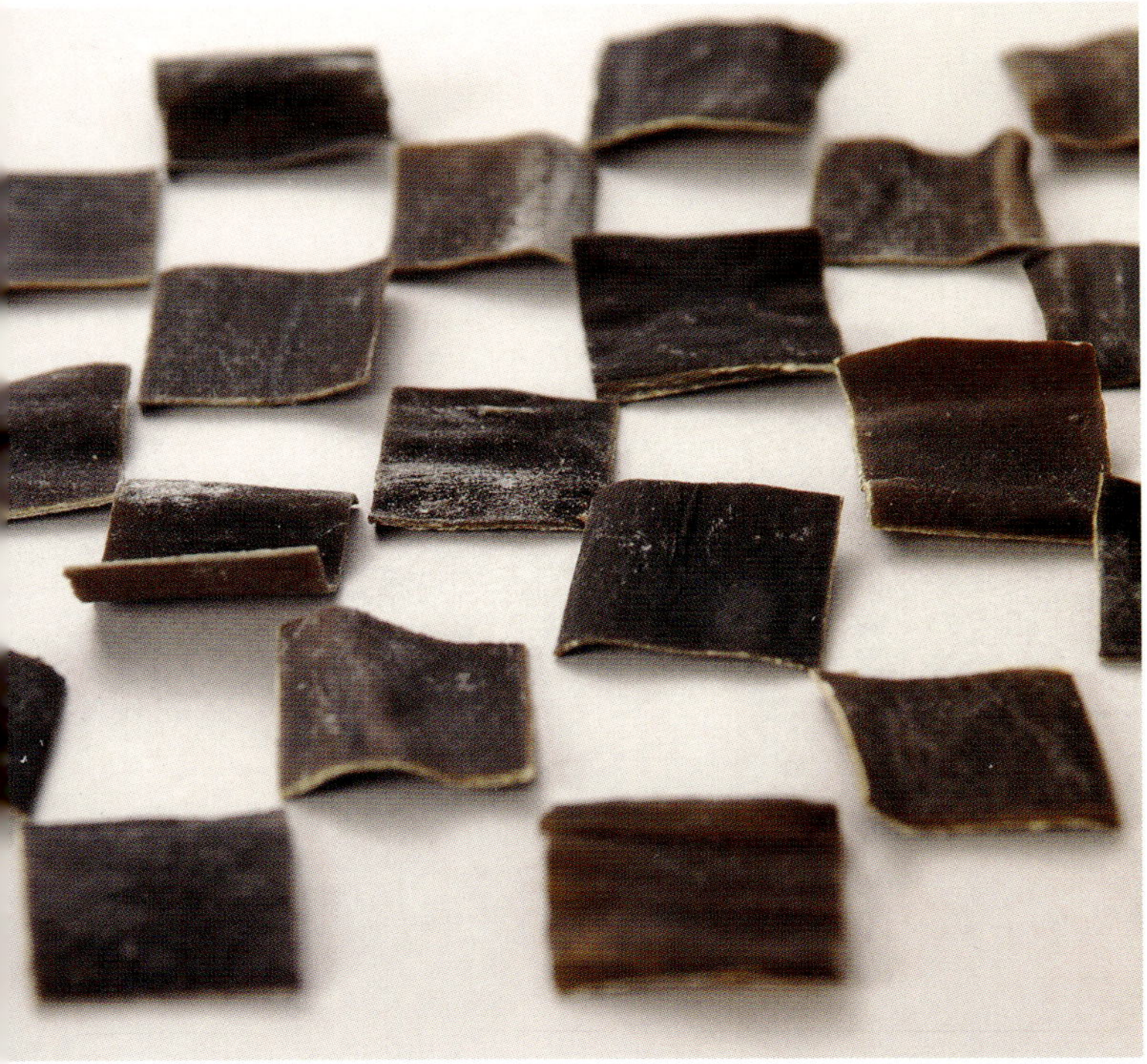

海水には、大量のミネラルやビタミンが含まれています。したがって、そこで育つこんぶ、わかめ、めかぶ、もずく、ひじきといった海藻には、多くのミネラルやビタミンが含まれています。

たとえば、こんぶは血圧を下げるカリウムを多く含み、わかめには免疫力を高めるβ-カロテンが豊富です。ひじきに含まれるカルシウム量は海藻中トップで、鉄も多く含んでいます。カルシウムは骨を丈夫にし、鉄は貧血予防に欠かせない成分です。

そして、こんぶやめかぶ、もずくなどの海藻には独特のぬるぬるがあります。じつは、このぬるぬる成分のフコイダンに、すぐれた健康増進パワーが秘められていることがわかってきました。

フコイダンは、水溶性食物繊維の一種の多糖体です。多糖体はコレステロールや中性脂肪、血糖値の低下、肝障害の改善など生活習慣病の症状を改善してくれる非常にすぐれた成分です。

なかでも特に顕著な効果が期待できるのが、がんを抑制する作用です。これまでに行われてきた研究の一例を紹介しましょう。

コンブにはFとUの2種類のフコイダン分子が存在し、このうちU-フコイダンに、がん細胞を自殺に追いやる働きがあることが実験により明らかになりました。

その実験では、コンブから抽出したU-フコイダンを1ℓあたり1g濃度の液体にし、結腸がんの細胞約1万個の入ったシャーレに入れました。

すると、24時間後にはがん細胞が半減し、72時間後にはほぼゼロになっていました。結腸がんのほかにも、骨髄性白血病細胞や胃がん細胞の実験でも同様の結果が報告されています。しかも、フコイダンによって、がん細胞がみずからのDNA分解酵素により自殺したことも明らかになっています。

また、皮下にがん細胞を移

植したマウスにフコイダンを与え、免疫力増強作用を調べた実験もあります。その結果、フコイダンを与えたマウスの腫瘍《しゅよう》は、普通のエサを与えたマウスの半分以下に減少していました（図）。その理由として考えられるのが、免疫細胞のNK細胞の活性です。

NK細胞は、自身の細胞が変異すると攻撃を始める性質をもっています。いわば、がん化した細胞を正確に察知し、攻撃してくれる細胞です。

実験の結果では、フコイダンを与えたマウスには、普通のエサを与えたマウスのほぼ2倍のNK活性がありました（図）。この活性の数値が高いほど免疫力が高いことを示します。

## 海藻に豊富なヨウ素も抗がん作用を発揮

海藻全般に共通しているのは、アミノ酸の一種のヨウ素を豊富に含むこと。ヨウ素は甲状腺ホルモンの材料になり、乳がんを防ぐ働きがあることがわかっています。甲状腺の病気をもつ人は、乳がんが発生しやすいことが指摘されています。

ヨウ素を豊富に含むめかぶを使って行われた実験があります。人の乳がん細胞を培養し、そこにめかぶの抽出液を加えたところ、がん細胞の増殖が抑えられるとともに、がん細胞を自殺させる効果があることが判明したのです。

こうした効果は、めかぶに含まれるヨウ素だけでなく、多糖体の一種も影響しているのではないかと考えられています。

また、最近ではめかぶには、乳がんだけでなく、胃がんや大腸がん、卵巣がんなどにも効果を発揮することがわかりつつあります。

このように、免疫力アップに大きく役立つ海藻を毎日の食卓に積極的にとり入れてみてはいかがでしょうか。

### ●グラフ①　腫瘍の重量が減った

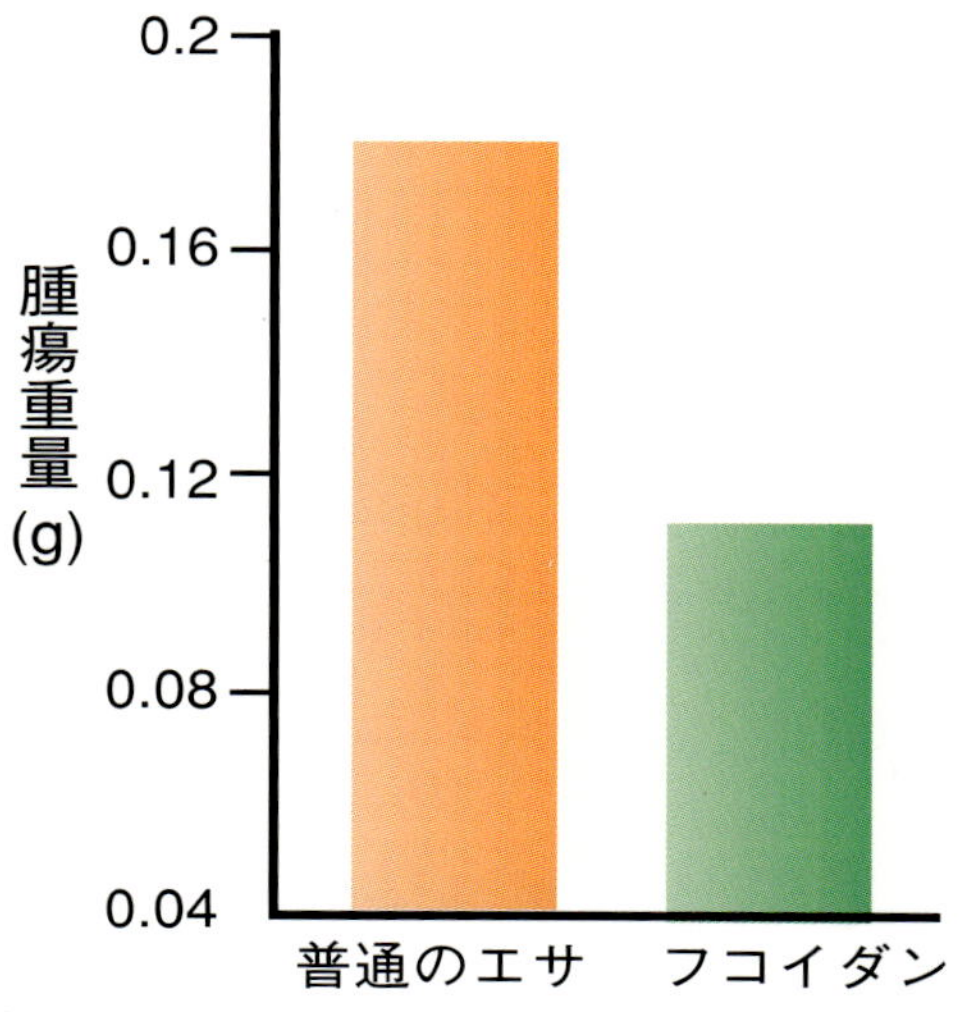


### ●グラフ②　免疫力を示すNK活性が上がった

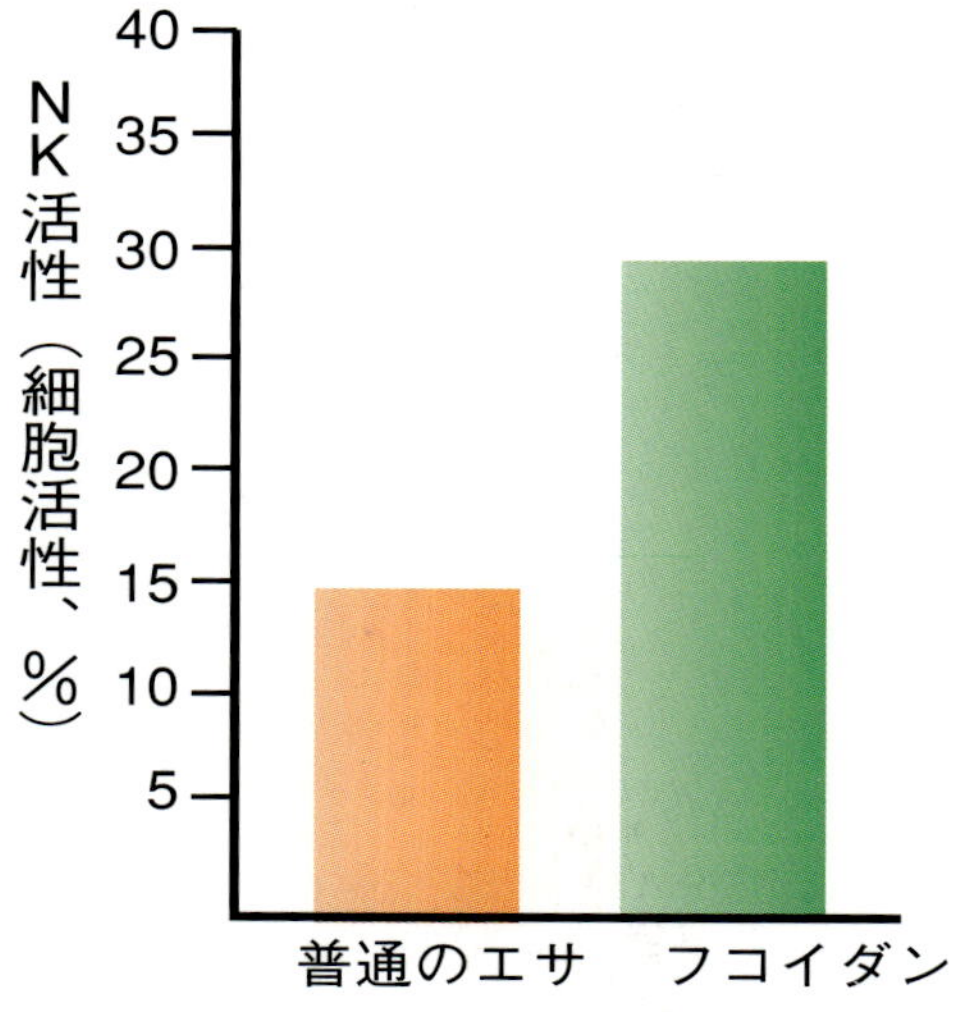


「免疫力を高めて病気を防ぎ治す知恵とコツ」（主婦の友社刊）より

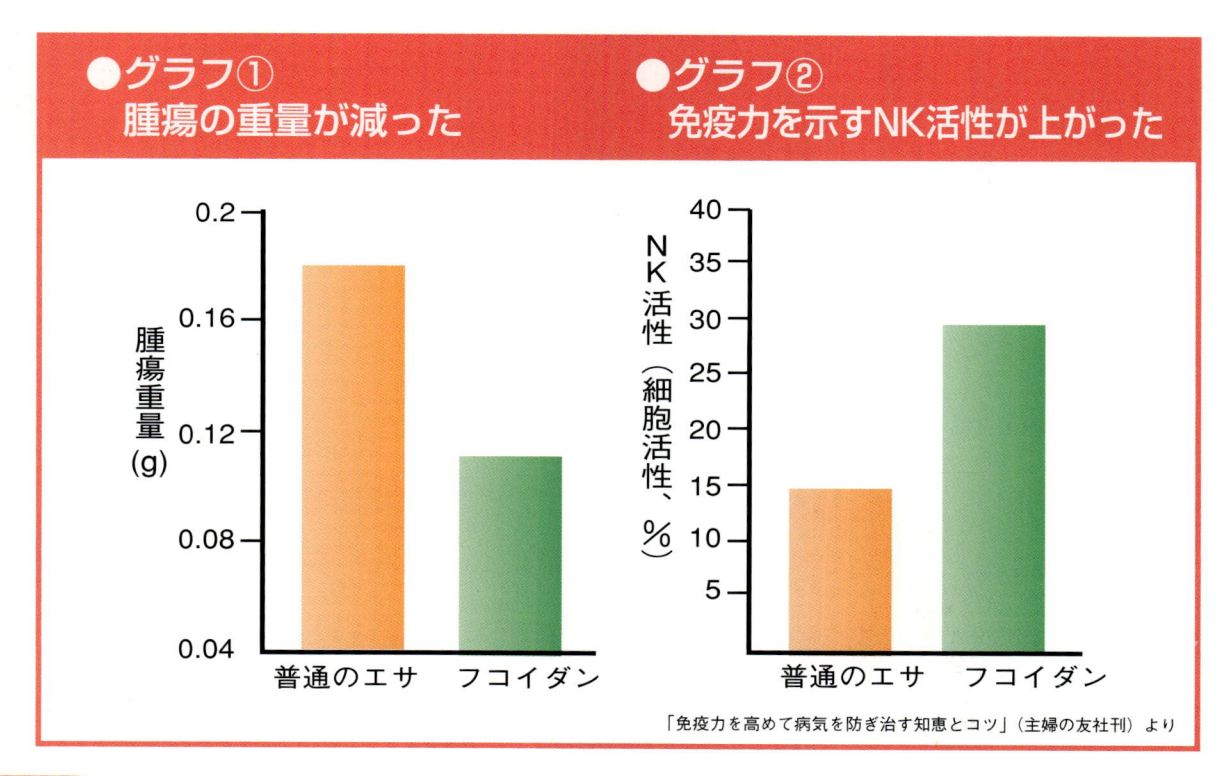

# がごめこんぶ

## フコイダンの量は まこんぶの2倍以上

表面に凹凸があることから、かつては商品価値が低いとされ、雑海藻扱いで捨てられていたがごめこんぶ。そのがごめこんぶが最近になって注目をあびるようになったわけは、フコイダンを豊富に含んでいるからです。その含有量はまこんぶやわかめの2倍以上にものぼります。

フコイダンは水溶性食物繊維の一種で、水に溶け、いっしょにとった食べ物などの水分を抱き込むとぬるぬる成分に変わります。このぬるぬる成分は、糖質の吸収速度を遅らせたり、腸内で糖質や脂質を吸着して体外へ排泄する働きがあり、血糖値やコレステロール値を下げて生活習慣病を予防します。

また、フコイダンを摂取すると、血栓がつくられるのを防ぐこともわかっており、心疾患や脳血管疾患予防にも役立ちます。

さらに、フコイダンは、腸から体内に直接吸収されて免疫細胞を活性化し、がん細胞を自殺に追いやる作用ももっています。

## 高血圧や血栓を予防する アルギン酸も豊富

がごめこんぶに含まれるもうひとつの水溶性食物繊維、アルギン酸の効果も見逃せません。アルギン酸は、食べたものの脂質や塩分が体内に吸収されるのを防いで、血圧を安定させ、血栓がつくられるのを予防します。

がごめこんぶに豊富なフコイダンやアルギン酸には、腸内の悪玉菌がつくり出す有害物質を排泄する働きもあります。私たちの腸内にすむ細菌を大別すると、体に有用な善玉菌と、体に害をおよぼす悪玉菌に分類できます。善玉菌と悪玉菌はたえず腸内で縄張り争いを繰り返しており、どちらが腸内で優勢になるかで、私たちの免疫力の強さが左右されます。

したがって、がごめこんぶに豊富に含まれるフコイダンやアルギン酸によって腸内の悪玉菌が減れば、免疫力の増強に役立つのです。

こうした効果を期待するなら、がごめこんぶを1日あたり10gを目安に食べるとよいでしょう。市販されているがごめこんぶは、角切りタイプ、粉末タイプ、細切りタイプがあります。どのタイプのがごめこんぶを使ってもかまいませんが、体内への吸収率の高さでいえば粉末タイプがおすすめです。

食べる際に注意したいのは、がごめこんぶの粉末を水に5分以上つけてぬめりを出してから食べること。このぬめりは、60度以上の熱に弱いので、でき上がった料理に加えるとよいでしょう。

がごめこんぶの味はだし用のこんぶとは違ってくせが少ないので、そのまま食べたり、納豆やみそ汁に入れてもおいしく食べられます。

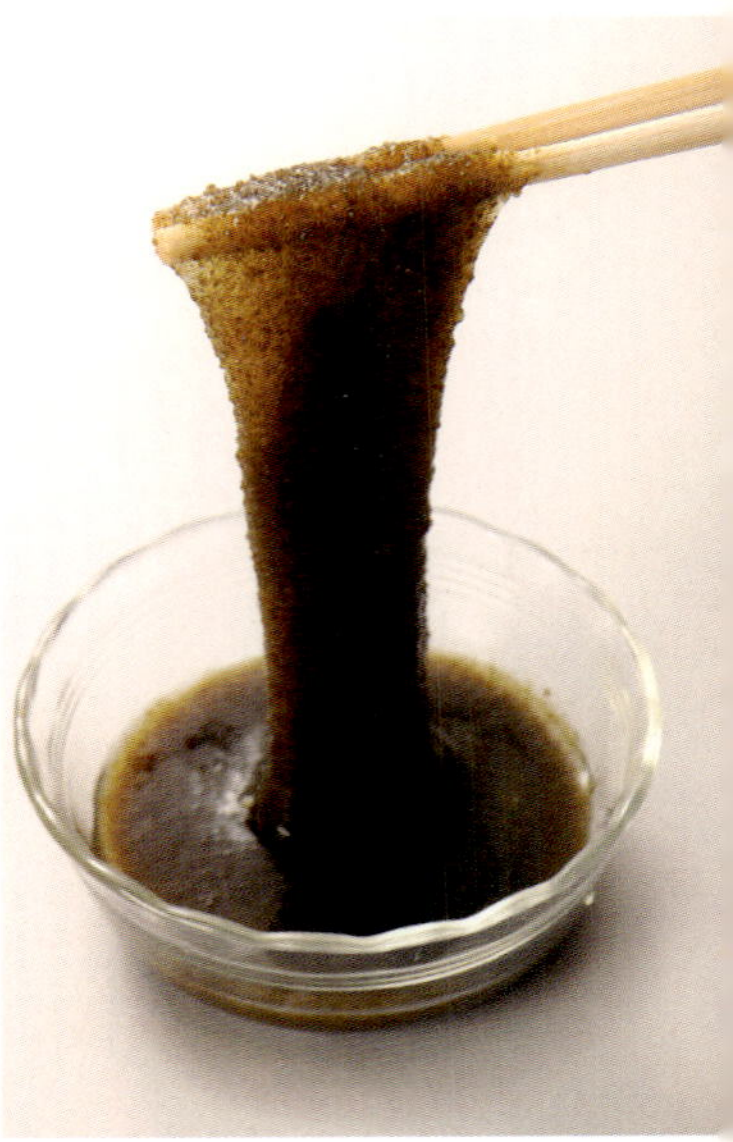

# がごめこんぶ（粉末）の食べ方

**Point!**

- 1日10ｇを目安に食べる
- ぬめりを出して食べる
- でき上がった料理に加える

### 材料（1日分）

◆がごめこんぶ（粉末タイプ）　小さじ1

### 1 水を入れて一晩おく

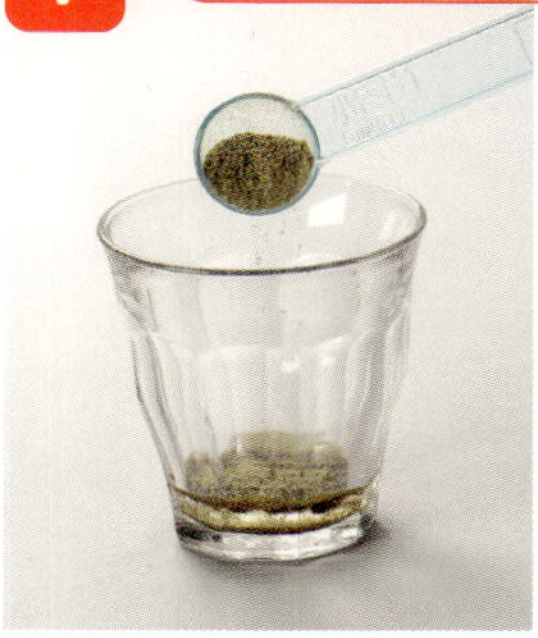

粉末タイプのがごめこんぶ小さじ1に、水またはぬるま湯を大さじ3杯ほど加えて、常温で一晩おく。時間がない場合は10分でOK。

### 2

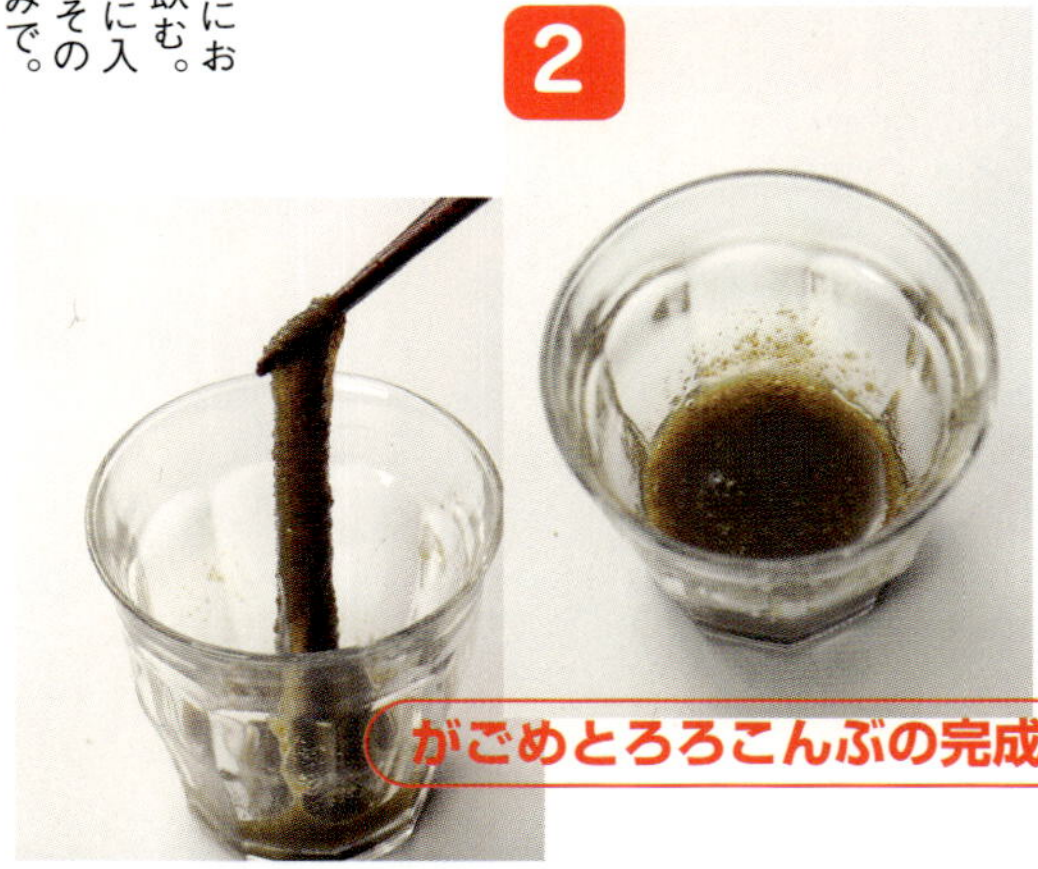

がごめとろろこんぶの完成

### 3 お湯を入れる

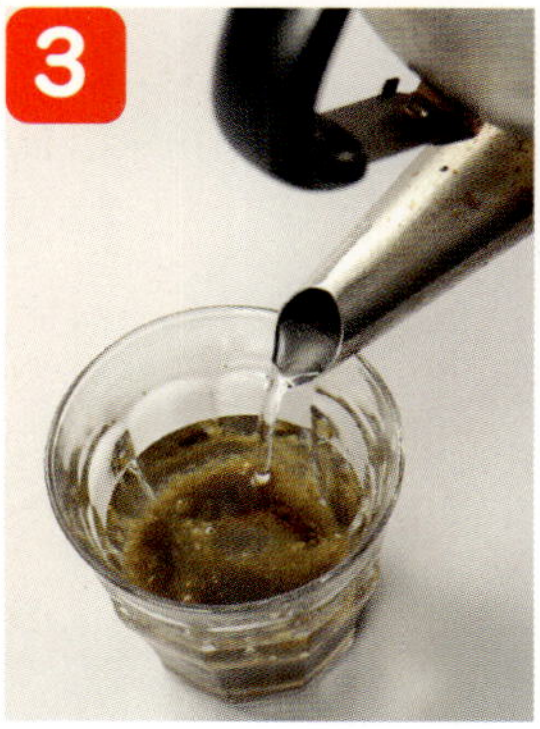

がごめとろろこんぶにお湯を注いだものを飲む。また、お茶やみそ汁に入れるのもおすすめ。その際、お湯の量はお好みで。

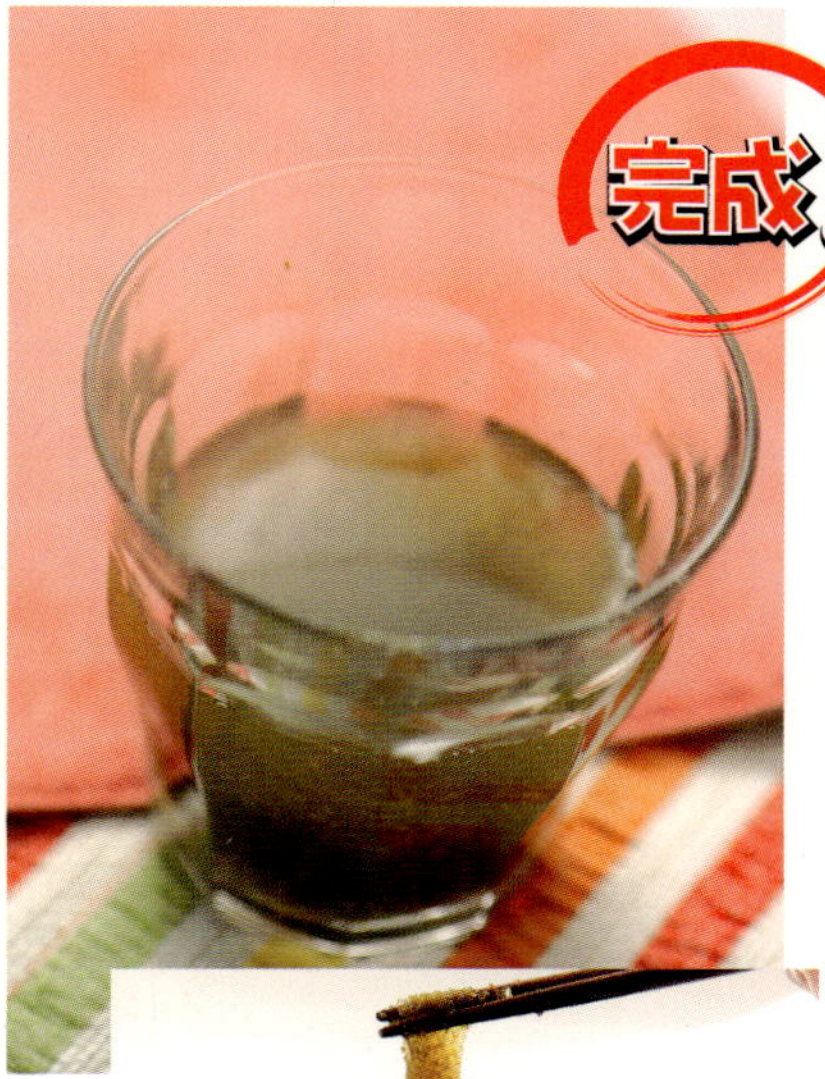

完成！

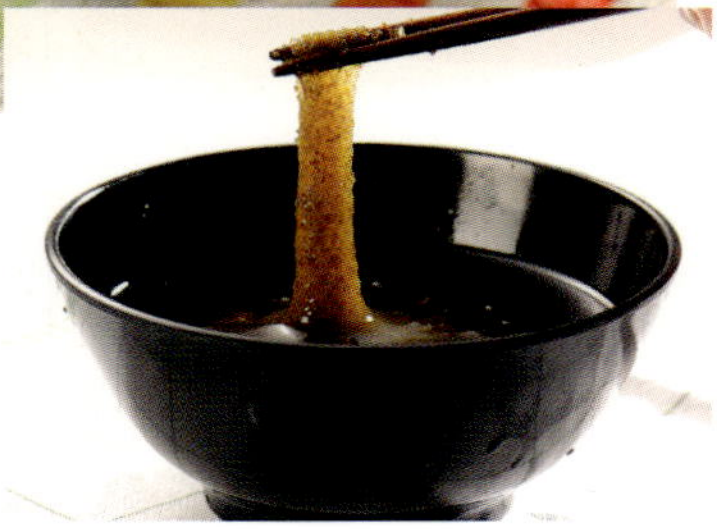

みそ汁の具にもおすすめ

## バリエーション
## 刻みタイプ・角切りタイプの食べ方

### ●ごはんに

がごめこんぶを10分ほど水にひたしたあと、しょうゆとみりんで味つけし、ごはんにのせる。

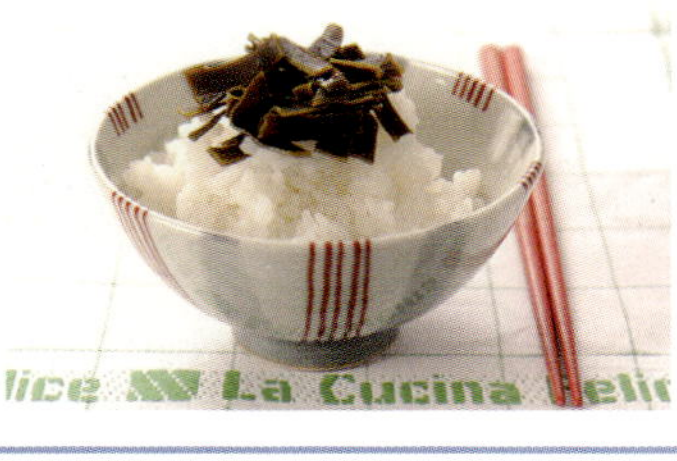

### ●長いもに

がごめこんぶを10分ほど水にひたしたあと、しょうゆとわさびで味つけし、切った長いもとまぜる。

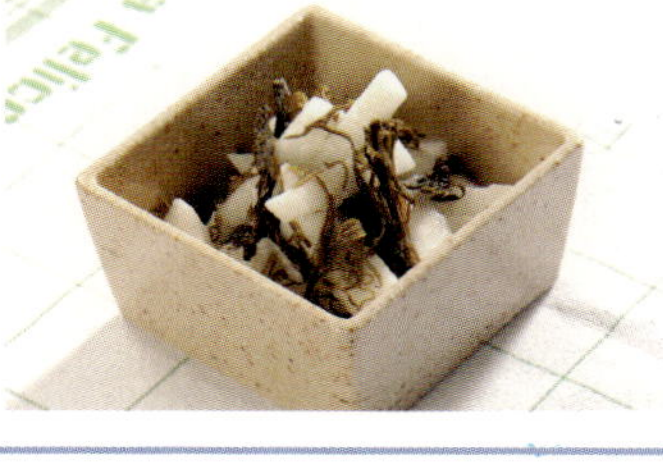

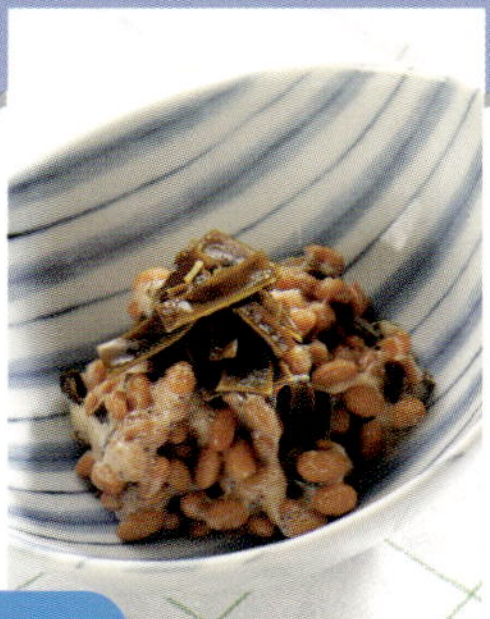

### ●納豆に

がごめこんぶを10分ほど水にひたしたあと、納豆の付属のたれで味つけし、納豆とよくまぜ合わせる。

# めかぶ納豆
# 酢めかぶ

## 腸内免疫を高める めかぶ納豆

　腸内の免疫力を強化するためには、腸内環境をよくして便秘を改善することがたいせつです。腸の中には、人間の体に悪影響を与える悪玉菌が存在し、毒性の強い有害物質を放出します。すると、腸管が水分などといっしょにこの有害物質を吸収し、便としてため込んでしまうのです。

　便秘になり、腸内に有害物質が滞った状態が長くつづくと、有害物質が腐敗して有害なガスが発生します。ガスの一部は、腸壁から血液に乗って全身の細胞に運ばれ、体の機能が低下し、免疫力を弱めてしまいます。便秘になると大腸がんや肥満、肌荒れ、頭痛、肩こりなどの不快症状も引き起こされます。

　そこで、腸内の免疫力を鍛えるには「めかぶ納豆」を日常的に食べることがすすめられます。

　めかぶと納豆に共通するのは、いずれもねばねばしていること。じつは、このねばねばが腸内の免疫力を鍛えるカギになるのです。

　ねばねばの正体は多糖類という成分で、腸内の悪玉菌を減らして善玉菌をふやし、腸内の免疫細胞の働きを活性化させる効果をもっています。

　免疫細胞が活気づけば、腸内の免疫力は高まり、悪玉菌が腸で悪さをするのを防いでくれます。その結果、便秘などの不快症状も改善されます。

　また、めかぶには水溶性食物繊維のフコイダンとアルギン酸が豊富に含まれ、余分なコレステロールの吸収を抑えて便といっしょに体外へ流す働きももっています。

　納豆には、腸内環境をよくする善玉菌が多く含まれ、血栓を溶かすナットウキナーゼという酵素も豊富です。

## 血液をサラサラにする 酢めかぶ

　めかぶと酢を合わせた「酢めかぶ」を食べると、免疫力の強化に加え、高血圧を防ぐ効果が高まります。

　酢には、血液中の成分である赤血球をやわらかくする働きがあります。赤血球には、みずからの形を変える性質があります。これを赤血球変形能といい、その働きが衰えると変形する能力も低くなります。

　すると毛細血管や細い末梢血管の中に血液が通り抜ける力が弱くなり、血圧が上昇してしまいます。

　したがって、酢をとることは血圧を安定させるのに有効なのです。

　また、酢には脂肪の合成を抑えて高血圧の一因になる肥満を防ぐ効果や利尿作用もあります。

　一方のめかぶに含まれるアルギン酸とカリウムは、余分な塩分を体外へ排泄して高血圧を防ぎます。

　その点でも、めかぶと酢を合わせることは効果的なのです。

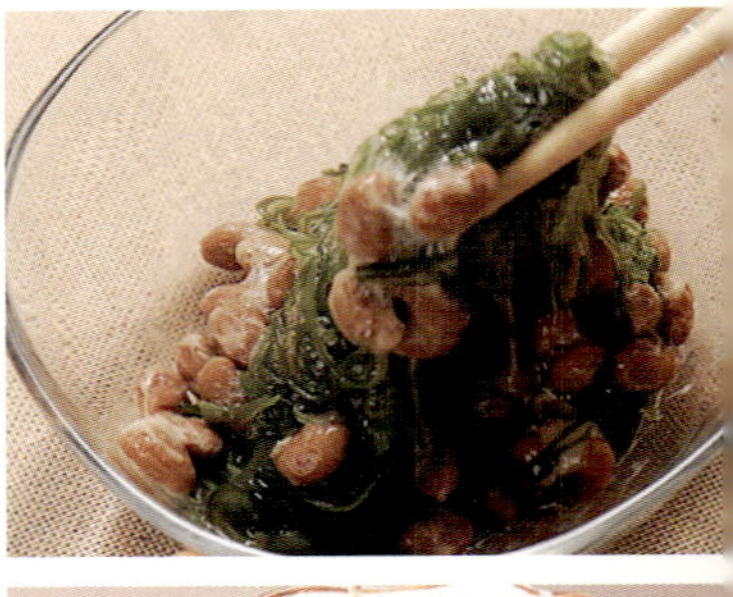

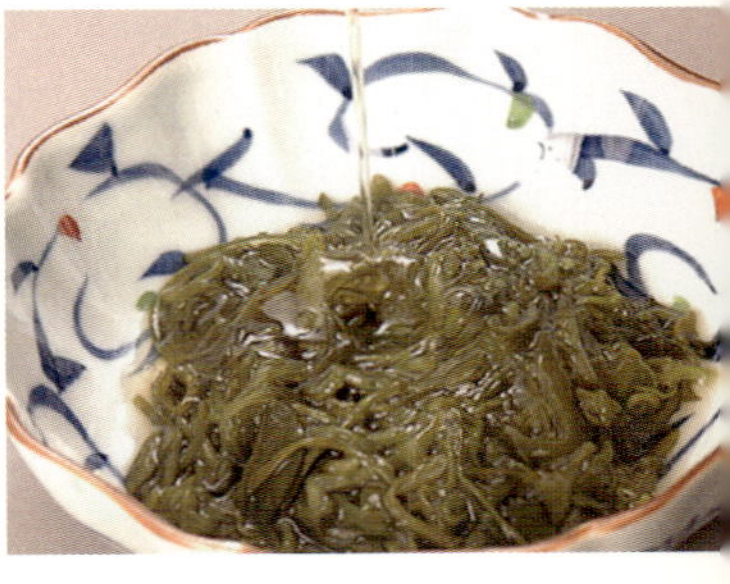

## めかぶ納豆の作り方

完成！

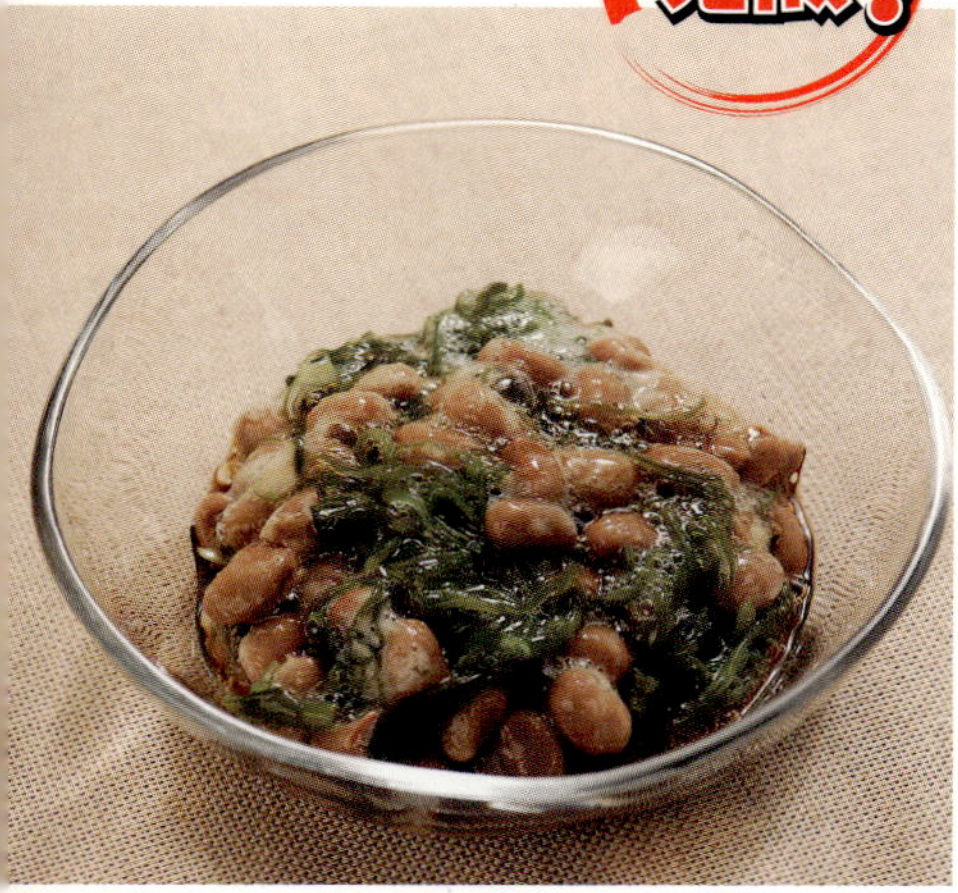

しょうゆか納豆のたれをかければでき上がり。

**Point!**

- 1日小皿1杯食べる
- めかぶと納豆はよくまぜ合わせる

**材料**（1日分）

- めかぶ　50g
- 納豆　1パック
- しょうゆか納豆のたれ　適宜

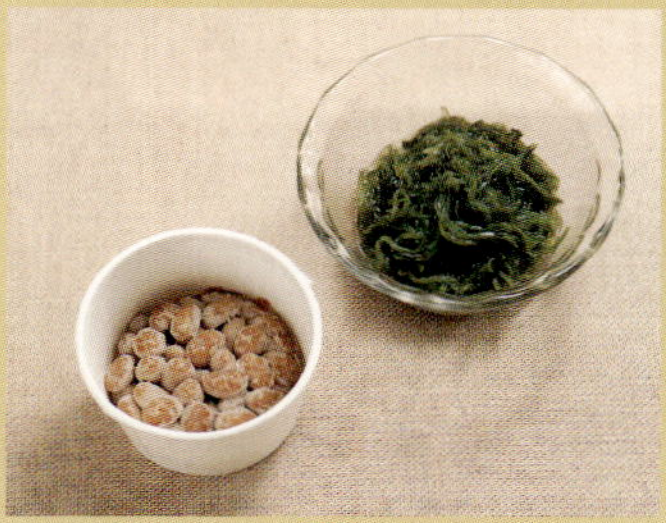

**1**

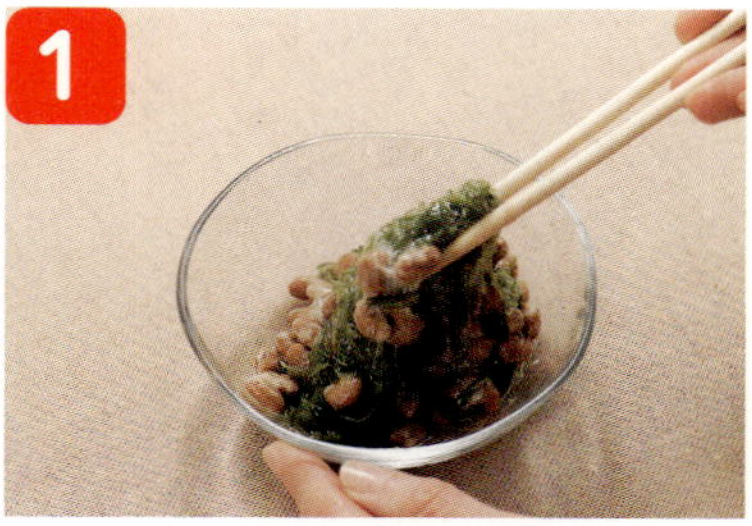

めかぶと納豆をよくまぜ合わせる。

## 酢めかぶの作り方

**Point!**

- 1日小皿1杯食べる
- 酢も飲みきる

**1**

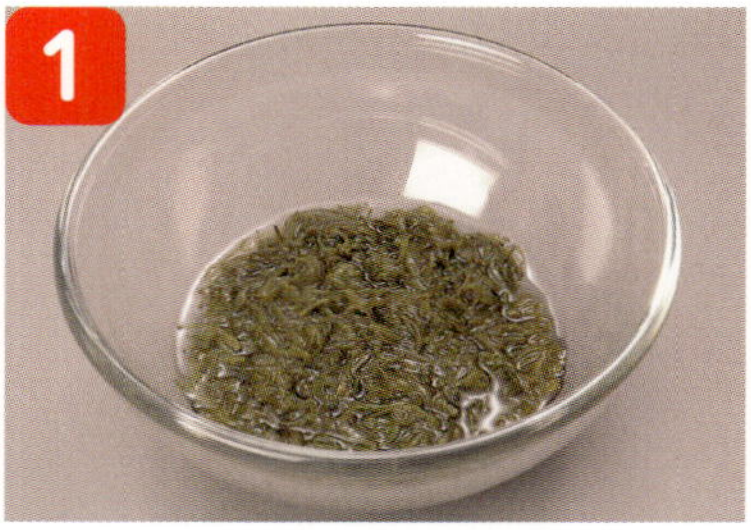

乾燥メカブ（10g）をボウルに入れ、4〜5分水にひたす。湯の場合は2〜3分でよい。

**2**

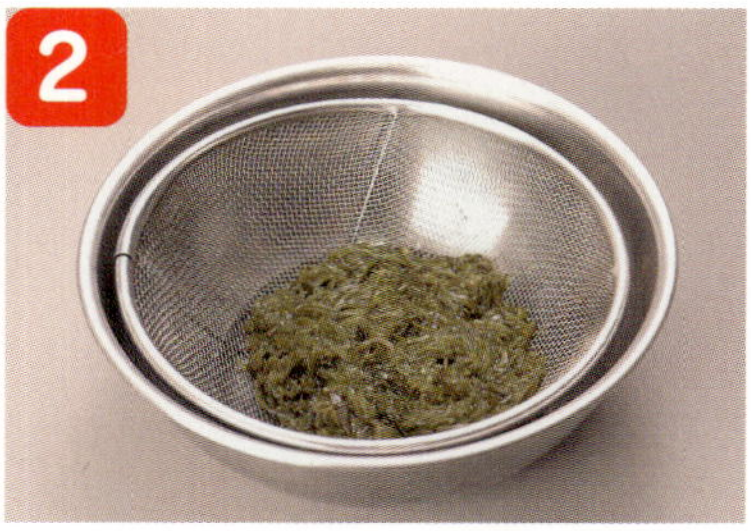

めかぶをざるに上げ、水をきる。

**3**

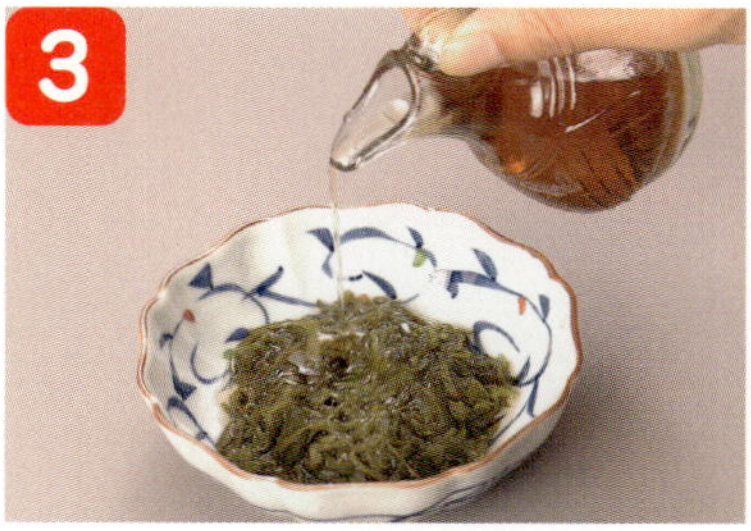

めかぶを器に盛り、適量の酢とまぜ合わせる。

完成！

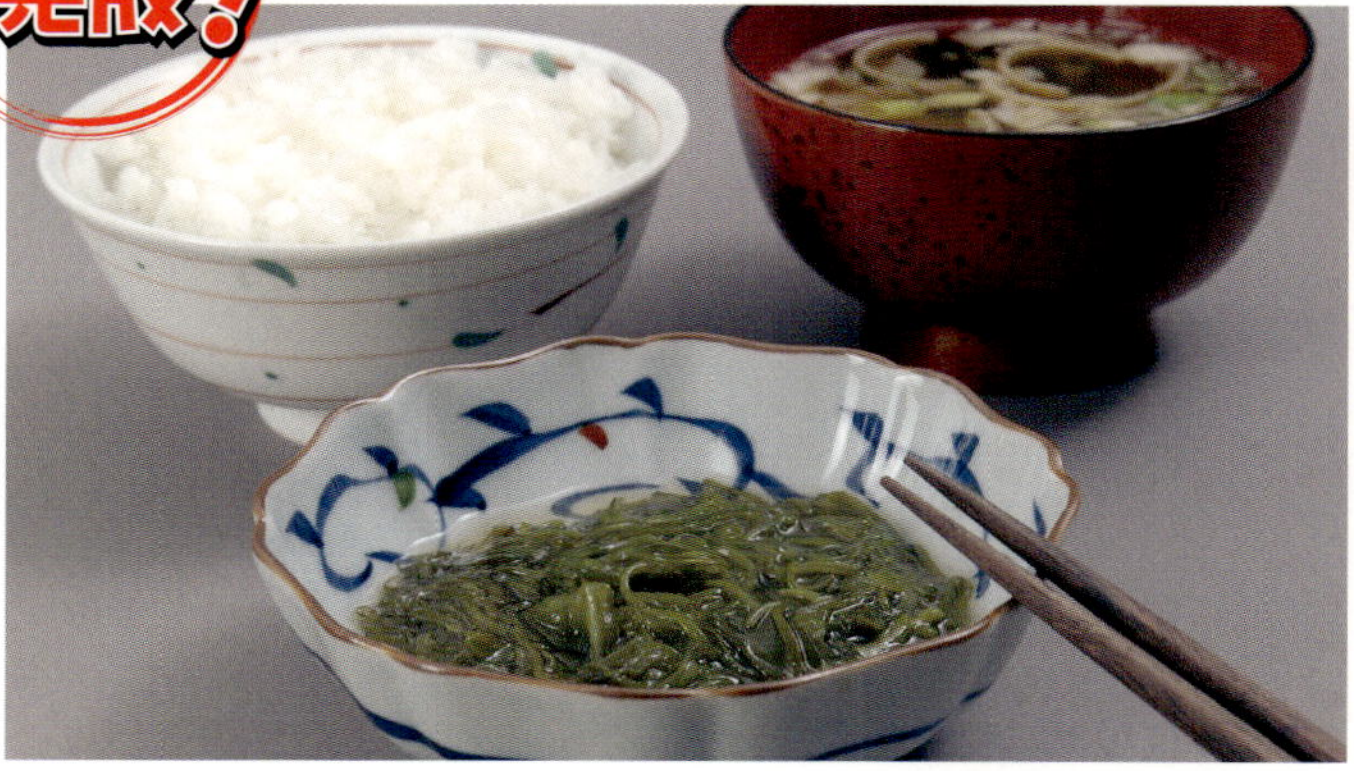

そのまま食べても、ごはんのおかずにして食べてもOK。

# にんにく

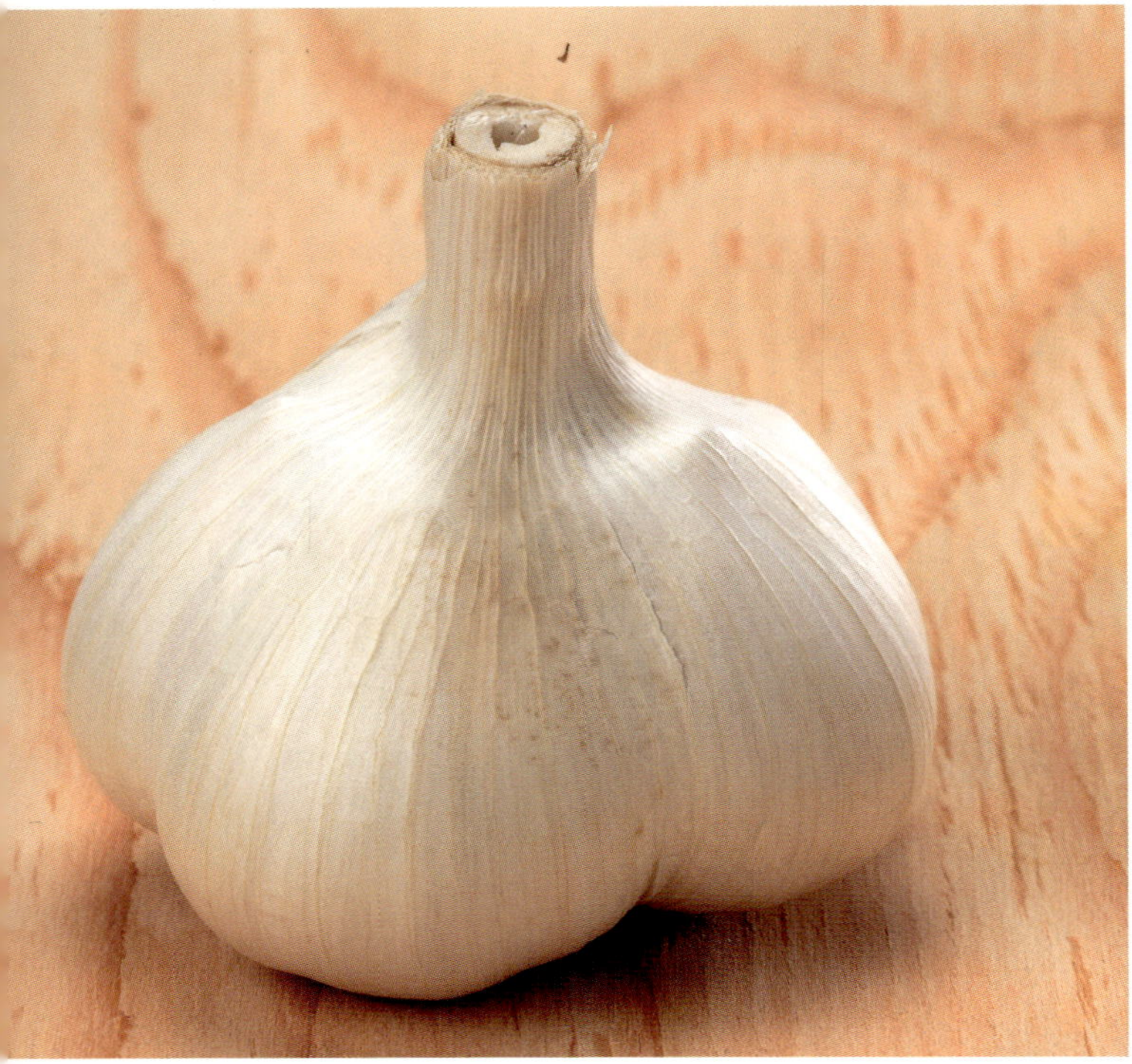

## がん予防効果のトップの食品

にんにくは、中央アジア原産のユリ科ネギ属の多年草で、何千年も昔から世界各地で病気の治療や予防に利用されてきました。

日本でも、古くから熱冷ましやかぜなどの民間療法に使われてきましたが、近年では特に熱い脚光をあびるようになっています。

そのきっかけとなったのが、１９９０年に始まった、アメリカ国立がん研究所による、がんを防ぐ植物性食品の研究（デザイナーフーズ・プログラム）です。

この研究の目的は、野菜や果物、香辛料、穀物などの植物性食品に含まれる成分が、がん予防にどのような役割を果たすのかを解明することでした。

この研究の結果、がん予防効果が大きいとされる48種類の食品がリストアップされ、にんにくはそのトップに位置づけられたのです。

実際、これまでの大規模な疫学調査によっても、にんにくは乳がん、大腸がん、胃がんの予防に有効であることが確認されています。

また、マウスを使った動物実験でも、皮膚がん、大腸がん、肺がん、食道がん、胃がん、肝臓がん、口腔がん、乳がんなど、あらゆる部位の発がん抑制効果があることが報告されています。

免疫力を高める代替医療の先進国であるアメリカでは、にんにくはがん予防食品として広く認知されています。さらに、がん予防だけでなく、血栓防止や血行促進作用をはじめ、動脈硬化、脳梗塞《こうそく》、心筋梗塞、糖尿病、胃潰瘍《かいよう》、感染症などさまざまな病気予防に役立つことも明らかになっています。

## すぐれた抗酸化作用で免疫力を高める

にんにくには、タンパク質、糖質、ビタミン$B_1$・C、リンなどさまざまな成分が含まれていますが、がんに最も影響をおよぼす成分は、幾種かのイオウ化合物が関係していると考えられています。

たとえば、にんにくのにおいのもとであるアリシンという成分があります。

にんにくにはアリインが豊富に含まれています。

アリインが酸素に触れると、同じくにんにくに含まれるアリナーゼという酵素が働いて、イオウ化合物のアリシンに変わります。

このアリインがアリシンに変化する過程で、さまざまな薬理作用が生まれることがわかっています。

アリシンは、細胞内に浸透しやすく、酸素と結びつきやすい性質をもっています。そのため、遺伝子細胞膜のかわりに活性酸素に利用され、体外へ排出されます。

つまり、アリシンなどのにんにく成分が酸化されることで、万病の原因になる活性酸素の発生を防ぐことができるのです。

こうしたにんにくの抗酸化作用は、アリシンのほかにも、にんにくに含まれるアリル系、メチル系有機化合物などのイオウ化合物が関係しています。これらの成分には、「がんと闘うリンパ球やナチュラルキラー細胞などの免疫細胞の働きを活性化させる」「がん細胞を自殺（アポトーシス）に導く」「がん細胞を増殖させる新生血管の形成を抑制する」「活性酸素による遺伝子の損傷を防ぐ」などの作用があり、さらにくわしい研究が進められているところです。

このほかにも、にんにくには、免疫の機能を高めるゲルマニウムなども含まれています。

このように素晴らしい薬効をもつにんにくですが、食べ方には注意が必要です。

にんにくを食べすぎると、胃の粘膜に強い刺激を与えます。そのため、胃の弱い人が空腹時ににんにくを食べると、胃腸の不調を起こすおそれがあります。また、にんにくを食べすぎると赤血球が減り、貧血を招くこともあります。

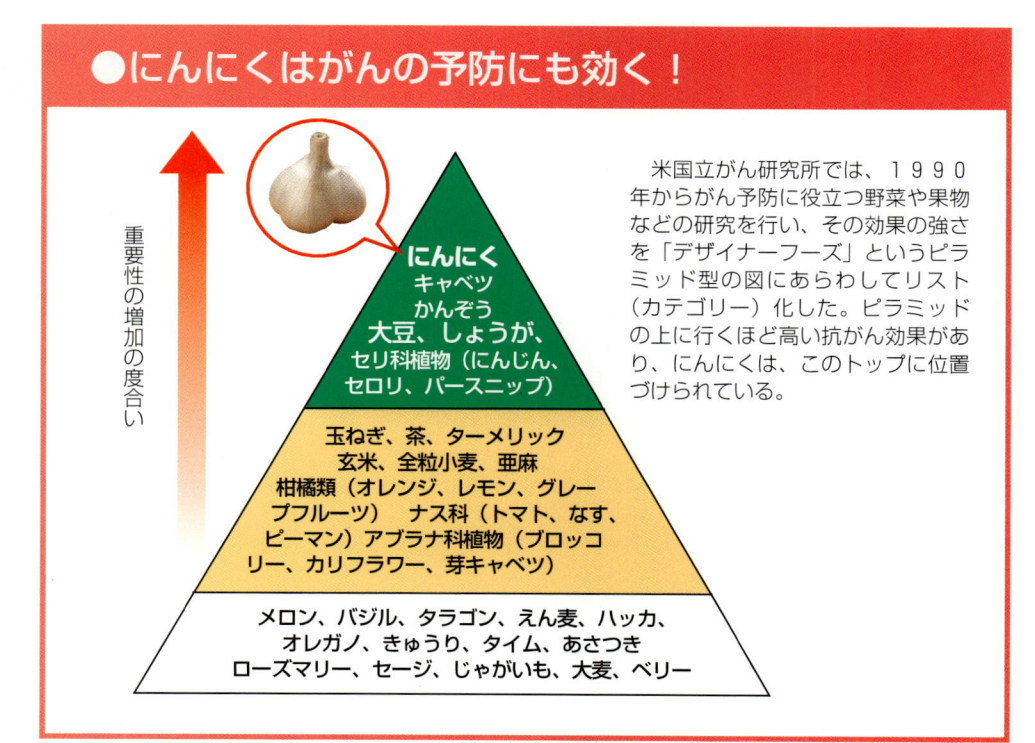

そこで、1日あたり1～3かけの適量をとることが、にんにくの薬効を効果的に得るコツといえます。

## ●にんにくはがんの予防にも効く！

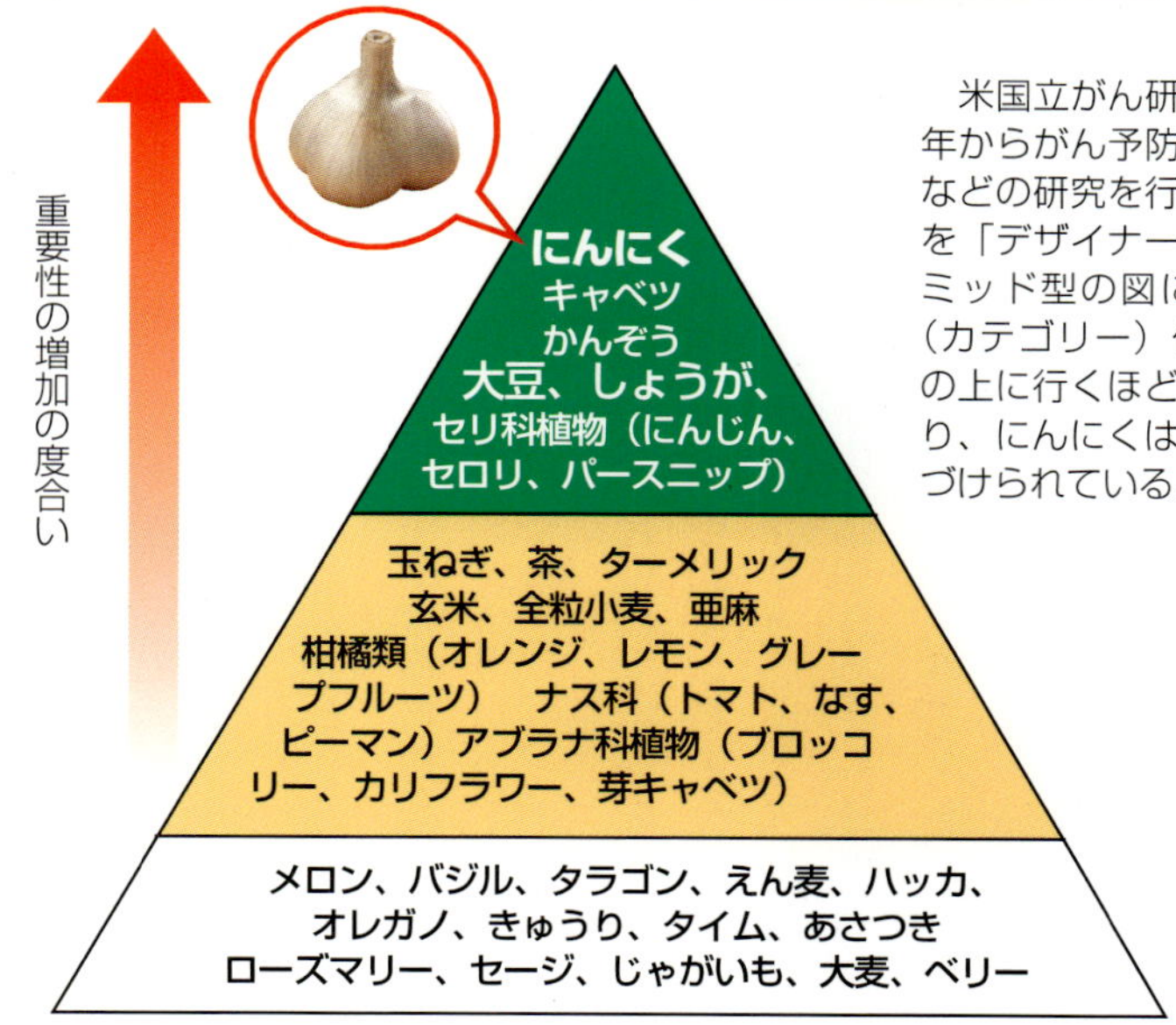


米国立がん研究所では、１９９０年からがん予防に役立つ野菜や果物などの研究を行い、その効果の強さを「デザイナーフーズ」というピラミッド型の図にあらわしてリスト（カテゴリー）化した。ピラミッドの上に行くほど高い抗がん効果があり、にんにくは、このトップに位置づけられている。

# アホエンオイル

## にんにくの成分が変化した特効薬

にんにくに含まれるさまざまな成分のひとつに、アホエンというイオウ化合物があります。アホエンは、１９８４年、アメリカ・ニューヨーク州立大学のブロック教授らによって発見されました。アホエンの「アホ（ajo）」とは、スペイン語でにんにくという意味です。

にんにくをすりおろしたり刻んだりして細胞を破壊させると、アリシンというイオウ化合物ができます。このアリシンに熱を加えると、温度の高さによって3つの成分に分解されます。その1つがアホエンです。

つまり、生のにんにくにはアホエンは含まれておらず、アリシンを25～100度の間で加熱することではじめて発生する成分なのです。

このアホエンには、強力な免疫力増強作用があるため、次のような効果をもたらすことが確認されています。

**①抗がん作用**

発がん物質の発生を抑え、がん細胞を自殺（アポトーシス）に導く。

**②血栓予防作用**

血小板の凝集を抑制し、血栓ができるのを防ぐ。

**③抗菌作用**

細菌やウイルスに対する殺菌作用。

**④脂質代謝異常防止作用**

血液中のコレステロールや中性脂肪の濃度を下げる。

**⑤その他**

脳の神経伝達物質の活性化、肝臓の保護作用、美肌作用など。

## 脂溶性の性質を生かして作るにんにく油

このように、アホエンには驚くべき薬効がありますが、酢漬けやしょうゆ漬けなどにしてにんにくを生で食べても、アホエンをとることはできません。したがって、アホエンをとるなら、にんにくを油につけたまま低温加熱する「アホエンオイル」を手作りするのがよいでしょう。

アホエンオイルの作り方は、刻んだにんにくを油に入れ、そのまま25～100度の湯煎にゆっくりかけるだけ。温度さえ守れば簡単に作ることができ、冷暗所に置いておけば約1カ月はもちます。

アホエンオイルを作るときに、にんにくを油につけたまま低温加熱するのは、アホエンが脂溶性だからです。にんにくのアリシンは水溶性ですが、興味深いことに、アリシンを加熱してできるアホエンは脂溶性に変わっています。

アホエンオイルを作るときの油は抗酸化作用の高いオリーブ油が最適ですが、植物油ならなにを使ってもかまいません。アホエンオイルは、パスタやスープ、サラダなどの料理の仕上げにかけると、風味がアップします。また、ヨーグルトや納豆など意外なメニューとも相性がよいので、ぜひ試してみてください。

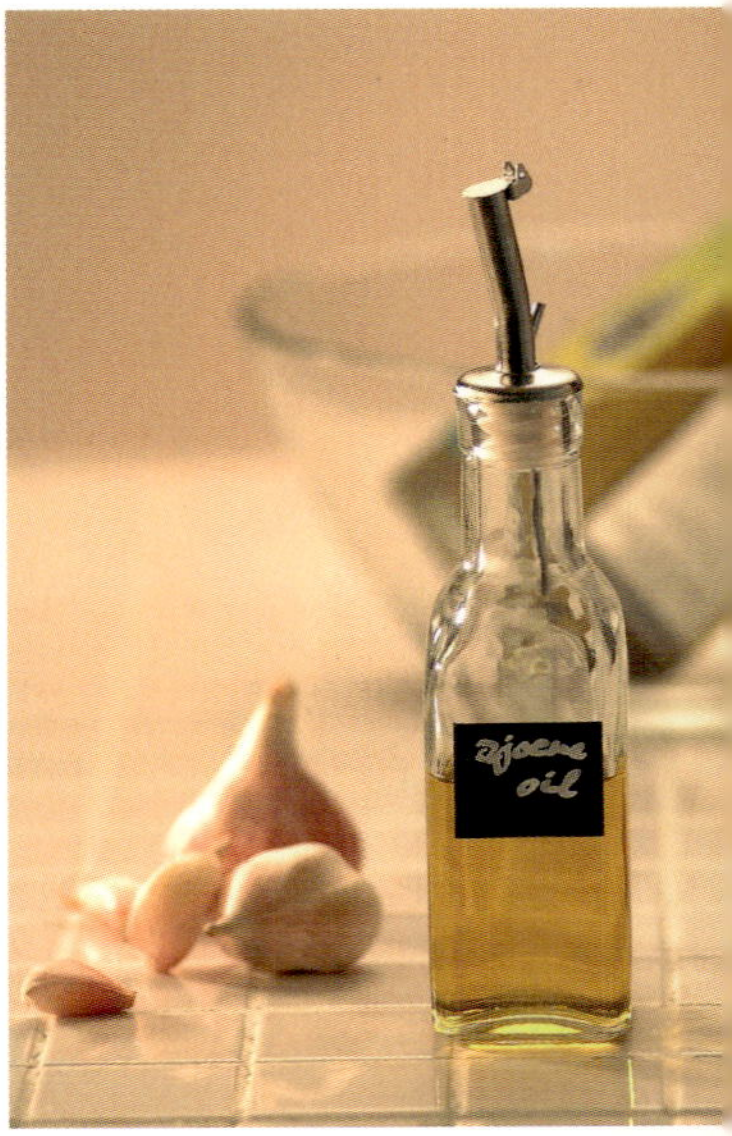

**Point!**

- 1日小さじ1杯を目安にとる
- アホエンは高温に弱いので調理後にかける
- 冷暗所で約1カ月保存できる

# アホエンオイルの作り方

**材料**（20日分）

◆にんにく　2片
◆植物油　100g

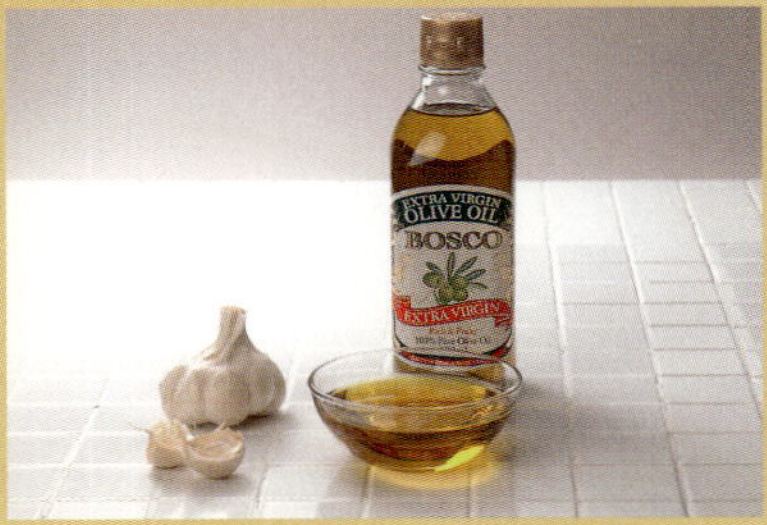


**1**

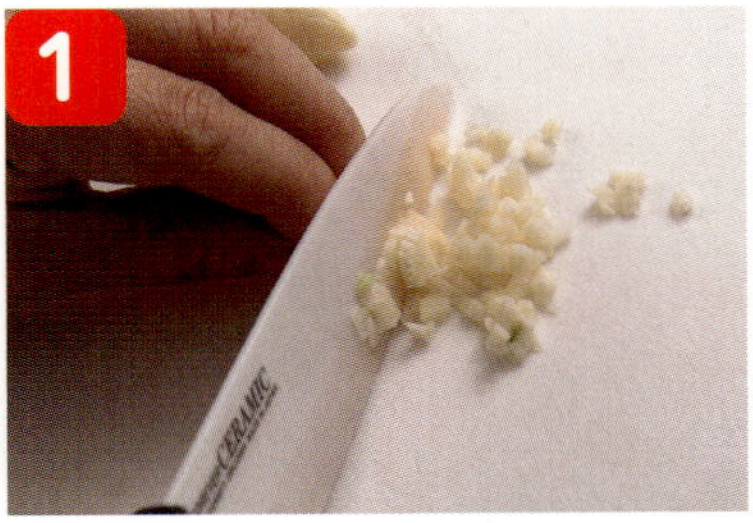

にんにくを刻む（こまかく切るとにおいが強くなるので注意）。

**2**

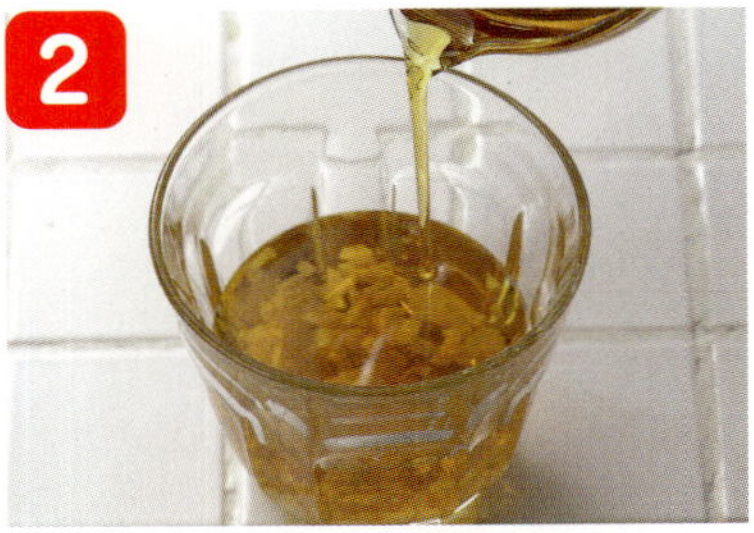

耐熱容器に1を入れ、植物油を加える。

**3**

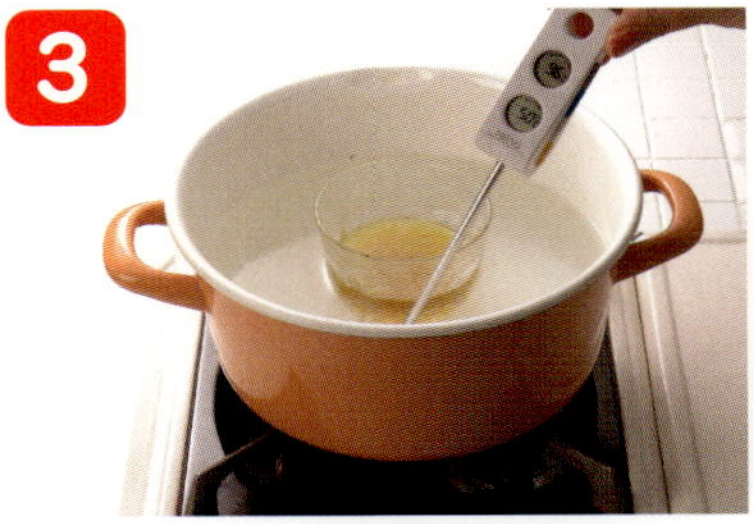

水を張った鍋に、耐熱容器を倒れないように注意して置き、湯煎する。

**4**

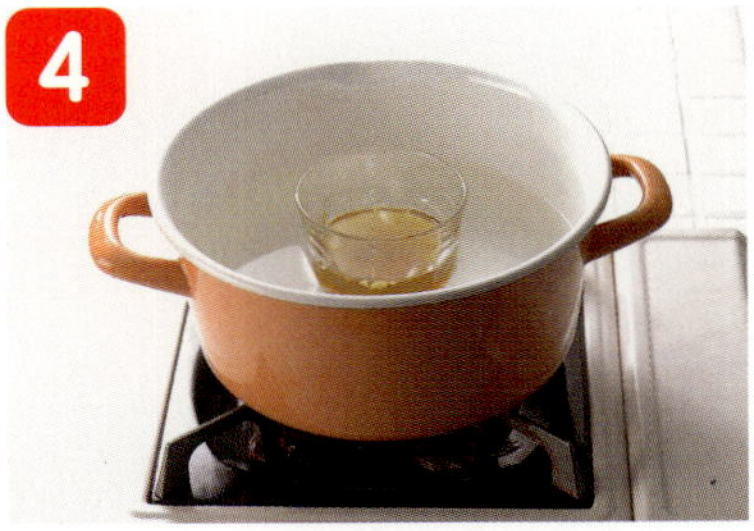

水が沸騰したらすぐに火を止め、油が冷めるまでそのまま置く。

**5**

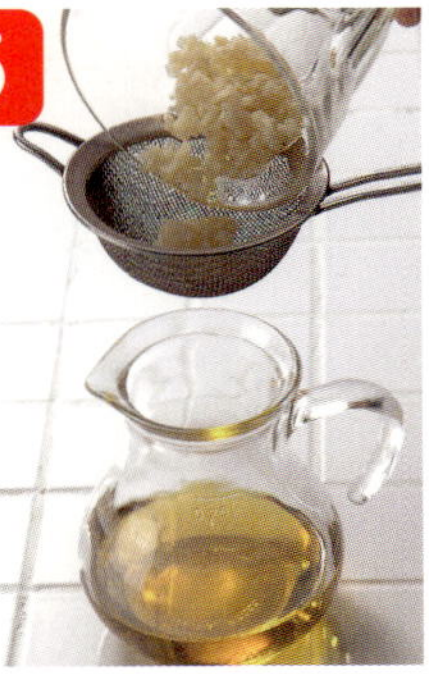

油が完全に冷めたら、茶漉しなどを使ってにんにくを漉す。

**完成！**

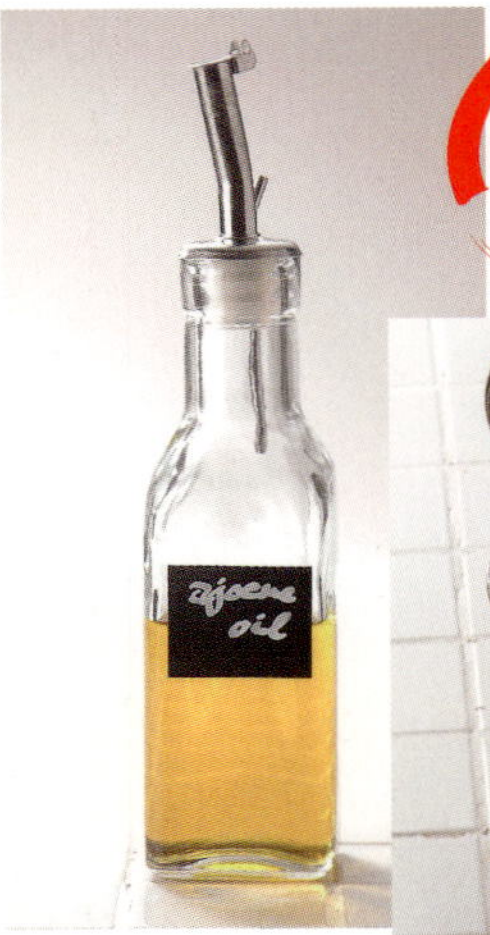


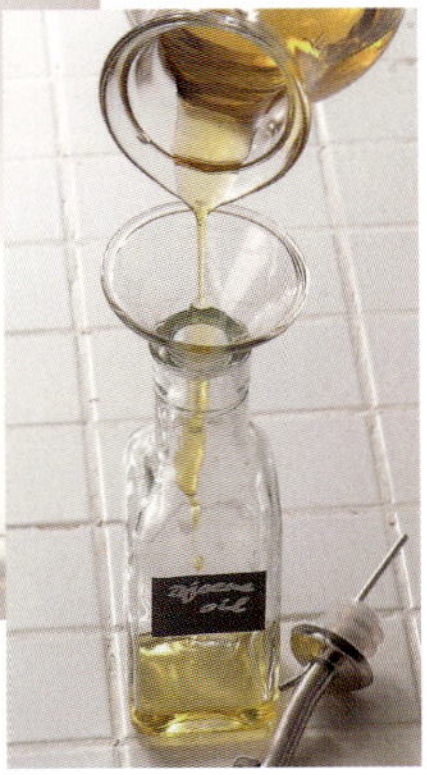

でき上がったら、密閉容器に入れて冷暗所に保存。

**アドバイス**

## アホエンオイルおすすめメニュー

**●パスタ**

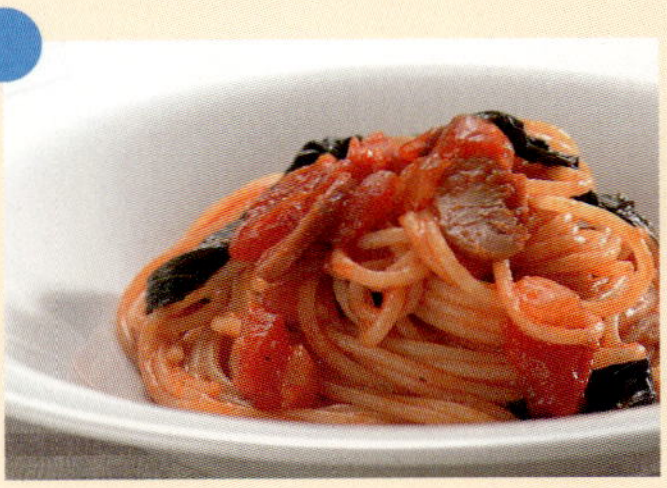

でき上がったパスタにアホエンオイルをからめる。あるいはソースの隠し味に。

**●サラダ**

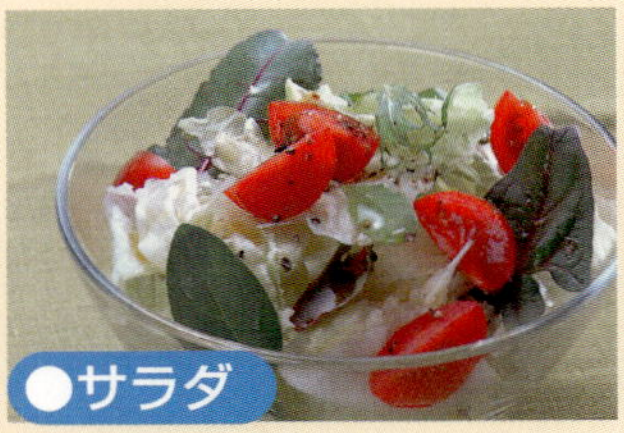

アホエンオイル、塩、こしょうをまぜてドレッシングを作り、サラダにかける。

**●ヨーグルト**

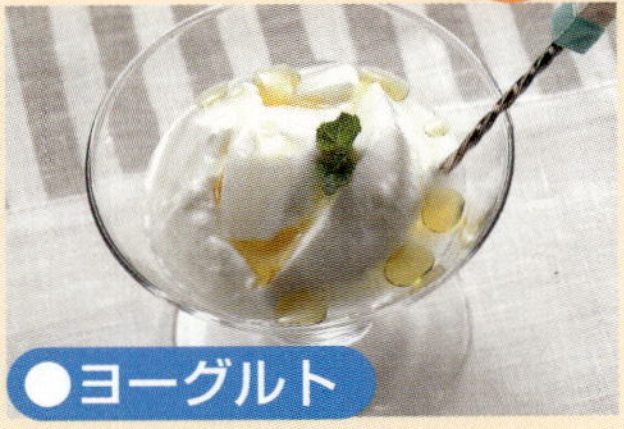

アホエンオイルをヨーグルトにかけて食べれば免疫力増強効果が倍増。

# 揚げにんにく

## 多彩な薬効をもつにんにくは万能薬

にんにくは、現代の万能薬といってもいいほど、多彩な薬効をもっています。そのなかで最も知られているのは、滋養強壮効果でしょう。

この働きは、にんにくに含まれるイオウ化合物の働きによるものです。

もともと、にんにくには、イオウ化合物の一種のアリインという物質が含まれていますが、にんにくを切ったりすりおろしたりして酸素に触れると、アリイナーゼという酵素が働いてアリシンという物質に変化します。

このアリインからアリシンへと変化する過程で、にんにくに含まれるビタミン$B_1$の吸収が高まり、疲労回復や滋養強壮に効果を発揮するようになるのです。

にんにくがもつイオウ化合物には、アリシンのほか、アホエンやスコルジンなどがあります。アホエンは優れた抗酸化作用があり、免疫力の増強やがん予防に役立ちます。

スコルジンは血行を促進させ、新陳代謝を活発にする作用もあるため、スコルジンをとることは免疫力のアップにつながります。

また、血行促進作用の高いスコルジンをとることによって、脳梗塞《こうそく》や心筋梗塞の原因になる血栓を防いだり、高血圧や冷え症を予防する一助になります。

このほかにも、にんにくには、免疫力強化作用のあるビタミンCやゲルマニウム、腸内免疫の働きに欠かせない食物繊維、血圧を下げる効果のあるカリウムなども含まれています。

## 揚げにんにくの甘さの秘密はオリゴ糖

にんにくの料理法といえば、洋風料理や中国料理の風味づけに使う人がほとんどではないでしょうか。ここで紹介する「揚げにんにく」と「蒸しにんにく」は、にんにく本来のおいしさを味わえる理想的な食べ方です。加熱調理することで、にんにくのにおいや刺激がやわらぎ、ほくほくとした食感で甘みが増し、食べやすくなります。この甘みの正体はにんにくに含まれるオリゴ糖で、整腸作用やコレステロール低下作用があります。

ただし、にんにくを加熱すると、その有効成分であるアリシンやアホエンの量は減ってしまいます。しかし、ジアリルスルフィドという別のイオウ化合物に変化し、同様の効果を得ることができます。

また、揚げにんにくを作るときの油は、サラダ油のほか、オリーブ油や厚生労働省認可の特定保健用食品の油などを使えば、血液サラサラ効果やコレステロール低下作用を強化することもできます。

揚げにんにくは、免疫力強化だけでなく、生活習慣病全般の予防に役立つすぐれた食べ方といえます。

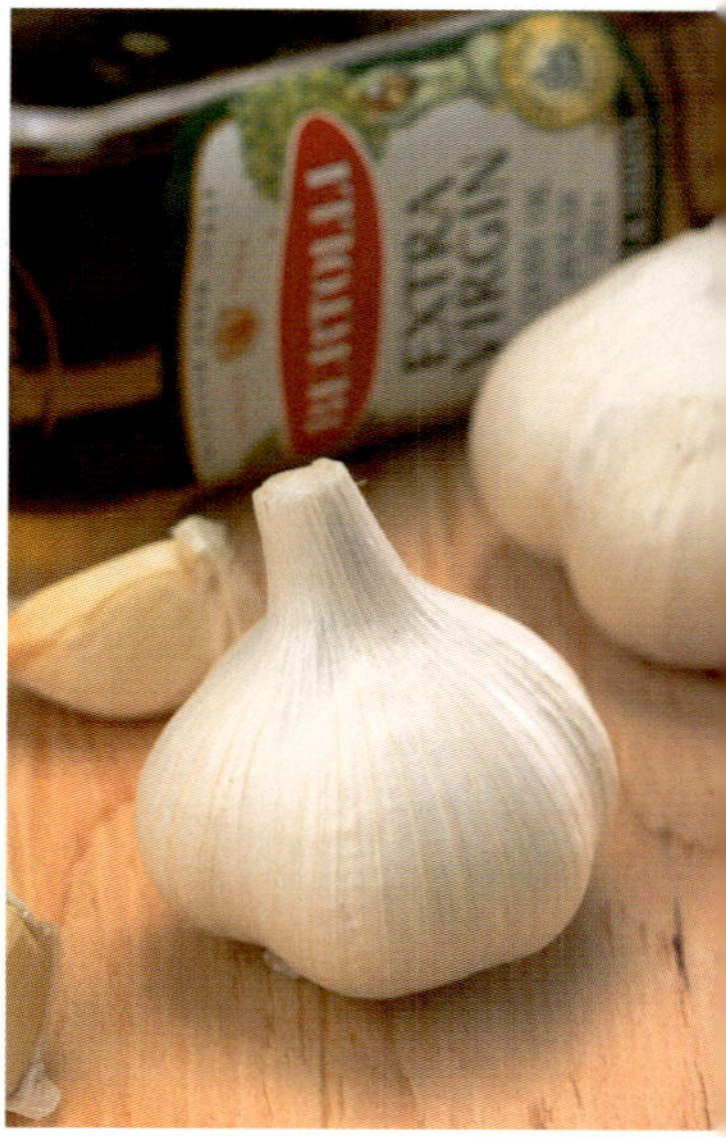

**Point!**

- 1日1～3片を目安に食べる
- 胃弱の人は空腹時を避けて食べる
- 植物油を使う

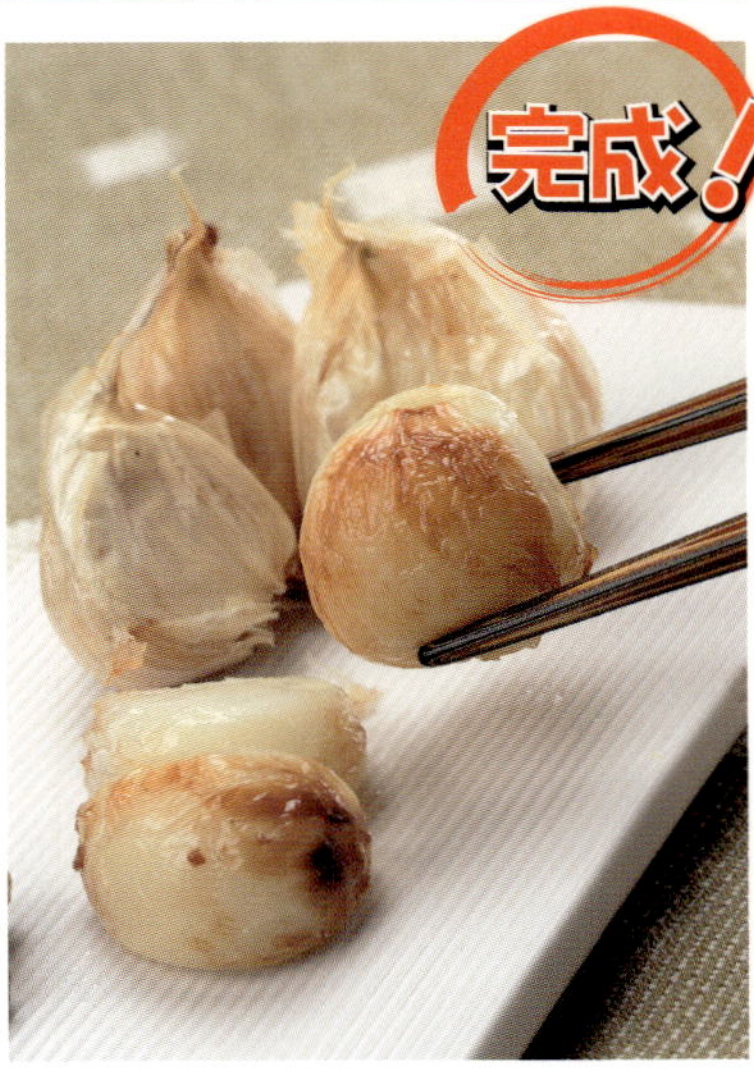

ほくほくの揚げにんにくのでき上がり。

# 揚げにんにくの作り方

**材料**（3日分）

◆にんにく　大1個
◆揚げ油　適宜

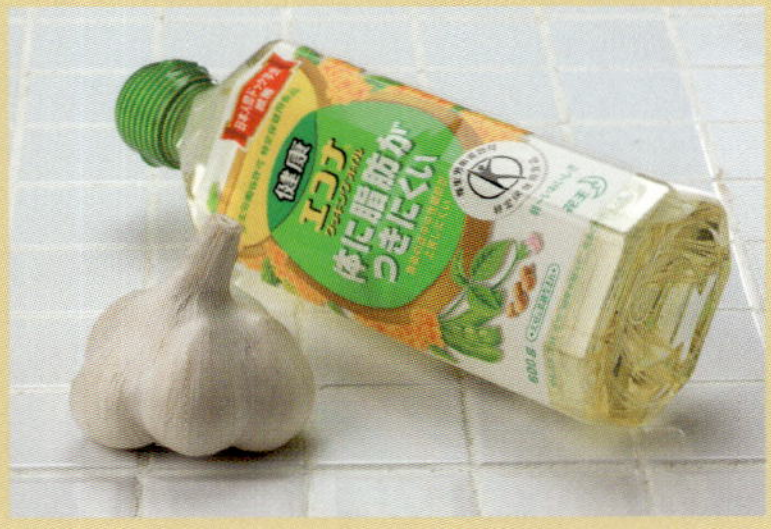


**1**

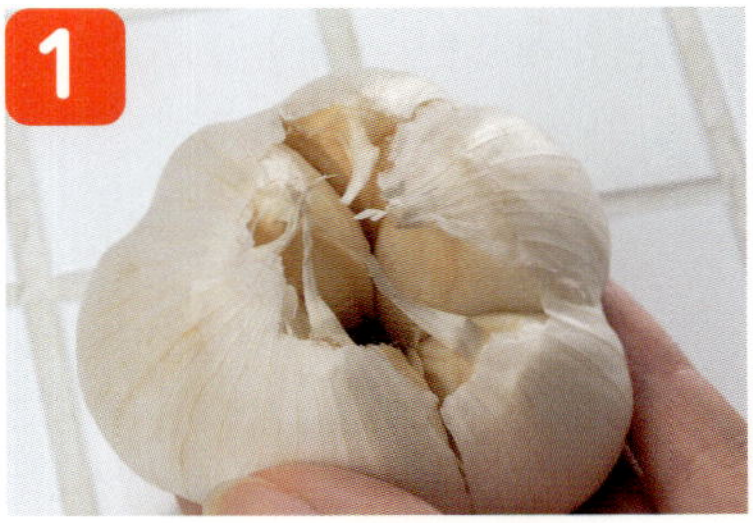
にんにくは芯をとり除き、手で中心を軽く広げる。表面の余分な皮はむいておく。

**2**

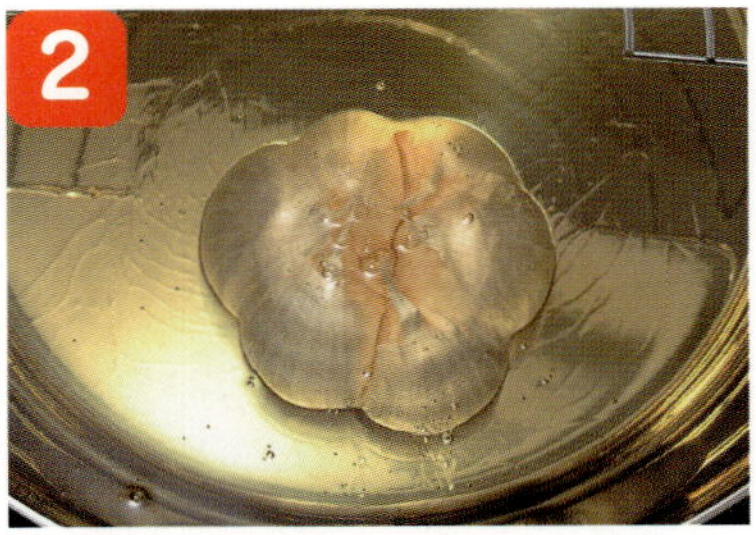
油を入れた鍋を中火にかけ、120度くらいの低めの温度で1を揚げる。

**3**

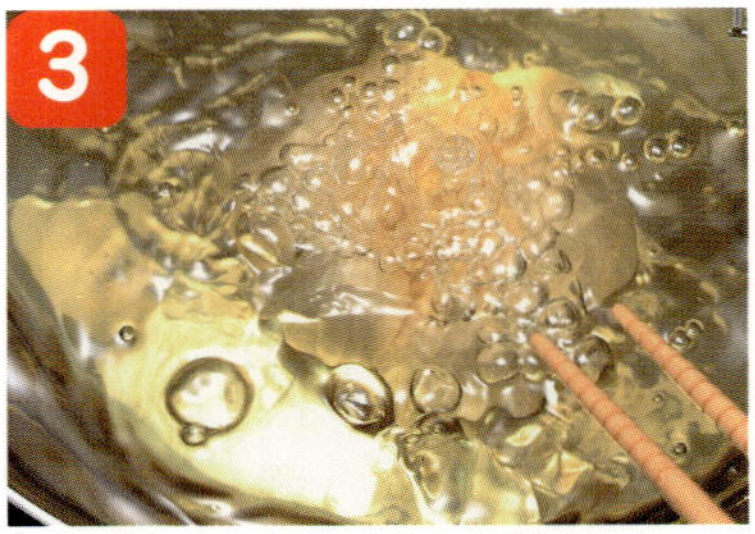
気泡がたくさん出てきたら弱火にし、にんにくがきつね色になるまでじっくり揚げる。

**4**

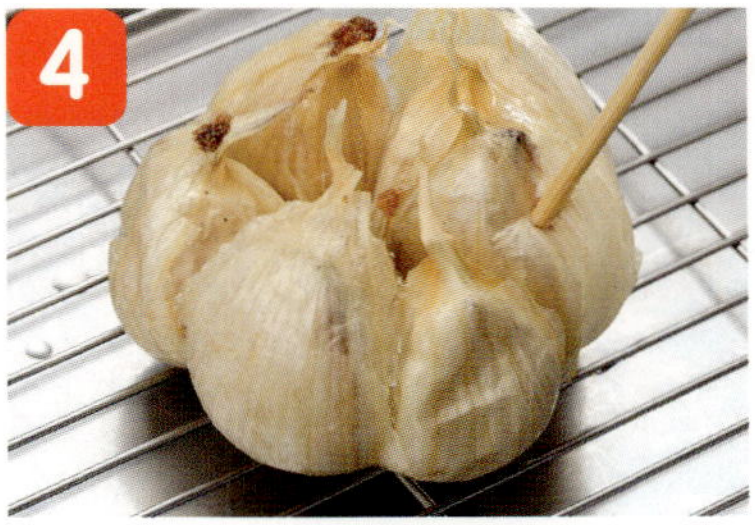
竹串などでにんにくに火が通っているかを確かめ、とり出して油をきる。

バリエーション

## 蒸しにんにく

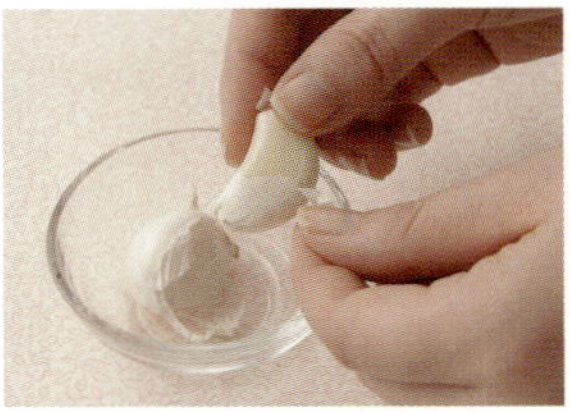
①にんにく1～3片（1日分）は、外皮をむいて小片に分け、それぞれ薄皮をむく。

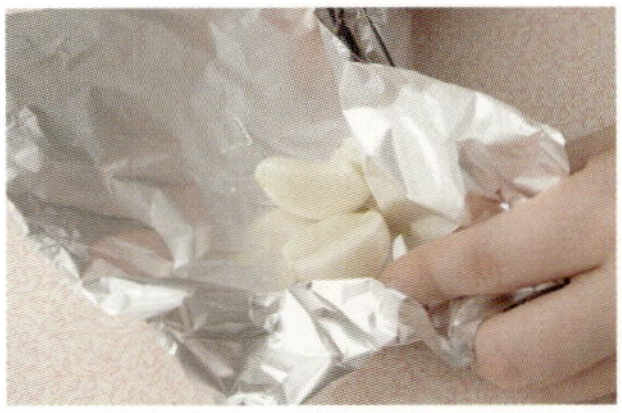
②15×15㎝くらいに切ったアルミホイルに1をのせ、ぴっちり包む。

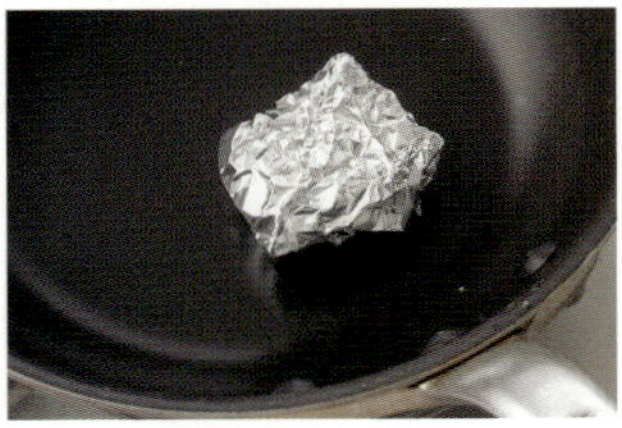
③焼き網かフライパン、オーブントースターに2をのせ、中火で2～3分焼く。

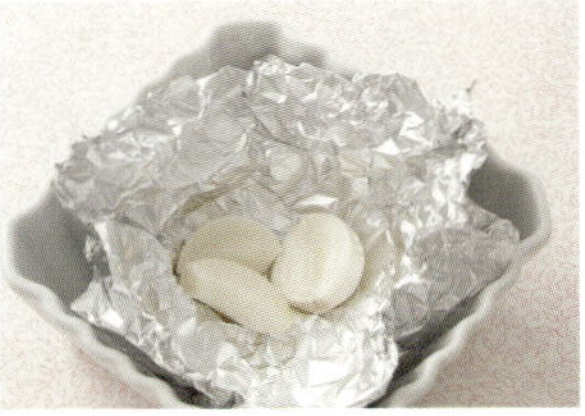
④好みで、少量のバターや塩をつけて食べてもよい。

column 3

# スイートコーン

## がんを抑制することが動物実験で証明されている

元弘前大学教授で医学博士の佐々木甚一先生とキューピー研究所とが共同で実験を行ったところ、スイートコーンに含まれるグリコーゲン（多糖類の一種）にがんを抑える効果があることがわかりました。

実験は２つの方法で行われました。

まずは、がんを植え付けたマウスにスイートコーンの粉末を投与する実験を行いました。乾燥したスイートコーンの粉末を水に溶かし、これを１週間マウスに食べさせたのです。そして、３週間後に調べたところ、与えなかったマウスにくらべて、スイートコーンをとったマウスではがんの大きさが約３分の１に抑えられていました。

次に順番を変えて、まず乾燥したスイートコーン粉末を水に溶かしたものを１週間食べさせたマウスと、そうでないマウスを準備しました。そして、それぞれにがん細胞を移植して、３週間後にがん細胞がどうなっているかを調べたのです。すると、スイートコーンを与えなかったグループのマウスには100％がんができたのに対し、スイートコーンを与えたグループのマウスには20％しかできませんでした。

## 免疫力を高めてがんを撃退する

では、なぜスイートコーンを食べたマウスのがん細胞の増殖が少なかったのでしょうか。別の実験でがん細胞に直接スイートコーンを作用させてもがん細胞は死ななかったことから、がん細胞自体を直接的に殺す効果はなさそうです。

考えられるのは、体内の免疫機能を高めているのではないかということです。がんに対する免疫調整物質（サイトカイン）である腫瘍壊死因子（ＴＮＦ）の活性を調べたところ、グリコーゲンを加えた場合に活性が高まることがわかりました。

免疫活性が上がっているということは、スイートコーンが免疫細胞自体を活性化している面と、免疫細胞が出す液性因子の活性を上げているという考え方ができます。いずれにしても、ポイントは免疫力を高めることにあるのは確かなようです。

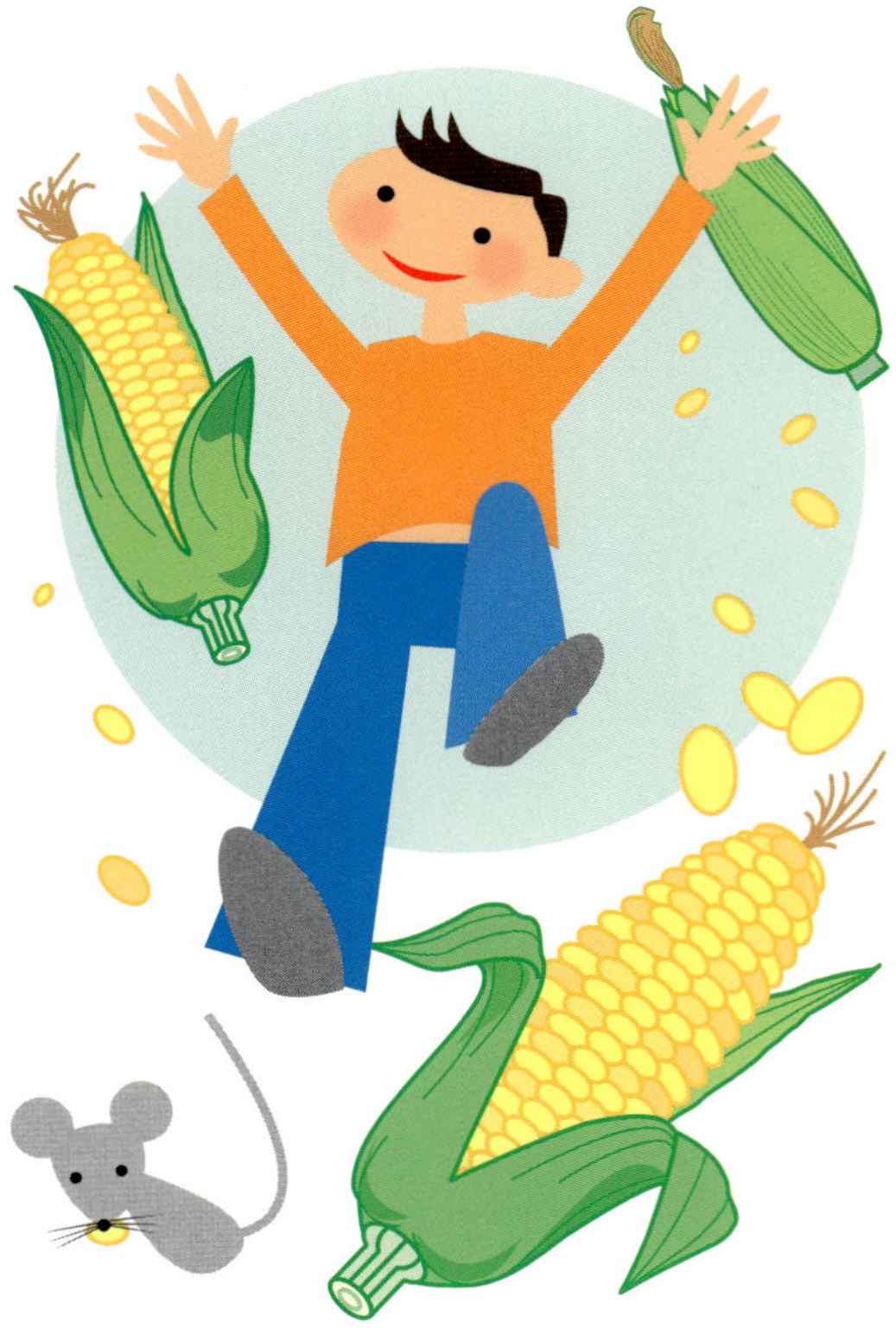

# PART 4

# 免疫力を食べて高める

免疫力をアップする食べ物を紹介します。
どれもおいしいだけでなく、
手に入れやすい、
身近な食材を使った調理法です。
また、組み合わせ方によって、
効きめの相乗効果が期待できる食べ方です。

# 胡《ご》豆《ず》昆《こん》

## 戦国武将や忍者の重宝な携帯食だった

胡豆昆とは、ごま・大豆・こんぶの3つの食品のこと。もともとこれらの食品は、戦国時代の武士や忍者などが合戦のときに携帯食として重んじていた丸薬のことで、今でいうサプリメントのようなものでした。

ごま・大豆・こんぶはいずれも栄養価が高く、昔から日本人の食生活になくてはならない食品で、疲労回復や精力アップなどの重要な栄養源となってきました。

さらに最近になって、この胡豆昆に、免疫力を高めるすぐれた効能があることがわかってきたのです。その研究とは、次のようなものです。

実験用のマウスを3つのグループに分け、それぞれにふつうのエサ、胡豆昆、植物性乳酸菌で発酵させた胡豆昆を1週間食べさせ、各グループのマウスの腸内のIgAの量について調べました。IgAとは、免疫グロブリンAとも呼ばれており、免疫力、特に腸の免疫力の指標のひとつです。

この実験の結果、ふつうのエサを食べたマウスに比べ、胡豆昆を食べたグループのマウスのほうが、IgAが明らかにふえていました。つまり、免疫力が高まっていたことになります。このように、胡豆昆にはすぐれた免疫力アップ効果があるのです。

## 胡豆昆のもつ それぞれの健康効果

ごまは、抗酸化力の強いセサミンやビタミンEを多く含みます。特にセサミンには血中コレステロールの酸化を抑えて、血液をサラサラにする作用があるため、ごまをとれば心筋梗塞や脳梗塞といった血管の病気の予防や改善、さらに美肌効果、精力アップ効果などが期待できます。

大豆の代表的な成分は、イソフラボン、レシチン、サポニン、大豆タンパクなどです。イソフラボンは、女性ホルモンと似た構造をもつ成分で、血中コレステロールを減らす働きが強いことがわかっています。

レシチンには、イソフラボンと同様、コレステロールを減らす働きや、中性脂肪の増加を抑える効果があります。

サポニンは大豆のえぐみ成分で、抗酸化力が強く、万病のもとになる活性酸素を除去します。大豆タンパクもやはりコレステロールを減らす働きが強力です。

そしてこんぶにはヨードやカルシウム、カリウム、鉄などのミネラル類や、水溶性食物繊維のフコイダンなどが豊富に含まれています。こんぶのぬるぬる成分であるフコイダンには、がん細胞を自殺に追い込む特別な力もあります。

このようにすぐれた健康効果をもつ胡豆昆のとり方ですが、煮豆にこんぶの佃煮とごまを振りかけて食べるのが最も手軽です。

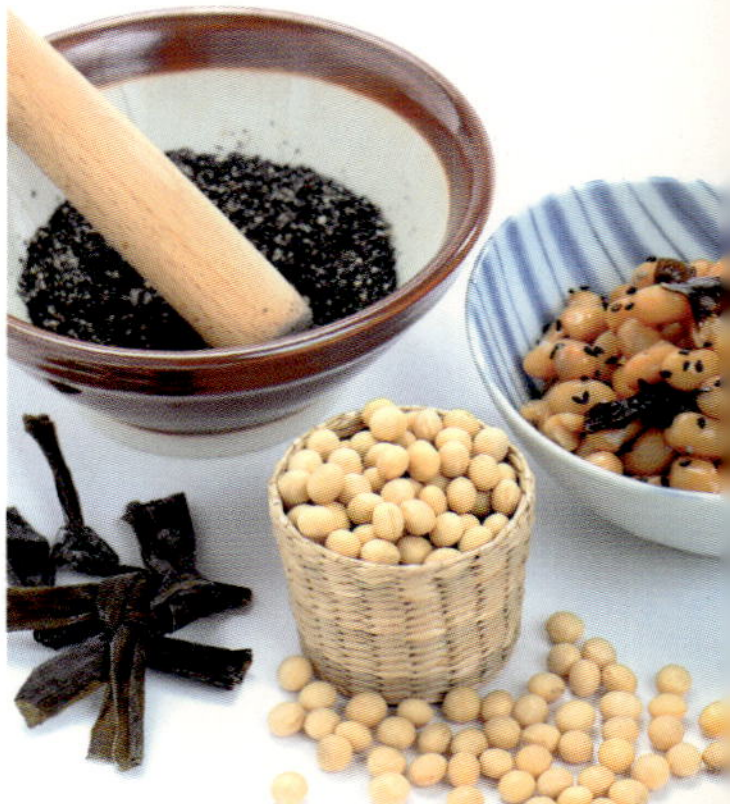

**Point!**

- 3種の食材をいっしょにとる
- 煮豆、こんぶの佃煮、ごまの組み合わせがおすすめ
- 料理にアレンジしてOK

# 胡豆昆の作り方

## 基本の食べ方

ごま・大豆・こんぶを合わせてとれば食べ方は自由だが、市販の煮豆に、こんぶの佃煮と煎りごまを振りかけてとるのが一般的。

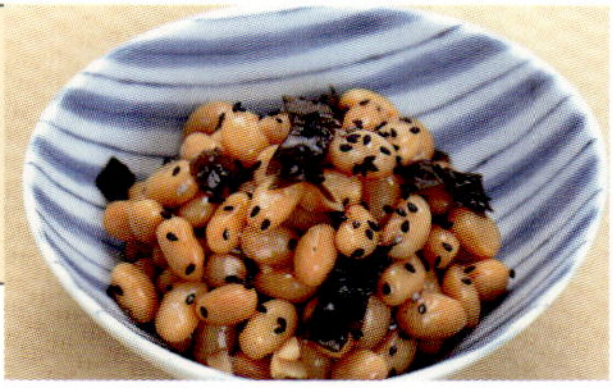

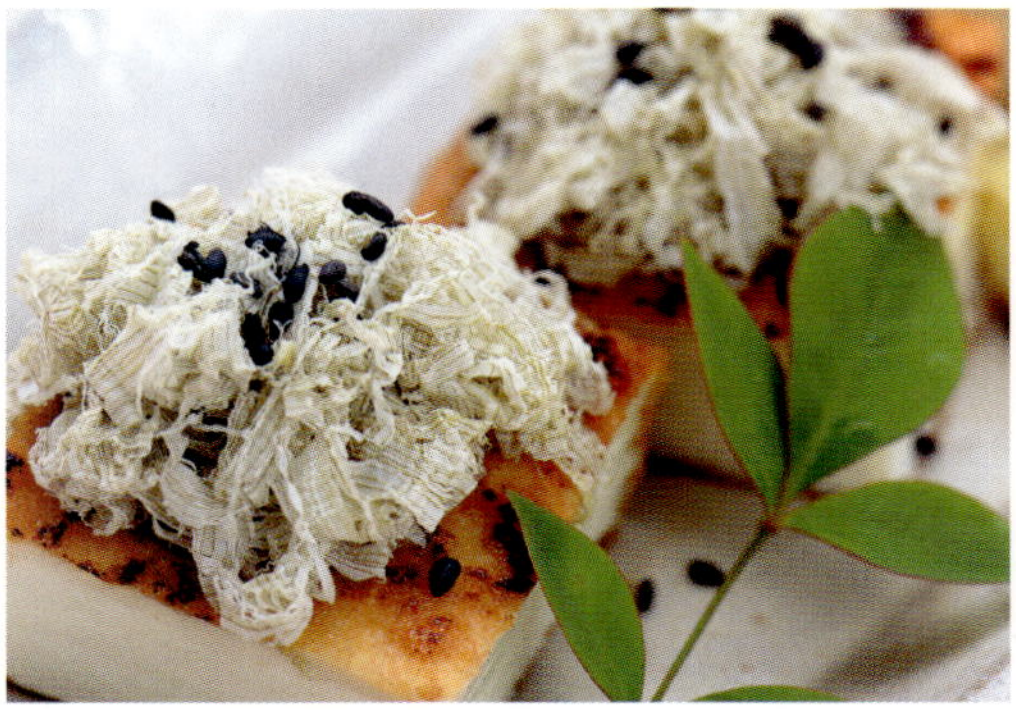

## レシピ1 焼き厚揚げのとろろこんぶのせ

**●材料（4人分）**

厚揚げ　2枚、とろろこんぶ　適宜、黒ごま　適宜、おろししょうが　適宜、しょうゆ　適宜

**●作り方**

①厚揚げは、熱したフライパンで両面こんがり焼く。
②①を大きめの一口大に切り、とろろこんぶをのせ、器に盛る。
③②に黒ごまものせ、おろししょうがを添えしょうゆをかけて食べる。

## レシピ3 胡豆昆のかき揚げ

**●材料（4人分）**

ゆで大豆 1カップ、こんぶ 5×10センチ、黒ごま 大さじ1、にんじん 20g、小麦粉 大さじ4〜5、水 大さじ2、揚げ油 適宜、塩 適宜、大葉 4枚、レモン 4切れ

**●作り方**

①ボウルにゆで大豆、細切りにしたにんじんとこんぶ、黒ごまを入れる。
②①に小麦粉を入れて全体にまぶすようにまぜ合わせる。
③さらに水を加えてざっとまぜ、スプーンですくい、180度の油で揚げる。
④揚げたてに塩を振り、大葉を敷いた器に盛り、レモンを添える。

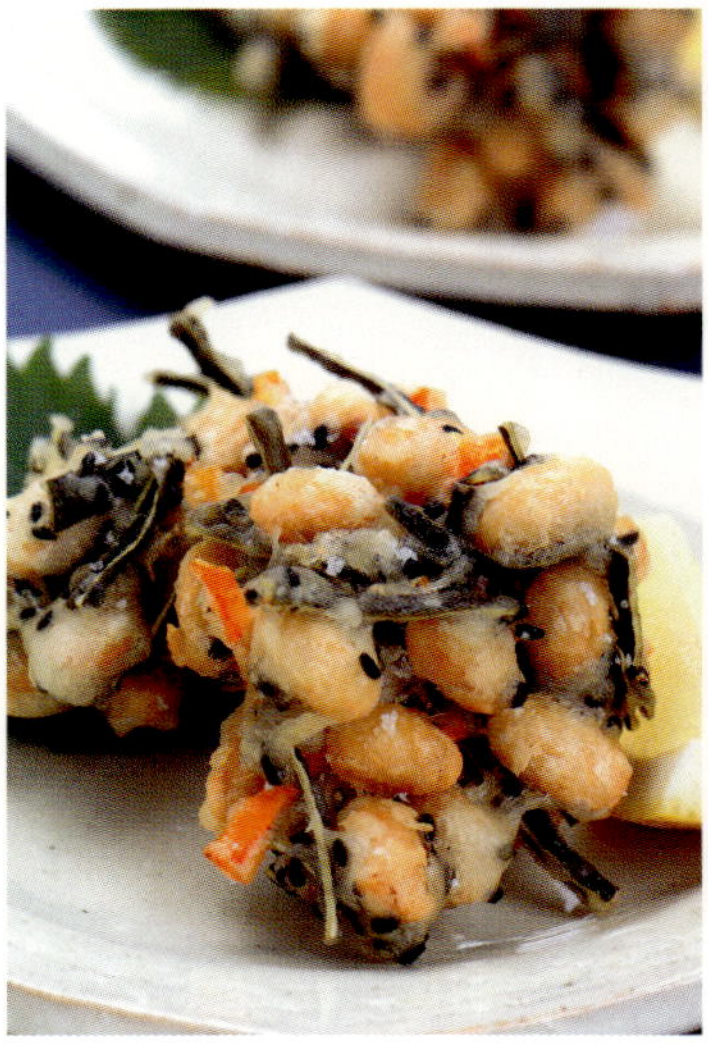

## レシピ2 刻みこんぶのごま白あえ

**●材料（4人分）**

刻みこんぶ 20g、にんじん 40g、しらたき 100g、絹ごし豆腐1丁、A(みりん小さじ1、しょうゆ小さじ1)
B(白練りごま大さじ2、砂糖大さじ1、塩小さじ1/2弱)、黒ごま 適宜

**●作り方**

①刻みこんぶは5分ほど水でもどし、にんじんは細切り、しらたきは食べやすい長さに切る。
②鍋に①とA、水150mℓを入れて火にかけ、煮汁がなくなるまで10分ほど煮る。
③豆腐は水きりして裏ごしし、Bといっしょにすり鉢ですり、②とあえる。
④器に盛り、黒ごまを散らす。

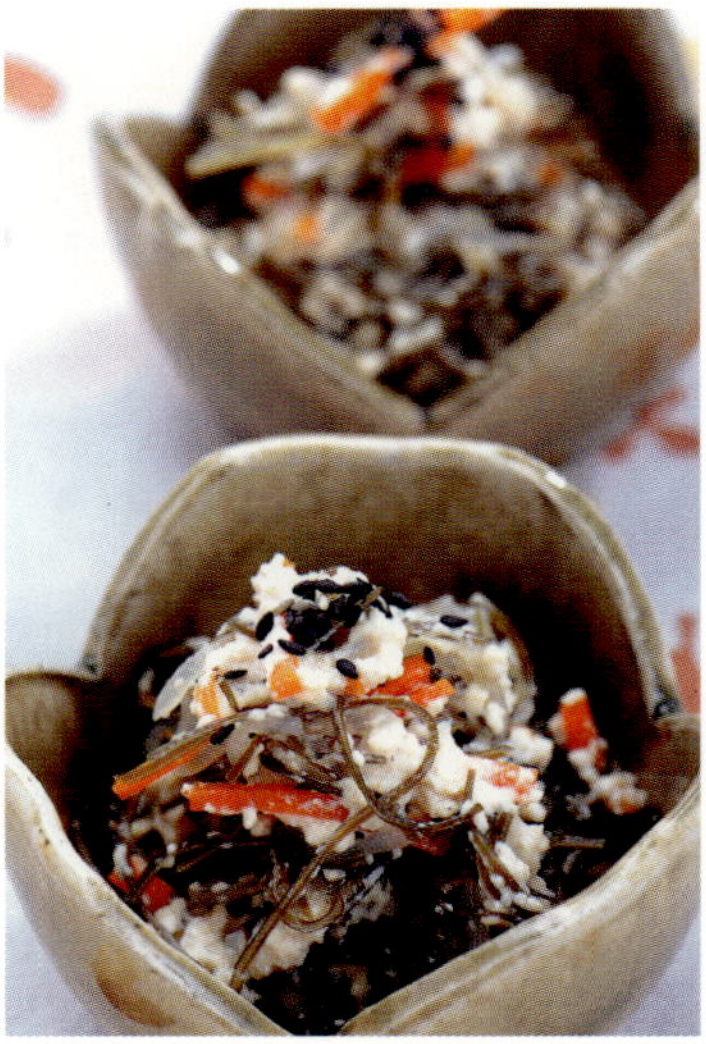

# にんにく大葉みそ

## 免疫力アップに欠かせないファイトケミカル

免疫力を高め、細胞のがん化を防ぐ植物由来の化学物質のことをファイトケミカルといいます。植物は、紫外線や虫の害から身を守るために、特殊な化学物質をつくり出しています。それがファイトケミカルで、その大部分は植物の色素や香りのもとになっています。

がんは、細胞の遺伝子が活性酸素によって傷つくことで起こります。ファイトケミカルが体内に入ると抗酸化力を発揮し、活性酸素から細胞組織を守るとともに免疫力を高め、がんをはじめとする生活習慣病の予防に効果を発揮します。

ここで紹介するにんにく、大葉、みそはいずれもファイトケミカルが含まれる食品で、すぐれた抗酸化作用をもち、免疫細胞の働きを高めてくれるのです。

## にんにくの弱点を大葉が防いでくれる

にんにくに含まれるアリシンやアホエンなどのイオウ化合物は、代表的なファイトケミカルとして知られています。イオウ化合物は強い抗酸化力をもつとともに、発がん物質の毒性を消す酵素の働きを活性化してがんの発生を抑えます。

大葉に含まれるフラボノイドは植物に含まれる色素成分で、やはりファイトケミカルの一種です。フラボノイドは抗酸化力が強く、免疫力を高めてがんをはじめとする生活習慣病や老化防止に役立ちます。特に大葉に含まれるフラボノイドの一種のルテオリンという成分は、免疫反応を正常に引き戻す働きがあることがわかっています。

みその成分、イソフラボンも抗酸化力が高く、女性ホルモンと似た働きをして乳がんや子宮がん、男性では前立腺がんを強力に防ぎます。

この3つの食品が同時にとれる「にんにく大葉みそ」は、炒めたにんにくに大葉とみそを加えたもの。にんにくを炒めると褐色に変わり（褐変）ます。また、発酵食品のみそも褐変した食品です。このように、食品が褐変すると抗酸化作用がさらに高まることが確認されています。

ところで、にんにくは胃腸の粘膜を刺激する作用をもつため、食べすぎると胃や腸を傷める心配があります。しかし、大葉には健胃作用があるので、これを抑えてくれるという利点もあります。

しかも、にんにくを炒めてみそを加えることでにんにくのにおいもやわらぎ、食べやすくなることも特徴です。

にんにく大葉みそは、ファイトケミカルを組み合わせた効果の高い食品なので、一度にたくさん食べる必要はありません。ごはんにのせたり、調味料に使ったりして1日にスプーン2～3杯とれば十分です。

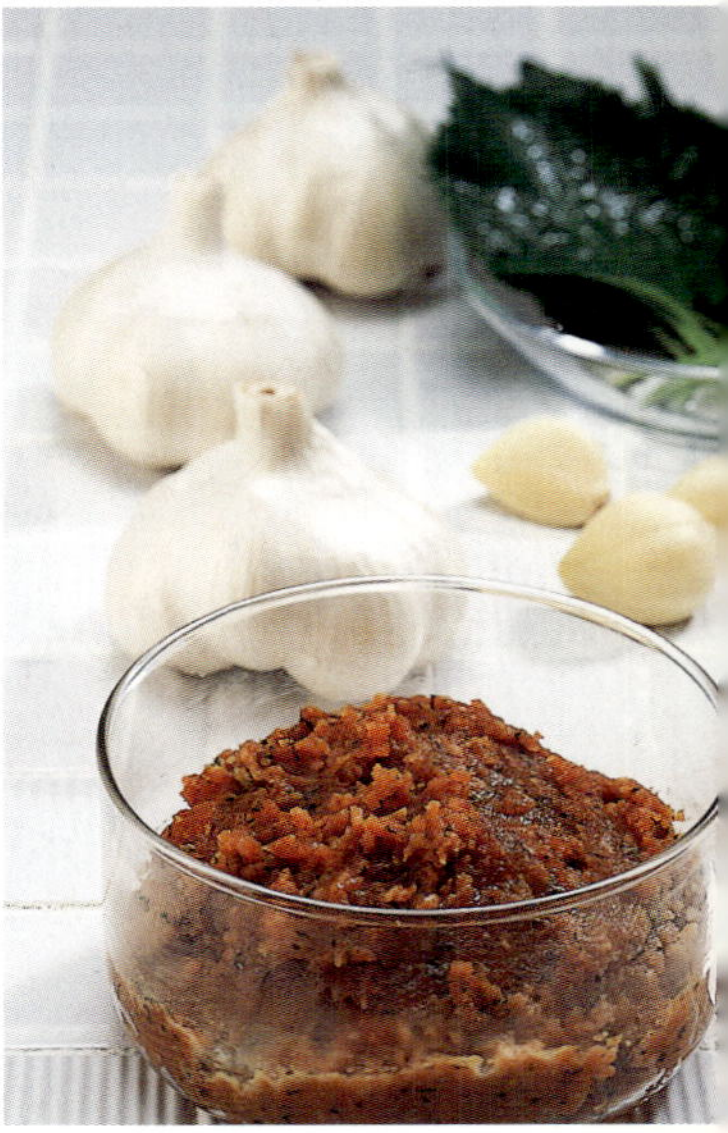

# にんにく大葉みその作り方

## 材料

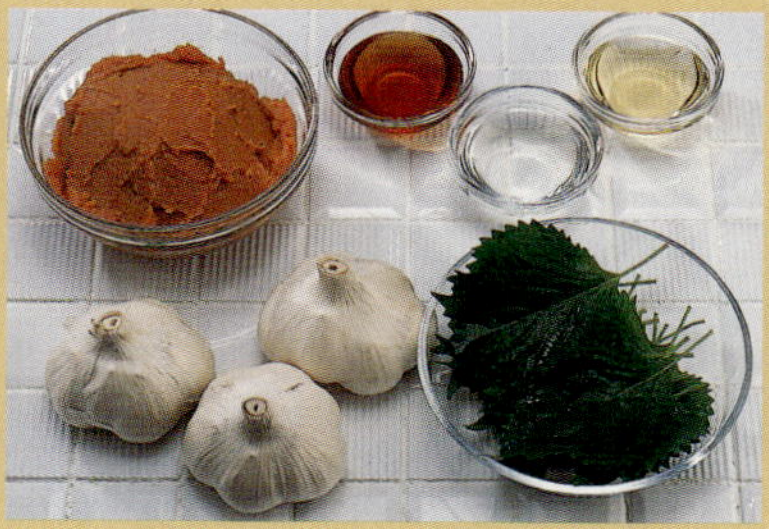

- にんにく　150ｇ
- 大葉　20～30枚
- サラダ油　適宜
- みそ　500ｇ
- 酒　大さじ6
- みりん　大さじ3
- はちみつ　大さじ3～4

**Point!**

- 1日スプーン2～3杯を目安に食べる
- 冷蔵庫で保存する
- みそ汁に入れたり、生野菜につけたり、工夫して食べる

1

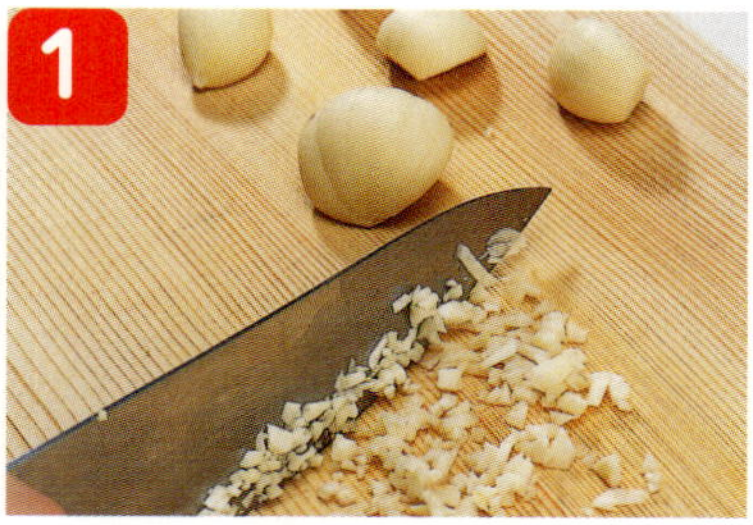

にんにくと大葉はみじん切りにする。

2

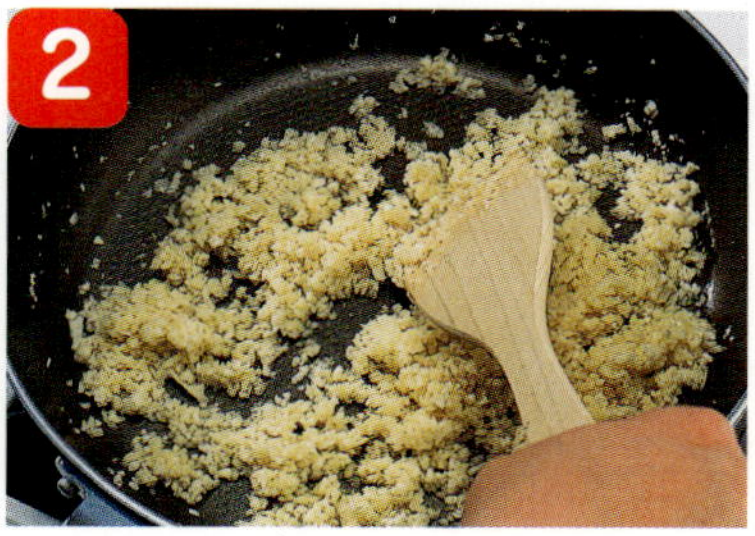

フライパンに油をしき、にんにくを中火でじっくりと炒める。

3

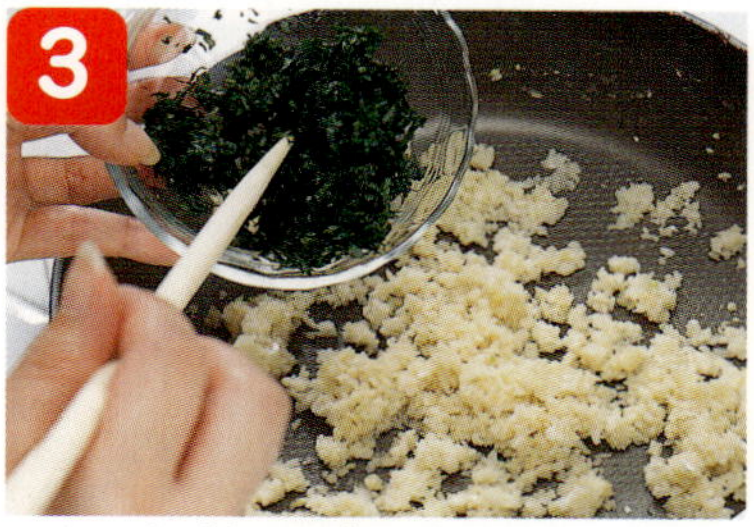

にんにくがきつね色になったら、大葉を加えてさらに炒める。

4

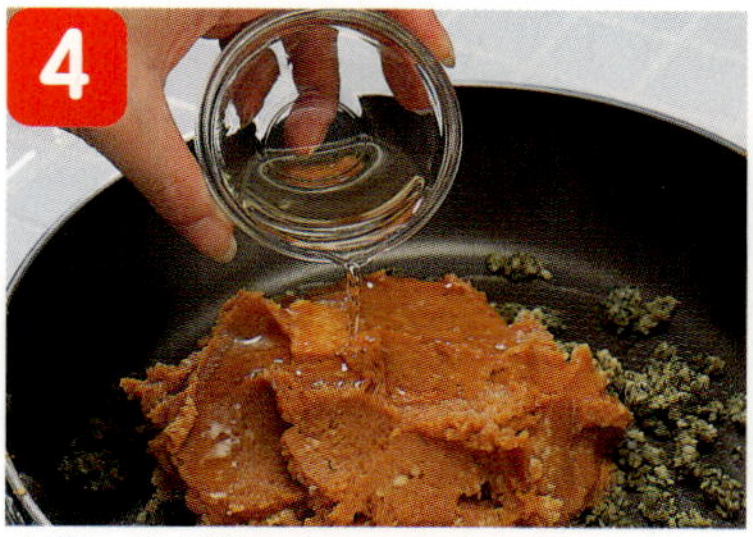

大葉に火が通ったら、みそ、酒、みりん、はちみつを加えてよくまぜ合わせる。

5

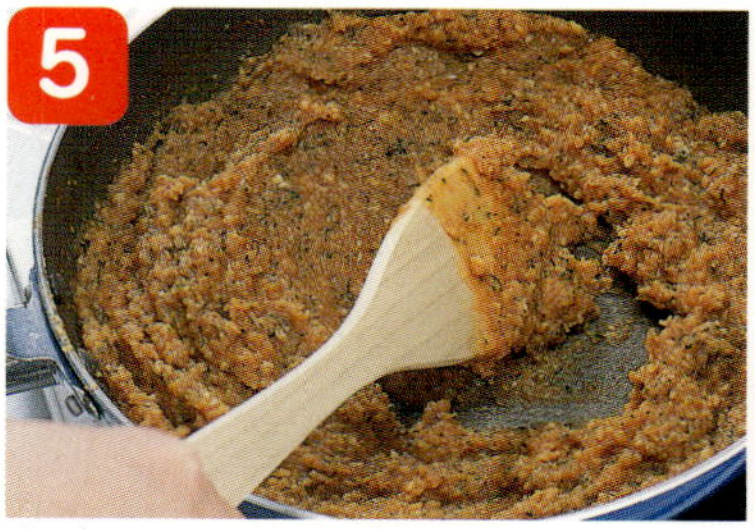

焦げつかないように弱火でじっくりと炒め、調味料を煮詰めていく。

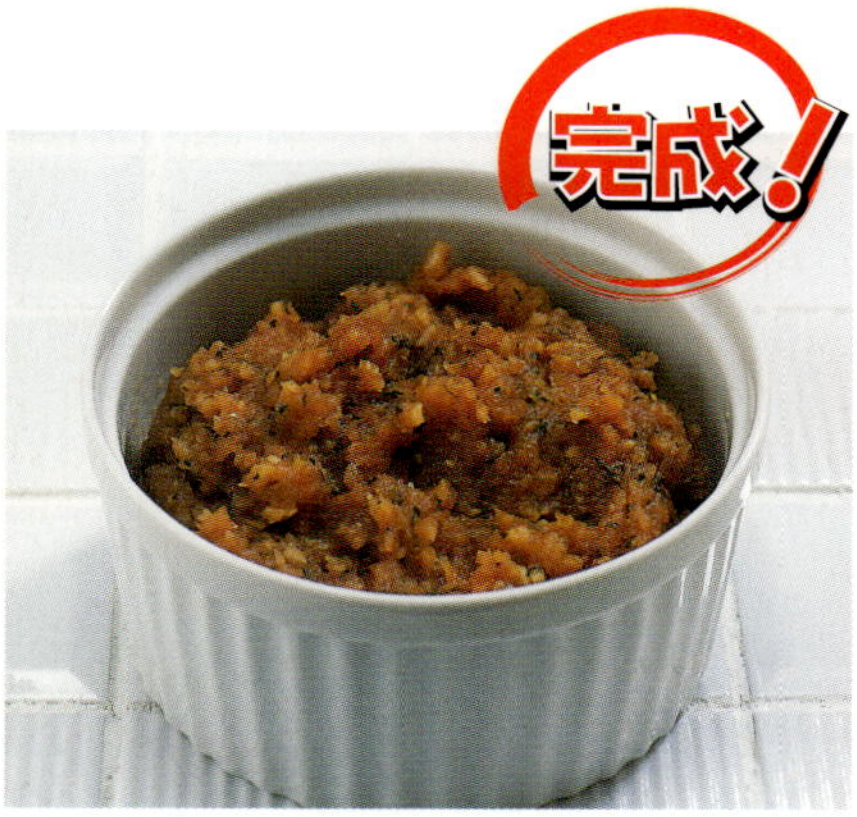


15分ほど炒めたらでき上がり。あら熱がとれたら密閉容器に移し、冷蔵庫で保存する。

## にんにく大葉みそ Q&A

### Q 保存はどのくらいできますか？

**A** 密閉容器に入れて冷蔵庫で保存すれば、１週間はもちます。はちみつを多めに入れて作ると、もちがよくなります。保存中に水が浮き上がってきたり、カビが生えてきたりした場合には処分してください。

### Q いつ食べるのがいいですか？

**A** にんにく大葉みそは薬ではなく食品なので、好きな時間に食べてかまいません。ただし、血流の促進効果を高めたい人は、夕食時に食べるのがおすすめ。血液がドロドロになるのは就寝中だからです。

# モロヘイヤスープ

## ぬめり成分に秘められたすぐれた薬効

　モロヘイヤが日本へやってきたのは30年ほど前で、まだ新顔の野菜ですが、今では国内でも栽培され、青果売り場でよく見かけるようになりました。

　モロヘイヤは、もともと古くから中近東やアフリカ北部で食べられてきた野菜です。モロヘイヤとは、アラビア語で「王様の野菜」という意味があり、エジプトの王が病に伏したとき、モロヘイヤのスープで治ったと言い伝えられています。

　中近東では、モロヘイヤを細かく刻んでとろみのあるスープにして食べるのが、伝統的な食べ方です。じつは、このとろみのついたスープこそが、モロヘイヤの栄養成分を引き出す健康効果の高い食べ方なのです。

　モロヘイヤを細かく刻むとぬめりが出ますが、このぬめりの正体は、ムチンという脂溶性の食物繊維。モロヘイヤに含まれるムチンの量は野菜のなかで群を抜いています。ムチンは腸の中の善玉菌をふやし、腸内環境を整えて免疫機能をアップさせる働きがあります。このほか、血糖値の上昇を遅らせたり、胃壁を保護して胃炎や潰瘍ができるのを防いだり、余分なコレステロールを排出する効果ももっています。

## 豊富なビタミン類が活性酸素を退治

　モロヘイヤに含まれるβ-カロテンの量は、ホウレンソウよりも多く、野菜のなかでトップを誇ります。

　β-カロテンは体内でビタミンAに変わり、強い抗酸化作用を発揮して活性酸素の発生を抑え、免疫力のアップに役立ちます。

　同じく、モロヘイヤには抗酸化作用の高いビタミンC・Eや、イソクロロゲン酸、ケルセチンという成分もバランスよく含まれ、他の青菜と比べても栄養価はずば抜けています。

　ちなみに、ビタミン$B_1$群は疲労回復効果、ビタミンCは美肌効果、ビタミンEは血行促進効果もあり、モロヘイヤは健康増進が期待できる申し分のない野菜といえます。

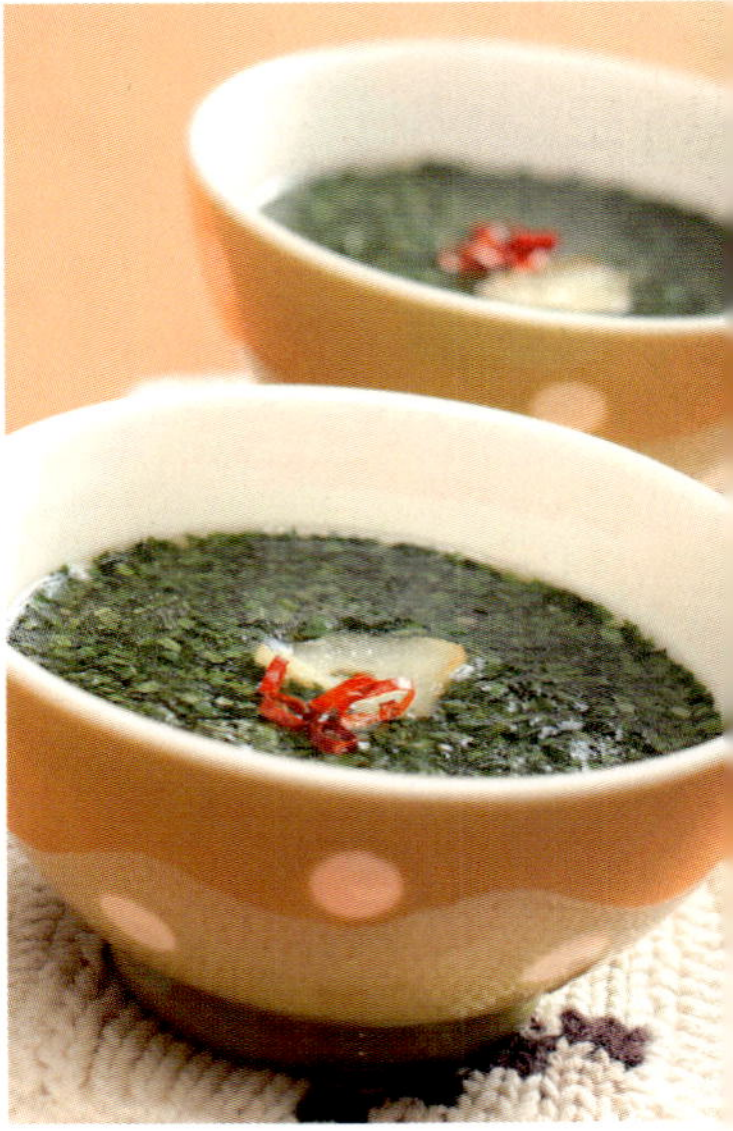

　ここで紹介する「モロヘイヤスープ」は、血行促進効果のあるにんにくも加えてあります。また、スープのだしを鶏からとれば、美肌効果をもつコラーゲンも補給できます。油を使っているのは、脂溶性のβ-カロテンやビタミンEの吸収率を高めるためです。

　このモロヘイヤスープはシンプルな作り方ですから、毎日飲むときには、好みでいろいろな具材を加えてみるのもよいでしょう。

　ただし、モロヘイヤを加熱しすぎるとぬめりが強くなりすぎ、ビタミンCも失われてしまうため、手早く加熱することがポイントです。

**Point!**

- 1日カップ1杯（200mℓ）を飲む
- モロヘイヤの加熱しすぎに注意
- できたてのあたたかいうちに飲む

# モロヘイヤスープの作り方

**材料**（2人分）

- ◆モロヘイヤ　100g（1束）
- ◆にんにく　1片
- ◆サラダ油　大さじ1/2～1
- ◆チキンスープ（水100mℓ、固形スープの素1個）
- ◆塩、こしょう　各適宜

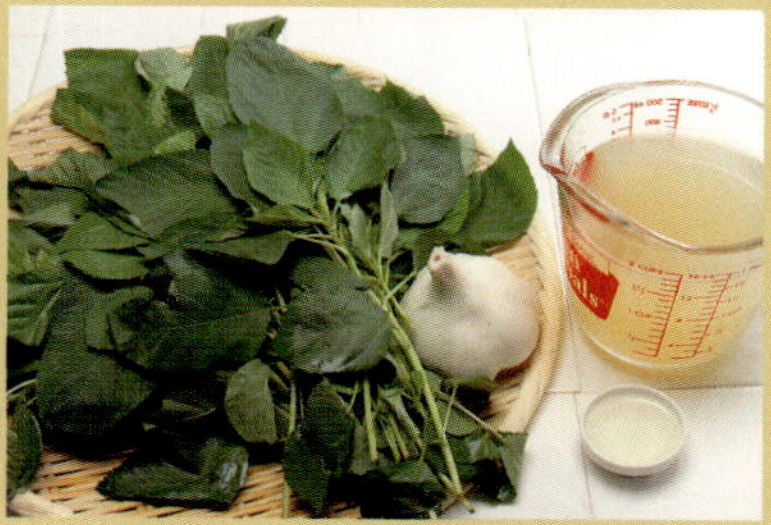

**1**

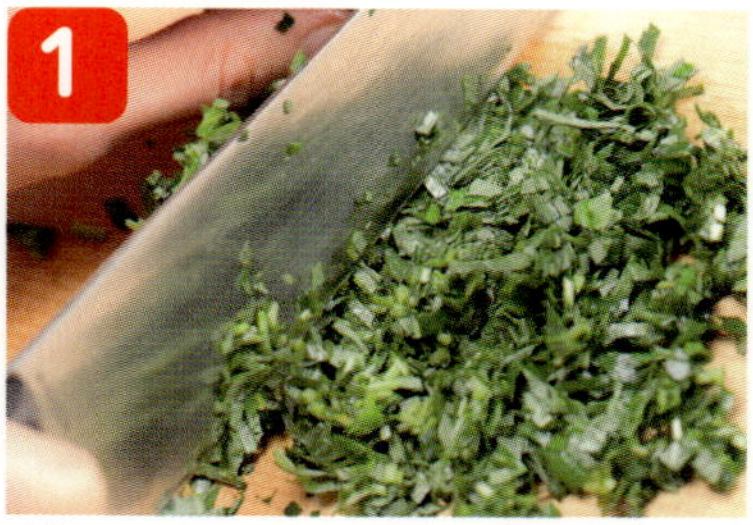

水洗いしたモロヘイヤは、葉だけをちぎり取り、包丁で粘りが出るまでみじん切りにする。

**2**

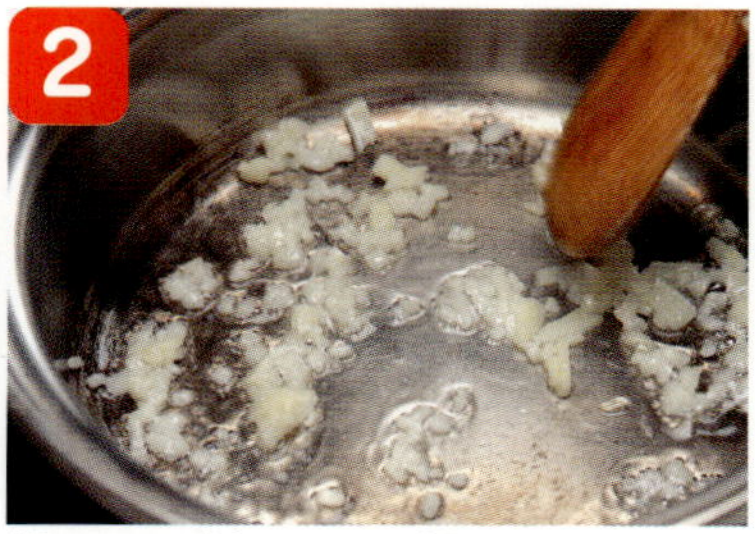

鍋にサラダ油とみじん切りにしたにんにくを入れて中火にかけ、よく炒める。

**3**

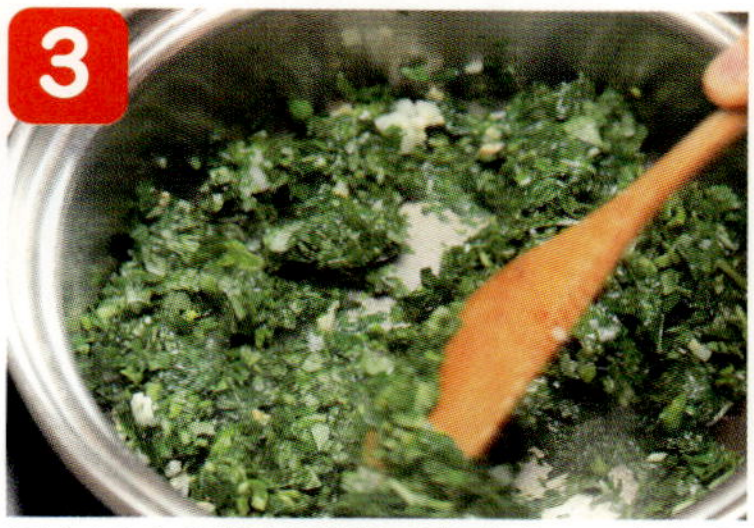

にんにくの香りが出てきたら、1を加えてさっと炒める。

**4**

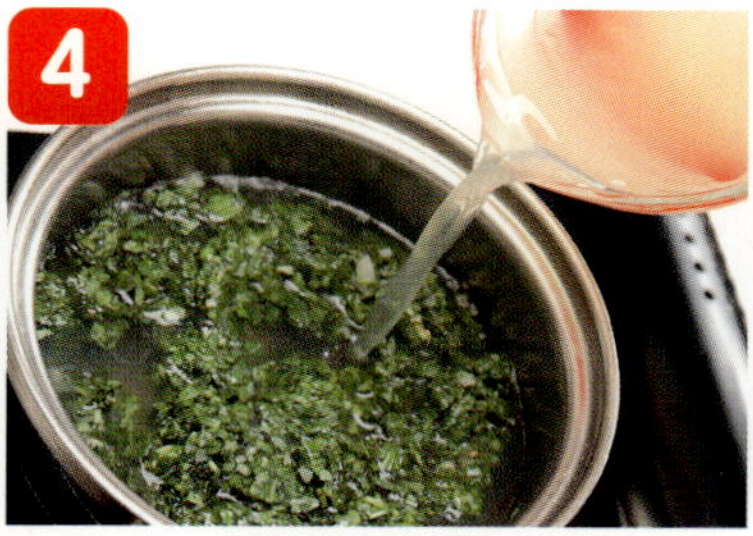

チキンスープを加えて強火にかけ、1～2分煮立てる。

**5**

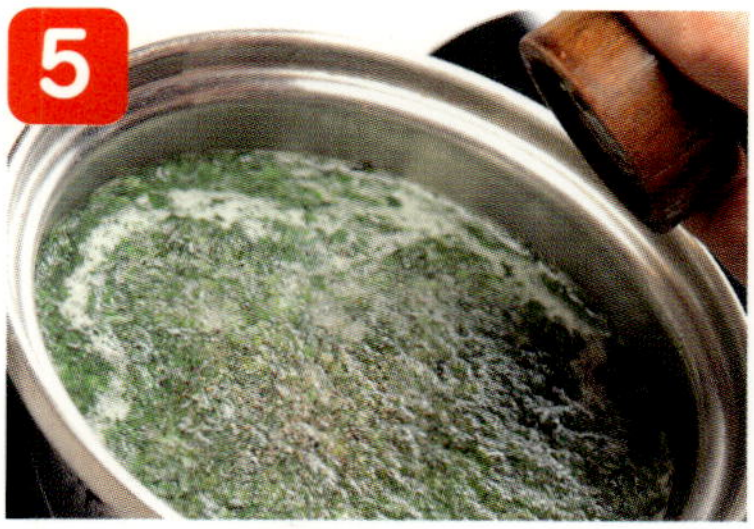

塩とこしょうで調味し、火からおろす。

**完成！**

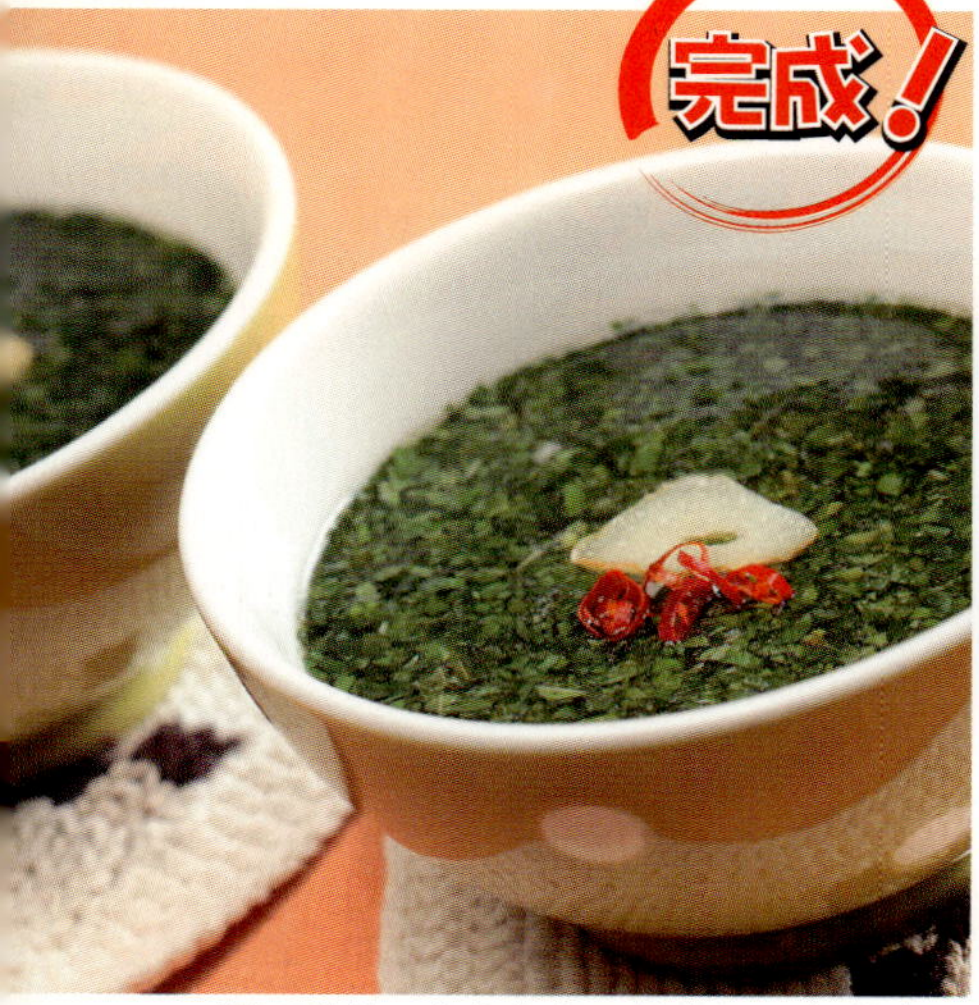

器に盛り、あたたかいうちにいただく。

## モロヘイヤスープの効果をさらにアップ！

**アドバイス**

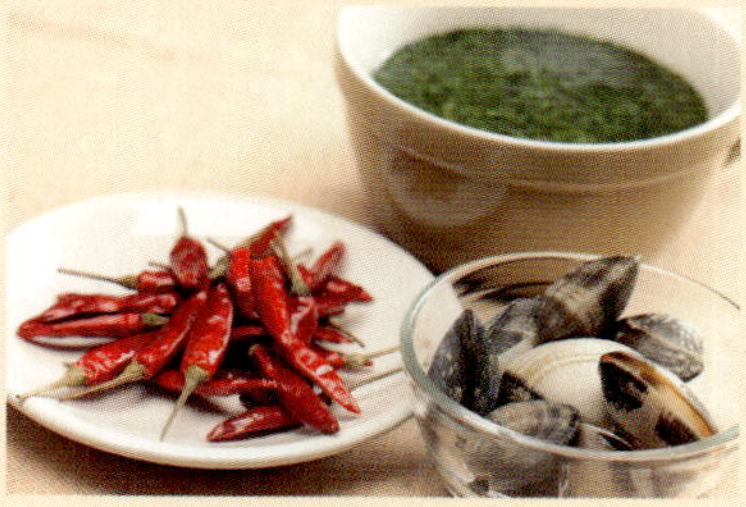

モロヘイヤスープに赤とうがらしを少量加えれば保温効果が高まる。にんにくのかおりが気になる場合には、免疫力アップ効果のある玉ねぎで代用してもOK。具にあさりを使えば、疲労回復や肝臓強化にも役立つ。

# 黒スープ

## 3つの黒食品がもつすぐれた栄養効果

「黒スープ」とは、黒豆・黒米・黒ごまで作るスープのこと。見ためは真っ黒ですが、3種類の黒い食品の風味が合わさり、とてもおいしい味に仕上がります。

しかも、3つの食品それぞれがもつ栄養が同時にとれ、その相乗効果で健康パワーがさらにアップするのです。

黒豆には、レシチン、イソフラボン、サポニン、アントシアニンという有効成分が豊富に含まれています。

レシチンは細胞膜の形成に不可欠な成分で、特に脳細胞や神経組織に作用し、脳の働きを維持します。

イソフラボンは活性酸素を除去する抗酸化作用の強い成分で、女性ホルモンと似た作用を発揮し、がんや骨粗しょう症、更年期障害の予防に役立ちます。

サポニンも強力な抗酸化作用があり、コレステロール値低下や高血圧予防などに有効に働きます。

アントシアニンは黒豆の黒い色素成分で、これも強い抗酸化作用があり、免疫力の強化に効果を発揮します。

このほか、黒豆にはコレステロールを減らすリノール酸という脂質や、エネルギー代謝や細胞再生を活性化させるビタミン$B_1$・$B_2$も多く、造血作用に欠かせない鉄も含まれています。

黒米には、別名、抗酸化ビタミンと呼ばれるビタミンEをはじめ、鉄・カルシウム・マグネシウム・亜鉛などのミネラル類もバランスよく含まれています。

黒ごまにも、抗酸化力のあるセサミンという成分が含まれ、がんや老化防止に役立ちます。そのほかにも、黒ごまには悪玉コレステロールを減らして動脈硬化を防ぐオレイン酸やビタミンE、アントシアニンもたっぷりと含まれています。

## スープにすると栄養成分が体のすみずみまで届く

しかも、黒豆・黒米・黒ごまには食物繊維が豊富という特徴があります。食物繊維は、腸に集中している免疫細胞の働きを活性化し、全身の免疫力を高めるために欠かせない成分です。

一方、中国医学の観点からみると、黒豆は血行を改善し、排尿力をアップさせてむくみやほてりを改善する効果があります。黒米は、肌を滑らかにしたり、髪の毛を黒くしたりして、老化防止に効果を発揮するとされています。

また、黒ごまは、いたんだ血管を修復し、血管病や老化を防ぐ働きがあるといわれています。これらの3つの食品を合わせた「黒スープ」を飲めば、それぞれの食品のもつ効果がさらに大きくなります。また、スープにしてとることで、有効成分が体のすみずみまでいきわたるようになります。

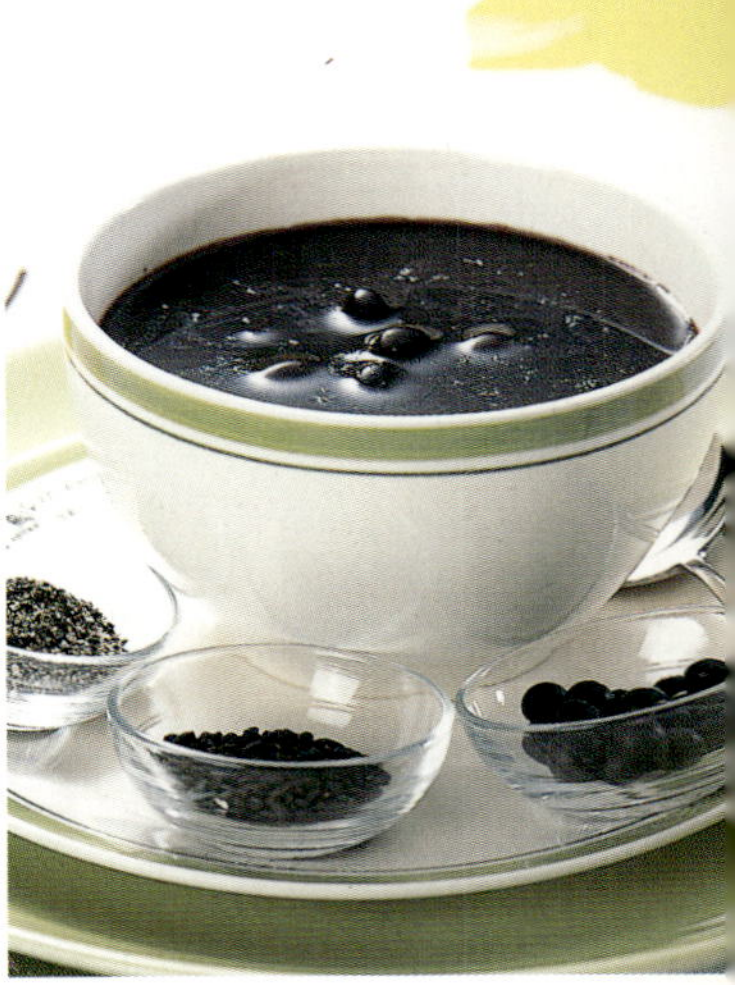

**Point!**

- 1日1回、食前に飲む
- 冷蔵庫で3日程度保存できる
- ミキサーにかけてポタージュ状に作ってもよい

# 黒スープの作り方

**材料**（2〜3日分）

- 黒豆　大さじ3
- 黒米　大さじ2
- 黒すりごま　大さじ1
- 水　600mℓ
- 塩　小さじ½

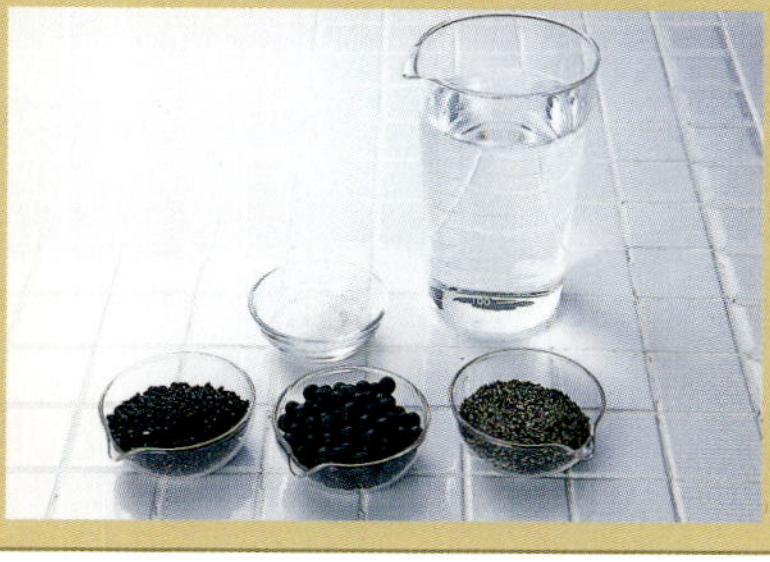

**1**

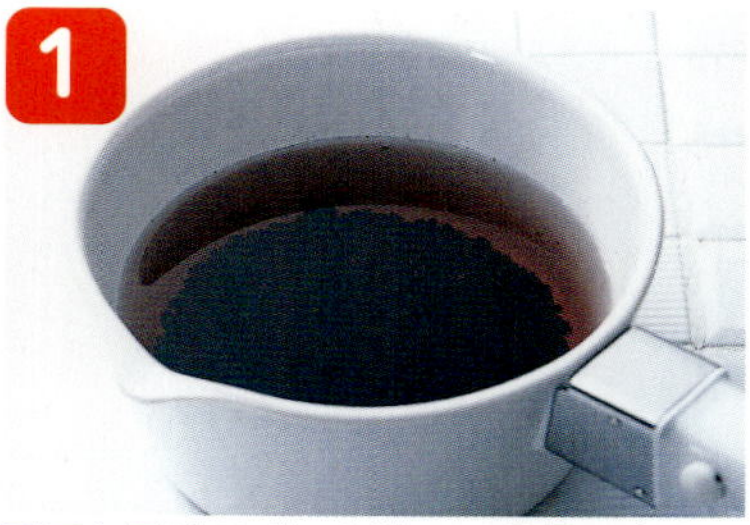

黒豆と黒米はざっと洗い、分量の水といっしょに鍋に入れて30〜60分おく。

**2**

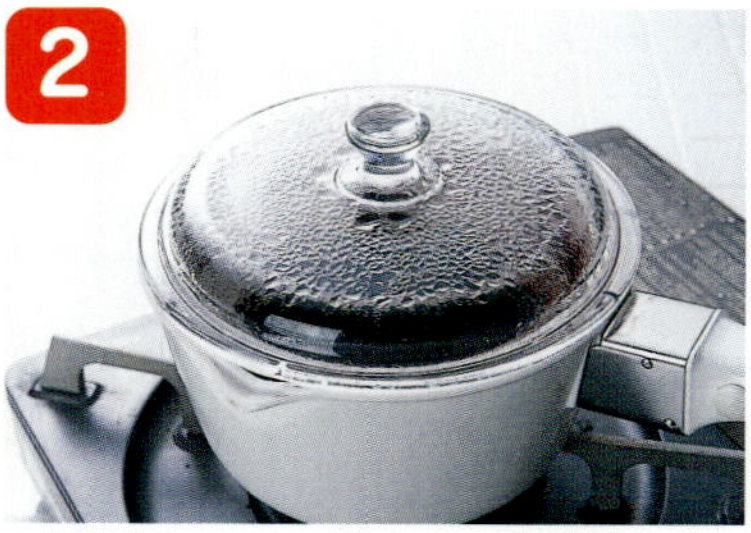

1を強火にかけ、煮立ったら弱火にし、ふたをして30分煮る。

**3**

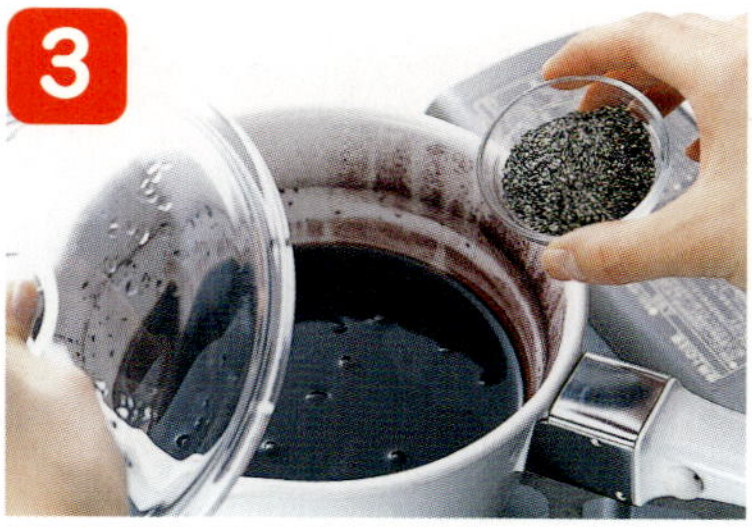

2に塩と黒すりごまを加え、ふたをして10分ほどおく。

**完成！**

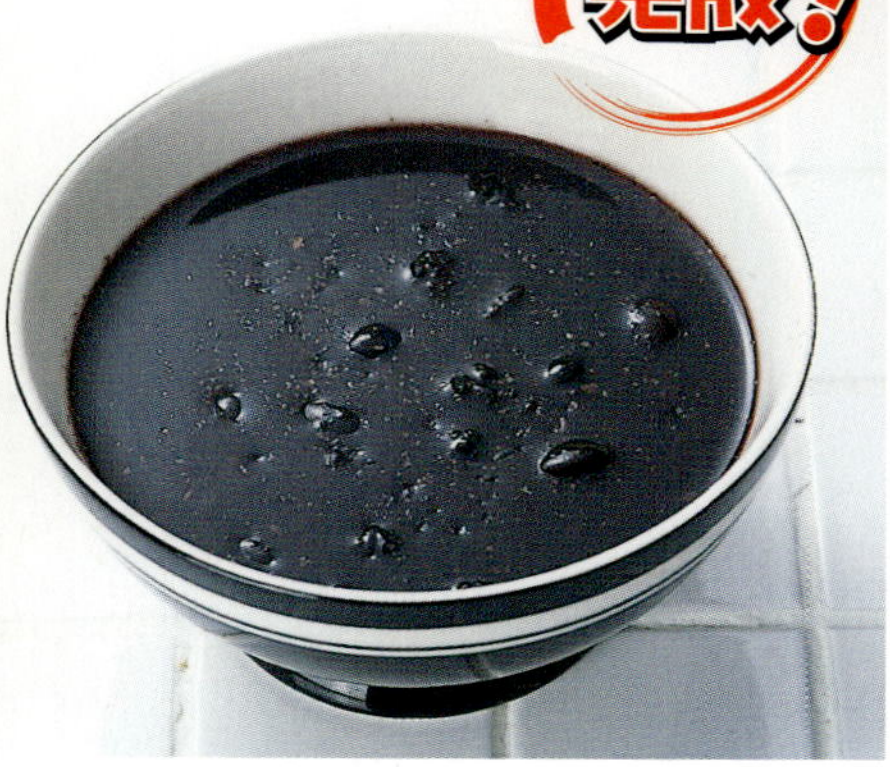

黒スープのでき上がり。

## 黒スープ Q&A

**Q　いつ飲むと効果的ですか？**

**A**　黒スープを飲むと満腹感が得られますから、食前に飲めばその後の食事の食べすぎを防ぐことができます。

**Q　黒スープは保存できますか？**

**A**　でき上がった黒スープが十分に冷めたら、冷蔵庫に保存すれば3日程度もちます。飲むときには、必ずあたため直すようにしてください。

**Q　黒米や黒ごまのツブツブが気になるのですが…**

**A**　基本の作り方で作った黒スープのあら熱がとれたら、ミキサーにかけてみましょう。ポタージュ状のスープになり、黒米や黒ごまの食感が気にならなくなります。

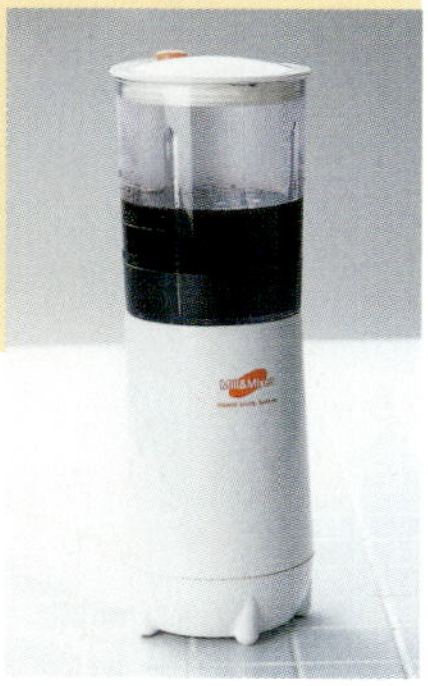

# 豆腐とうがらし

## 大豆よりも消化吸収力にすぐれる豆腐

豆腐ととうがらしは共に免疫力を高める作用があり、これらを同時にとれる料理が「豆腐とうがらし」です。これは、豆腐が入ったみそ汁に、一味とうがらしをかけて食べるもので、毎日でも無理なく飲むことができます。

豆腐は大豆から作られる食品で、大豆よりも栄養成分を消化吸収よく食べられる食品です。300gの豆腐1丁に含まれるタンパク質は、卵なら3個分、牛肉なら約100g分に相当し、しかも吸収されやすいという利点があります。

そのほか、豆腐には抗酸化作用が高く、血行を促進するサポニンやイソフラボン、リノール酸も含まれ、免疫力の強化に役立ちます。

なお、豆腐は製法の違いにより、木綿豆腐と絹ごし豆腐などの種類があり、タンパク質やミネラルは木綿豆腐、ビタミン類は絹ごし豆腐に多く含まれています。

## 免疫力を上げるとうがらしの成分

一方のとうがらしの辛味成分であるカプサイシンには、胃液の分泌を促し、脂肪を燃やし、エネルギー代謝を促進する働きのあることが知られています。さらに、韓国で行われた研究によると、免疫機能を高める効果があることも確認されています。

この研究では、実験用のマウスを5群に分け、カプサイシンの濃度を変えたエサをそれぞれ与え、脾臓《ひぞう》の重量の変化を調べました。脾臓には、免疫力の司令塔である白血球の一種であるリンパ球が集まっています。

その結果、カプサイシンの濃度が中程度のエサを与えたマウス群は、脾臓の重量が増えていました。このことから、ある程度の濃度のカプサイシンをとれば、免疫機能を高めることができることが推測できます。

この実験からわかったことは、大量のカプサイシンを体内にとり込むと、逆に免疫機能を低下させてしまうおそれがあることです。脳の神経系でつくられ、分泌されるニューロペプタイドという物質がありますが、これには免疫の働きを活性化させる働きがあります。カプサイシンの刺激が強すぎると、この物質の分泌が抑制されてしまうのです。

そこで、とうがらしをとるときには、大量ではなく、料理や飲み物にふりかける程度の量が最適だといえます。

その点、「豆腐とうがらし」は、適量のとうがらしをとれる料理なので、毎日の食事にぜひとり入れたい一品です。

また、これまでの研究により、豆腐ととうがらしには、肌や髪の若返り効果があることもわかっています。肌の老化や薄毛・抜け毛に悩んでいる人にも、「豆腐とうがらし」はおすすめできます。

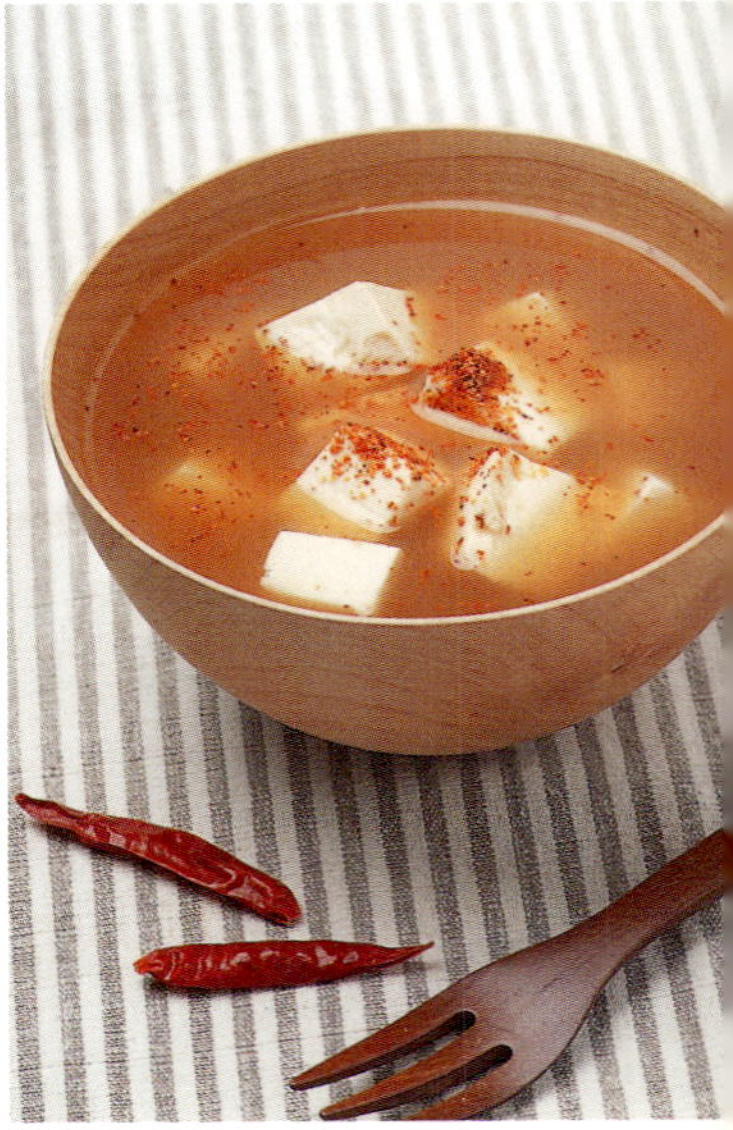

**Point!**

- 1日お椀1杯飲む
- 毎日つづけて飲む
- 好みの具に変えてもOK

# 豆腐とうがらしの作り方

**材料**（2人分）

- 豆腐　½丁
- 一味とうがらし　大さじ2
- みそ　大さじ3
- だし汁　600mℓ

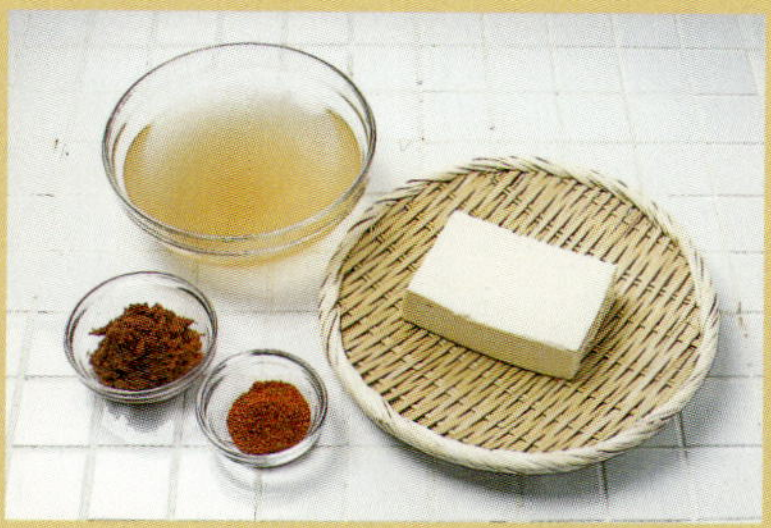

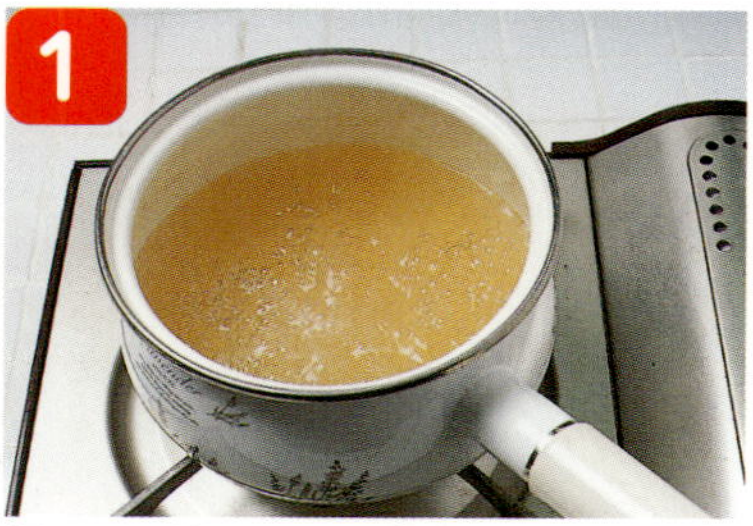

1 鍋にだし汁を入れて煮立たせる。

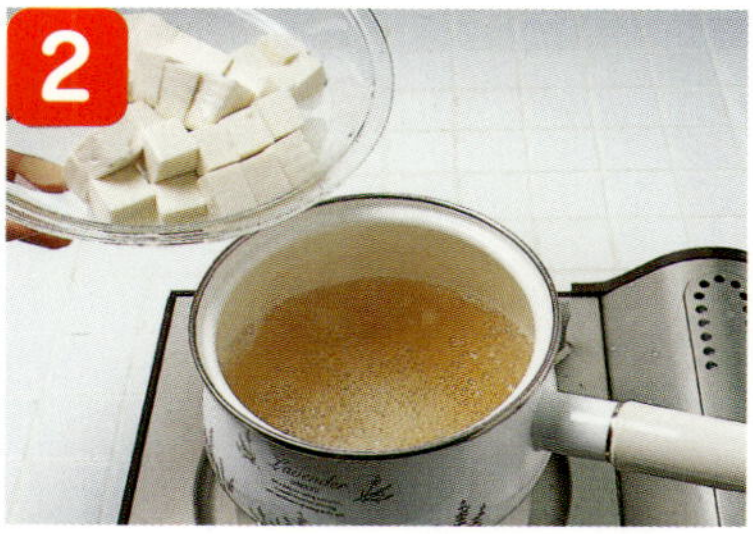

2 1に、食べやすい大きさに切った豆腐を加える。

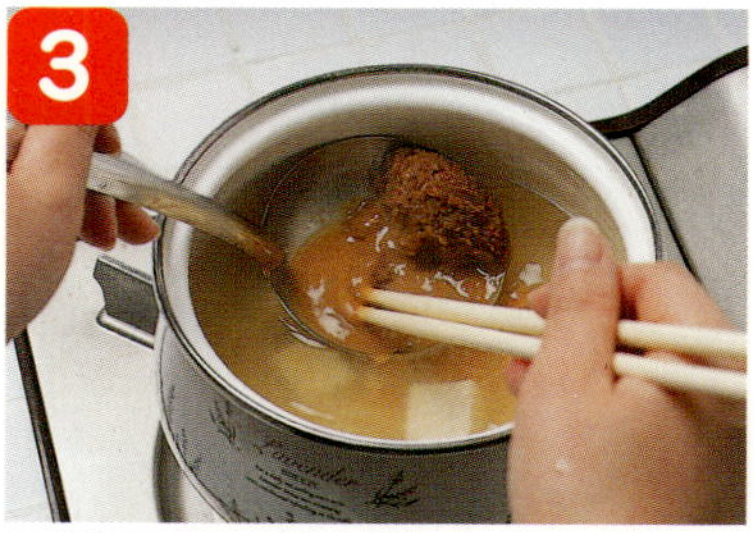

3 2が煮立ったら火を弱め、みそを溶き入れる。

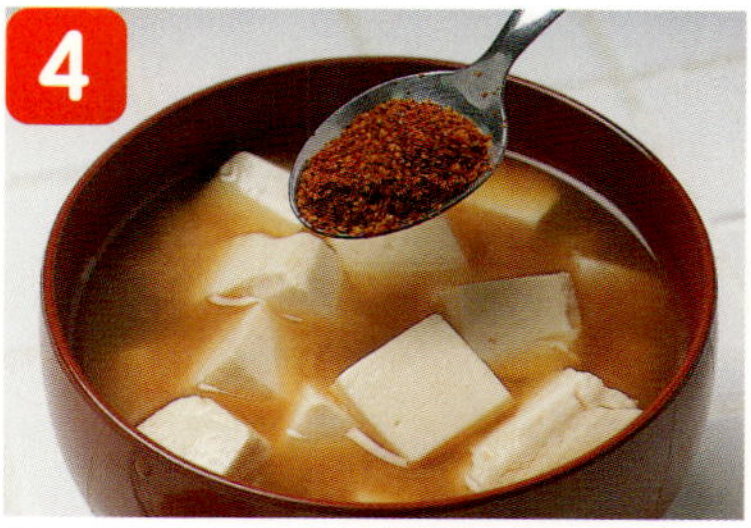

4 器に移し、一味とうがらしをかければでき上がり。

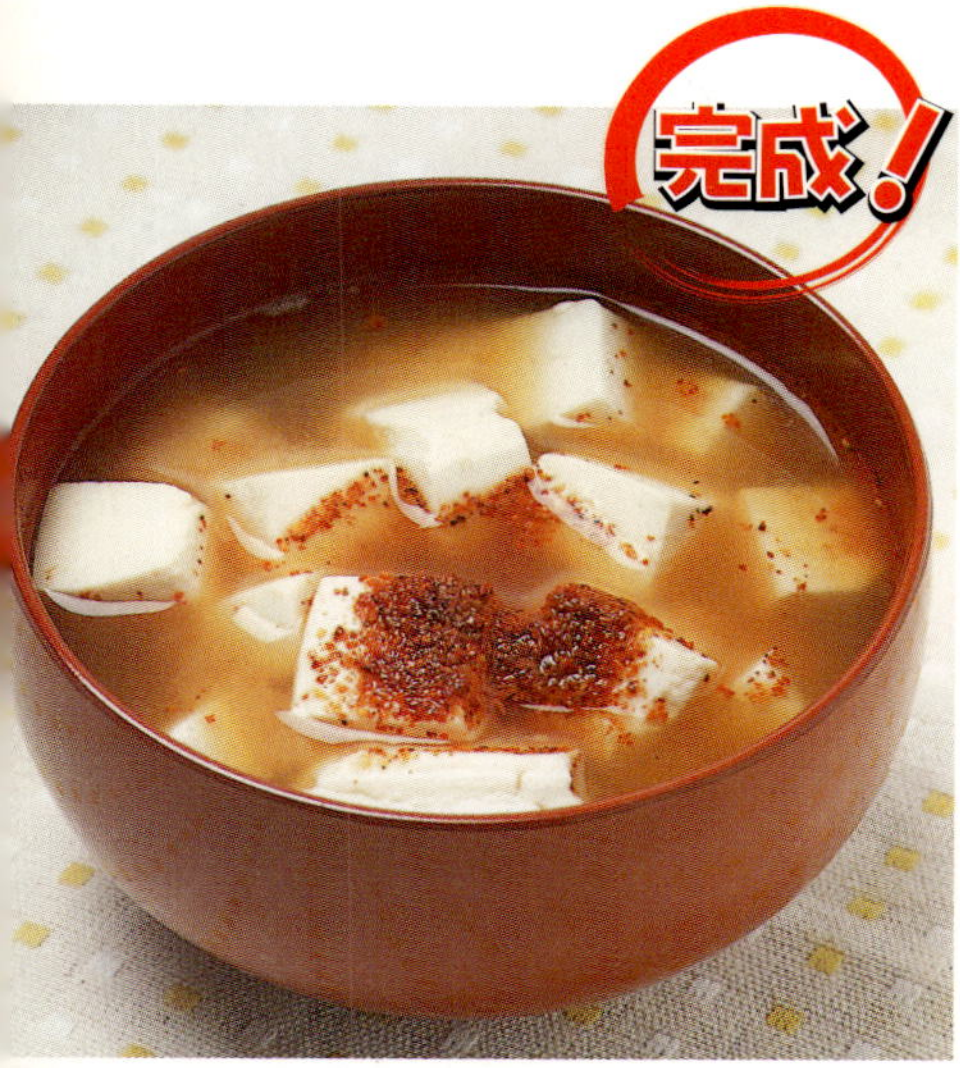


好みで小口切りのねぎを加えてもよい。

## 豆腐とうがらし Q&A

**Q** 飲むときの注意点はありますか？

**A** 空腹時に大量のとうがらしをとると、胃腸に刺激を与えるおそれがあります。豆腐とうがらしは空腹時に飲むのは避け、食事のときに飲むようにしましょう。

**Q** 豆腐ととうがらしは、みそ汁以外のとり方でもいいですか？

**A** かまいません。たとえば、豆腐ととうがらしを使った麻婆豆腐やサラダ、鍋料理、炒めものなどにもチャレンジしてみましょう。

**Q** とうがらしの辛みが苦手なのですが……

**A** 最初はとうがらしの量を減らし、慣れてきたら量をふやすようにしてください。あるいは、みそ汁だけでなく、いろいろな料理にとうがらしを加え、1日合計大さじ1杯をとるようにしてもよいでしょう。

# しょうがみそ汁

## 冷たい環境や食品は免疫力を衰えさせる

現代人は、夏になれば冷房のきいた部屋で過ごし、季節を問わず冷たい食べ物や飲み物を好んでとる傾向にあります。人間の体は、冷たい環境や食べ物に慣れると、知らず知らずのうちにそれを心地よく感じるようになります。

こうして体に冷えがたまると、次のようなさまざまな不調を招くようになります。

・免疫力の低下

免疫力が低下するとウイルスや細菌などに対する抵抗力が衰え、病気にかかりやすくなります。

・自律神経の失調

自律神経の働きが乱れると、免疫力が低下し、さまざまな不調があらわれます。

・代謝機能の低下

体温が下がると、代謝機能も低下するといわれています。代謝が衰えると、肥満や便秘が起こりやすくなります。

・内臓機能の低下

体が冷えると肝臓、腎臓、腸などの内臓の機能が低下します。腸は免疫力を担う臓器であり、腸の機能低下は免疫力低下につながります。

このようにみると、冷えを解消することは免疫力の回復につながり、病気予防に役立つことがわかります。

## しょうがとみそ汁で冷えを撃退

冷え取り効果が高い飲み物としておすすめしたいのが「しょうがみそ汁」です。これは、好みのみそ汁にすりおろしたしょうがを加えて飲むという簡単な健康法です。

しょうがの辛味・香り成分のもとは、ジンゲロン、ジンゲロール、ショーガオイルなどの精油成分。これらの成分には保温・発汗・消炎作用があります。

さらに最近の研究によれば、しょうがのジンゲロールに抗酸化作用があり、発がん防止、血栓・高血圧予防などの効果があることがわかってきました。

また、しょうがに含まれるテルペンという成分にもがん予防効果があるといわれています。

一方のみそ汁の材料であるみそには、免疫力を高めるタンパク質、悪玉コレステロールを抑えて血液の流れや代謝をよくする不飽和脂肪酸、解毒作用をもつ食物繊維・ビタミン・ミネラルと栄養成分がぎっしり詰まっています。

また、みそには乳酸菌やフラボノイドという色素成分も含まれ、免疫細胞を活性化させ、免疫力をアップさせる一助になります。

広島大学の伊藤明弘名誉教授らが行った実験によると、みそをとることで発がん率が下がり、発がん物質を除去する効果が高まることが明らかになっています。

免疫力の低下につながる冷えを解消するためにも、しょうがみそ汁を毎日飲む習慣をつけてみましょう。

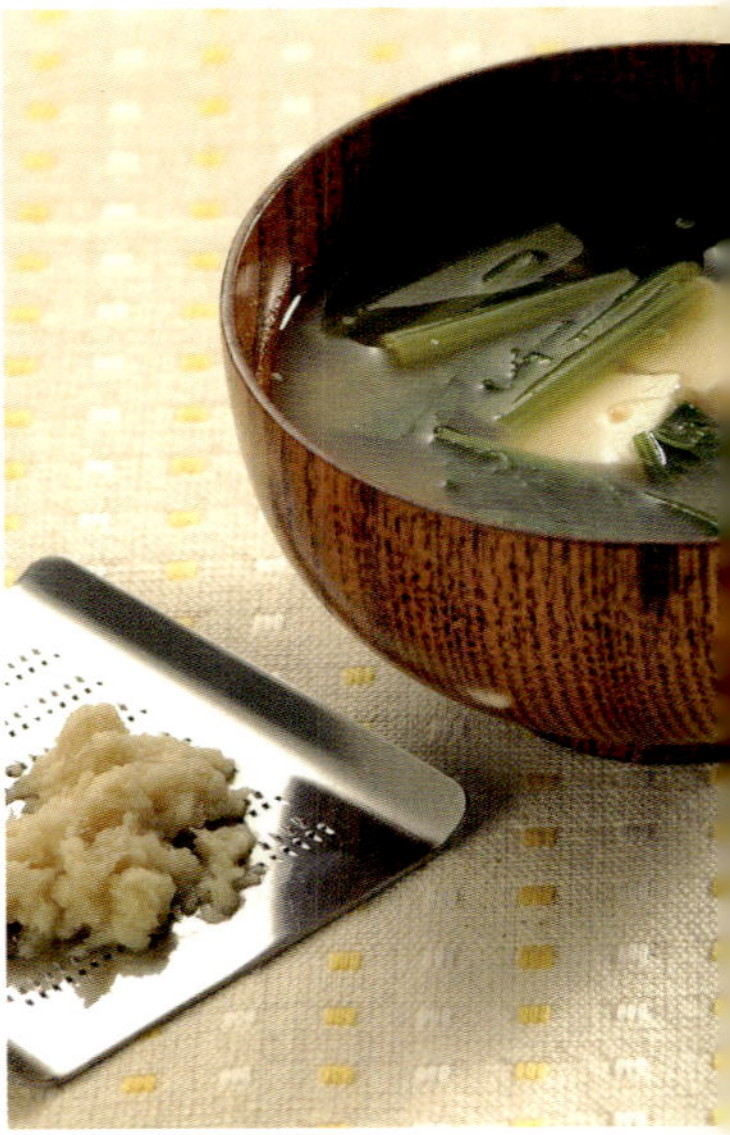

**Point!**

- 1日に1～2杯飲む
- ごぼう、さといも、かぶなどの具にすると保温効果がさらにアップ
- 高血圧の人は飲みすぎに注意

# しょうがみそ汁の作り方

**材料**（3人分）

◆しょうが　30g
◆好みのみそ汁の材料（写真はみそ、だし、ねぎ、しめじ）

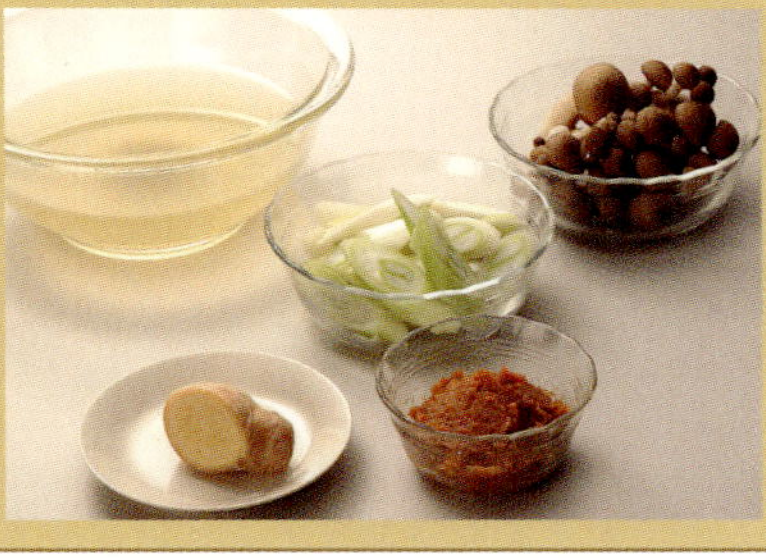

**1**

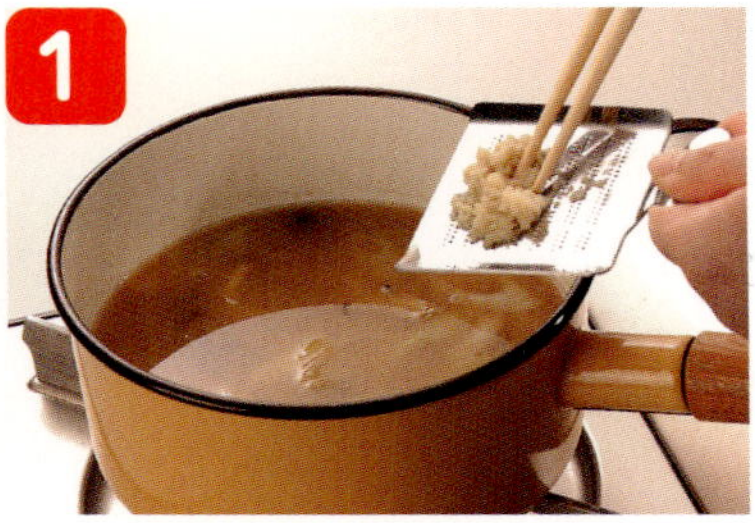

通常の手順でみそ汁を作り、皮をむいてすりおろしたしょうがを入れる。

**2**

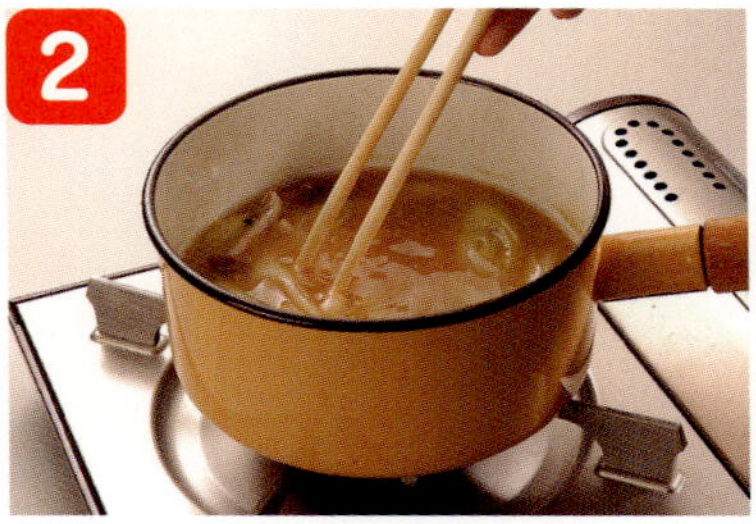

みそ汁としょうがをまぜ合わせる。

**完成！**

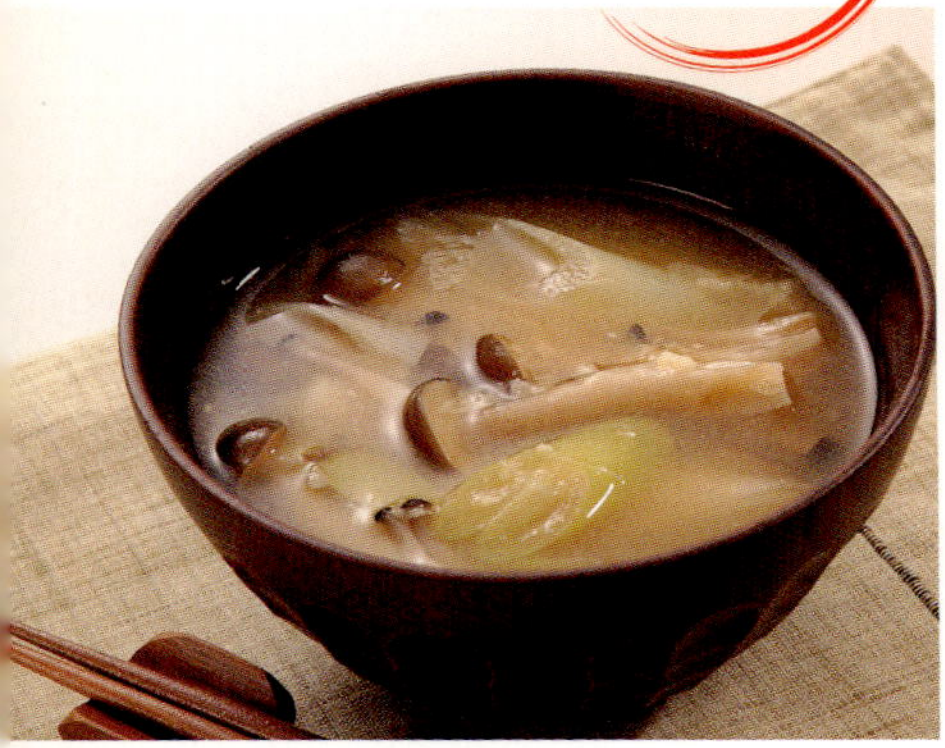

椀に盛ればでき上がり。

## しょうがみそ汁 Q&A

**Q 1人分だけ作りたいときは？**

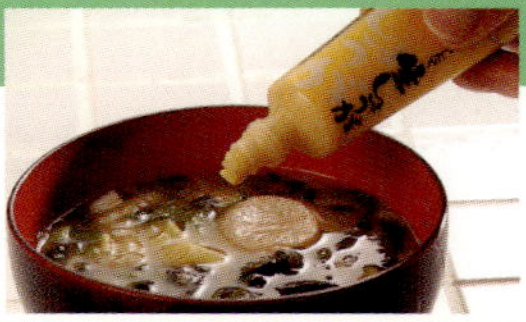

**A** 家族のなかで自分の分だけ作りたいときや、インスタントのみそ汁で作る場合には、椀に盛ったみそ汁にしょうがを加えてもかまいません。

**Q おすすめのみそ汁の具はありますか？**

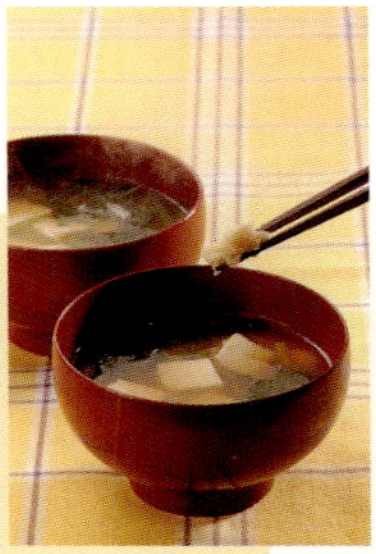

**A** 冷えが気になる人はごぼう、さといも、かぶなどの根菜類を具にすると保温効果が高まります。便秘がちな人は、食物繊維の豊富な海藻やきのこを使うとよいでしょう。

**Q 1日にどのくらい飲めばいいですか？**

**A** 1日あたり1～2杯が目安になります。飲む時間帯は特に決まりはありませんが、食事のときに飲むのが自然でしょう。1杯のみそ汁に入れるしょうがの目安量は約10g。おおよそ親指の先くらいの大きさです。

**Q チューブ入りのしょうがを使ってもいいですか？**

**A** チューブ入りのしょうがより、自分ですりおろしたしょうがのほうが新鮮で、薬効も高いといえます。やむをえず、チューブ入りのしょうがを使うときには、通常の1.5倍の量をみそ汁に入れるようにしてください。

# 雑穀ごはん

## 食物繊維のもつ多彩な働き

免疫力を担う腸の働きを活発にするには、食物繊維をとることが大切です。食物繊維は腸にすむ善玉菌のエサになるので、善玉菌をふやすのに役立ち、腸の免疫力のアップにつながるのです。

腸の働きを整えてくれる食物繊維は、便秘の解消にも欠かせません。なぜなら、食物繊維は消化・吸収されないため便のかさをふやし、腸内を通過するときに腸壁を刺激するからです。これにより腸の蠕動《ぜんどう》運動が活発になり、便通が促されます。

食物繊維の効果はそれだけではありません。腸壁にこびりついている老廃物や有害物質、余分な脂質などをからめとり、便といっしょに排泄するという役割もあります。

こうした食物繊維の働きにより、大腸がんや糖尿病、脂質異常症、高血圧、アレルギー疾患などの生活習慣病全般を防ぐ効果が期待できます。

## 白米よりも栄養価の高い雑穀

食物繊維の摂取量をふやすためには、主食を食物繊維の多いものに変えることが最も簡単で、実行しやすいといえるでしょう。

米で食物繊維が豊富な部分は、胚芽などの殻に近い部分です。白米は、胚芽の部分をとり去って精白したものですから、みすみす食物繊維が多いところが捨てられていることになります。その点、玄米や麦、あわ、ひえ、きびなどの雑穀には、白米よりも食物繊維が豊富に含まれているので、主食にとり入れることがすすめられます。

雑穀には、ミネラル類も豊富です。ミネラルは体にとって大量に必要な成分ではありませんが、体内の毒素や老廃物を分解し、排泄する作用があり、細胞を活性化させたり、新陳代謝を促したりする働きがあります。

さらに、雑穀には、ビタミン$B_1$・$B_2$やナイアシンという成分も豊富に含まれています。ビタミン$B_1$は糖質の消化を助け、$B_2$は万病の原因になる活性酸素によってつくられた過酸化脂肪(脂肪のサビ)を分解する働きがあります。ナイアシンは、血行をよくし、体の新陳代謝を活発にするビタミンです。

最近では、雑穀の栄養価が少しずつ知られるようになり、スーパーなどでも手に入るようになりました。いつも食べる白米に、もちきびやもちあわを少し加えるだけでも、香ばしく、甘みのある雑穀ごはんができ上がります。玄米のように、作る手間がかからないというのも、雑穀ごはんの利点のひとつです。雑穀は、種類によって栄養成分や風味が異なります。その日の料理に合わせて、不足ぎみの栄養素を補うように工夫し、バラエティに富んだ雑穀ごはんを作ってみてください。

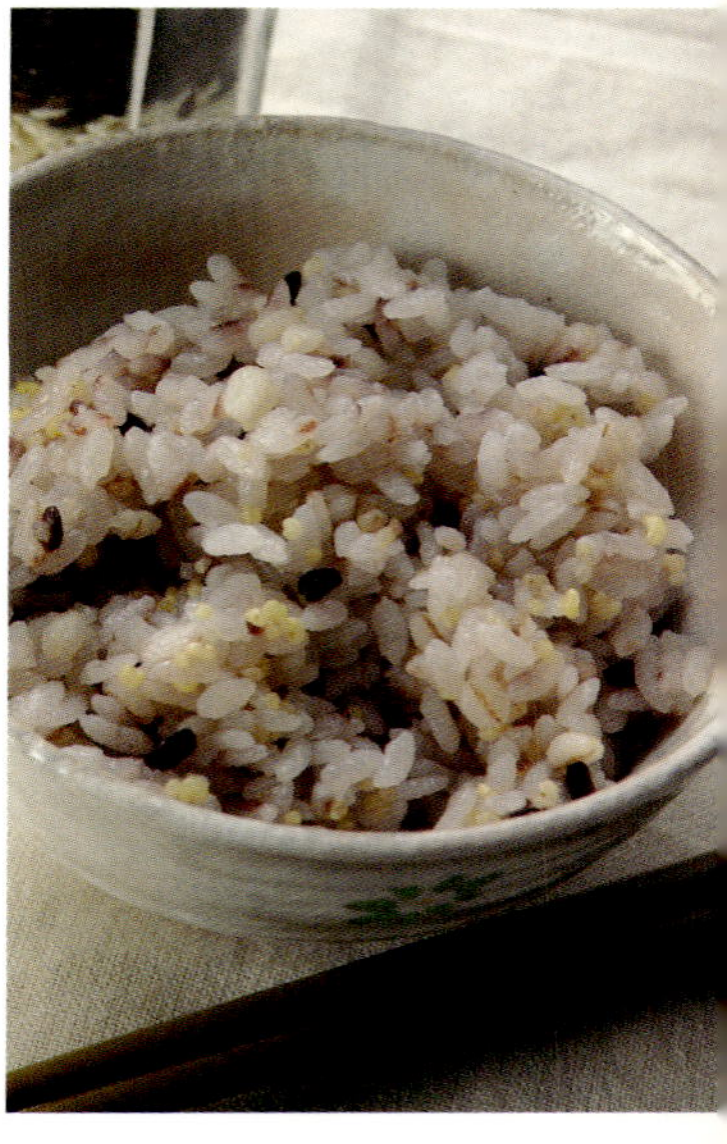

**Point!**

- 1日1膳食べる
- 毎日続けて食べる
- 料理に合わせて雑穀の種類を変えてもOK

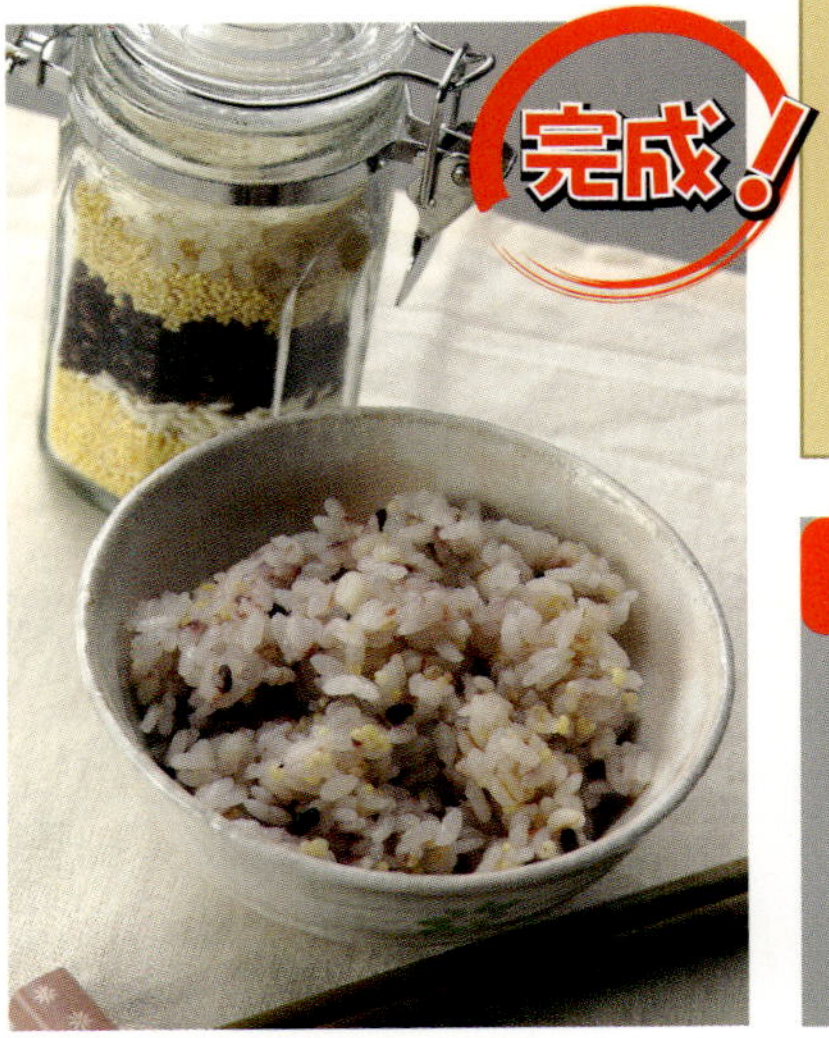


茶碗に盛れば雑穀ごはんのでき上がり。

# 雑穀ごはんの作り方

**材料**（3~4人分）

- ◆白米　2合
- ◆もちきび・もちあわ・押し麦・黒米　各大さじ1

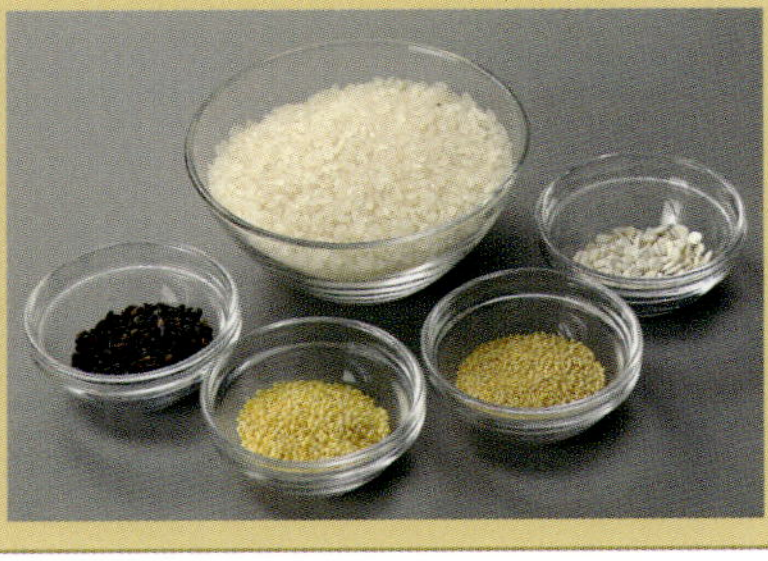

**1**

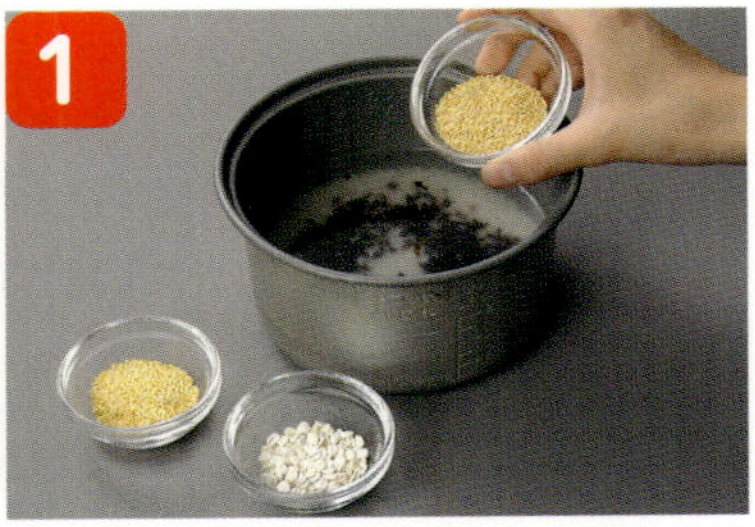

白米はとぎ、通常の分量の水と雑穀を加える。

**2**

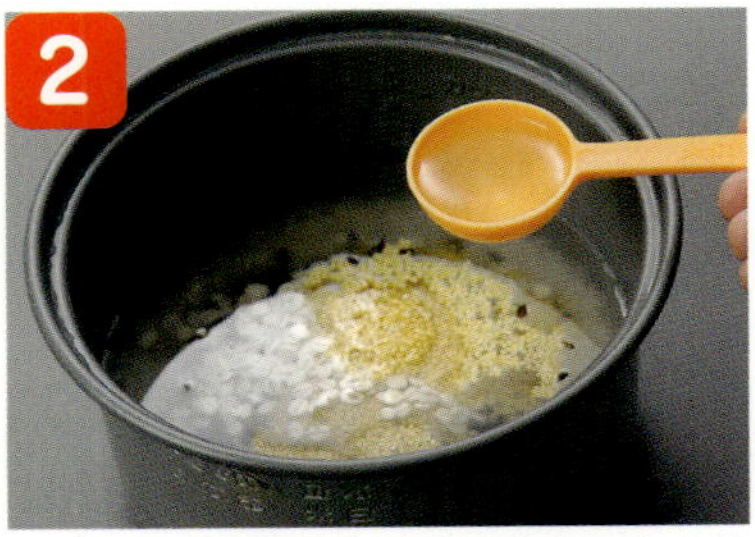

1の雑穀と同量の水（この場合は大さじ4）をたす。

**3**

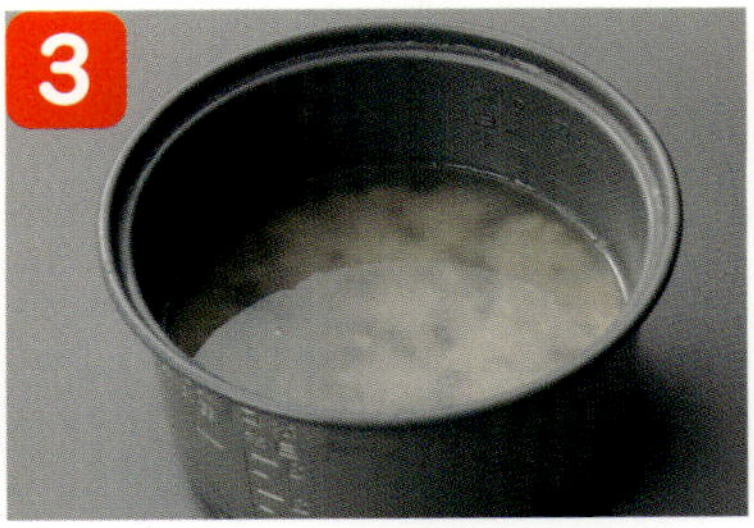

30分以上水にひたしたあと、通常どおりに炊き、10分ほど蒸らす。

## 雑穀の種類と栄養効果

### ひえ

きびによく似た黄色の粒状。鉄や食物繊維が豊富。

### そば

タンパク質やビタミン類が豊富。血管の強化に役立つルチンも含まれる。

### 黒米

古代米の一種。抗酸化作用が高く、炊くと濃い紫色に。

### 赤米

古代米の一種。タンニン系の色素成分に体をあたためる効果がある。

### きび

黄色の細かい粒状。消化がよく、血行促進効果もある。

### 押し麦

食物繊維が豊富。水分を含むとふくらみ、やわらかい歯ざわりに。

### あわ

白っぽく小さな粒。鉄と必須アミノ酸が多いので貧血、不眠症に効果がある。

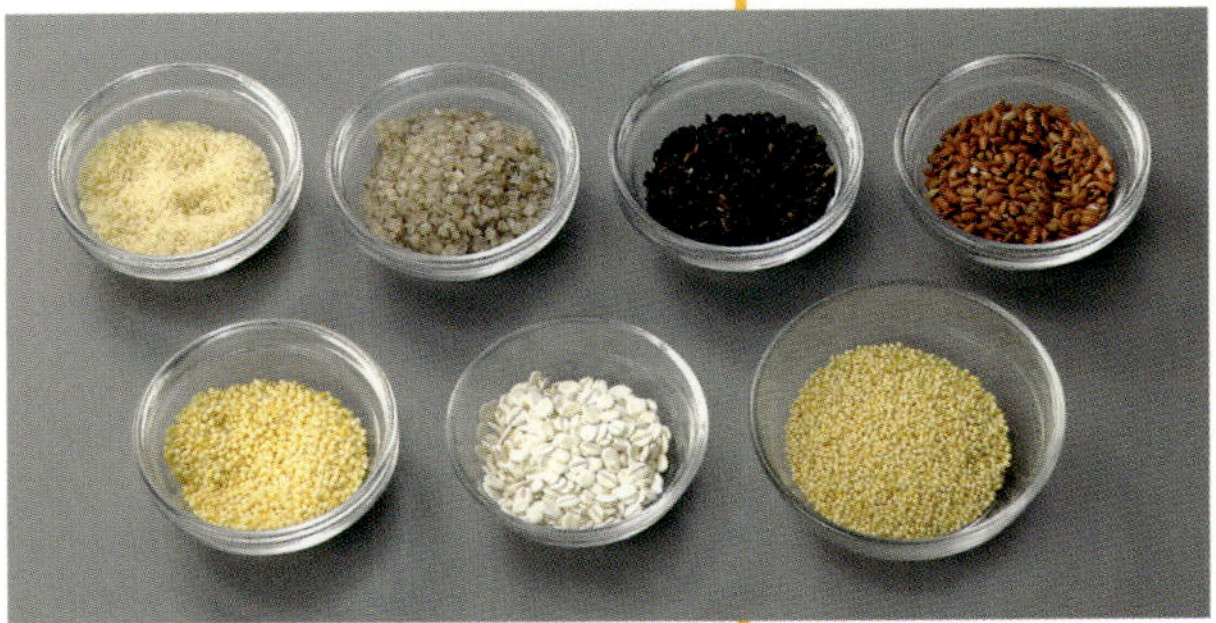

# 寒天ごはん

## 寒天は便秘解消に欠かせない食物繊維の宝庫

　免疫力の低下を防ぐ食事で重要になるのは、食物繊維の摂取です。食物繊維をとる量が不足すると、まず便秘が起こりやすくなります。

　腸内に便が長時間とどまると腐敗し、腸内に悪玉菌をふやして老廃物を発生させます。この老廃物が腸壁から吸収されると血管に入り、血液を汚して血流が悪くなります。こうした現象が免疫力の低下につながり、高血圧や糖尿病、動脈硬化といった血管病を起こすきっかけになります。

　また、老廃物が全身をめぐると代謝機能も低下し、冷えや肩こり、むくみ、胃腸病、肥満といった症状に悩まされることになります。

　このように、体にさまざまな悪影響をおよぼす便秘を防ぐためには、食物繊維をつとめてとることが大切です。

　そこで、食物繊維の宝庫ともいうべき寒天を使ったごはんを紹介しましょう。

　寒天は、その8割が食物繊維という、まれにみる食物繊維の豊富な食材です。寒天の食物繊維は、体内で消化・吸収されにくい不溶性の食物繊維が多く含まれています。そのため、便の量をふやし、便秘の解消に大きく役立ちます。

　寒天の保水力にも注目です。寒天をとると、便は適度な水分をとり込んでやわらかくなるため、便通がスムーズになります。

　また、寒天に含まれるアガロースという成分も便秘解消に効果を発揮します。アガロースは体内で、アガロオリゴ糖というオリゴ糖の集合体に分解されます。オリゴ糖は、体内の消化酵素で分解されにくいため、そのまま腸まで届いて高い整腸作用を発揮してくれるのです。

　しかも、寒天の食物繊維は、腸内の余分な脂肪や糖質、塩分、有害物質を吸着して、便といっしょに排泄するという利点もあります。

## 米と寒天の組み合わせで食感がアップ

　寒天と組み合わせる米にも食物繊維が含まれています。特に、精白した白米よりも、玄米のほうが食物繊維の量はぐんと多くなります。

　ここで紹介する「寒天ごはん」は、白米に寒天を加えて炊くというもの。寒天とごはんを組み合わせて食べれば、便秘解消効果はさらに高くなります。寒天は無味無臭なので、味に変化はありませんが、米といっしょに炊くともちもちとした食感になり、食べやすくなることも見逃せません。

　主食を寒天ごはんにすれば、毎日の食事にとり入れやすく、腸の健康増進に効果的です。寒天ごはんで腸の調子が整ってきたら、白米から玄米に切りかえてみましょう。こうすれば食物繊維の摂取量はさらにふえるので、便秘とは無縁になれます。

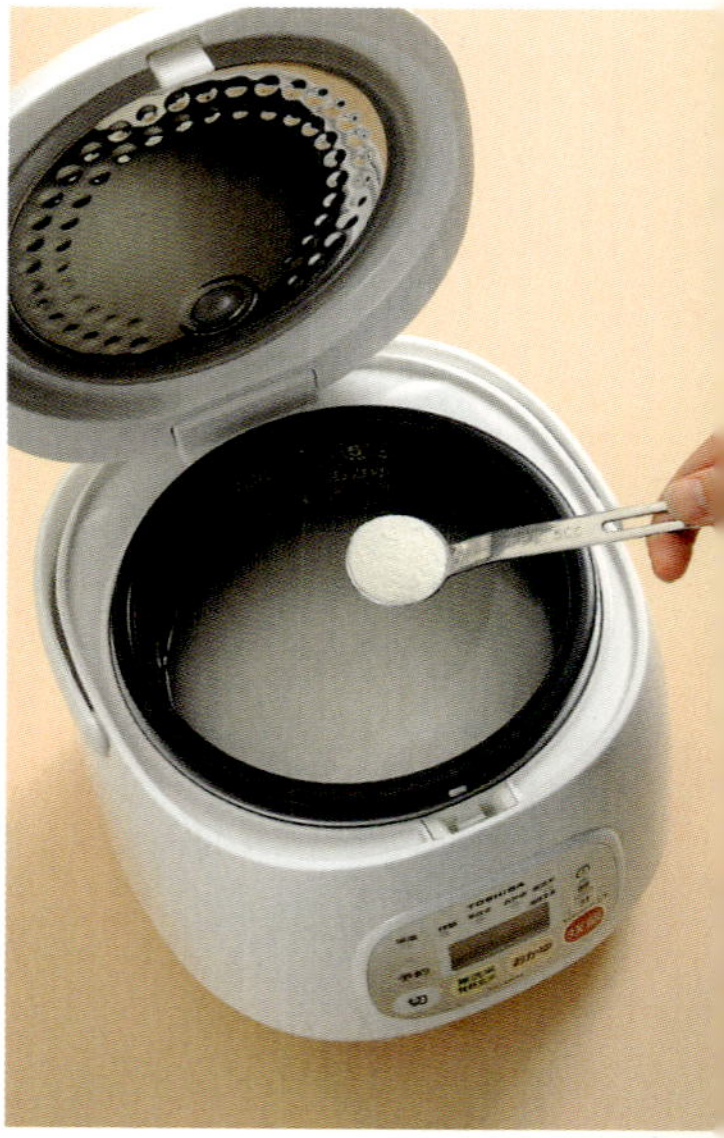

**Point!**

- 毎日の主食がわりに食べる
- 白米より玄米のほうが効果的
- 玄米を使うときは雑炊にすると食べやすい

### 便秘は悪い生活習慣からはじまる

便秘が起こる原因のほとんどは、悪い生活習慣によるといえます。たとえば、仕事中や外出中にトイレに行けず、便意をがまんすることをつづけていると、慢性的な便秘になってしまいます。

また、ダイエットによる極端な食事制限は食物繊維の不足につながり、便秘を招きます。運動不足も、腸の蠕動運動を鈍らせ、便秘を起こす原因になります。これらのことに思いあたる人は、生活習慣を改善するだけでも便秘の解消に効果があらわれてくるはずです。

## 寒天ごはんの作り方

**材料**（1合分）

- ◆白米　1合
- ◆粉寒天　1g（小さじ$\frac{1}{2}$程度）

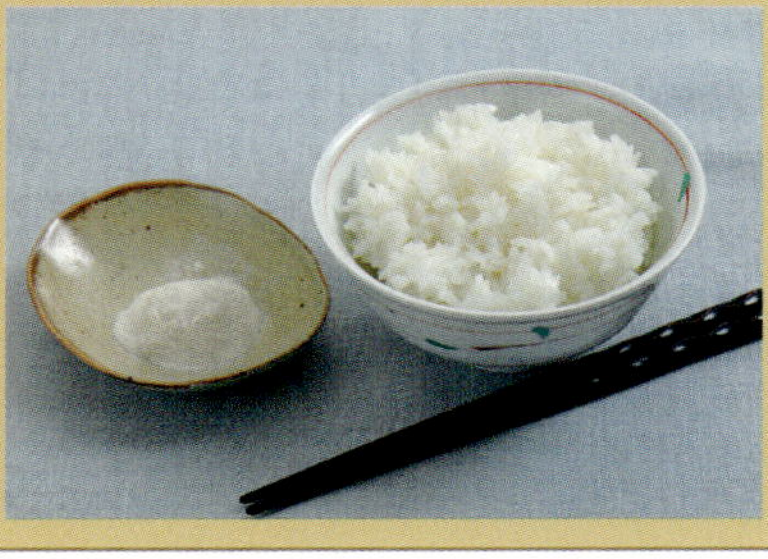

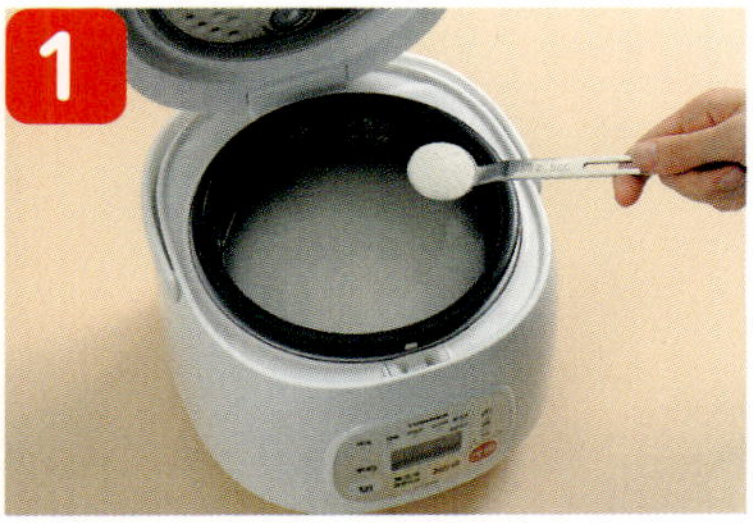

1　炊飯器にといだ米と分量の水を入れ、粉寒天を加えて軽くまぜる。

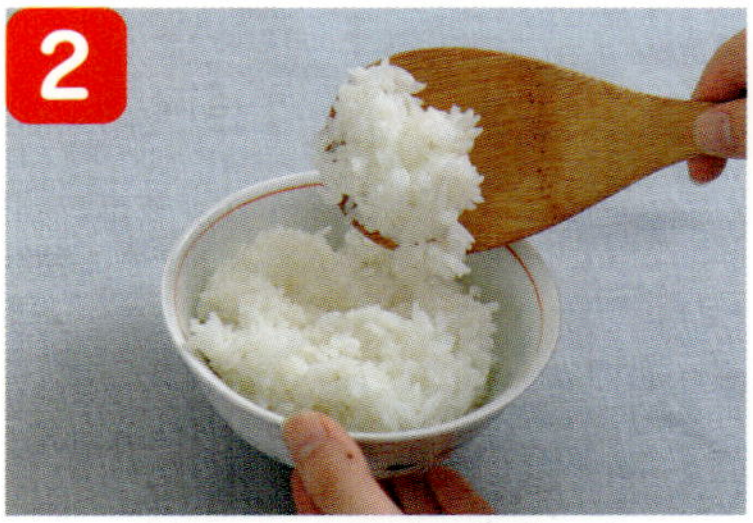

2　通常の要領で炊きあげ、茶碗に盛る。

バリエーション

## 寒天ごはん

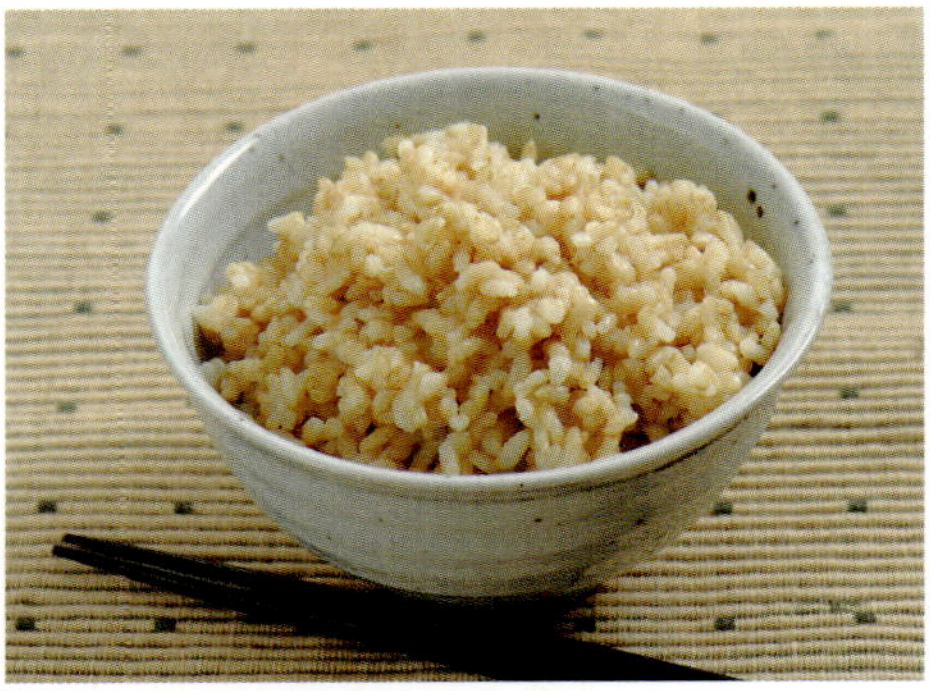

白米より食物繊維の多い玄米にすれば、便秘解消効果はさらにアップ。ただし、玄米は消化されにくいので、腸が衰えているときには食べるのを控えてください。お腹の調子がよくなってきたら挑戦してみましょう。

**お腹の調子が整ってきたら玄米にかえてパワーアップ**

**玄米は雑炊にすると消化されやすくなる**

玄米で寒天ごはんを食べたい場合には、雑炊にすると消化されやすくなります。水溶性食物繊維の豊富なもずくなどの海藻類を具に加えると、便秘防止により効果的。

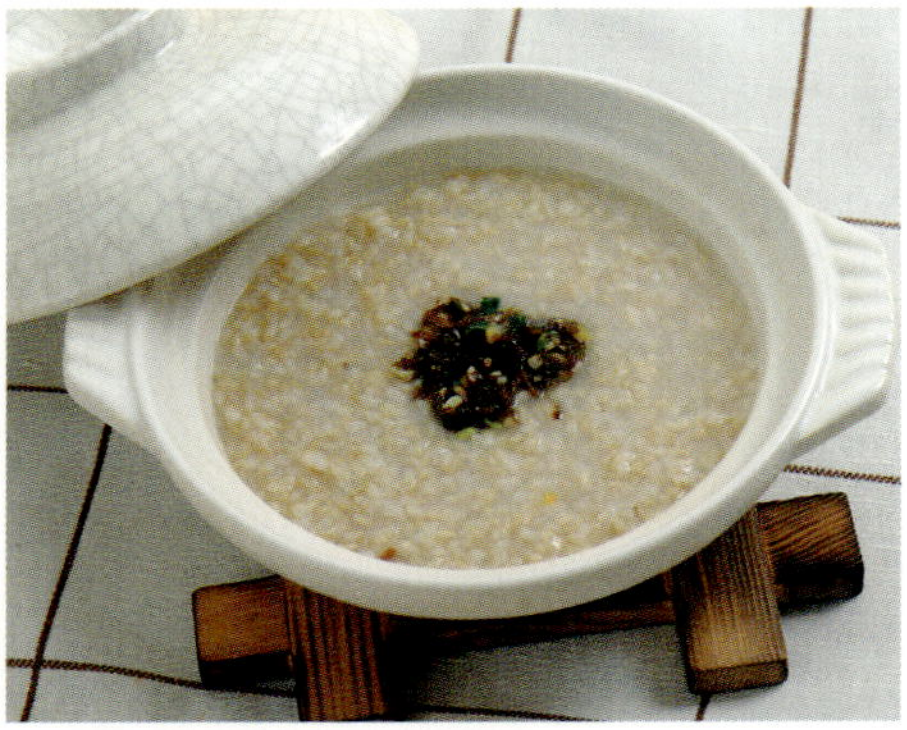

# 黒豆ごはん

## 血管を丈夫にし、血のめぐりをよくする黒豆

黒豆には「血液をサラサラにする」「血管を拡張する」効果があり、血のめぐりをよくすることが明らかになってきました。じつは、この黒豆は免疫力のアップにも大いに役立ってくれます。

最近の免疫に関する研究では、腸の役割が重要視されています。そのカギを握るのが、腸内にすむ善玉菌と悪玉菌のバランスです。

腸内細菌の総数は決まっていて、片方がふえるともう片方は減ります。腸内の善玉菌がふえると免疫力が強くなり、悪玉菌がふえると免疫力は低下するというしくみになっているのです。

黒豆に豊富に含まれるガラクトオリゴ糖は、善玉菌の代表格であるビフィズス菌をふやすためのエサになります。ガラクトオリゴ糖は、善玉菌が働くときだけに使われ、大腸菌などの悪玉菌には利用されないという特徴をもっています。

また、ビフィズス菌がガラクトオリゴ糖を利用するときには悪玉菌の増殖を抑え、善玉菌をふやす有機酸がつくられることもわかっています。

## 黒豆の成分はウイルスに対しても有効に働く

黒豆に含まれる鉄やサポニン、アントシアニンといった有効成分は、ウイルスといった微小の有害物質に対しても有効に働きます。

黒豆に含まれる鉄は、乳酸やクエン酸などの有機酸と結びつき、ウイルスを殺す役目を担う免疫細胞のキラー細胞を活性化させます。

サポニンは黒豆の渋みや苦みなどのもとになっている成分で、体内に吸収されるとウイルスとくっつくという性質をもっています。

ウイルスはキラー細胞のほか、免疫細胞のマクロファージも攻撃する役割を果たしていますが、サポニンがウイルスをとらえることでマクロファージが活発に働くようになるのです。

アントシアニンは強い抗酸化作用をもち、細胞を老化させ、がん細胞をつくる活性酸素を除去する働きがあります。

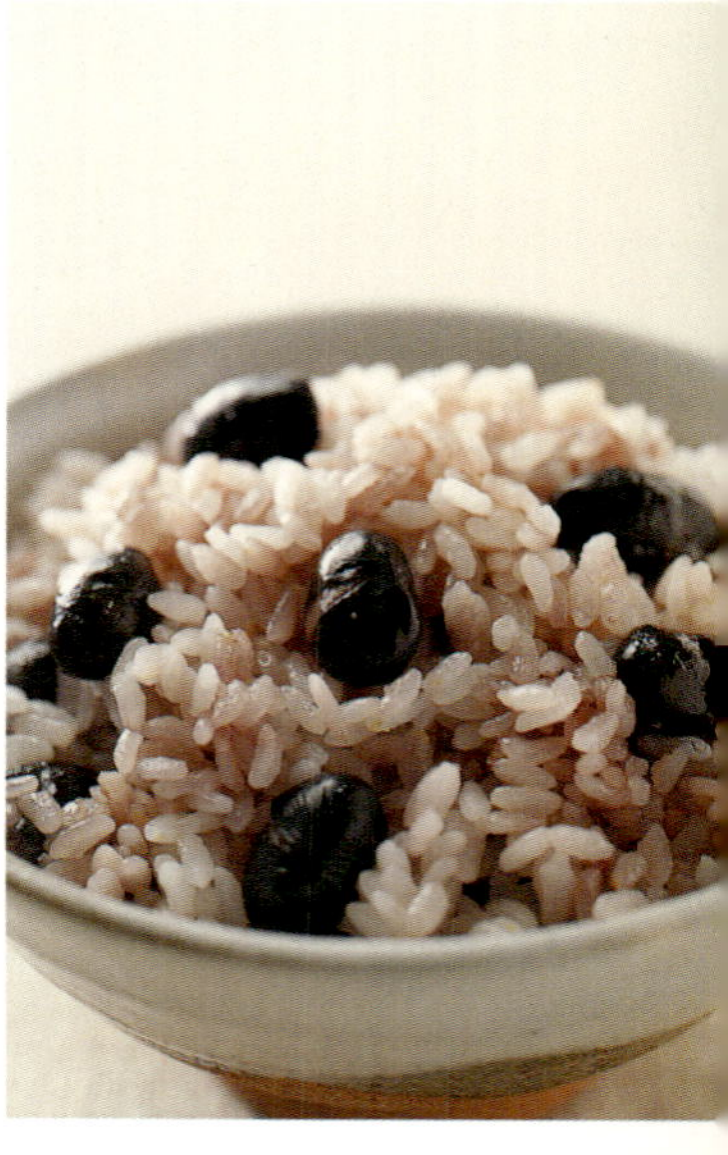

こうした黒豆に含まれる有効成分が総合的に作用すると、免疫力を高めて、がんや高血圧、糖尿病などの生活習慣病や、白髪・抜け毛、便秘、肥満などの症状に対して改善効果を発揮するようになるのです。

このようにすぐれた薬効をもつ黒豆ですが、正月のおせち料理などに登場する煮豆として食べるのが一般的です。しかし、煮豆を作るのには手間がかかるので、毎日食べるのは難しいかもしれません。

そこで、米といっしょに炊き込む「黒豆ごはん」にすれば、簡単に作ることができるでしょう。黒豆はよくかんで食べると消化吸収がよくなります。

**Point!**

- 1日1膳食べる
- できるだけその日に食べる
- 煎った黒豆を保存する場合は、密閉容器に入れ冷蔵庫に

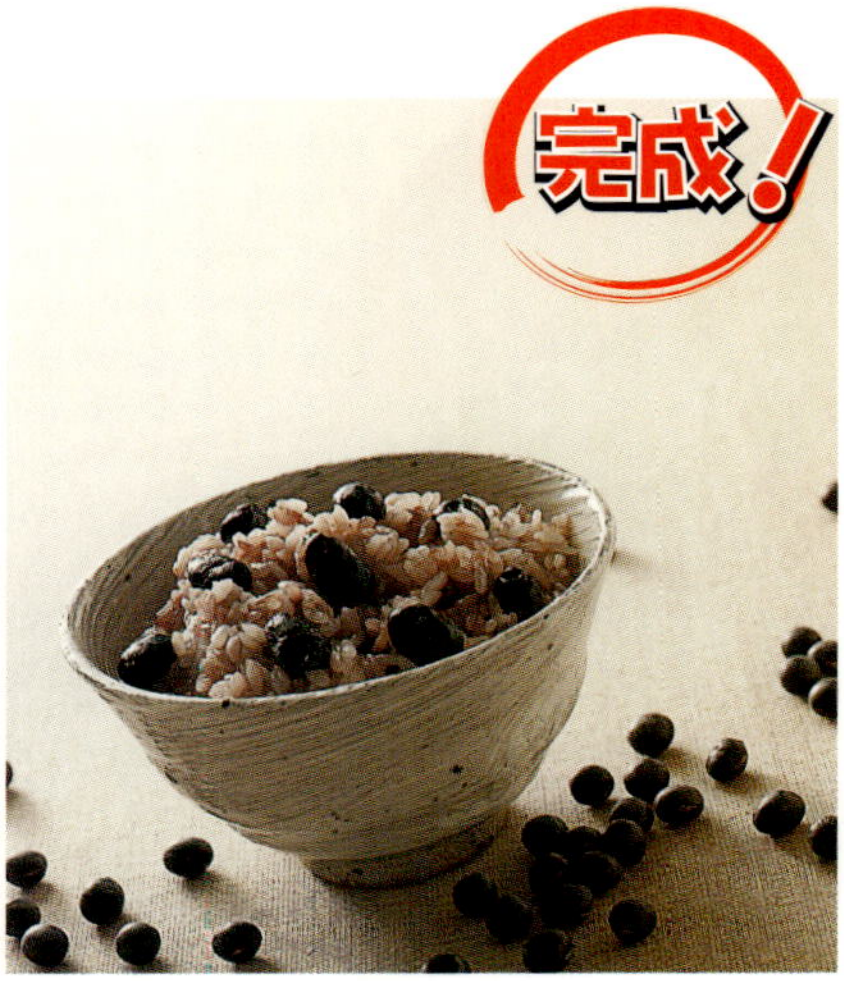

# 黒豆ごはんの作り方

**材料**（3〜4人分）

- 黒豆　½合
- 米　2合
- 水　500㎖

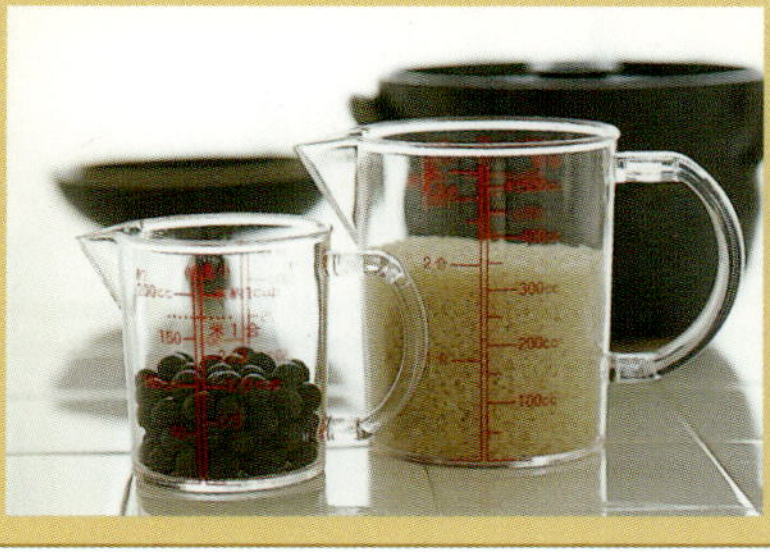

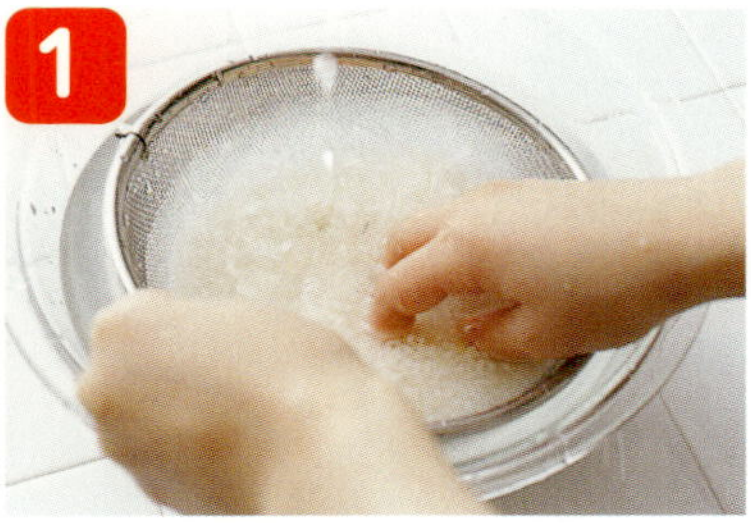

1 米はとぎ汁の濁りがなくなるまでよくとぎ、分量の水に30分ほどつけておく。

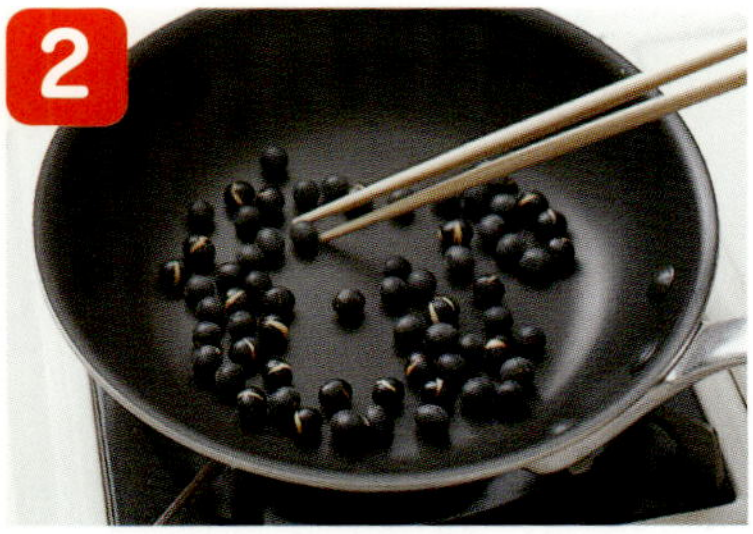

2 黒豆は軽く洗って水をきり、フライパンで15分くらい皮が破れるまで煎る。

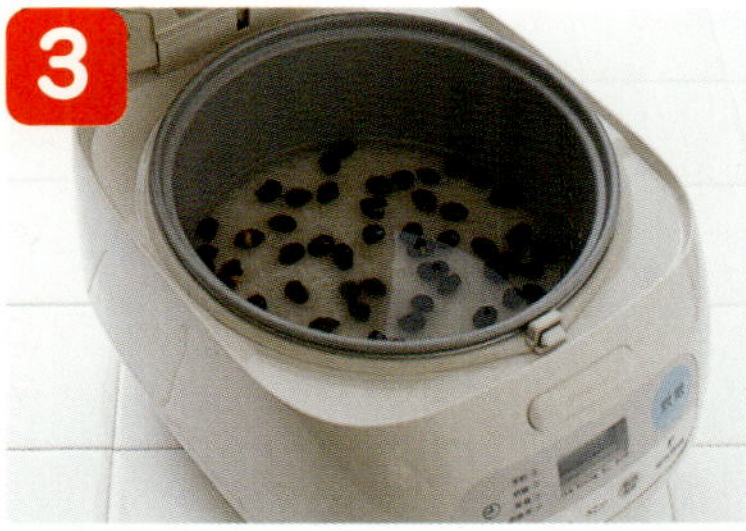

3 1に2を加え、炊飯器で炊く。

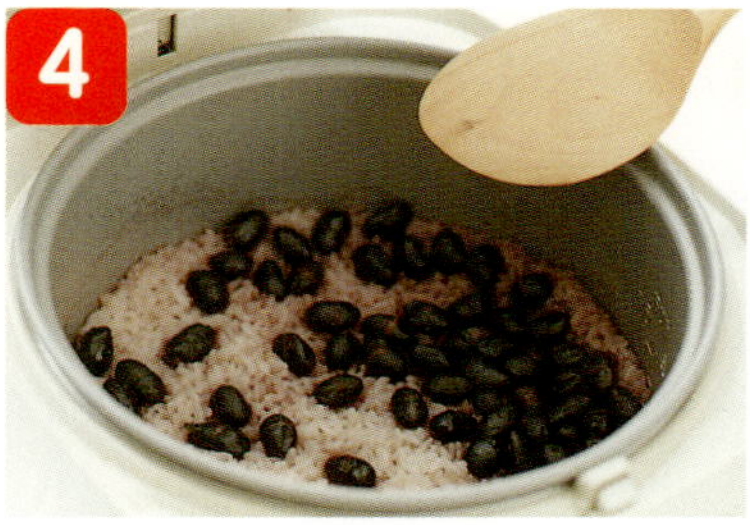

4 炊きあがったら10分ほど蒸らし、しゃもじでまぜる。

## 黒豆ごはん Q&A

**Q 効果的な食べ方はありますか？**

**A** 一度にたくさん食べるよりも、1日1膳をめやすに継続して食べるようにしましょう。よくかんで食べるとより満腹感が得られ、黒豆も消化されやすくなります。

**Q 黒まめごはんは作りおきできますか？**

**A** 炊飯器で保存すると黒豆の色が変わり、かたくなってしまうので、できるだけその日に食べるようにしましょう。保存する場合はラップにぴっちりと包み、冷凍庫で保存すれば約1カ月もちます。

**Q 煎った黒豆を保存して利用できますか？**

**A** 煎った黒豆は密閉容器に入れて冷蔵庫で保存すると、約1週間もちます。ただし、しけやすいので、かたくなった場合はもう一度煎り直すか、電子レンジで加熱してから米といっしょに炊くようにしましょう。

# 酢かけ枝豆

## 血液と腸をきれいにする枝豆

枝豆は大豆を若いうちに収穫したもので、大豆同様、豊富な栄養を含む夏に欠かせない食品です。

塩ゆでにしてビールのつまみにして食べる機会が多いのですが、これはとても理にかなったとり方です。

枝豆に含まれるビタミン$B_1$や$B_2$がアルコールの代謝を促して、アルコールがおよぼす肝臓の負担を軽くしてくれます。また、枝豆にはメチオニンというアミノ酸が含まれますが、これがアルコールから肝臓や腎臓を守ってくれるのです。

ビタミン$B_1$は、体のだるさや肩こりなど筋肉の疲れを防ぐ作用もあります。だるさや肩こりの症状は、乳酸タンパクという疲労物質が原因になるのですが、ビタミン$B_1$は乳酸タンパクのもとになる乳酸を分解するため、疲労回復に役立つのです。

また、枝豆は大豆と同じく、タンパク質やカルシウムも多く、ビタミンAやCは大豆よりも豊富に含まれています。

なかでも注目すべきは、枝豆に含まれる食物繊維とカリウム。枝豆には、水溶性と不溶性の2種類の食物繊維がバランスよく含まれ、腸内環境を整えるのに役立ちます。

カリウムには、体にたまった余分な塩分や水分を体外へ出しやすくする働きがあるため、高血圧やむくみを解消する一助になります。

大豆と同じ点は、サポニンという成分が含まれていること。サポニンは、体内の過酸化脂質を抑え、コレステロールを減らす働きがあるので、動脈硬化予防も期待できます。

## 酢を合わせることで栄養の吸収率がアップ

このように、枝豆は血液や腸をきれいにするためにぴったりの食品です。血液がきれいになると、血流がよくなり、高血圧や脂質異常症、脳血管障害など動脈硬化性の病気を防ぐことにつながります。

また、腸の中がきれいになると、便秘はもちろん、免疫力のアップにもつながります。このように、病気予防に役立つ枝豆を効果的に食べるためには、さやから豆だけをとり出し、酢をかけて5～10分なじませた「酢かけ枝豆」にすることがおすすめです。

酢と合わせることで、枝豆に含まれるカルシウムの吸収率が高まり、ビタミンB群の働きもよくなります。

また、枝豆は消化吸収があまりよくないのですが、酢の酢酸が胃を刺激して働きを活発にするので、枝豆の栄養分を吸収しやすくしてくれます。

なお、枝豆は収穫後、味も栄養価も急速にダウンするという欠点があります。なるべく新鮮なものを求め、根のついた枝つきのものを買うのが一番です。収穫後すぐに冷凍した冷凍枝豆を選ぶのもよいでしょう。

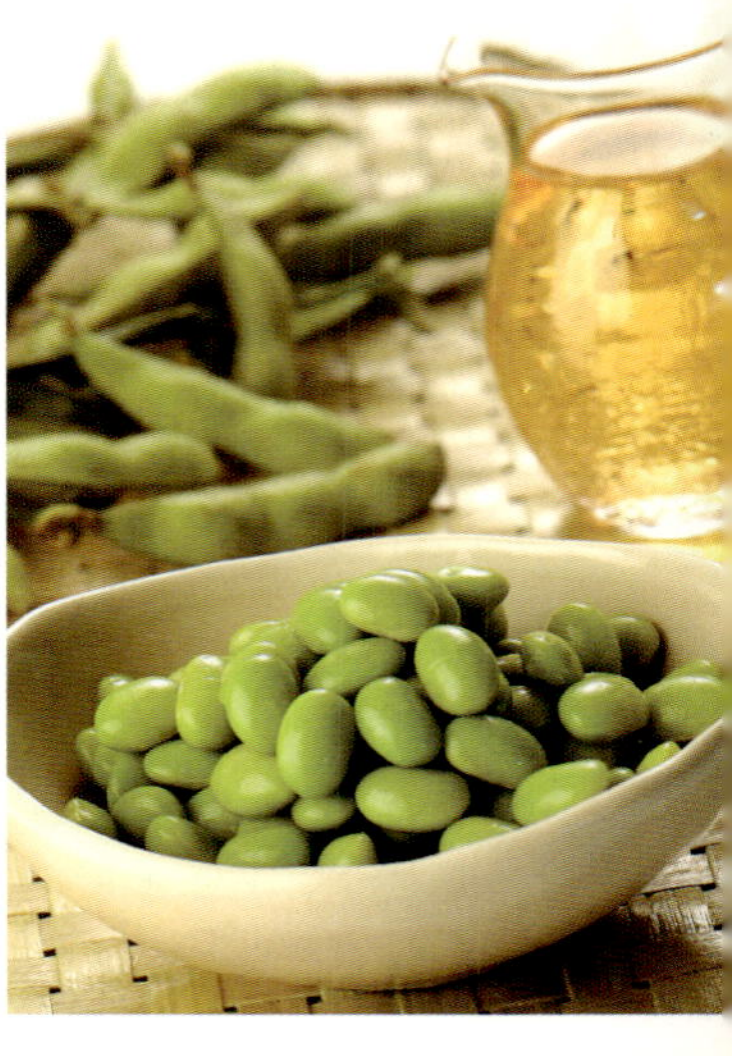

Point!

- 1日約50g食べる
- 作ったらすぐ食べる
- ひと手間かけて料理に利用してもOK

# 酢かけ枝豆の作り方

**材料**（1食分）

- 枝豆　50ｇ（さやつきなら100ｇ）
- 酢　大さじ1
- 塩　適宜

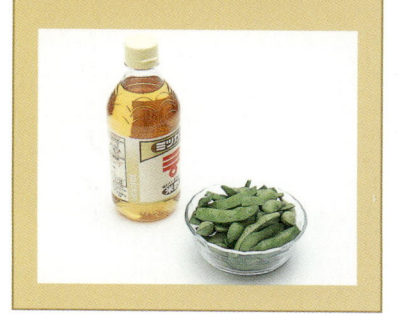

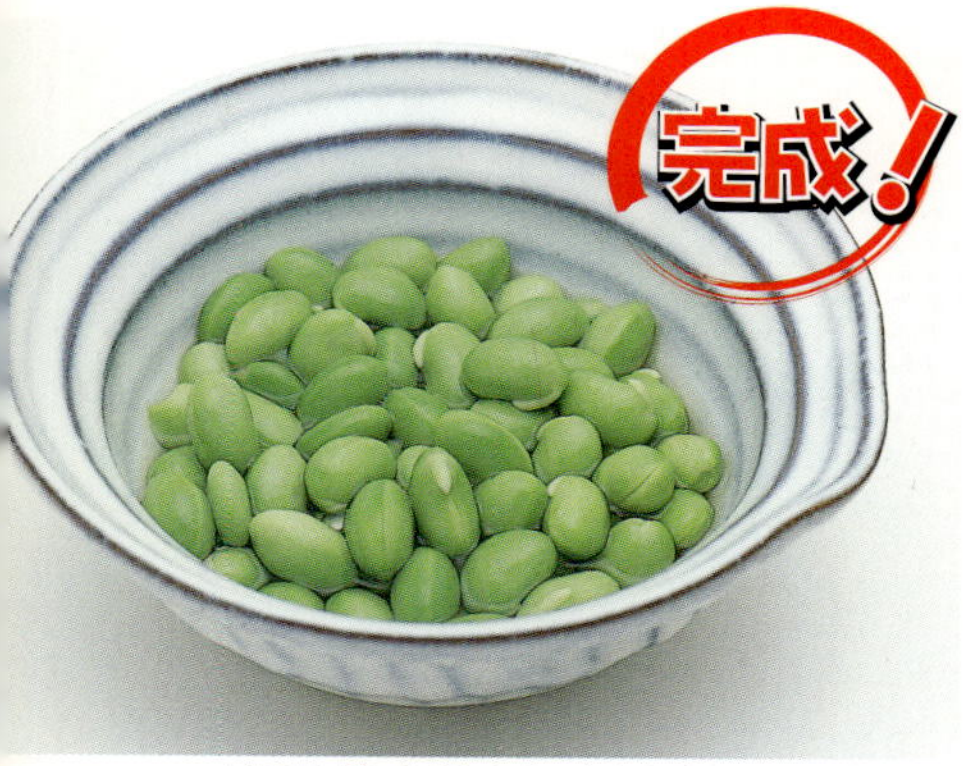


枝豆と酢を軽くまぜ合わせ5〜10分おいたらでき上がり。枝豆はいたみやすいので、作ったらすぐに食べること。

**1**

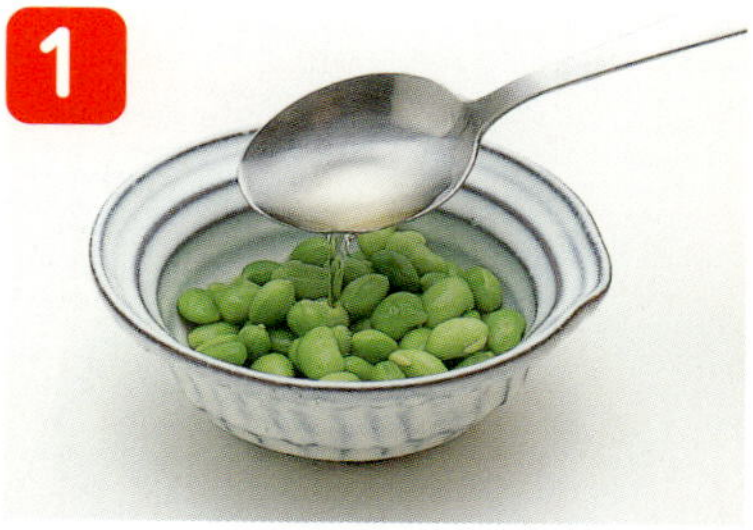

枝豆はボウルなどに入れて塩をふって軽くもみ、熱湯で好みのかたさにゆでる。さやから取り出し器に盛り、酢をかける。

## レシピ1 枝豆入り卵焼き甘酢あん

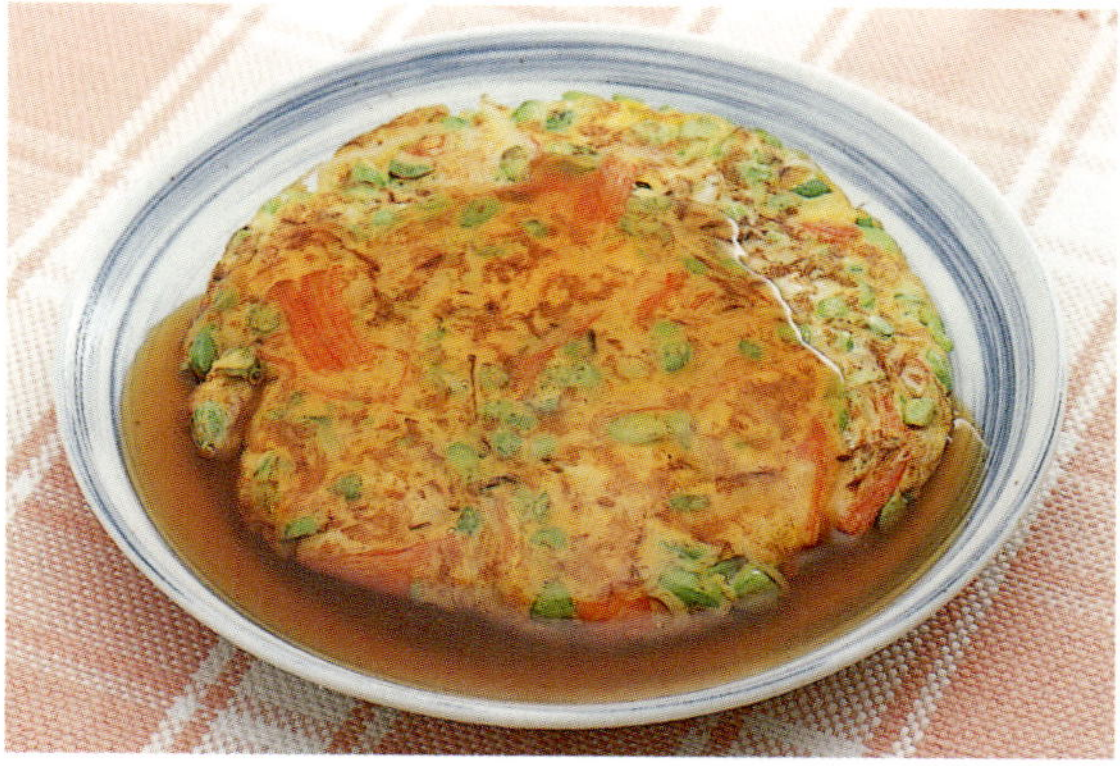

●作り方（2人分）

①長ねぎ½本は細切りにし、適量の油で軽く炒める。
②ゆでてさやから取り出した枝豆½カップ（約80ｇ）をあらく刻む。カニ風味かまぼこ4〜5本は身をほぐす。
③卵3個を溶いて①と②の材料を合わせ、大さじ1〜2の油で卵焼きを作る。
④酢大さじ2.5、しょうゆ大さじ1、鶏がらスープの素小さじ1、砂糖大さじ2、酒大さじ1、水100㎖を煮立て、かたくり粉小さじ2を水大さじ1で溶いたものであんを作り、卵焼きにかける。

## レシピ2 枝豆のみぞれあえ

●作り方（2人分）

①大根おろし大さじ8の水けをきる（大さじ2程度の量になる）。
②①に酢大さじ2、はちみつ小さじ2、塩少々をまぜる。
③ゆでてさやから取り出した枝豆100ｇを②のみぞれ酢であえる。

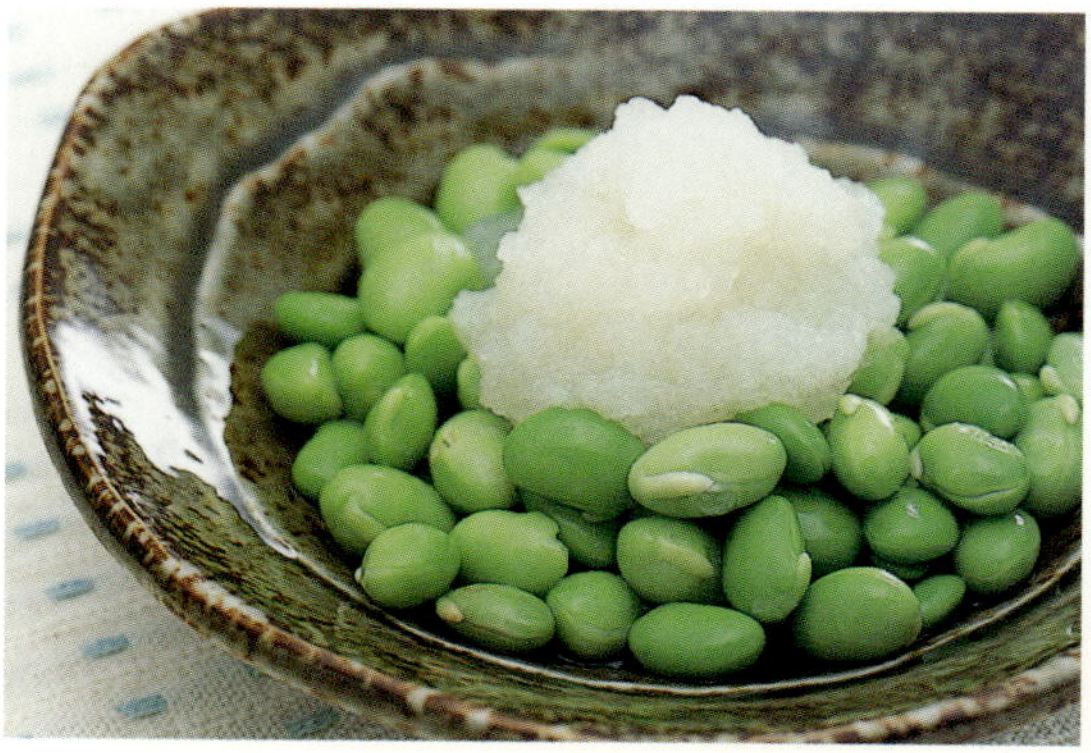

# アボカド納豆

## アボカドは世界一栄養価の高い果物

「森のバター」などと呼ばれ、ギネスブックには「世界一栄養価の高い果物」として紹介されているアボカド。

アボカドは多くの脂肪分を含みますが、その脂質の主成分はリノール酸やオレイン酸などの不飽和脂肪酸で、コレステロールをふやす心配はありません。これらの脂質は体内にたまりにくい性質をもっていて、多少とりすぎても体外へ排泄されてしまいます。

同時に、アボカドにはナトリウムといっしょに作用して血圧を下げるカリウムも多く含まれていますから、高血圧や脳卒中、心臓病といった血管病予防の一助にもなります。

しかも、アボカドには脂質を燃焼させるビタミン$B_1$・$B_6$や、美容に役立つビタミンCも含まれています。

さらにアボカドには食物繊維も豊富で、食物繊維が多いかぼちゃやキャベツの約2倍にも及びます。アボカドの食物繊維は腸内の善玉菌ふやしに役立ち、腸内環境をよくして免疫力を高めます。

また、アボカドのタンパク質には、免疫力の強化に役立つ必須アミノ酸のリジンも含まれています。

そして近年になって、アボカドに肝臓の細胞の障害を防ぐ働きがあることが報告されました。アボカドにはほとんど糖分が含まれません。肝臓は糖分を蓄積する臓器なので、糖分が少ないアボカドを食べても肝臓に負担をかける心配がないのです。

## 納豆ぎらいの人でも食べやすいアボカド納豆

こうしたさまざまなアボカドの薬効をさらに効果的にとることができるのが「アボカド納豆」です。

納豆には良質のタンパク質をはじめ、更年期に起こる症状に対して効果的なイソフラボンも含まれます。納豆に含まれる納豆菌は、イソフラボンの体内への吸収を促す働きももっています。

このほか、老化防止に役立つビタミンEや、脳の働きを高めるレシチン、血栓を溶かすナットウキナーゼ、骨を丈夫にするビタミン$K_2$なども含まれ、まさに納豆は万能の健康食品といえます。しかも、納豆には食物繊維も豊富ですから、アボカドとの共同作用で、腸の環境をよくして免疫細胞を活発に働かせる役目も果たします。

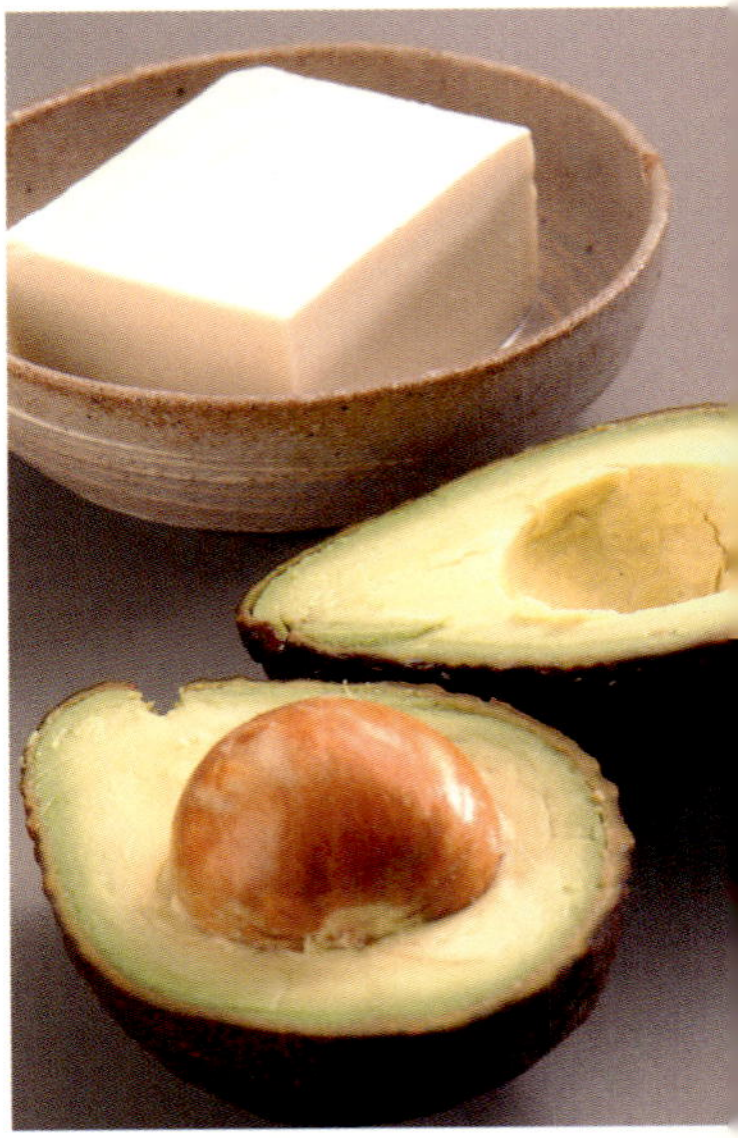

アボカド納豆を食べる量は、納豆1パックにアボカド$\frac{1}{2}$個を合わせるのが標準です。アボカドはカロリーが高く、とりすぎるとカロリーオーバーにつながるので注意しましょう。

また、ワーファリンという心臓病の薬を飲んでいる人が納豆を食べると薬の効果が薄らいでしまいます。そのような人は、食べる前に主治医か薬剤師に相談するようにしてください。

**Point!**

- 1日納豆1パック、アボカド½個を食べる
- アボカドのとりすぎに注意
- 納豆はよくかきまぜる

# アボカド納豆の作り方

**材料**（2人分）

- アボカド　1個
- 納豆　2パック
- しょうゆ　適宜

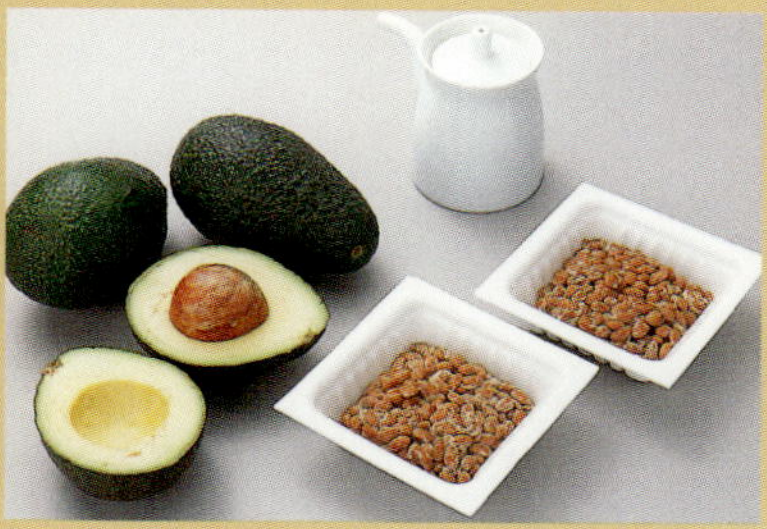

**1-1**

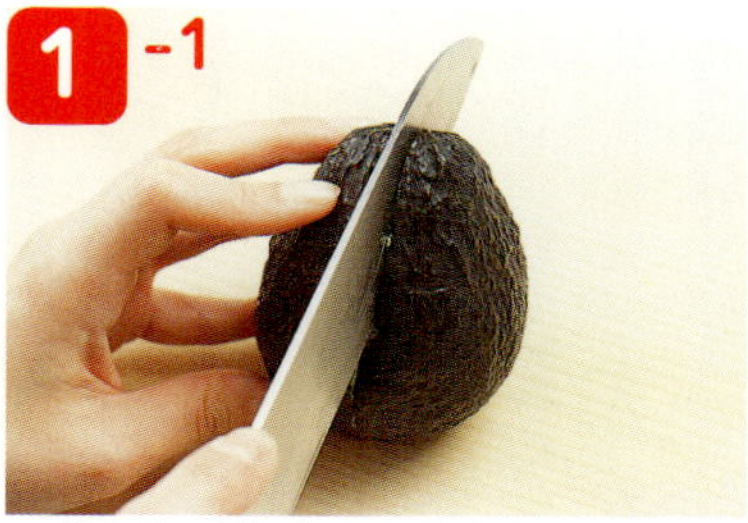

アボカドは縦に包丁の刃を入れ、種に沿って刃をぐるりと一周させ、切れ目を入れる。

**1-2**

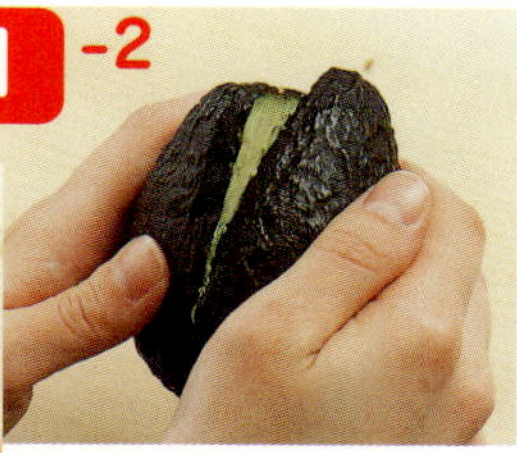

実を両手に持ち、切り込みに沿ってねじるように回す。

**1-3**

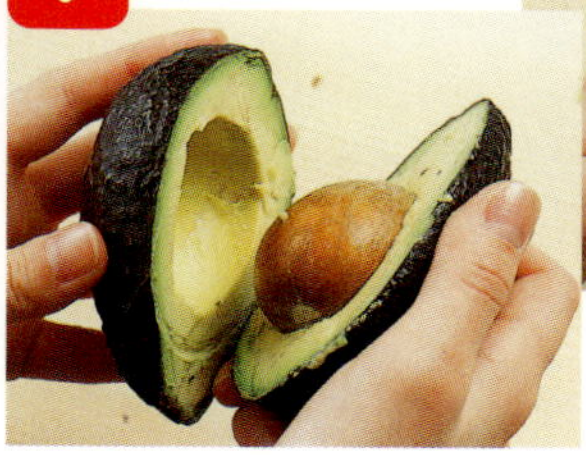

半分に割れる。

**1-4**

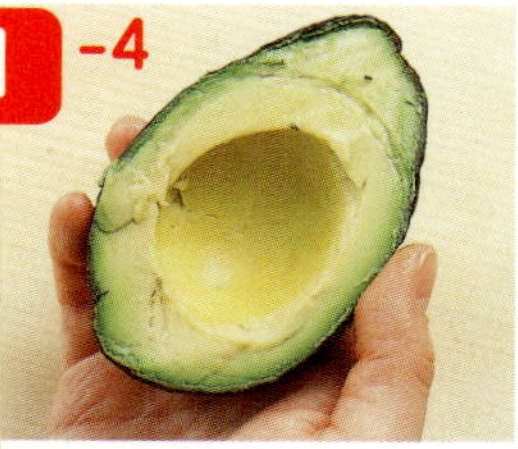

種に包丁の先を突き刺し、少しひねるようにして取り除く。

**1-5**

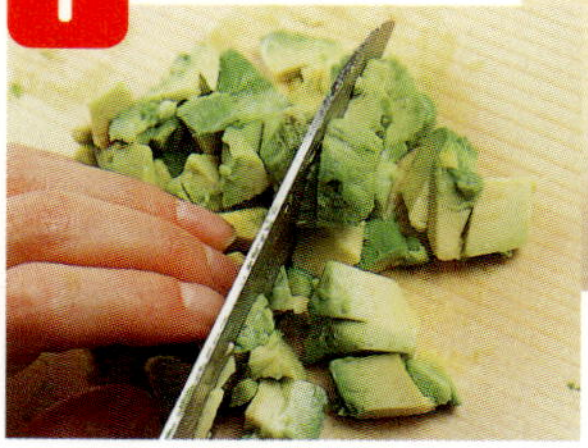

アボカドの皮をむき、細かく切る。

**2**

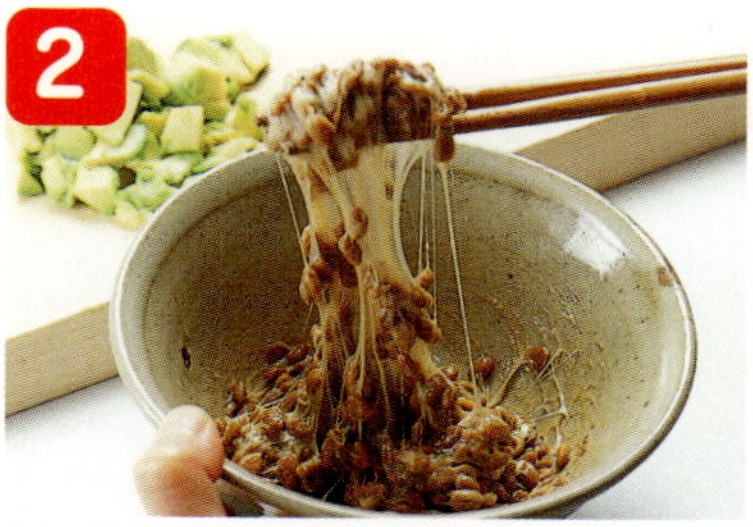

納豆を器に入れてよくかきまぜ、しょうゆをかけてさらにかきまぜる。

**完成！**

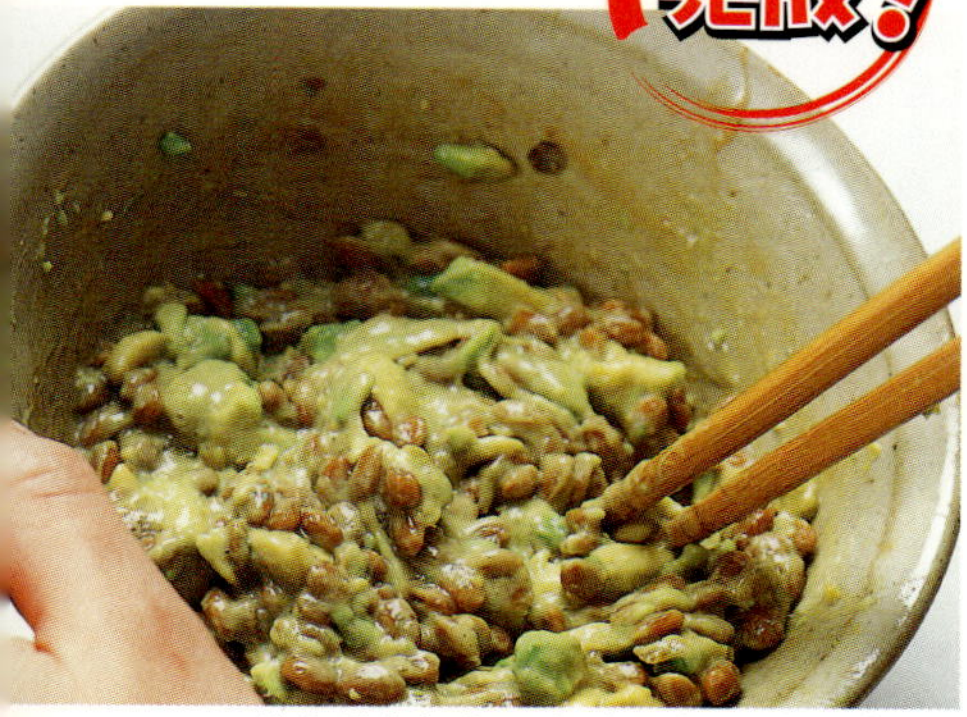

アボカドを加え、よくかきまぜればでき上がり。
※好みで海苔やねぎ、わさびを加えてもよい。

## バリエーション
## アボカド豆腐

**●材料（1日分）**

アボカド……½個、豆腐……¼丁、しょうゆ……適宜

**●作り方**

①アボカドの種を取る（やり方は右記を参照）。
②種が入っていた穴に豆腐を盛る。好みで、豆腐は小さく切ってもよい。
③しょうゆをかけ、アボカドと豆腐をまぜ合わせながら食べる。

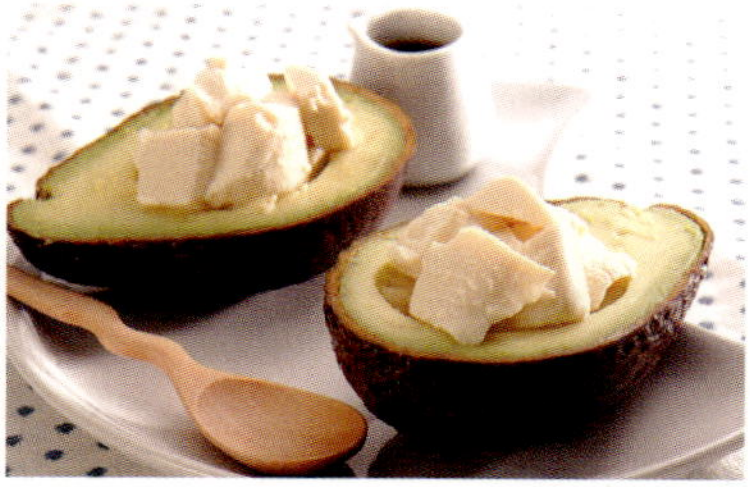

# ねばり3兄弟

## 腸管免疫を高めて悪玉菌を退治する

私たちの腸の中にすむ細菌は、ビフィズス菌をはじめとする善玉菌と、クロストリジウムなどの悪玉菌に大別できます。

便秘になると善玉菌が減少し、悪玉菌が増殖します。悪玉菌が毒性の強い有害物質を放出すると、腸管が水分などといっしょに有害物質を吸収します。この有害物質が、血液に溶け込んで全身にいきわたり、体の生理機能を衰えさせて免疫力が低下してしまうのです。

そこで、腸内の善玉菌をふやすためには、便秘を防いで腸内免疫を鍛えることが肝心です。便秘を防ぐコツは、1日3度の食事を規則正しくとること、ストレスの解消をはかること、体を動かすことが重要なポイントになります。

それに加えて便秘の解消に効果を発揮するのが、納豆とめかぶ、そしてオクラで作る「ねばり3兄弟」というおかずです。

これらの3つの食品は、いずれもねばり気が強いのが特徴です。このねばねばの正体は、多糖類と呼ばれる成分です。

多糖類には、便秘を防いで腸内の善玉菌をふやすほか、免疫細胞を活性化させる働きがあります。

免疫細胞の働きが活発になれば、たとえ悪玉菌が腸内で悪さをしようとしてもそれを抑え、免疫力を保つ手助けをしてくれるのです。

## 納豆、めかぶ、オクラに含まれる有効成分

納豆、めかぶ、オクラには、それぞれ次のような有効成分が含まれています。

まず納豆ですが、注目すべき成分としてナットウキナーゼという酵素があります。ナットウキナーゼには血栓を溶かす働きがあるうえ、血栓そのものをできにくくする働きがあるため、動脈硬化や脳梗《こう》塞《そく》、心筋梗塞などの予防・改善に役立ちます。

めかぶには、フコイダンやアルギン酸といった水溶性の食物繊維がたっぷり含まれています。これらの食物繊維には、余分なコレステロールの吸収を抑制し、便とともに排泄する力があります。また、がん細胞の増殖を抑える作用があることもわかっています。

オクラのねばねば成分には多糖類のほかにもペクチンという食物繊維が含まれています。ペクチンは整腸作用があり、便秘や下痢を防いでくれます。また、悪玉コレステロールを減らす働きもあります。

このほかにも、オクラにはビタミンB・Cが豊富で、カリウムや鉄などのミネラルもたっぷりと含まれています。

このように「ねばり3兄弟」は免疫力をアップしたり血管を丈夫にしたりする効果にすぐれています。毎日の食生活にとり入れてみてはいかがでしょうか。

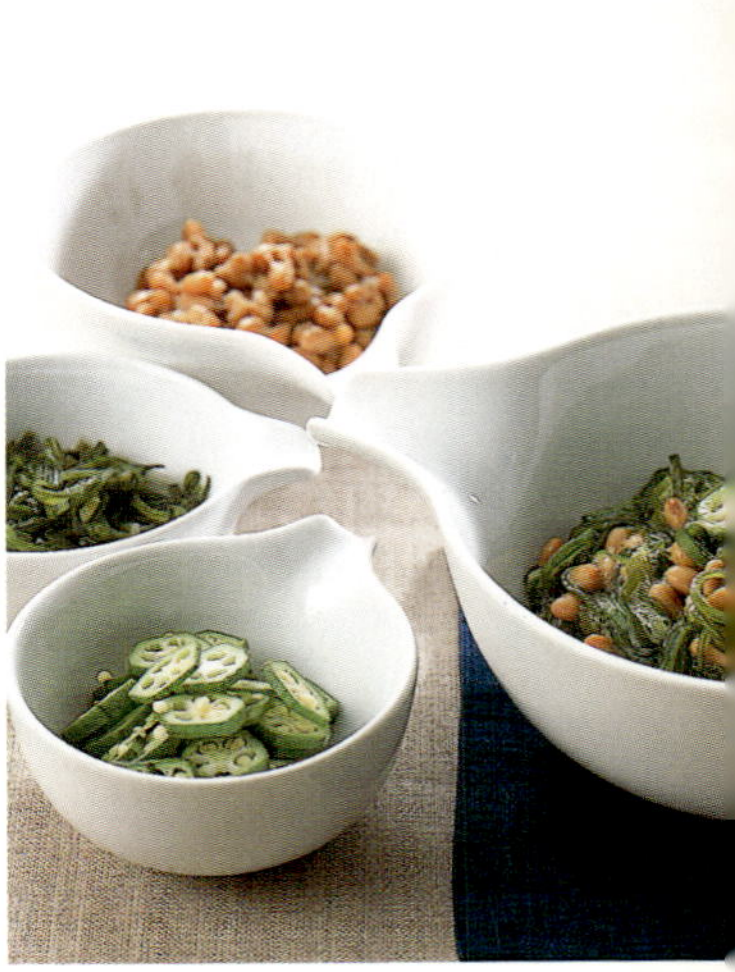

**Point!**

- 1日小鉢1杯食べる
- 納豆、めかぶ、オクラはよくかきまぜる
- そのまま食べてもごはんのおかずにしてもOK

# ねばり3兄弟の作り方

**材料**（1日分）

- 納豆　1パック
- めかぶ　50ｇ
- オクラ　1本
- しょうゆか納豆のたれ　適宜

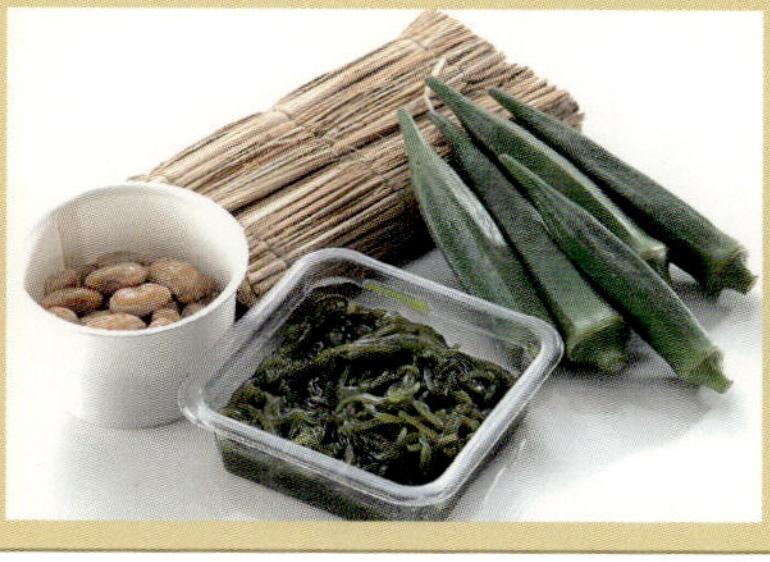

**1**

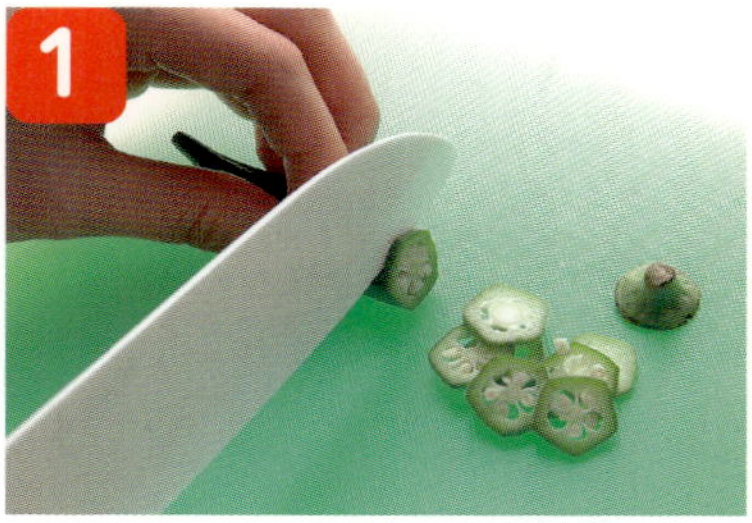

オクラはさっと水洗いして輪切りにする。

**2**

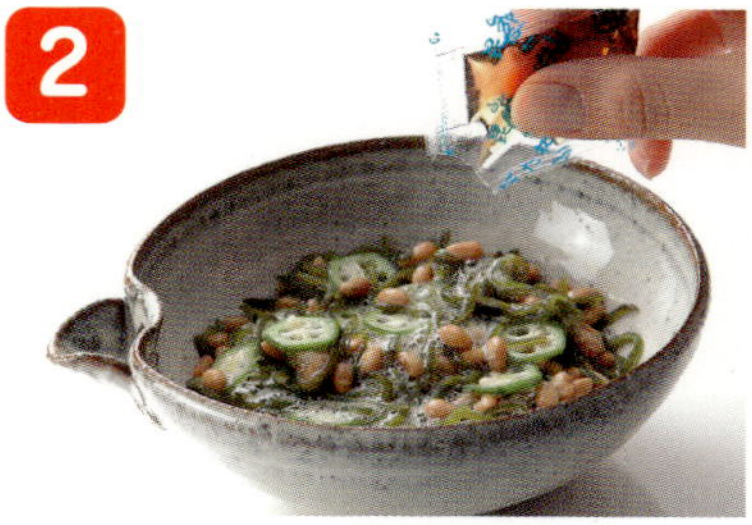

納豆、めかぶ、1のオクラを器に入れてよくまぜ、しょうゆか納豆のたれを加える。

**完成！**

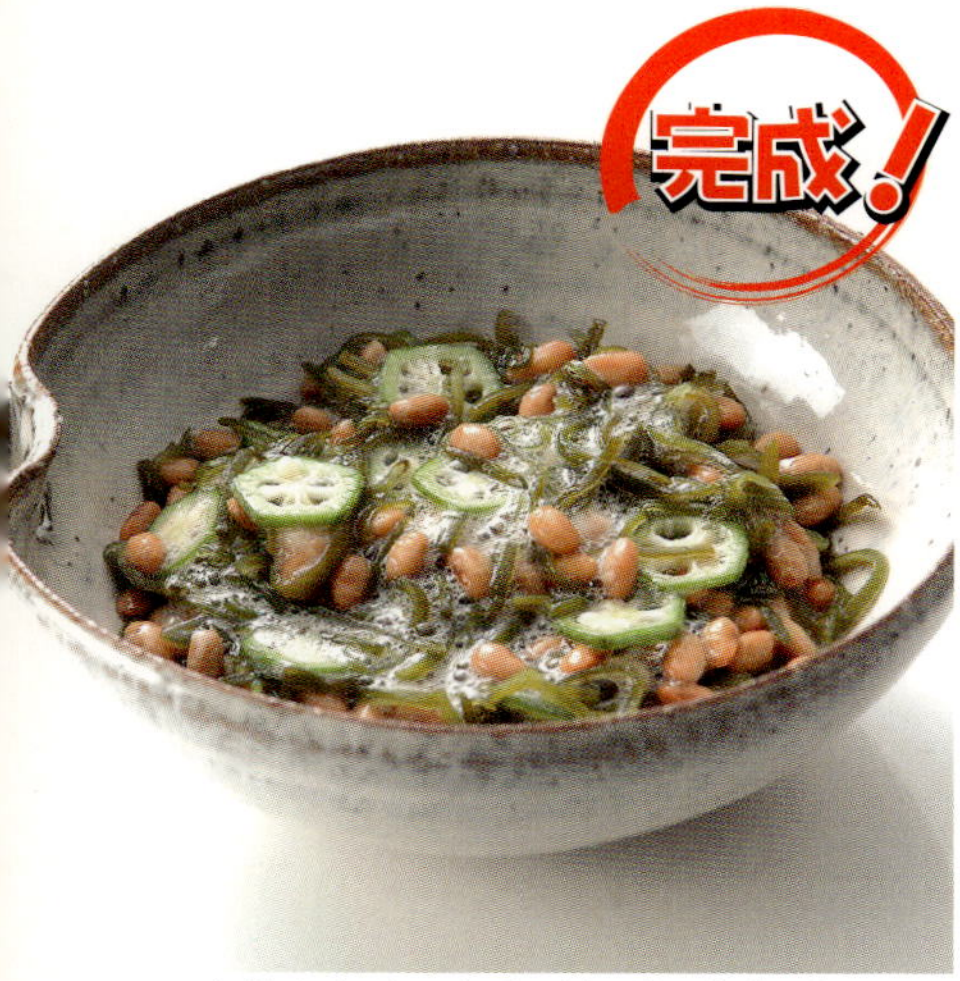

全体をよくかきまぜればでき上がり。

## バリエーション
## ねばねばキムチ

**●材料**

キムチ……50ｇ、めかぶ……50ｇ、オクラ……1本

**●作り方**

①オクラはさっと水洗いして輪切りにする。

②キムチ、めかぶ、①のオクラをまぜ合わせる。好みでキムチは小さく刻んでもよい。

1日1回おかずとして食べてOK！

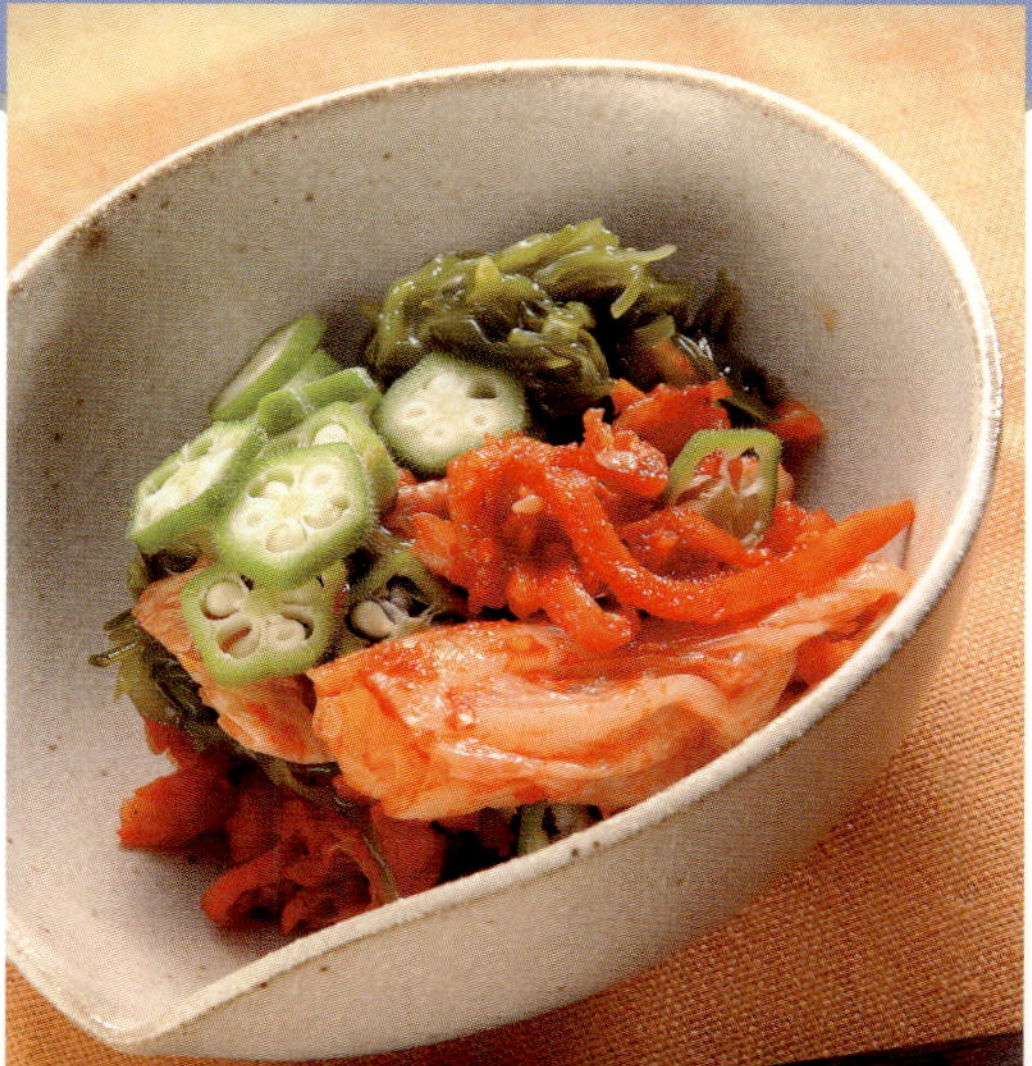

# キムチごま納豆
# おかか納豆

## 薬効の高い納豆をごまとキムチでパワーアップ

納豆は、大豆を納豆菌で発酵させた食品で、大豆にはないさまざまな有効成分が含まれます。なかでもナットウキナーゼという酵素には、血栓を溶かす力があり、そのパワーは食品中トップを誇ります。

また、納豆菌には優れた整腸作用があり、腸内の善玉菌をふやし、腸内免疫を強化します。しかも、腸内でビタミンKをつくり出し、カルシウムの吸収を促進して骨を丈夫にしてくれます。

このように体に有用な作用をする納豆ですが、独特のにおいやねばりが苦手な人もいるようです。そこで、キムチとごまを合わせて食べる「キムチごま納豆」を試してみましょう。

発酵食品のキムチには、ヨーグルトに匹敵する量の乳酸菌が含まれています。さらに食物繊維も豊富ですから、腸の健康を保ち、免疫力を高めるのに役立ちます。さらに、キムチにはとうがらしのカプサイシン、しょうがのジンゲロールやショウガオールという辛味成分も含まれます。

これらの成分には活性酸素の発生を抑えたり、体を温めて血行をよくしたり、体の免疫力や代謝を高める作用ももちあわせています。

また、ごまに含まれるセサミンは、病気や老化の原因となる酸化を抑える働きがあります。同じくごまに含まれるセサミノールも強力な抗酸化作用があり、動脈硬化やがん予防などに効果を発揮します。

このように、それぞれに健康効果の高い3つの食材をいっしょにとると、相乗効果が生まれることが期待できます。

## 発酵食品のペアが血液をサラサラにする

納豆との組み合わせでおすすめしたいもうひとつの食品がかつお節です。

納豆もかつお節も、日本の食文化が誇る伝統的な発酵食品です。かつお節は、原料のかつおをかつお節菌で発酵させて作りますが、その発酵の過程で健康に有用な栄養成分がふえてきます。

かつお節に含まれるタンパク質の材料となるアミノ酸が結合したペプチドや、かつお節のうまみ成分であるイノシン酸は血液をサラサラにし、動脈硬化や高血圧を防いでくれます。

また、かつお節の中には麹菌の一種であるかつお節菌が存在しており、この菌がつくり出すアスペラチンという成分は、体内で免疫力を高める作用があります。

おかか納豆には、消化や代謝に欠かせない酵素がたっぷりと含まれていることも特徴です。この酵素をとるようにすれば、食べ物が消化されやすくなり、エネルギーとして消費されやすくなります。酵素は加熱すると働きが失われるので、おかか納豆はそのまま食べるのがおすすめです。

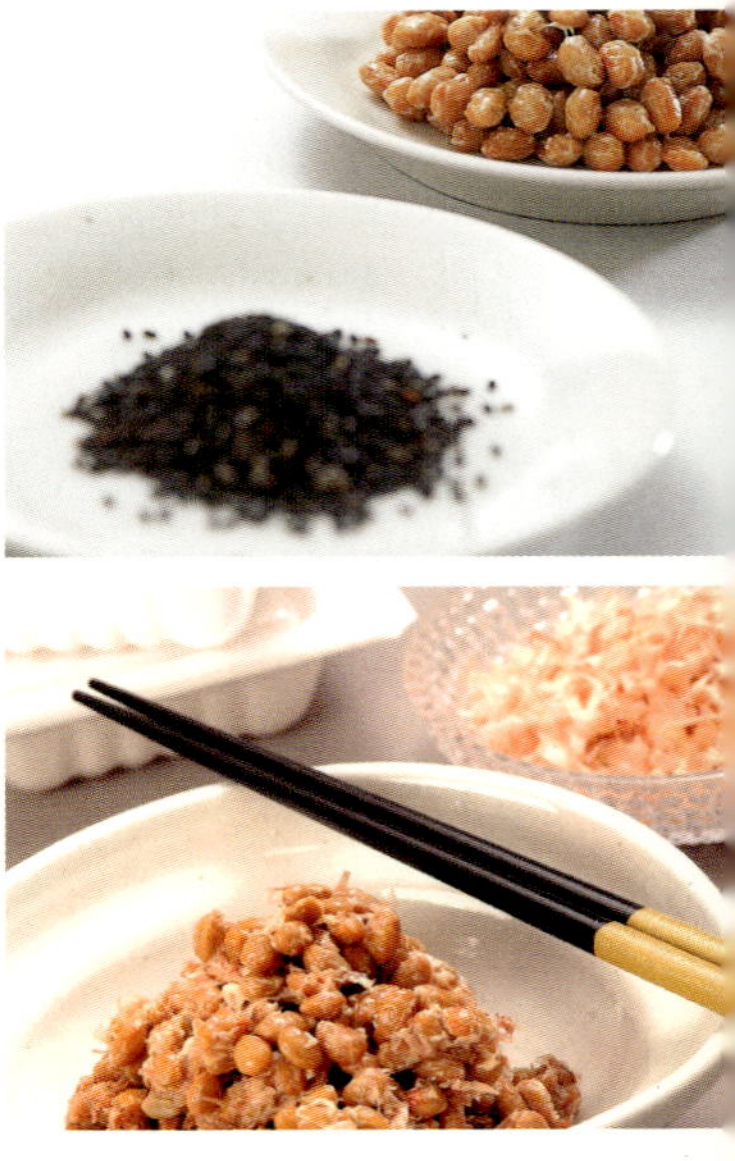

## キムチごま納豆の作り方

**材料**（1日分）

- ◆納豆　1パック
- ◆キムチ　50g
- ◆ごま　大さじ1

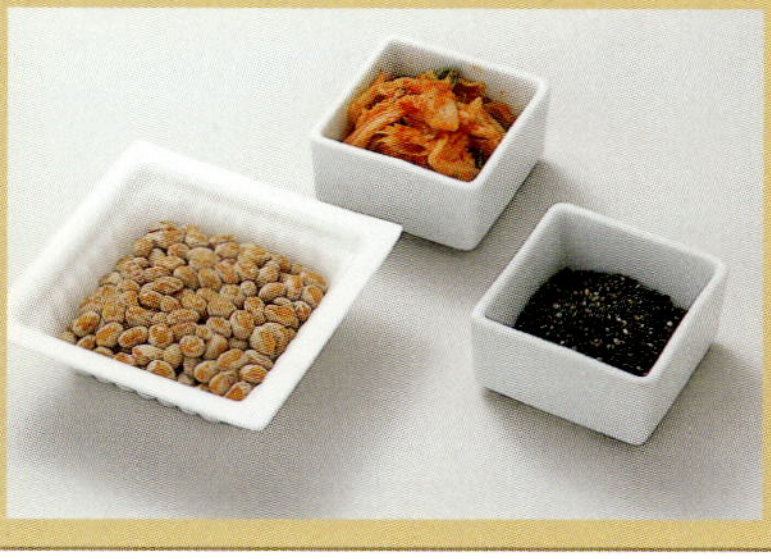

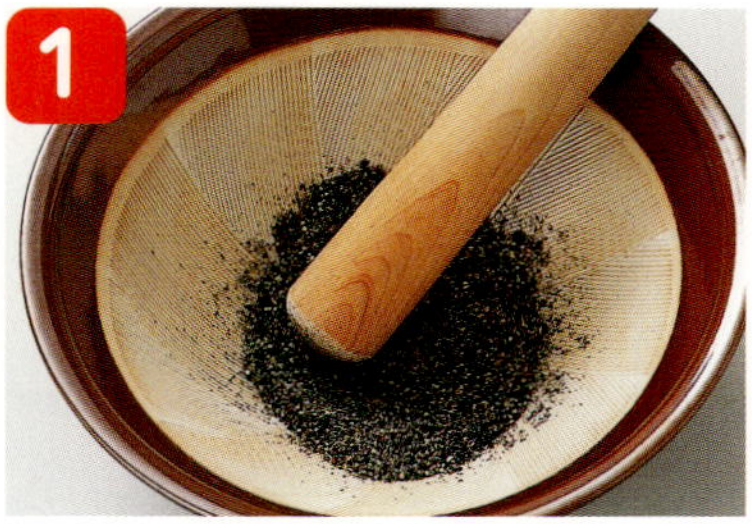


ごまをすり鉢でする。

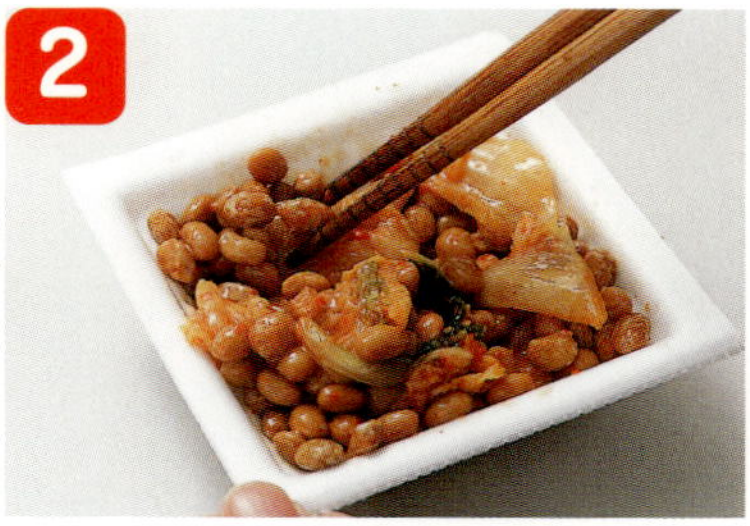


納豆とキムチをよくまぜ合わせる。

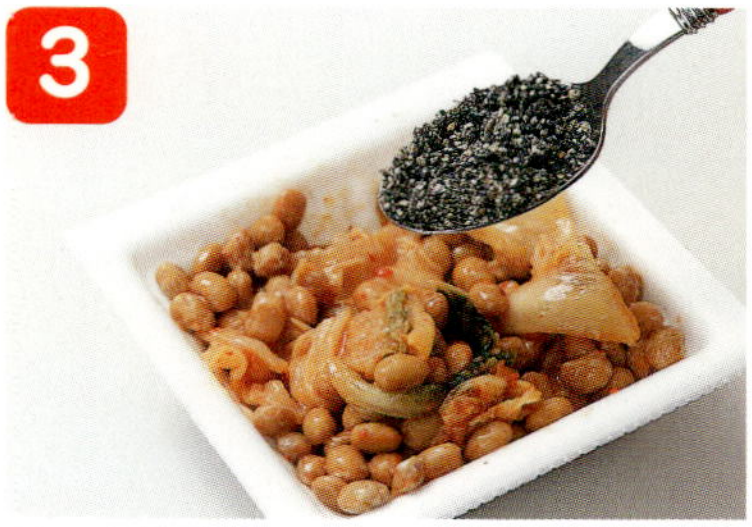


2に1を加える。

**Point!**

- ●1日に小鉢1杯食べる
- ●ごまは酸化しやすいので、作ったらすぐに食べる
- ●納豆の成分は心臓病の薬の薬効を弱めてしまうので要注意

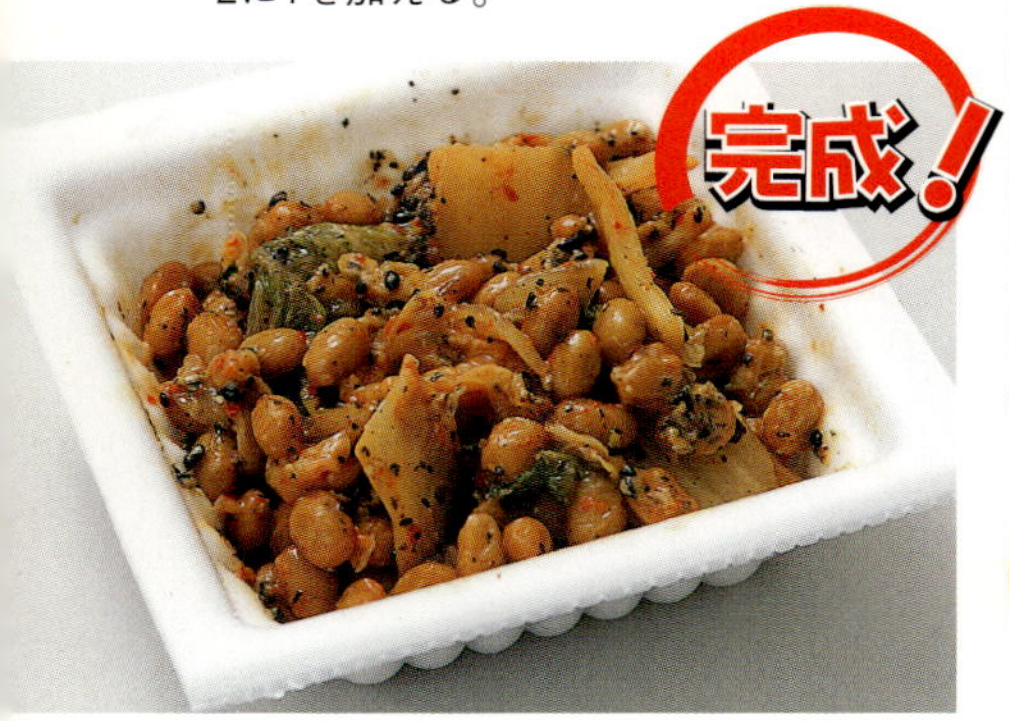


すべての材料をまんべんなくまぜ合わせればでき上がり。

## おかか納豆の作り方

**材料**（1日分）

- ◆材料（1日分）
- ◆納豆　1パック
- ◆かつお節　5g

**Point!**

- ●1日に納豆1パック分を食べる
- ●加熱調理に利用するのは禁物
- ●納豆の成分は心臓病の薬の薬効を弱めてしまうので要注意

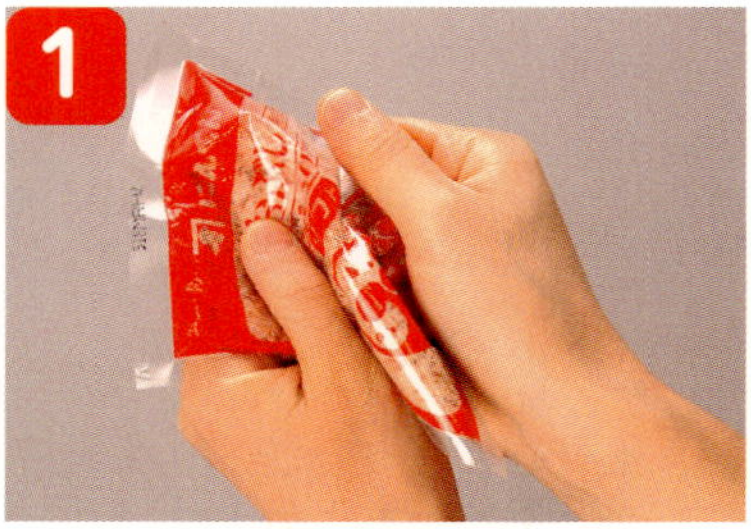


かつお節は消化・吸収されやすいように、できるだけ細かくする。すり鉢でするか、個包装の場合はパックのままもみほぐすとよい。

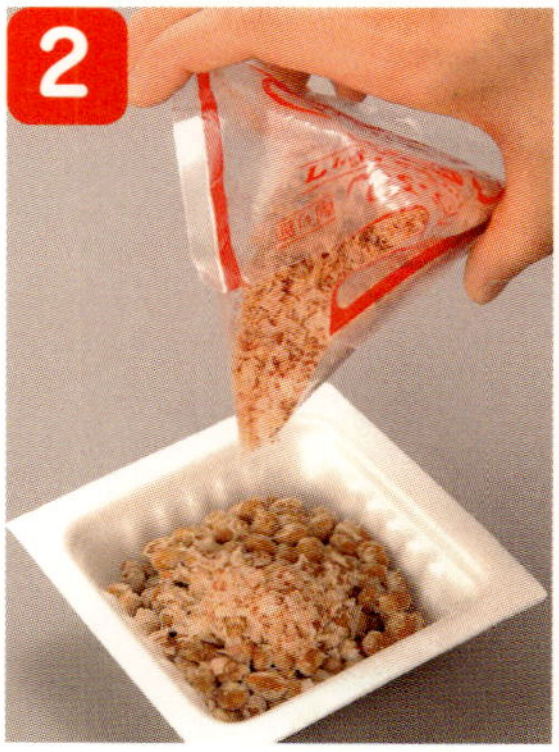


かつお節を納豆にかける。

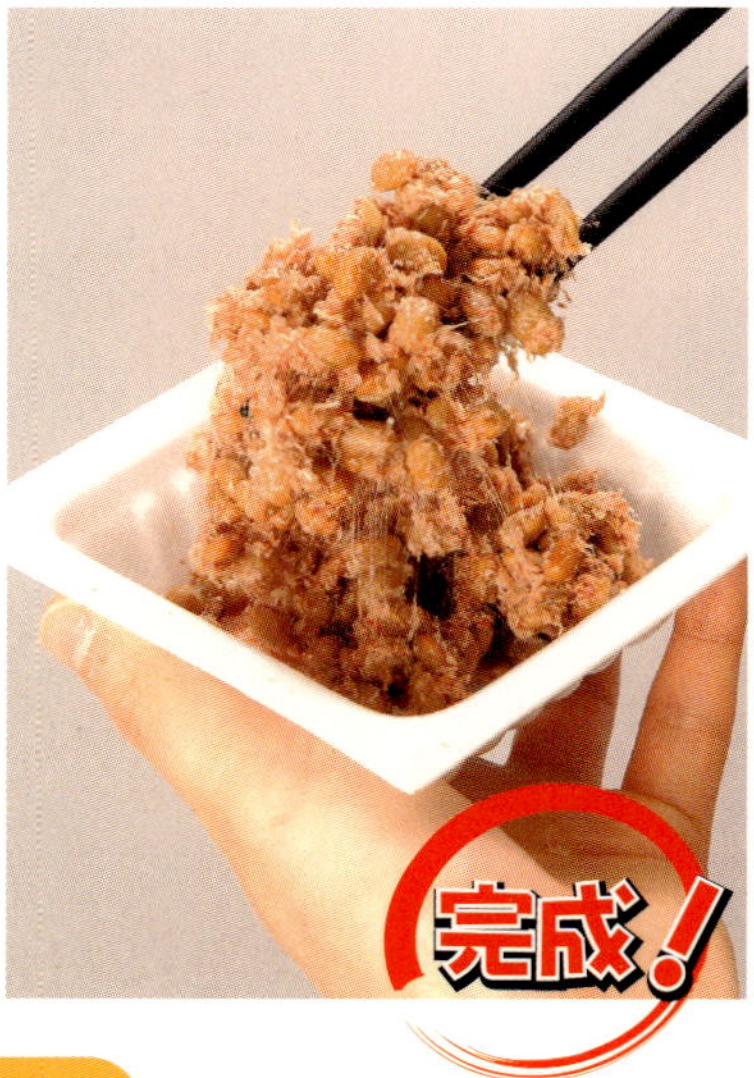


よくかきまぜればでき上がり。好みでしょうゆやからしで味つけしてもよい。

# にんじんの酢油かけ

## にんじんは免疫力を高めるβ-カロテンの宝庫

免疫力低下につながる細菌やウイルスなどの異物が真っ先にとりつくのは、口や鼻にある粘膜です。

つまり、粘膜が健康に保たれていれば、異物から身を守り、免疫力の低下を防ぐことができるのです。

そのためにも摂取したいのが、体内でビタミンAに変わるβ-カロテン。ビタミンAは、皮膚や粘膜を強化するだけでなく、免疫力をつかさどる白血球の働きを高め、白血球が正常に働けるようにする作用をもっています。このβ-カロテンとビタミンAの宝庫として知られるのが、にんじんです。

にんじんには、整腸作用の強いビタミンBxという成分も豊富です。これらの成分が総合的に作用することで、腸にある免疫細胞の働きが活発になり、さまざまな病気や老化を防いでくれるのです。

にんじんのβ-カロテンは、油といっしょにとることでその吸収率が高くなります。

ここで紹介する「にんじんの酢油かけ」は、にんじんに少量のごま油と酢をまぜたものので、にんじんのβ-カロテンが効率よくとれる1品です。

にんじんと合わせたごま油と酢にも、血流をよくし、全身の新陳代謝を促す作用があります。

しかも、にんじん・ごま油・酢は味の面でも相性が抜群です。

おいしい常備菜になりますから、ぜひ「にんじん酢油かけ」を作ってみてください。

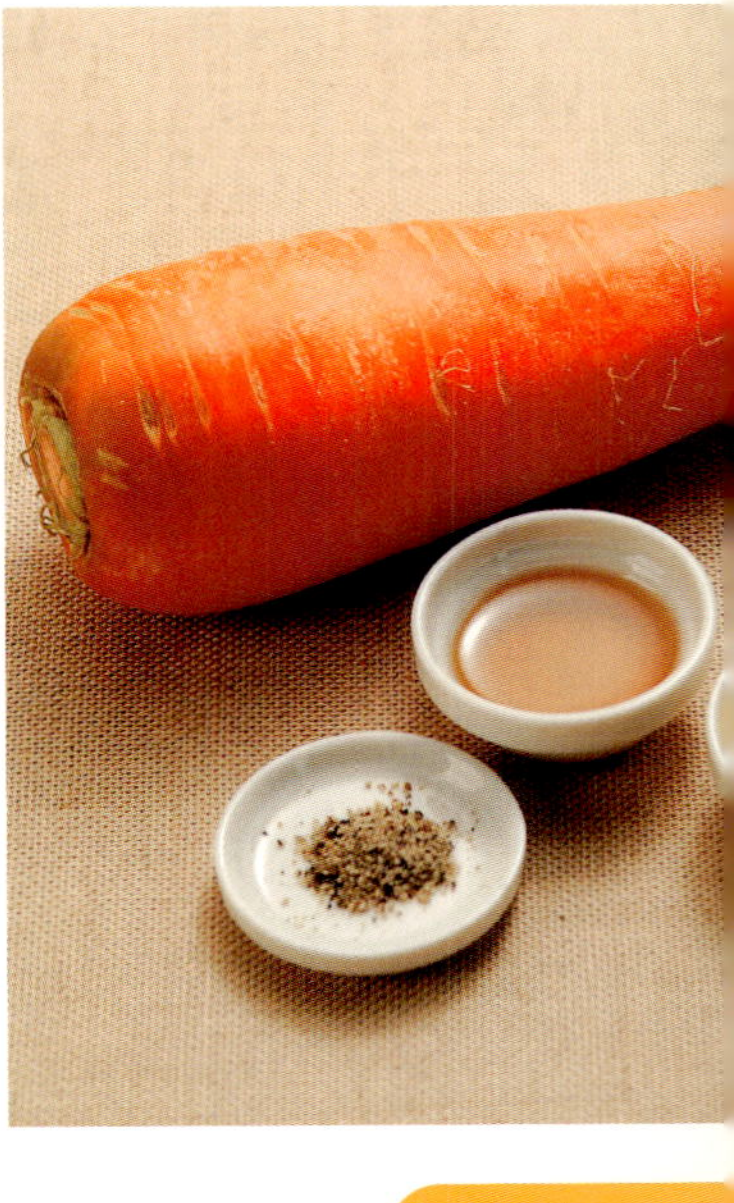

### にんじんの酢油かけの作り方（2日分）

**Point!**

- 1日½本分を目安に食べる
- 冷蔵庫で3日くらいもつ

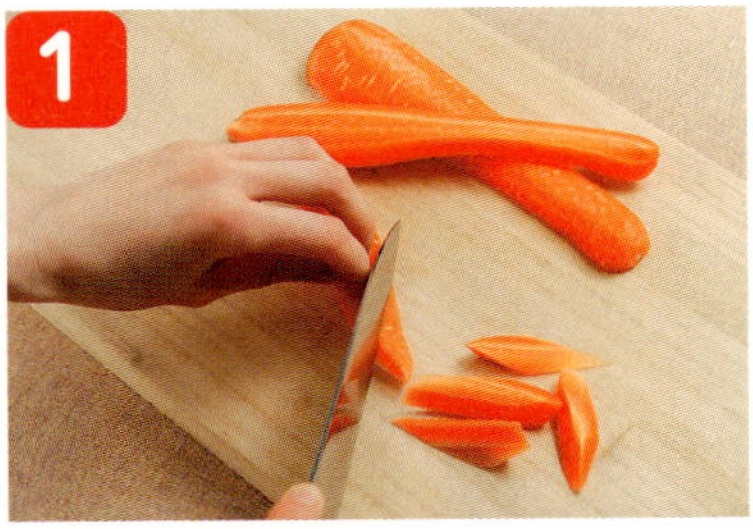

1 にんじん（大1本）は皮をむき、縦半分に切ってから斜め乱切りにする。

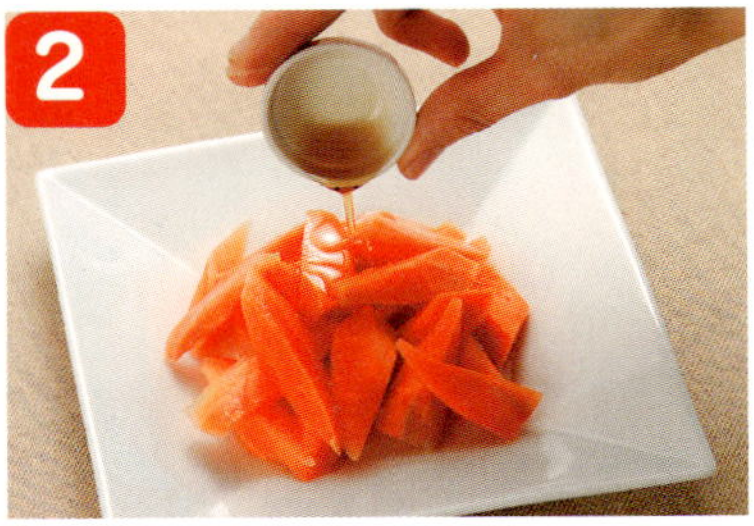

2 ボウルに1と塩（小さじ½弱）を入れて軽くもみ、30分おいたら水分をしぼって器に盛り、酢（大さじ1）とごま油（適宜）をかける。

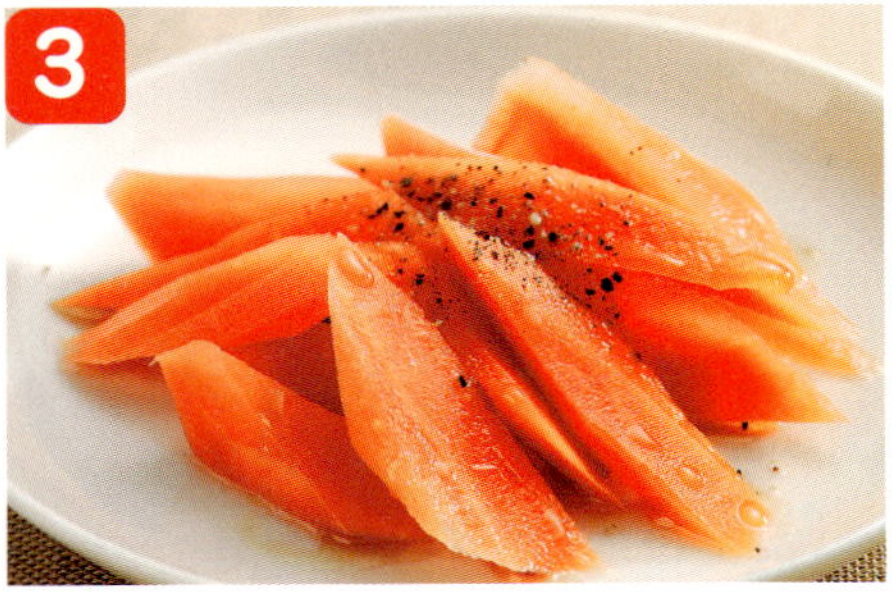

3 好みの量の黒こしょうをかけたらでき上がり。

# 山いもきなこ

## 細菌やウイルスを退治する山いものムチン

「山いもきなこ」は、山いもときなこを組み合わせただけの簡単な料理ですが、強力な健康増進パワーが秘められています。

山いもは、滋養強壮に優れていますが、これは山いもに豊富に含まれる消化酵素の働きによるものです。

山いものねばねばには、アミラーゼ、ジアスターゼなどの消化酵素が豊富に含まれており、食物の消化吸収を助け、胃腸の働きを活発にする働きがあります。

また、山いものねばり成分のムチンは胃の粘膜を保護し、細菌やウイルスが体内に侵入するのを防いで免疫機能を強化します。

ムチンは血糖値を下げる作用もあり、糖尿病や脂質異常症予防の一助になります。さらに、ムチンは人間のホルモンと似た働きをし、更年期障害や前立腺肥大症など性機能の回復にも役立ちます。

一方のきなこは、大豆を煎って粉にしたもので、大豆に近い栄養素が豊富に含まれています。

その主な成分は、血中脂質を低下させる大豆タンパク質、血圧上昇を防ぐレシチン、不飽和脂肪酸の酸化を防ぐサポニン、女性ホルモンに似た働きをするイソフラボンなどです。

また、同じ大豆食品の豆腐にくらべて食物繊維が豊富なことも利点です。

山いもきなこは、そのまま食べるほか、きなこの量をふやして焼いたり揚げたりしてもおいしくいただけます。

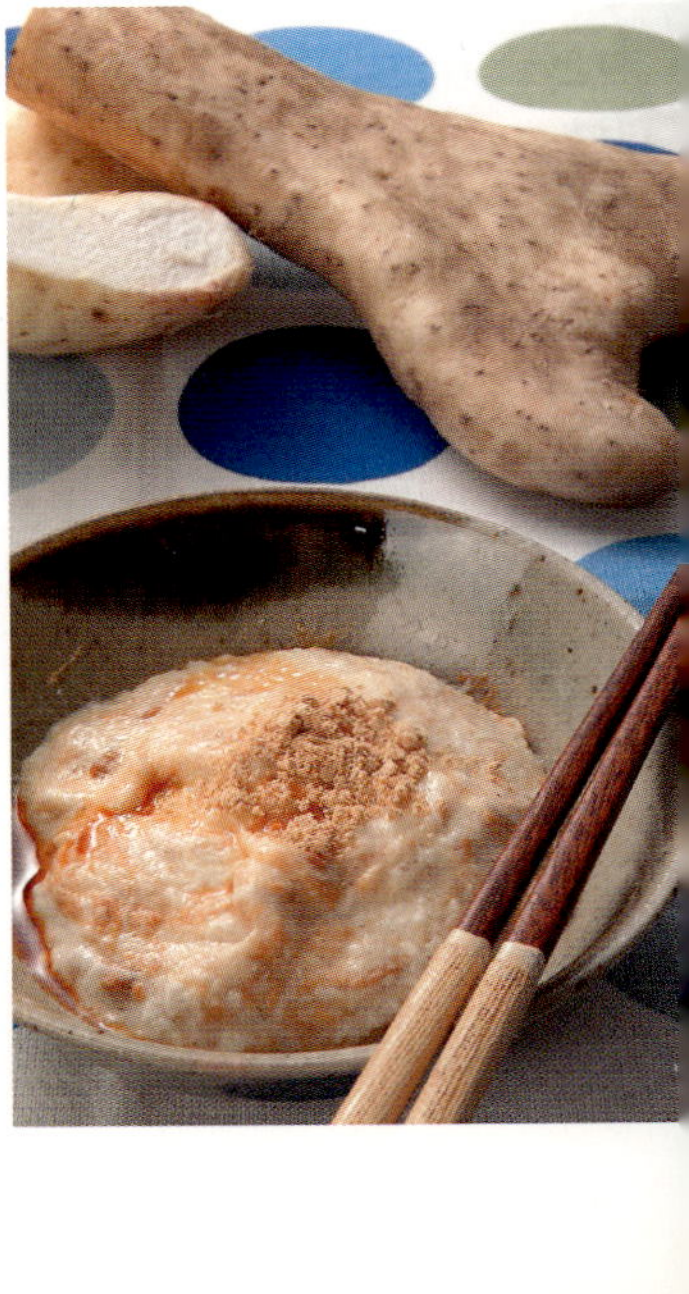

### 山いもきなこの作り方

**Point!**

- ねばり気の強い大和芋を使うのが最適
- きなこの量をふやし焼き物や揚げ物にしてもOK

1

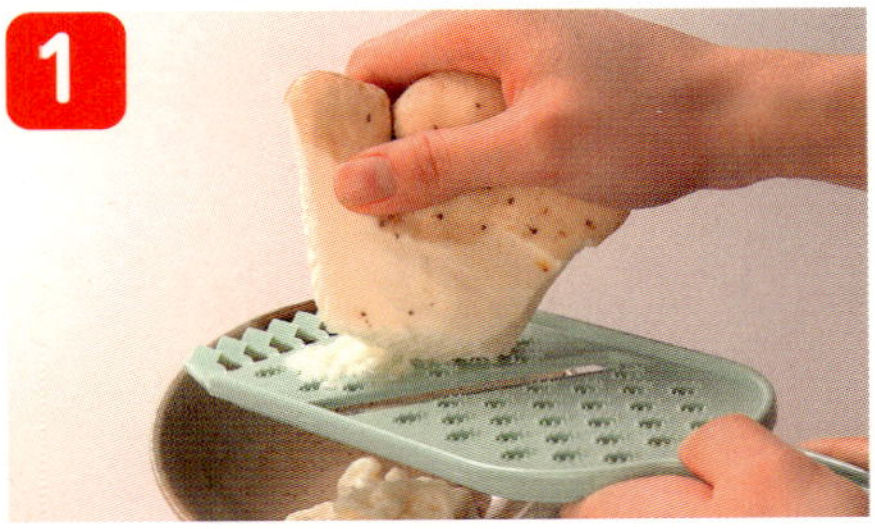

山いも（100g）をすりおろす。

2

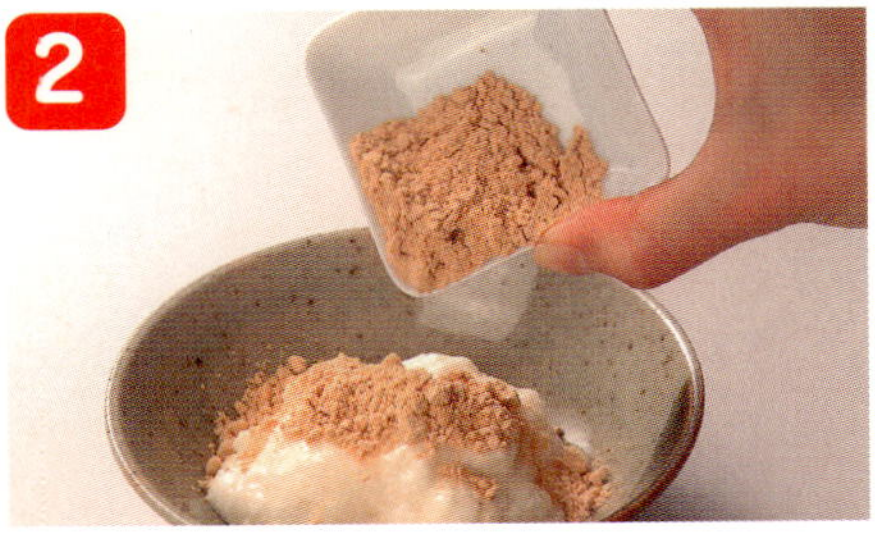

1にきなこ（大さじ1）を加える。

3

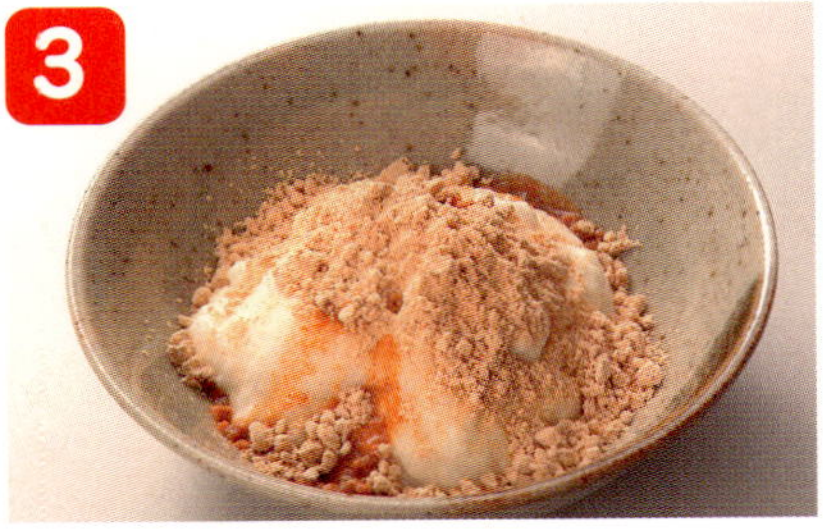

2にしょうゆ（適宜）をかけ、よくまぜ合わせたらでき上がり。

# 小豆かぼちゃヨーグルト

## 抗酸化作用の強い小豆とかぼちゃ

小豆とかぼちゃを栄養面でみると、似ている働きがあります。それは、免疫力を低下させる活性酸素を除去する作用をもっていること。

活性酸素は本来、体の機能を活性化するのに必要な酸素です。しかし、悪い食生活や喫煙などによって体内に活性酸素が過剰に発生すると、細胞や組織を酸化させ、免疫力の低下を引き起こし、がんをはじめさまざまな病気の原因になるのです。

したがって、活性酸素の害を退けるためには、抗酸化力の強い食品を積極的に食べる必要があります。

小豆の赤い色素のもとになるアントシアニンという成分や、かぼちゃの黄色い色素のβ-カロテン、そして両方に含まれるビタミンE・Cにはすべて抗酸化作用があります。

これらの成分が相乗的に働くことで活性酸素を撃退し、細胞を若々しく保ち、免疫力を高めてくれるのです。

また、小豆とかぼちゃには、カリウムと食物繊維がたっぷりと含まれています。

カリウムはミネラルの一種で、体内の余分な塩分を排出する働きがあるため、高血圧予防、むくみ予防、利尿促進効果が期待できます。

食物繊維は、免疫細胞が集まる腸内の環境を整えるのに欠かせない成分です。小豆とかぼちゃの食物繊維をとると便通が促され、有害物質や老廃物が腸内から排泄されます。

## 3つの食材の相乗効果で活性酸素を退治

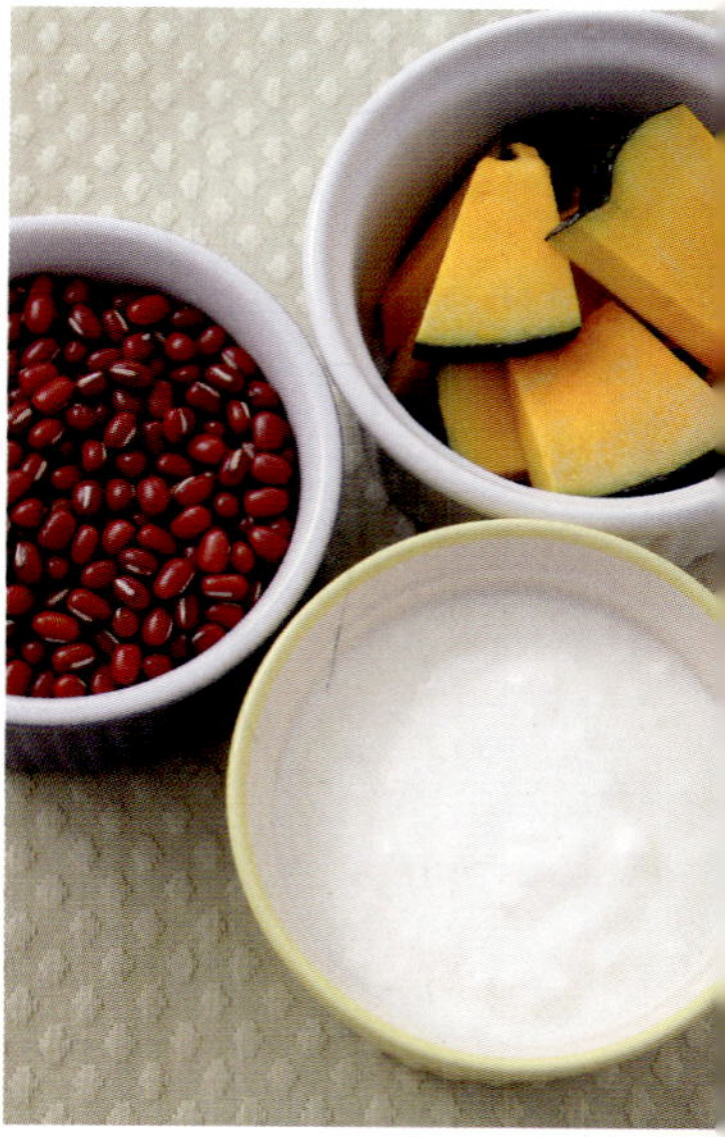

ここで紹介する「小豆かぼちゃヨーグルト」は、抗酸化作用の高い小豆とかぼちゃにヨーグルトをプラスしたものです。小豆とかぼちゃにヨーグルトを合わせる利点は、まず食べやすくなること。

小豆もかぼちゃも水分が少ないので、食感が悪いと感じる人もいるかもしれません。その点、ヨーグルトには水分が豊富なので、抵抗なく食べることができます。

また、ヨーグルトに豊富な乳酸菌やビフィズス菌にも抗酸化作用があり、免疫力の強化に役立ちます。乳酸菌やビフィズス菌をとると腸内環境が整えられ、有害物質などの毒素が体外へ排泄されるので、ヨーグルトをとれば大腸がんや動脈硬化、胃腸病、肌荒れ、アレルギー疾患などの予防にもつながります。

ヨーグルトにはタンパク質やカルシウムが豊富で、ビタミンA・B群・D・Eも含まれています。しかも、乳酸菌の働きで、タンパク質やカルシウムが分解されているため、体内に吸収されやすい形になっていることも特徴です。

小豆かぼちゃヨーグルトはボリュームがあり、満腹感も得られます。食前やおやつがわりに食べる習慣をつけると食事の量が減り、肥満防止にもひと役かうでしょう。

**Point!**

- 1日1回、お椀1杯を目安に食べる
- 食前に食べるのが効果的
- 小豆とかぼちゃはやわらかくなるまでよく火を通す。

# 小豆かぼちゃヨーグルトの作り方

**材料**（4食分）

- 小豆　4カップ
- かぼちゃ　約150ｇ
- 塩　少々
- 水　3カップ
- プレーンヨーグルト　約150ｇ

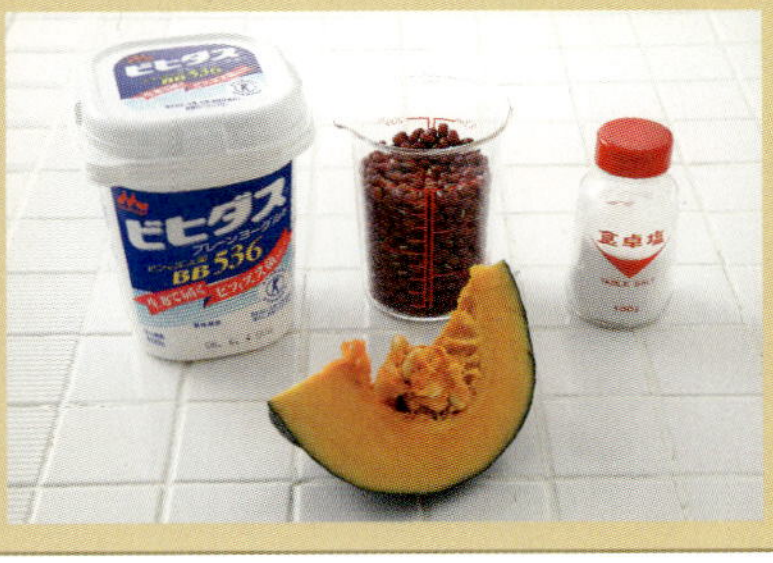


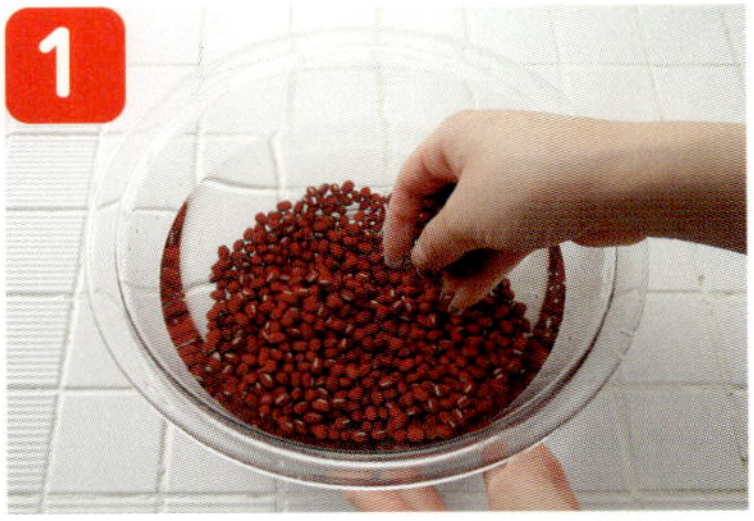

**1** 小豆を水洗いする（水の量は分量外）。

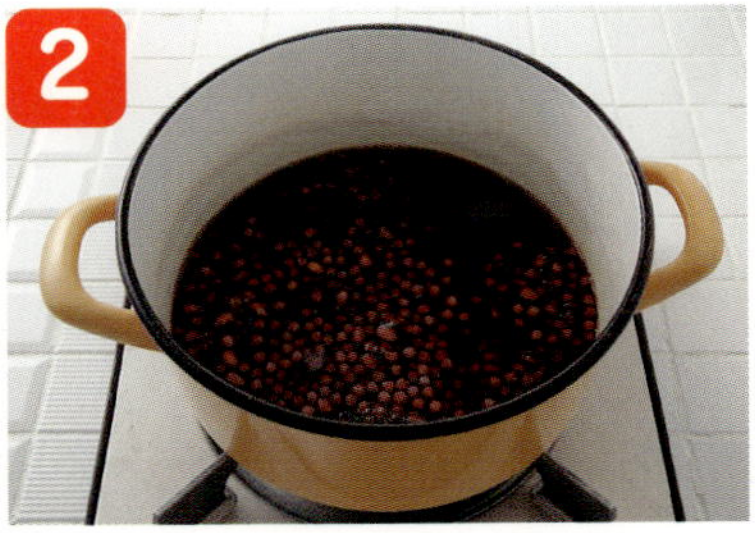

**2** 鍋に1と水を入れて強火にかける。沸騰したら弱火にし、差し水（分量外）をしながら30分ほど煮る。

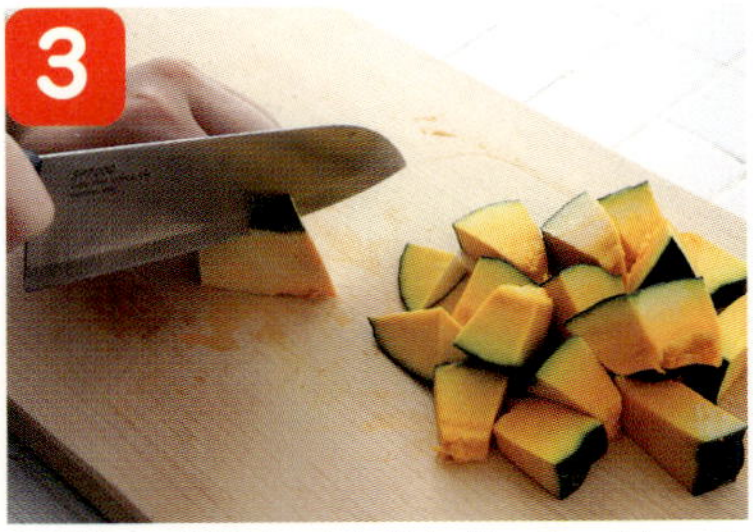

**3** かぼちゃは種とワタをとり、3〜4センチ角の食べやすい大きさに切る。

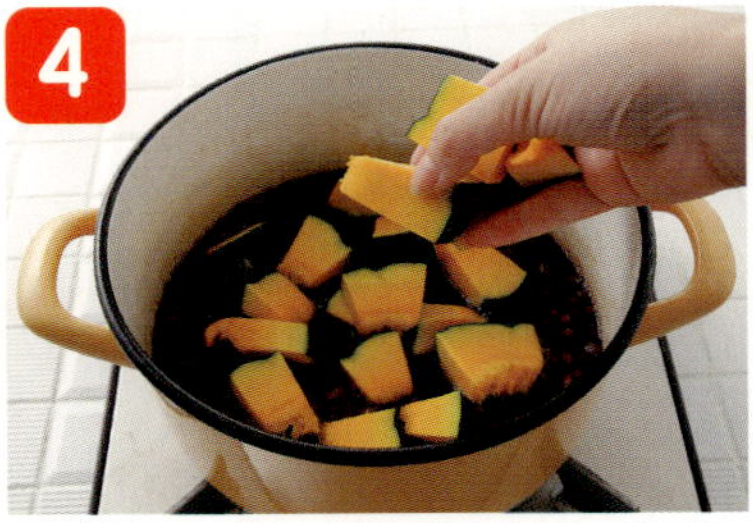

**4** 2の小豆に火が通ったら、その上に3を並べる。

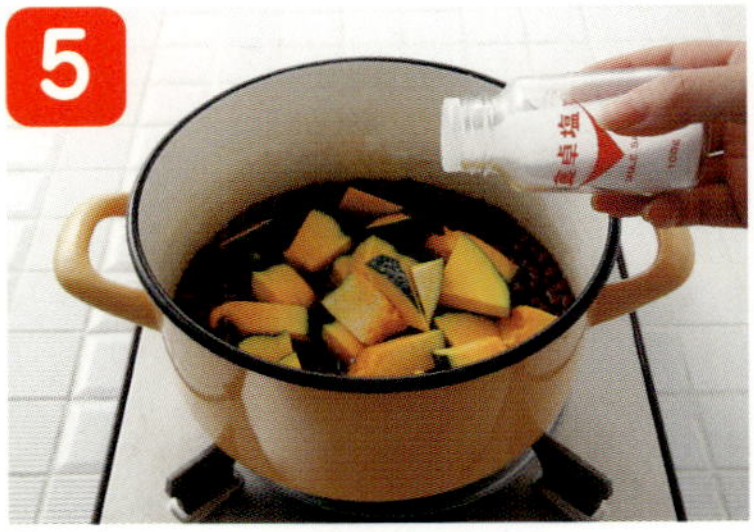

**5** 塩を加える。

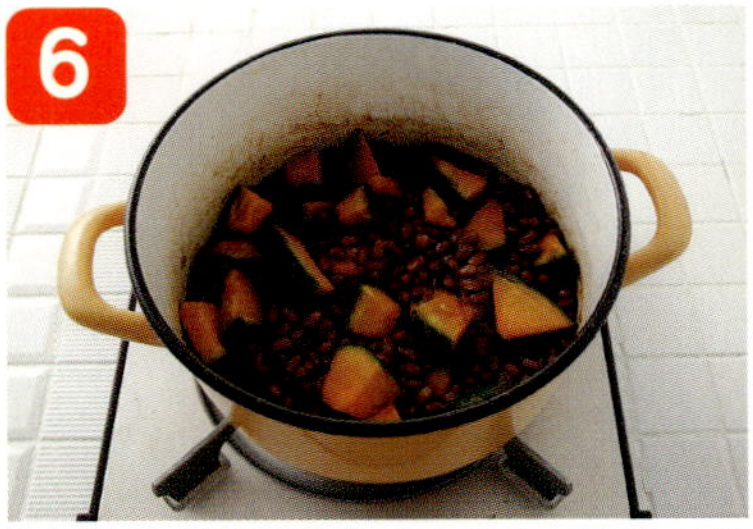

**6** かぼちゃがやわらかくなるまで弱火で煮る。

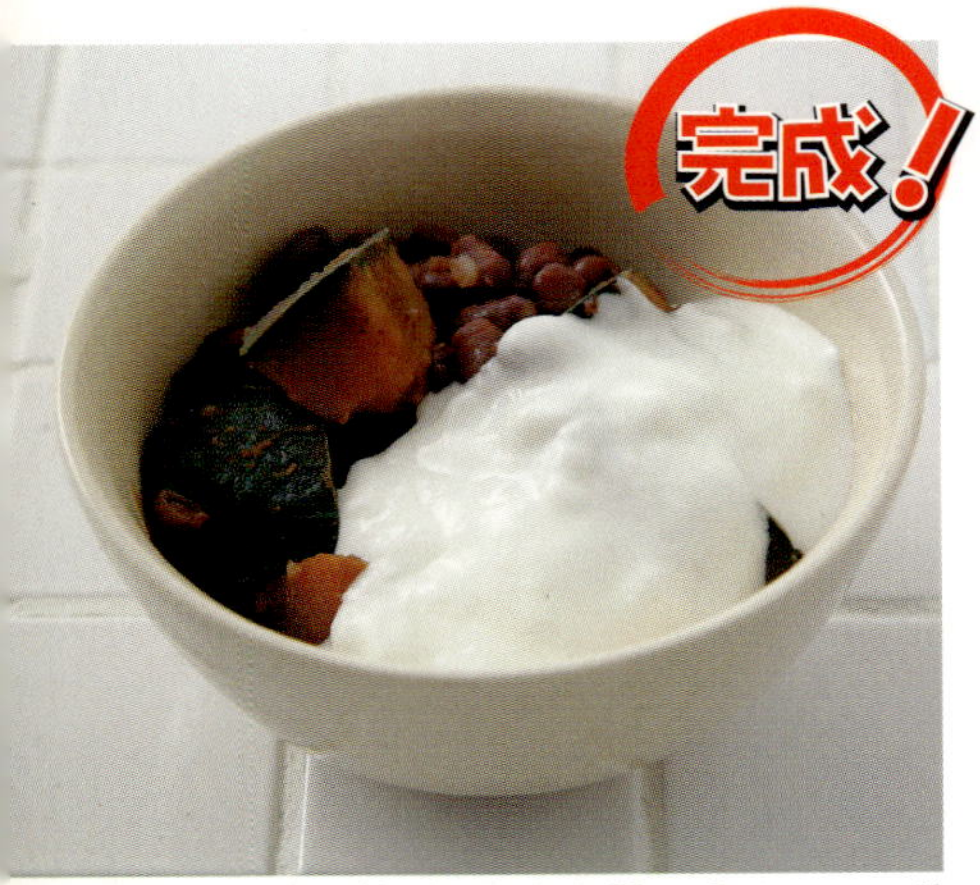


6のあら熱がとれたら器に盛り、ヨーグルトをかけたらでき上がり。

## 小豆かぼちゃヨーグルト Q&A

**Q** 小豆かぼちゃヨーグルトは味がないので食べにくいのですが？

**A** それぞれの食材には自然な甘みや酸味があり、それを楽しむのがいちばんです。どうしても食べにくい場合には、はちみつかオリゴ糖で甘みをつけるとよいでしょう。

**Q** 小豆かぼちゃヨーグルトは保存できますか？

**A** 小豆はいたみやすいので、冷蔵庫に保存できるのは1日程度と考えてください。1食分ずつラップに包んで冷凍保存し、食べるときにヨーグルトをかけるとよいでしょう。

# ヨーグルト寒天

## 悪玉菌は腐敗便をつくり免疫力を低下させる

私たちの腸内にすむ細菌のうち、善玉菌には病原菌の感染から身を守ったり、便秘を防いで内容物の腐敗を抑え、腸内環境を整えたりする働きがあります。

反対に、悪玉菌は腸内のタンパク質やアミノ酸を腐敗させて腐敗便をつくり、腸内環境を悪化させ、免疫力を低下させてしまいます。

便秘がちな人の腸内は、善玉菌が少なく悪玉菌が多い状態になっていて、腸内に腐敗便がたまっています。そこで、腸内の善玉菌をふやして腐敗便を防ぐためには、便秘を解消することがカギになります。便秘を防ぎ、腸内の善玉菌をふやすことは、免疫力のアップにもつながります。

小腸には免疫力を担う細胞が集中し、体内の免疫システムの司令塔の役割を果たしています。小腸を活気づけて、免疫力をアップさせるには、腸の善玉菌をふやす乳酸菌をとることが有効です。

そこで、おすすめしたいのが寒天を食べることです。寒天には、便秘解消に役立つ食物繊維とオリゴ糖がたいへん豊富に含まれているのです。

寒天の主成分は食物繊維で、全体の8割を占めています。食物繊維には、便のかさをふやすとともに、腸壁を刺激して蠕動《ぜんどう》運動を促し、便秘を解消する効果があります。また、腸内の余分な脂質や糖質、塩分などを吸着して体外へ排泄する働きももっています。

また、寒天に含まれるアガロースという物質は、体内でアガロオリゴ糖に分解され、腸内で有効に働きます。

アガロオリゴ糖とは、オリゴ糖の集合体です。オリゴ糖は、体内にある消化酵素では分解されにくく、そのまま腸まで届いて善玉菌のエサになります。最近の研究によると、アガロオリゴ糖には、免疫力を低下させる活性酸素の発生を抑える作用や、がんを抑制する作用があることがわかってきました。

## 寒天＋ヨーグルトで便秘解消効果がアップ

このように便秘解消効果のある寒天を、さらに効果的にとる方法が「ヨーグルト寒天」です。ヨーグルトは、腸内の善玉菌をふやし、便秘を解消する特効食品として知られています。これは、ヨーグルトに含まれる代表的な善玉菌である乳酸菌の働きによるものです。便秘の解消にヨーグルト寒天を食べるときは、ヨーグルトは1日に200g、寒天は4gとると効果的です。

ヨーグルトはさまざまな種類が市販されていますが、糖質が含まれていないプレーンタイプがおすすめ（左ページを参照）です。寒天は、棒寒天、板寒天、粉寒天の種類がありますが、ヨーグルト寒天を作るときは、粉寒天のタイプが使いやすいでしょう。

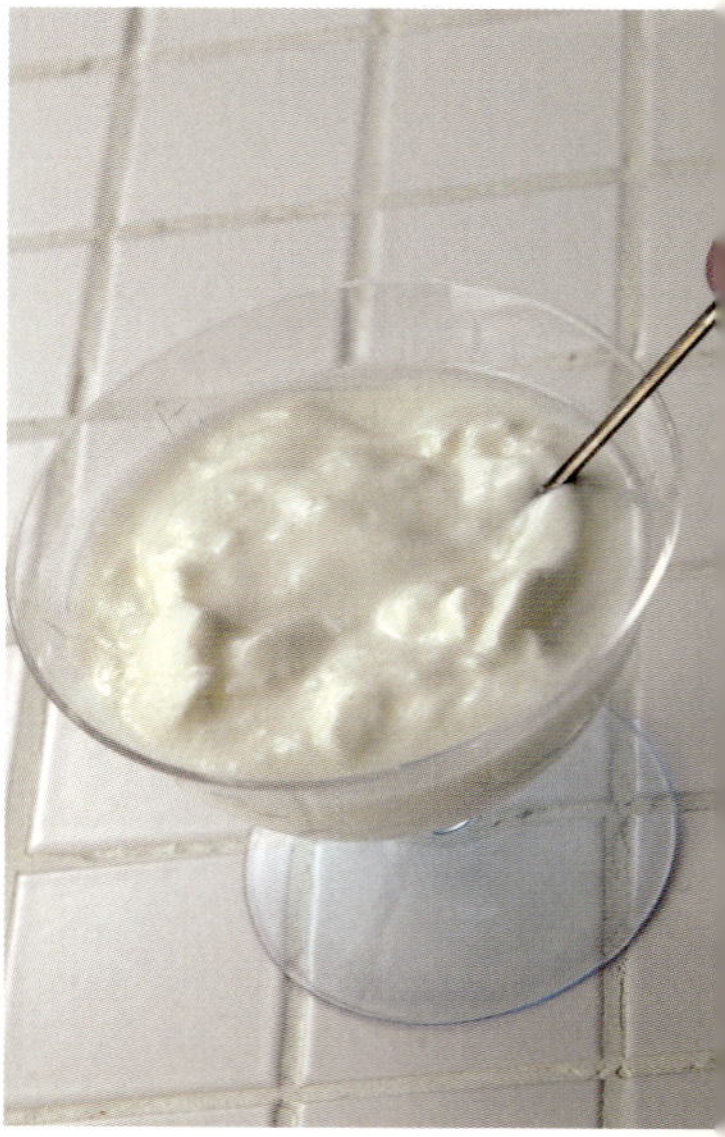

**Point!**

- 1日200ｇのヨーグルトと4ｇの寒天を食べる
- 食後に食べると効果的
- ヨーグルトと寒天をよくまぜ合わせて作る

# ヨーグルト寒天の作り方

## 材料

◆プレーンヨーグルト　200ｇ
◆粉寒天　4ｇ

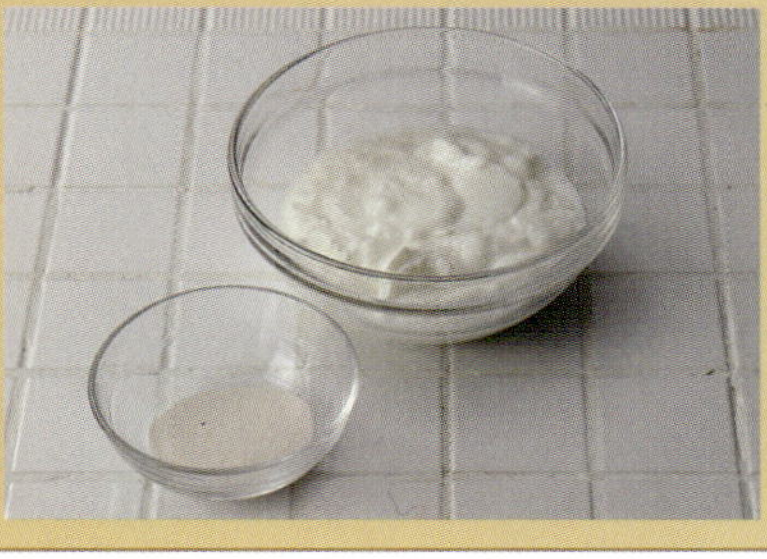

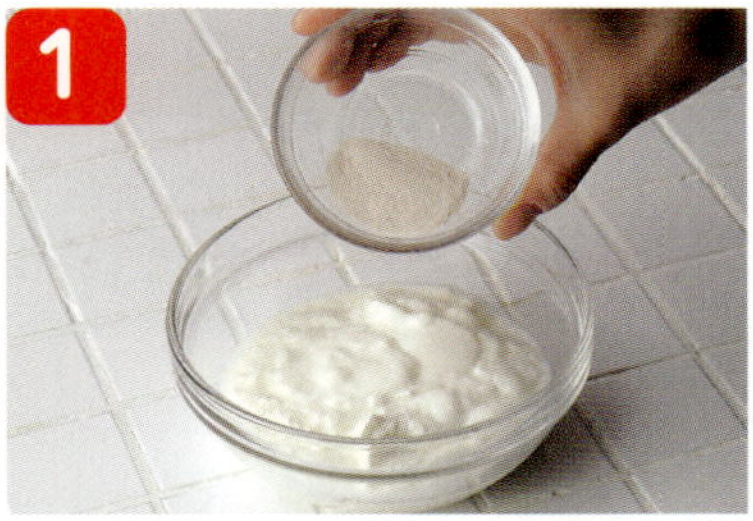

ボウルにヨーグルトを入れ、粉寒天を加える。

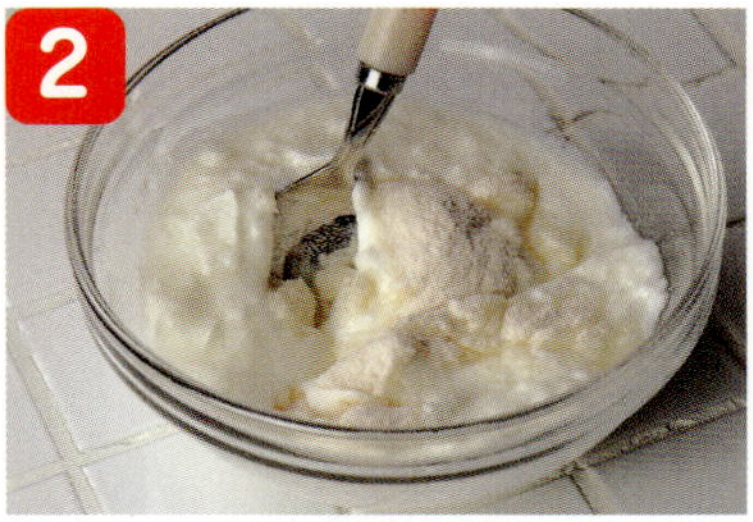

ヨーグルトと粉寒天をよくまぜ合わせる。

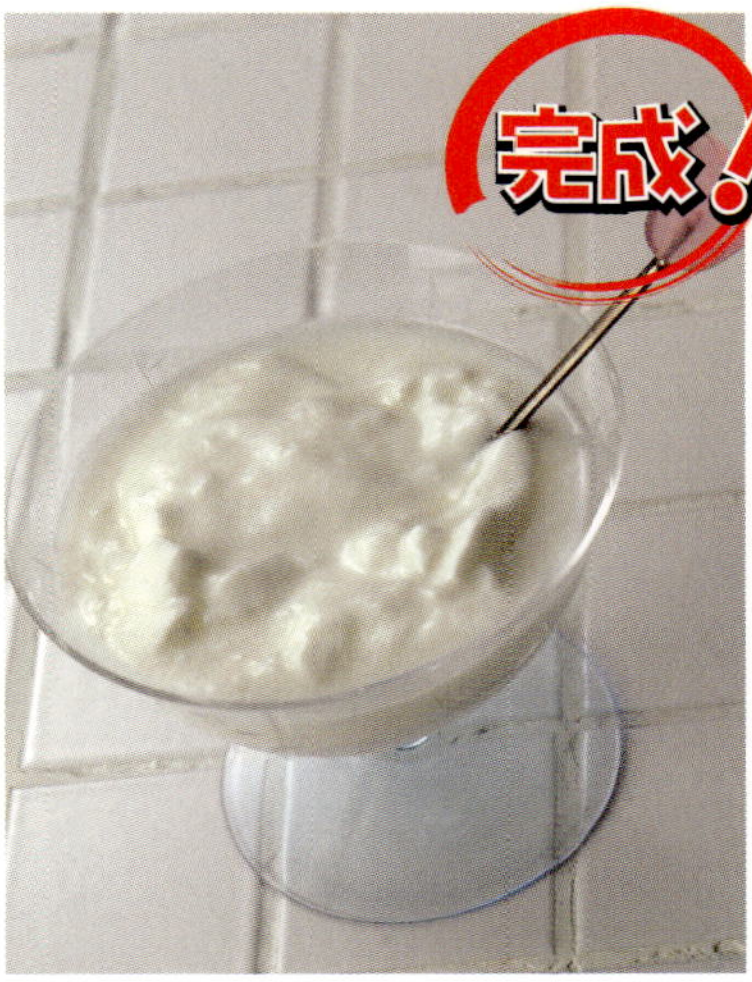

器に盛ればでき上がり。

## バリエーション
### トッピングにも挑戦！

オリゴ糖の豊富なバナナや、食物繊維の多いきなこなどがおすすめ。

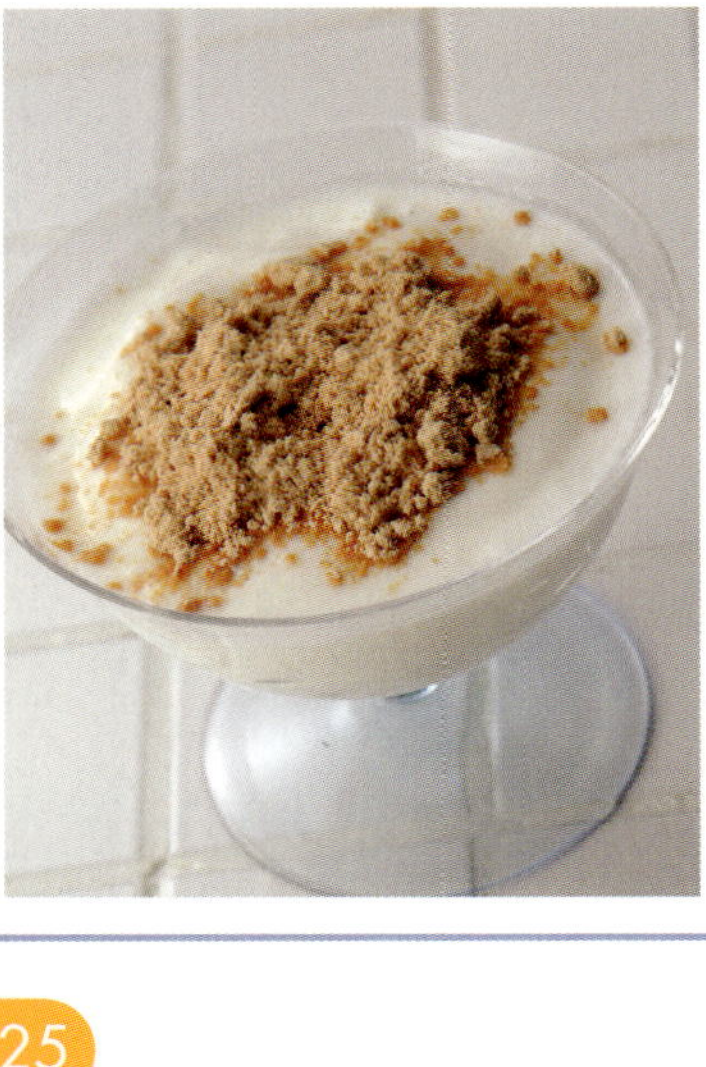

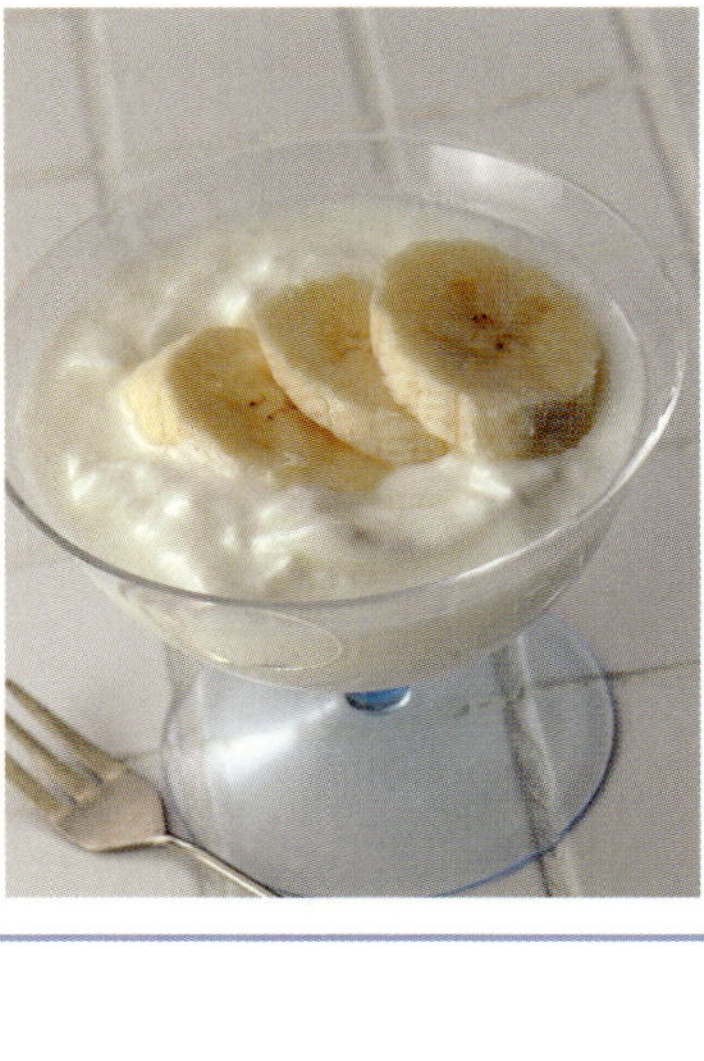

## こんなタイプのヨーグルトがベスト

ヨーグルトは無糖のプレーンタイプが最適です。最近では、善玉菌をふやす作用にすぐれたものや、乳酸菌が豊富に含まれるものなど特徴のあるヨーグルトが市販されています。厚生労働省認可のトクホマークがついたものを利用するのもよいでしょう。

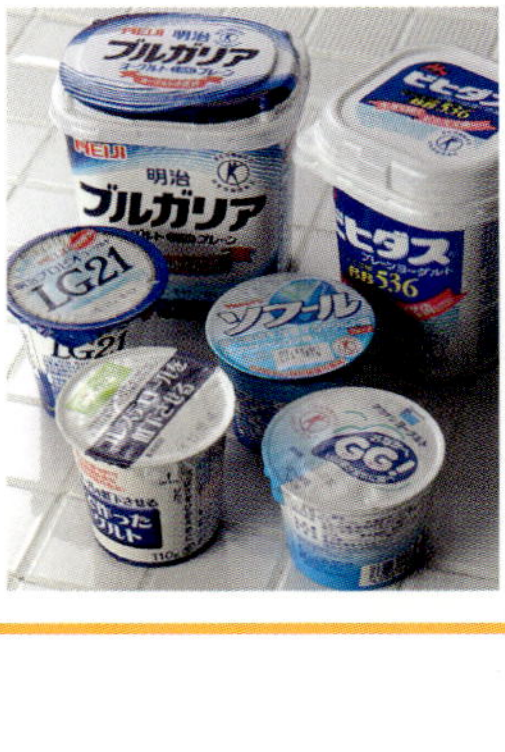

# 黒糖アロエ

## 腸によい影響をおよぼすアロエの効果

アロエに黒蜜をかけて食べる「黒糖アロエ」は、苦みのあるアロエに黒蜜をかけて食べやすくしたデザートです。この黒糖アロエは、腸にとてもよい影響を与えます。

アロエが小腸に入ると、腸内のブドウ糖の吸収を抑える働きをします。

つまり、米やパン、麺類などのデンプン質を食べたあとに上昇しやすくなる血糖値をアロエがコントロールしてくれるのです。

また、アロエは大腸においても有用な作用をします。キダチアロエの苦み成分であるバルバロインが大腸に到達すると、この成分が大腸の中にすむ細菌の助けを借り、大腸内の水分をふやします。

そして、この水分が大腸の内側の筋層を刺激し、大腸の蠕動《ぜんどう》を促すのです。これにより、腸内にたまっていた老廃物や有害物質が便といっしょに排泄されます。

つまり、アロエをとることは腸内環境を整え、腸内にすむ免疫細胞を活性化させることに役立つのです。

一方の黒蜜の原料は黒糖（黒砂糖）です。黒糖は、精製の段階で石灰が加えられており、カルシウムやリン、鉄、ナトリウムなどのミネラル類が豊富に含まれています。

アロエを大量に食べると、その排便作用で下痢を起こし、ミネラルや水分が失われるおそれがあります。しかし、ミネラルが豊富な黒蜜をアロエといっしょにとれば、ミネラル不足が起こる心配もありません。

味の面でも科学的な意味でも、アロエと黒蜜（黒糖）は絶好の組み合わせなのです。

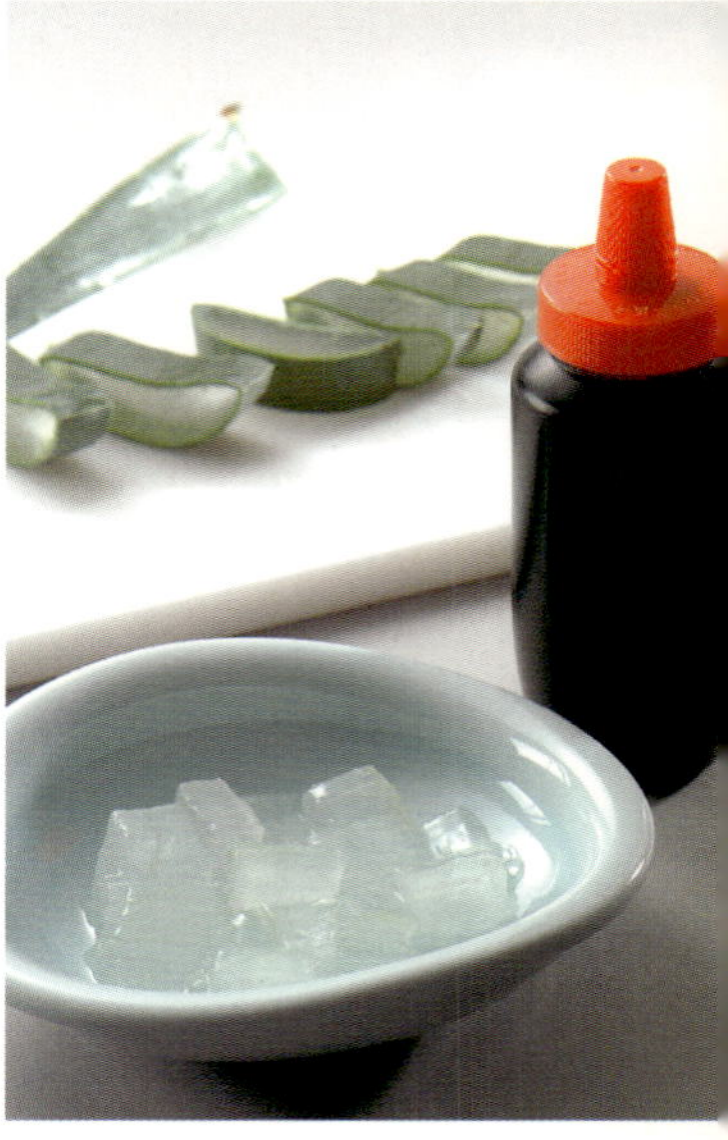

### 黒糖アロエの作り方（1人分）

**Point!**

- キダチアロエを使う
- 黒蜜をとりすぎるとカロリー過多になるので注意

**1**

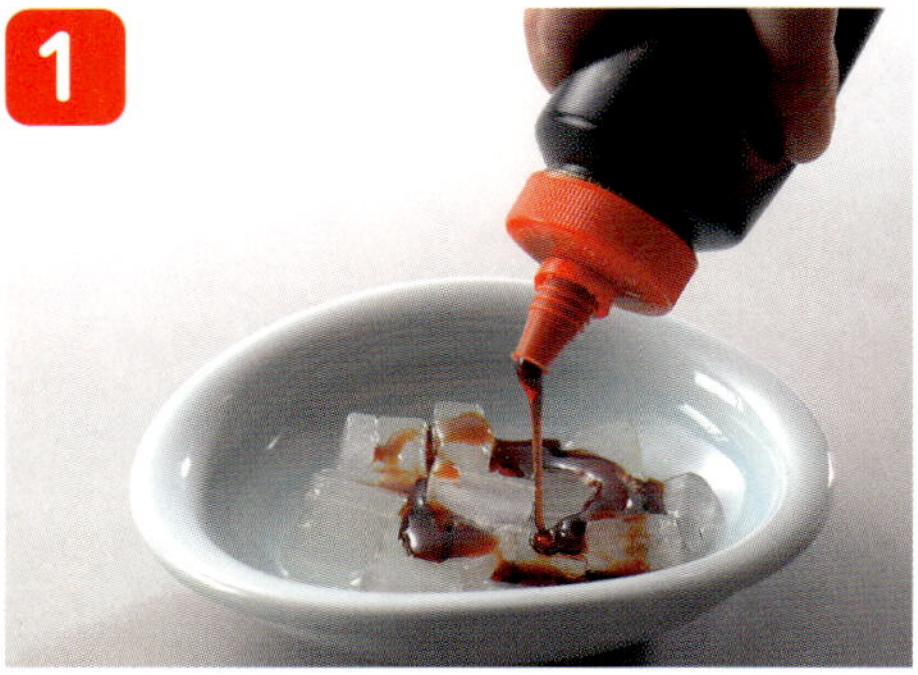

キダチアロエ（25～50g）は皮をむき、食べやすい大きさに切る。

**2**

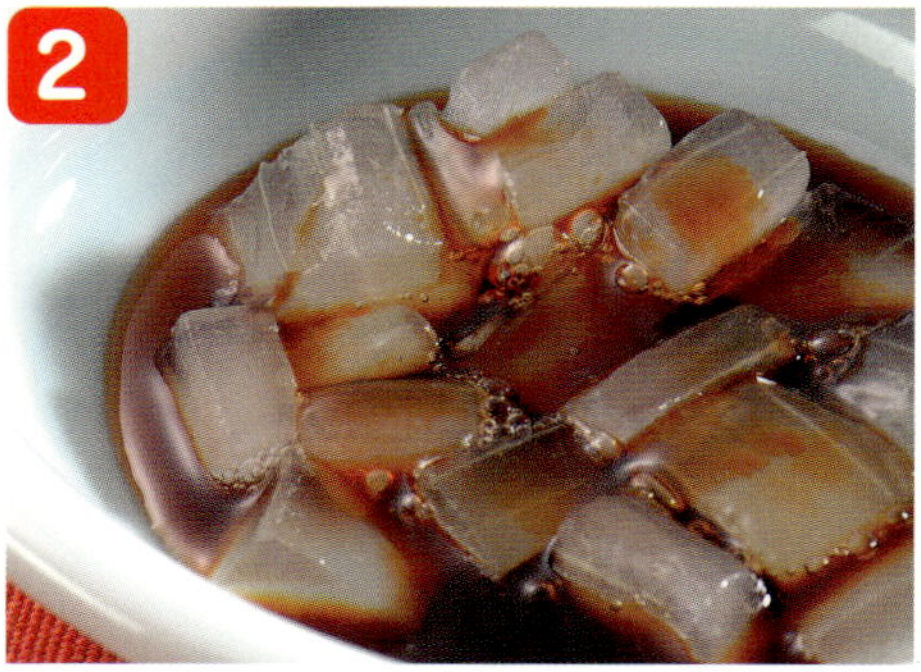

1を器に盛り、好みの量の黒蜜をかける。
※生のアロエが手に入らないときには、市販のアロエジュースに黒蜜をまぜて飲んでもよい。

# 焼きバナナ

## バナナを焼くことで栄養が効率よくとれる

バナナは消化吸収のよい果物で、ビタミン類やミネラル類がバランスよく含まれています。なかでも注目すべきは、カリウムが豊富に含まれていること。カリウムは、血圧を上げる原因になるナトリウム（塩分）を排出し、高血圧の改善に効果をもたらすミネラルです。

バナナ1本で成人が1日に必要とするカリウムを補給することができます。

また、バナナには血行をよくするマグネシウムや、免疫力アップに役立つ食物繊維も豊富に含まれています。

帝京大学薬学部の山崎正利教授は、マウスを使った実験を行った結果、バナナには白血球の働きを高め、免疫力を上げる効果があることを確認しています。

また、元吉川中央総合病院の水谷剛医師は、20代の女性5人に毎日1本のバナナを食べてもらう実験を行っています。その結果、バナナを食べ始めた3日後、5人全員の白血球数が増加していたと報告しています。

バナナは生で食べても薬効が得られますが、焼くと水分が飛んで量が減り、栄養素を効率よくとることができます。また、バナナに含まれるオリゴ糖は、バナナを焼くことによってふえてきます。オリゴ糖は腸の善玉菌のエサになるため、免疫力を高め、体の抵抗力をつけるのに役立ちます。

なお、バナナは店頭に並んでから10日目くらいの熟したものが栄養成分を豊富に含んでいるとの報告もあります。

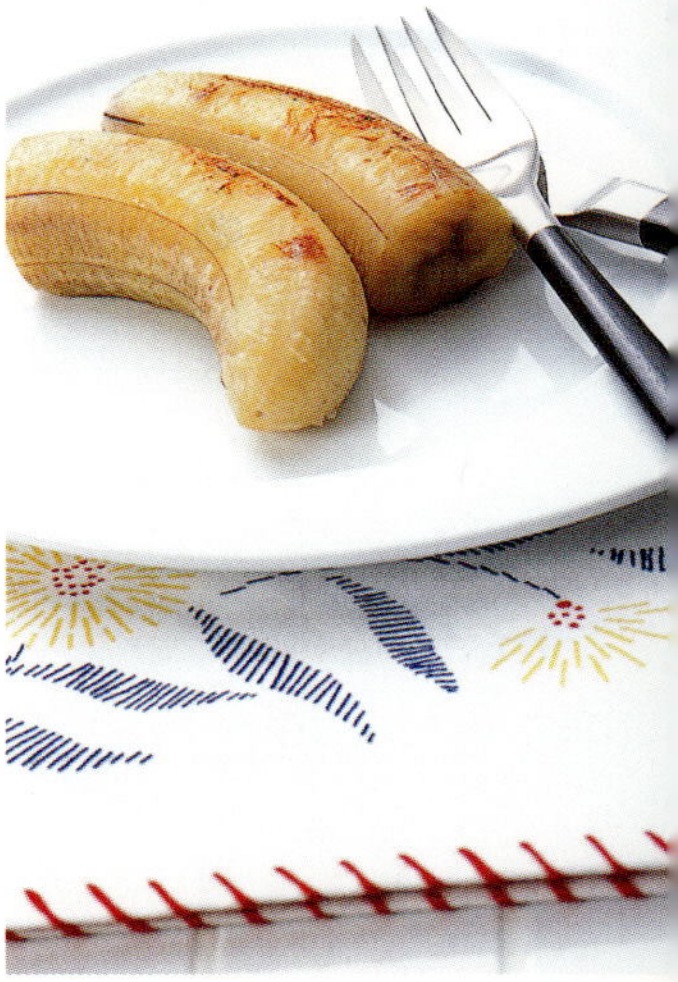

### 焼きバナナの作り方（1人分）

**Point!**

- 1日1本食べる
- バナナは熟したものを使う

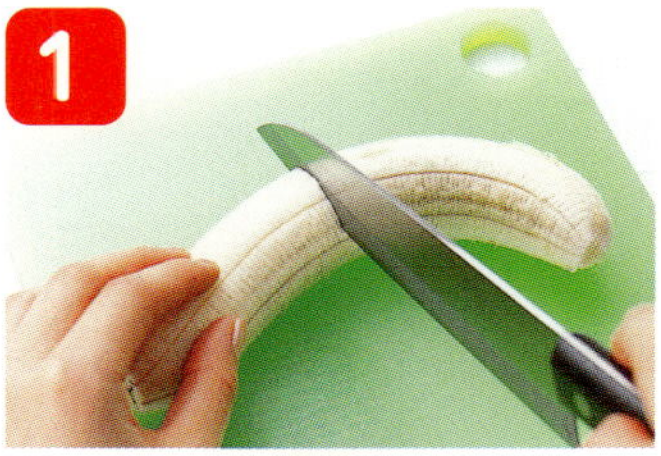

1 バナナ（1本）は皮をむき、2つに切る。

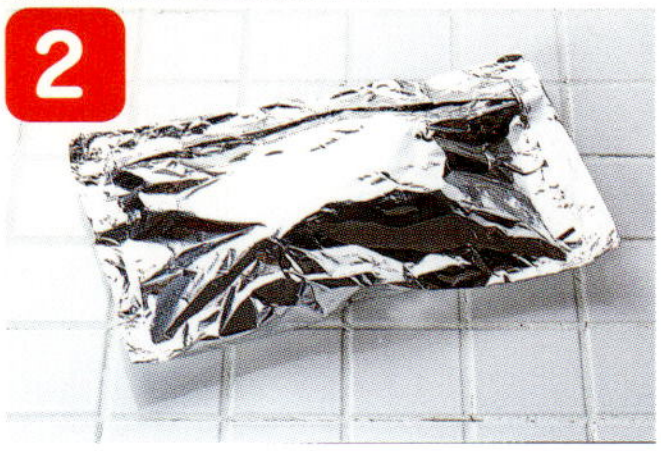

2 アルミホイルを広げ、上半分の部分にバナナを置く。アルミホイルを中央で折り、上と左右を折りたたみ、袋状にする。

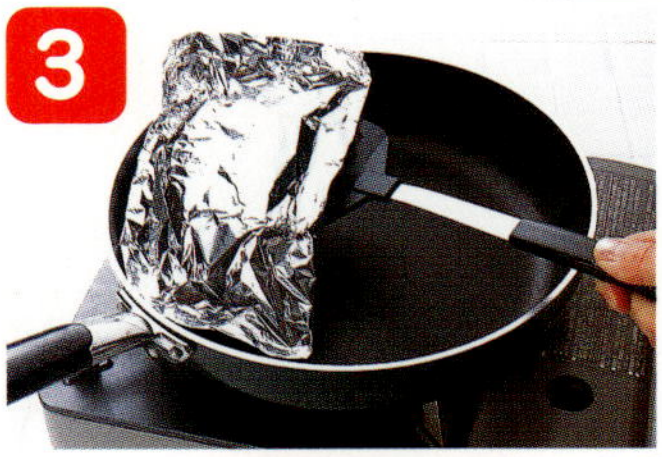

3 2をフライパンにのせ、弱めの中火にかける。バナナの香ばしいにおいがしてきたら裏返しにし、反対側も焼く。

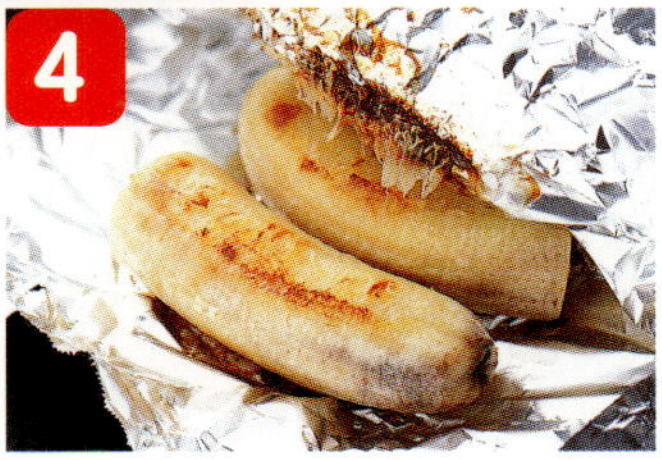

4 焼きバナナのでき上がり。焼きたてがおいしいので熱いうちに食べる。

column 4

# アスパラガス

## グリーンアスパラガスの成分には免疫力を高める働きがある

最近の研究で、グリーンアスパラガスの成分にすばらしい抗がん作用があることがわかってきました。

その成分のひとつは、グルタチオンという3種のアミノ酸が結合した物質です。グルタチオンが体内にとり込まれると、細胞の老化やがん化を引き起こす過酸化脂質ができるのを抑えます。また同時に、すでにできてしまった過酸化脂質を分解し、細胞を健康に保つ働きがあるのです。

もうひとつの成分は、アスパラギン（アスパラギン酸アミド）という物質で、体内で行われる窒素代謝に深くかかわっているアミノ酸の一種です。

ここで窒素代謝について簡単に説明しましょう。窒素は大気の主成分であるほかに、土壌や植物のなかにも窒素化合物の形で大量に含まれます。

私たちはそれを体内にとり込み、タンパク質や核酸など、体を構成する組織の材料とします。このとき、とり込んだ窒素化合物を分解して再合成する働きを窒素代謝と呼ぶのです。

さて、体内に発生したがんを退治する役割を担うのが、NK細胞などの免疫細胞です。これも窒素代謝で増殖することがわかっています。つまり、アスパラギンには免疫細胞をふやし、免疫力を高める働きがあるといえるのです。

## グリーンアスパラガスを食べたら、がんが消えた

また、グリーンアスパラガスには、生まれたばかりの前がん細胞を封じ込め、正常化する作用をもつ糖タンパクが含まれています。

米国では、リンパ腺がんの患者さんに１年間グリーンアスパラガスを食べさせたところ、がん細胞がすっかり消えたとか、さらには長年の治療で改善しなかった膀胱がんの患者さんが3カ月間グリーンアスパラガスを食べたところ腫瘍がなくなっていた、といった驚くべき例が報告されています。

グリーンアスパラガスには、このほかにも、さまざまな栄養成分が豊富に含まれています。毎日の惣菜野菜のひとつとして、積極的に利用していただきたいものです。

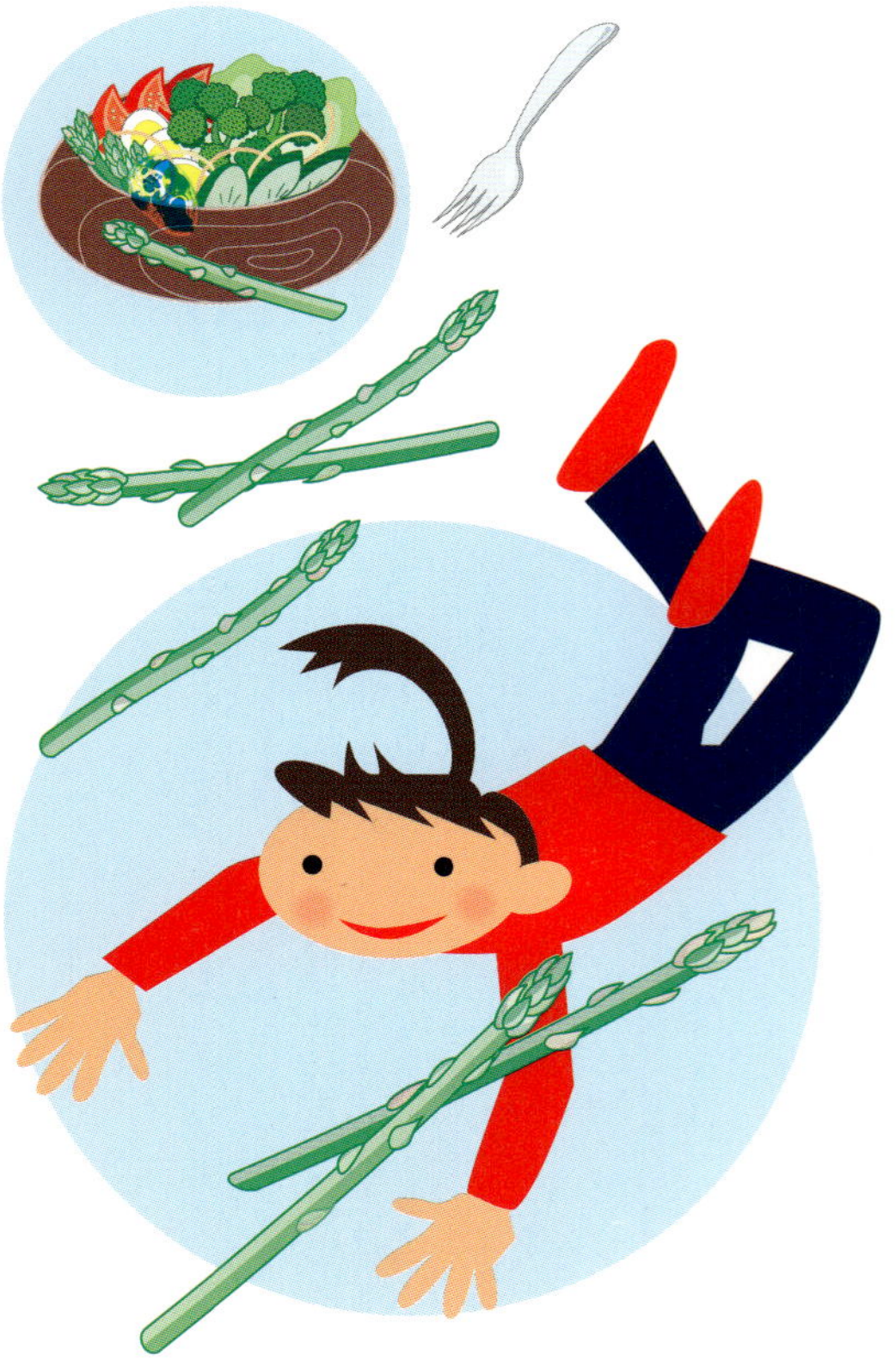

# PART 5

# 免疫力を飲んで高める

飲み物で免疫力を高める
方法を紹介します。
手軽に作れるうえに、
食材に合わせて生のまますりつぶしてしぼったり、
成分を煮出したりするので、
たくさんの栄養素をむだなくとることができます。

# 大根れんこん汁

## れんこんの成分がアレルギーに効く

　れんこんは昔から「先が見通せる」「見通しがよくなる」と珍重されてきた食材ですが、中国でも昔から漢方にとり入れられてきました。

　薬効として、血尿や血便、鼻血などの、さまざまな出血を止める作用が知られていますが、これはタンニンと呼ばれる物質によるものです。タンニンには止血作用以外にも、炎症を抑える作用や、ねばねば成分のムチンとともに、のどの痛みや鼻水などを抑える効果もあります。

　また、最近注目されているのが、れんこんのもつ免疫力アップ作用です。花粉症やぜんそく、アトピーなどの、アレルギー体質の人には、体内でつくられる抗体のひとつ「IgE抗体」が特に多く、外部からの異物に対して過剰に反応してしまいます。

　つまり、免疫のバランスがうまくとれていない、ということがいえます。免疫を整え、アレルギー症状を緩和させるには、このIgE抗体の産生を抑えることが重要となってきます。

　IgE抗体の産生を抑える食物としては、にんにくやしそなどがありますが、れんこんは群を抜いた効果があることがわかっています。

　また、れんこんには不溶性の食物繊維も豊富です。食物繊維は大腸などの消化器に入ると、老廃物を排出するよう働きかけるので、体全体の循環がよくなり、免疫力がさらにアップします。もちろん便秘の解消にも効果的です。

　そのほか、れんこんに含まれているビタミンCが美肌づくりを助けてくれます。

## 消化を助ける大根と一緒にとって効果倍増

　一方、大根もれんこんと同様に、とても身近な野菜ですが、咳止めに使われるなどその薬効は古くから知られていました。

　大根の効果で最も注目したいのは、酵素が消化を助けてくれることです。胃もたれや胸焼けに効果があり、胃腸の働きを活発にしてくれるのです。

　そのため、大根とれんこんを同時にとると、大根が胃腸の働きをよくしてくれ、れんこんの薬効成分をスムーズに吸収することができるようになります。

　れんこんだけを食べるよりも、その効果がアップするというわけです。ただ、この2つの野菜を同時に食べるのは意外と面倒です。

　そこで、両方をすりあわせてつくる「大根れんこん汁」が手軽でおすすめです。

　れんこんと大根のやさしい甘みで、ジュースのように飲むことができます。毎日100㎖ほどを飲むだけで、免疫力をアップさせ、さまざまな不快な症状を早く解消できるだけでなく、病気になりにくい体質改善も期待できます。

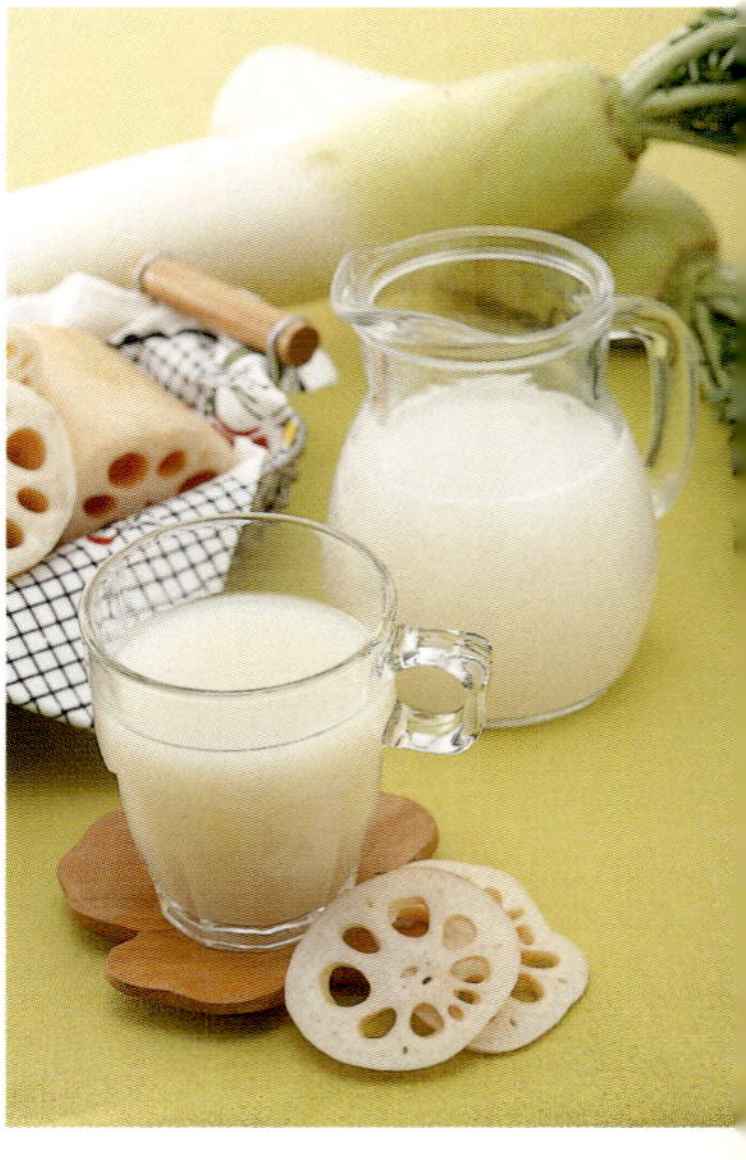

**Point!**

- 1日2回、朝食前と夕食前に飲む
- 飲みにくい場合はりんごやレモンなどのしぼり汁を加えてもOK
- ジューサーで作ってもOK

# 大根れんこん汁の作り方

**材料**（1杯分）

◆皮をむいたれんこん　100ｇ
◆皮をむいた大根　100ｇ

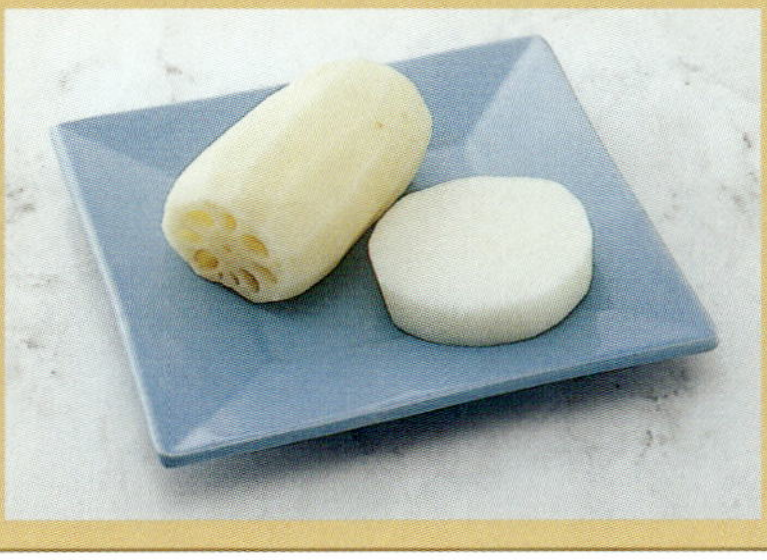

**1**

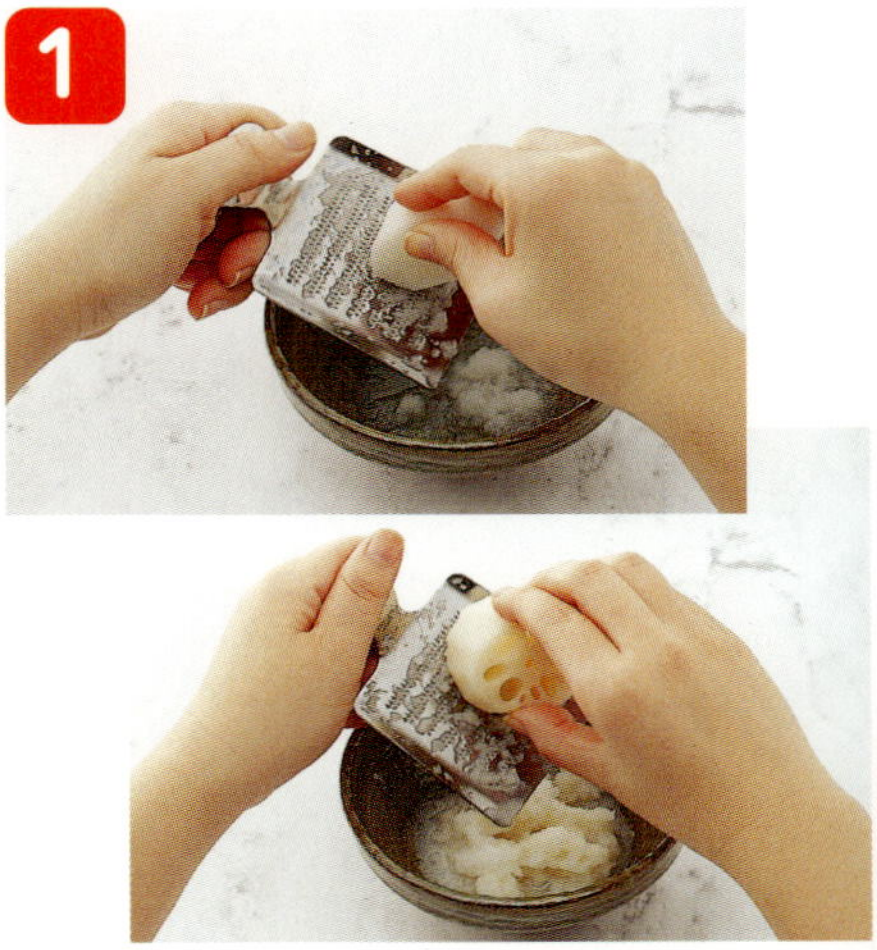

よく洗って水けをきった大根とれんこんを、おろし器でおろす。
※れんこんはすって時間をおくとどんどん色が変わるので、大根→れんこんの順番でおろす。

**2**

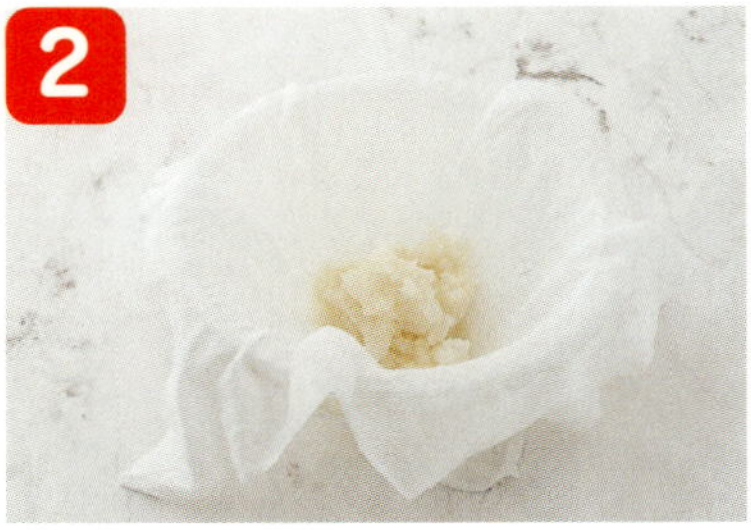

ガーゼに１をのせ、しっかりとしぼる。多少カスが落ちても味や栄養に変化はないので気にしないこと。

**3**

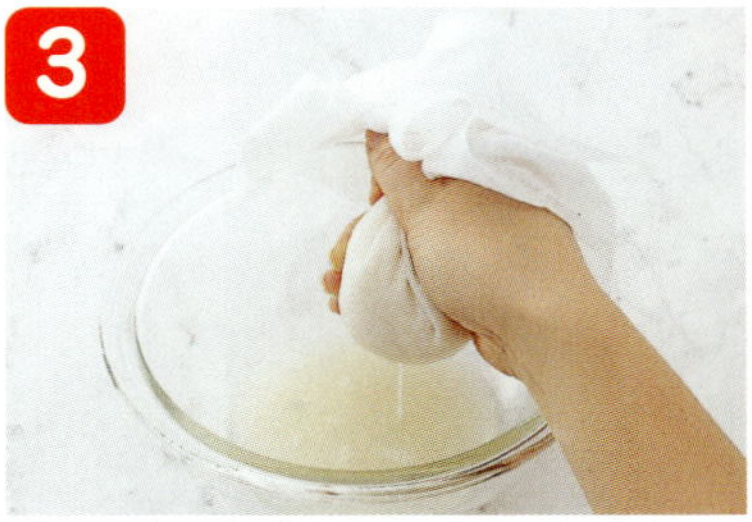

２をボウルなどに力いっぱいしぼる。

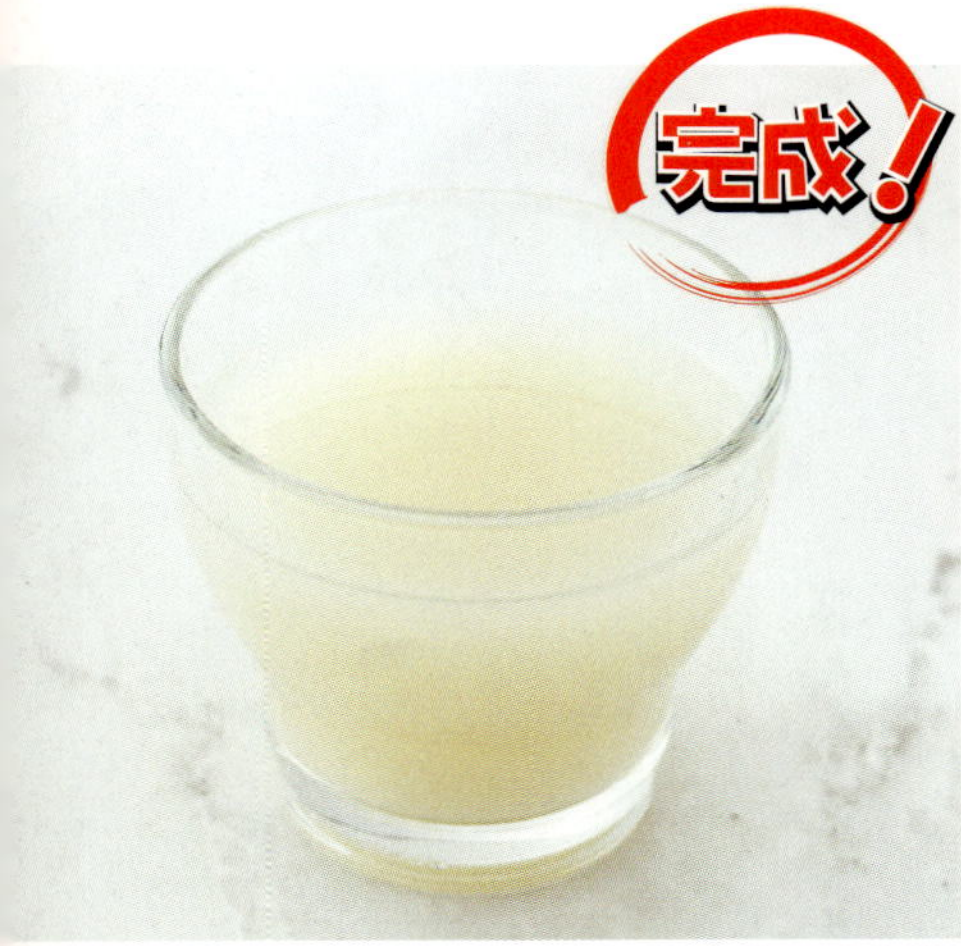


でき上がったものをグラスに移して完成。

## ジューサーでの作り方

アドバイス

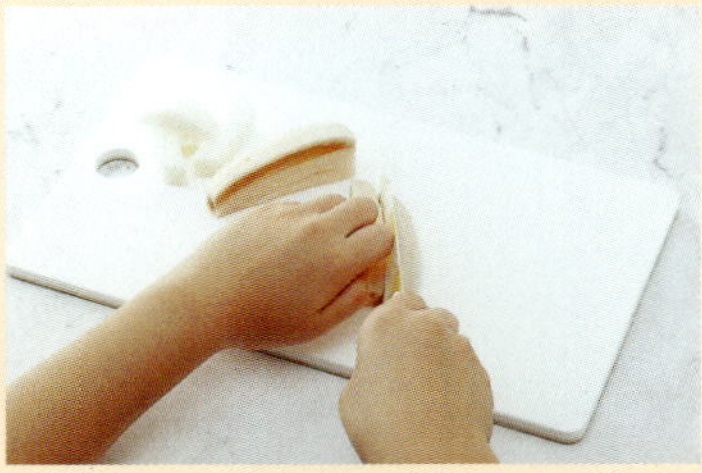

①れんこんと大根を、ジューサーに入れやすい大きさに切る。

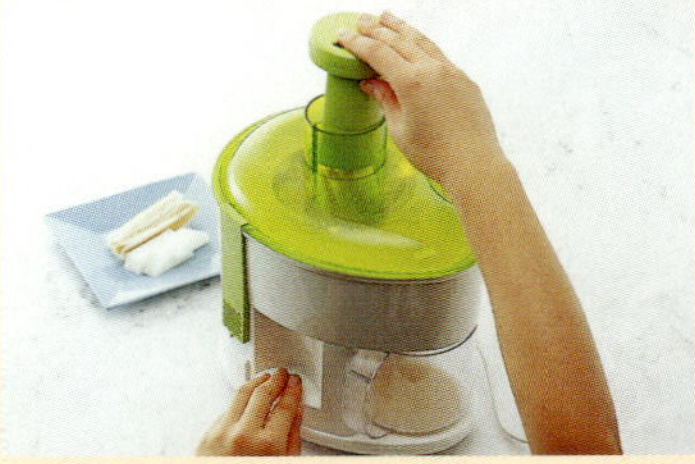

②れんこんと大根をジューサーに入れて、ジュースをつくる。

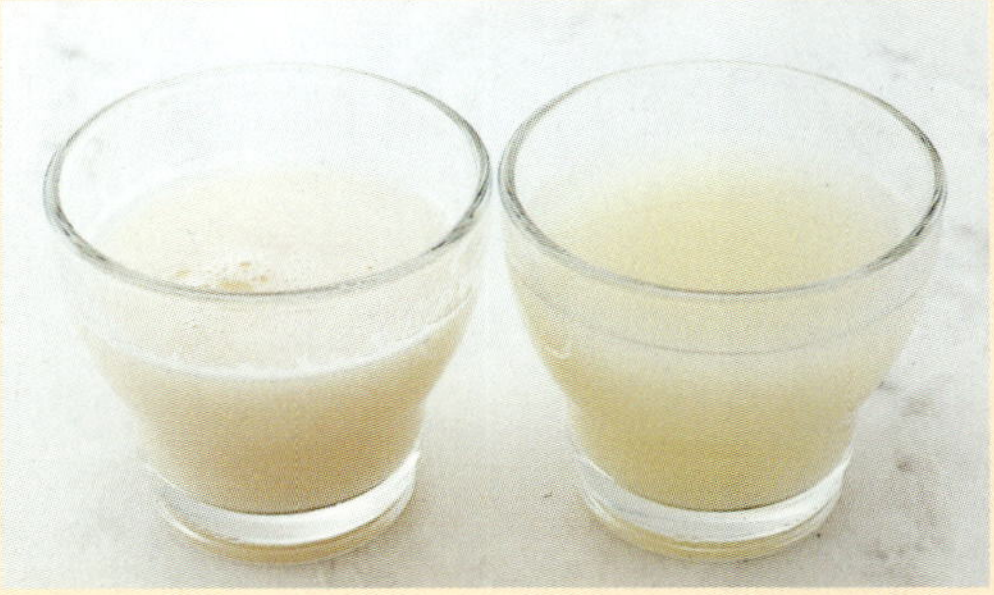

③右がジューサーで作ったもの、左はおろし器で作ったもの。

# 米ぬか豆乳

## ビタミンと食物繊維で免疫力をアップ

私たちが通常、主食としている白米は、精米されることでさまざまな栄養素を含んだ表皮や胚芽といった部分がそぎ落とされています。そのそぎ落とされてしまった部分こそ「米ぬか」。つまり米ぬかは、もともと米に備わっていた栄養素を補えるものといえます。

その米ぬかに含まれている栄養素としておもにあげられるのは、ビタミン$B_1$、$B_2$、ナイアシンといったビタミンB群、そして若返りのビタミンとも呼ばれるビタミンEです。

とりわけ、ビタミンEは活性酸素の害を予防し、老化やがん、動脈硬化を防ぐといわれています。

また、食物繊維も米ぬかの代表的な成分のひとつです。

近年、野菜の摂取不足や食事のバランスが悪いために、便秘症の人がふえてきています。

便秘になると老廃物が体内にとどまったままになり、その毒素が体のあちらこちらに悪影響をもたらします。いわゆる免疫力の低下をもたらすというわけです。

米ぬかをとることで、不足しがちな食物繊維を補うことができ、便秘が改善されると体内の老廃物が排出され、免疫力のアップにつながります。

そのほか、米ぬかには鉄分やリン、カルシウム、カリウムといったミネラル類も豊富に含まれています。

## 豆乳とまぜればぐっと飲みやすく

このようにさまざまな栄養素を含み、免疫力アップの助けになる米ぬかですが、そのままではぼそぼそして食べにくいのが難点です。これをカバーするには、飲み物にまぜてとるとよいでしょう。

そこで、特におすすめなのが、豆乳に米ぬかをまぜた「米ぬか豆乳」です。大豆が原料である豆乳は、カロリーが控えめなのに、良質なタンパク質が豊富に含まれ、米ぬかに合わせるには適した食材といえます。

しかも豆乳には、血管壁にこびりついた悪玉コレステロールを除去したり、記憶力や集中力を高めたりなど、さまざまな作用があります。さらに、豆乳に含まれる大豆イソフラボンの作用によって、更年期障害や骨粗しょう症の予防といった効果も期待できるのです。満腹感があり、腹もちもよいので、食前に飲めば食事量を抑えることもでき、ダイエットにも効果的です。米ぬかには食後の血糖値を抑える効果もあるので、糖尿病が気になる人にもおすすめです。米ぬかに含まれるビタミンEには、自律神経の働きを整えてくれる作用もあります。手軽に飲めて、さまざまな健康効果が期待できる「米ぬか豆乳」を毎日のメニューに加えてみましょう。

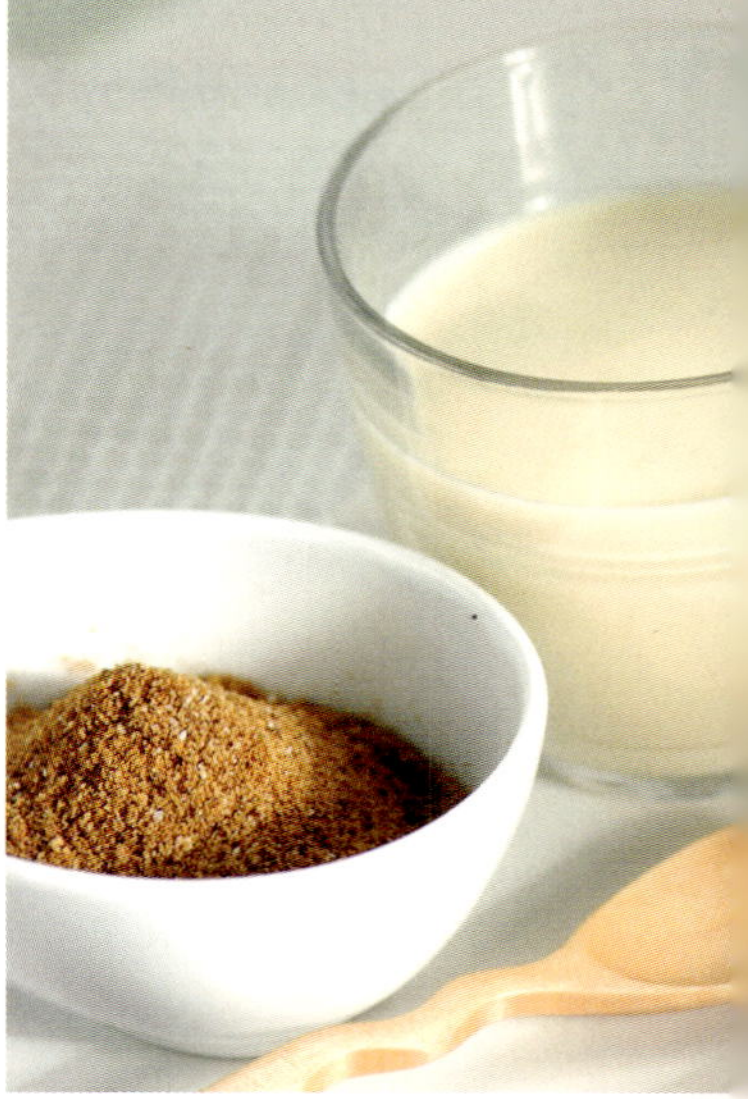

**Point!**

- 1日1杯、食前または空腹時に飲む
- 作りおきせず、飲む分だけ作る
- 米ぬかは焦げやすいので注意して煎る

## 米ぬか豆乳の作り方

**材料**（1杯分）

◆米ぬか　大さじ2杯
◆豆乳　150〜200㎖

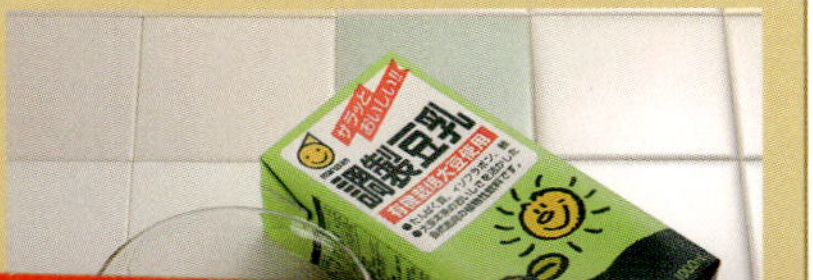


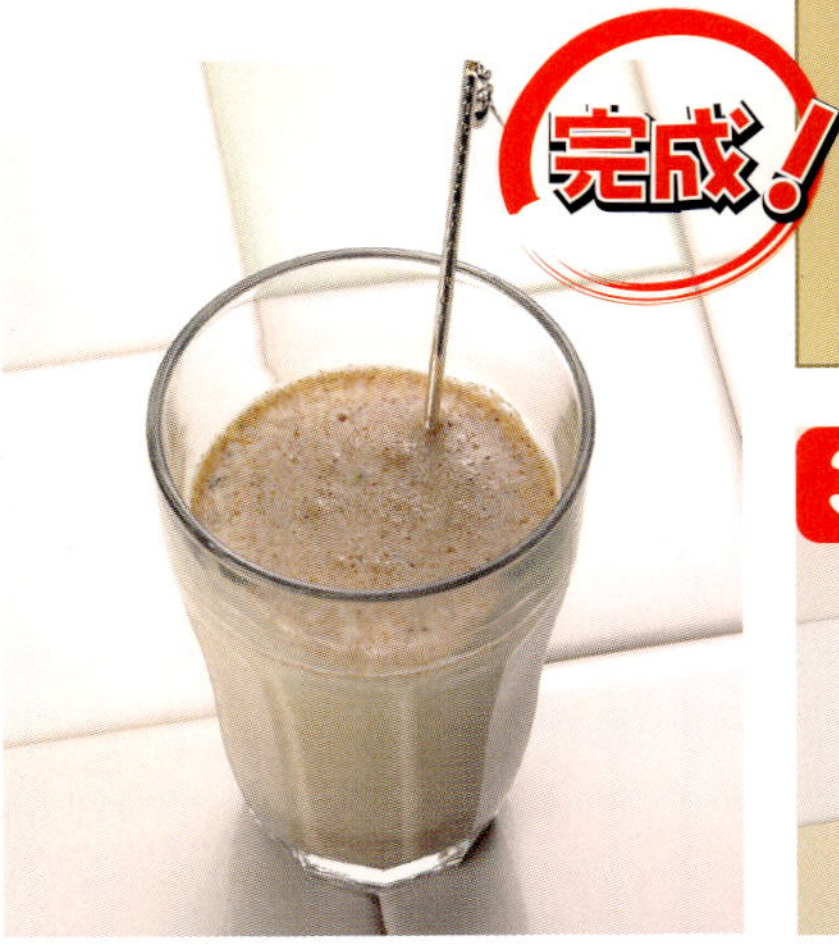


でき上がり。1日1杯、食前または空腹時に飲むとよい。

3

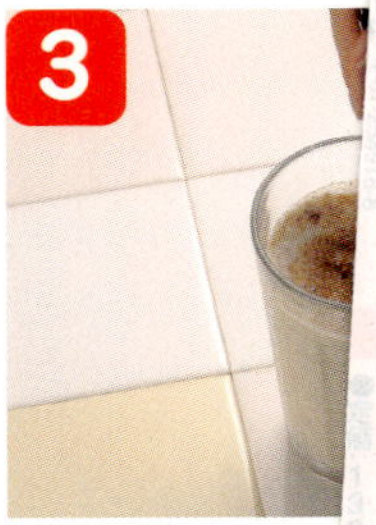

よくかきまぜて、
せる。米ぬかは完
で、なじませる程



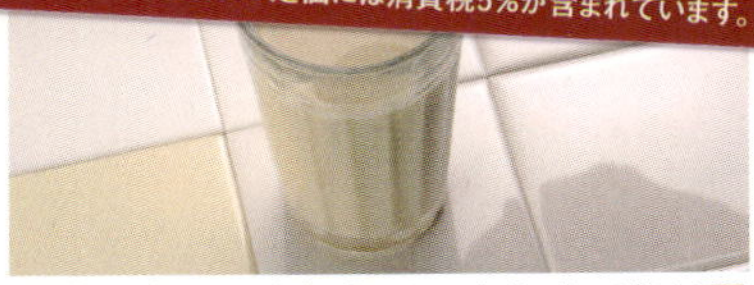

豆乳に米ぬかを加える。まとめて作り置きはせずに、飲む分だけ作るようにすると、香ばしくておいしい米ぬか豆乳ができる。

### 米ぬか豆乳

**Q** 米ぬかはどうすれば手に入りますか

**A** 米ぬかは、精米機のある米屋で手に入ります。生の米ぬかはいたみやすいので、できるだけ新鮮なものを入手し、すぐに煎りましょう。煎ったものは密閉容器に入れ、冷凍庫で1週間ほど保存可能です。なお、塩分やトウガラシが入った漬け物用の米ぬかは使用できません。

**Q** 米ぬか豆乳
気にな

**A** ダイエッ
れば、せ
せん。ま
ても飲みやす
いほうが好み
豆乳で作って
せんが、タンパク質の膜が張るので、それもまぜて飲みましょう。

**Q** 米ぬか豆乳を飲んではいけない人はいますか

**A** 基本的には誰でも飲むことができます。ただ、大豆にアレルギーを起こす人は避けてください。薬を飲んでいる人は、服用後時間をあけてからにしましょう。

# にんじんジュース

## 免疫力を高める 抗酸化成分がたくさん

にんじんのオレンジ色の正体は、豊富なβ-カロテン。高い抗酸化作用をもつ成分、ファイトケミカルのひとつです。

抗酸化作用とは、体内の細胞を酸化させて老化やがんなどの深刻な病気を招く活性酸素を除去する働きです。つまり、β-カロテンには老化や病気から身を守る効果があり、免疫力強化にも関わっているといえます。

東洋医学の分野でも、にんじんは体をあたためて冷えをとる効果があると考えられています。体が冷えていると血液循環が悪くなり、体に入り込んだ病原菌を退治する白血球の増殖も妨げます。その結果、免疫力が低下してしまうのです。つまりにんじんは東洋医学の考え方からも、免疫力を高めるのに効果的な食材といえます。

栄養学の立場からみても、にんじんはもちろん優秀です。米国科学アカデミーがにんじんを推奨したことで、アメリカでにんじんブームが起こったほどです。

たっぷりの食物繊維は、腸内の毒素を排出させて病気から身を守ります。ほかにもビタミンA、C、Eを豊富に含んでいます。

## 黒ごまをプラスして パワーアップ

健康効果の高い野菜であるにんじんですが、毎日とり続けるのはなかなかたいへんです。大きいにんじんを1本食べると、一日に必要なβ-カロテンが摂取できますが、生や、煮たり焼いたりなどで大1本食べるとなると飽きてしまいがちです。そこでおすすめなのが、ジュースにして飲む方法。おろし金でおろしたり、ジューサーにかけたりすれば、たったコップ1杯分に。

ジュースなら胃が疲れていたとしてもあますところなく栄養成分を吸収し、まるで飲む点滴のように、体じゅうに栄養がいきわたります。

作るポイントとしては、皮ごとジュースにすること。にんじんは皮と実の間に栄養が詰まっているためです。

また、空腹時に飲むと特に、栄養の吸収が高まり効果的です。

なお、健康効果をさらに高めるには、黒ごまを加えるとよいでしょう。

黒ごまは、体内で酸化しにくい上質な脂質をたっぷり含んでおり、血中の悪玉コレステロールを取り除く働きがあります。

血液がきれいになれば、白血球の中にある免疫細胞も活性化するので、免疫力アップにつながります。

また、やはり抗酸化力をもつゴマリグナンやアントシアニンといったファイトケミカルもたくさん含んでいます。

にんじんジュース、黒ごまにんじんジュースで免疫力を高め、若さを保ちましょう。

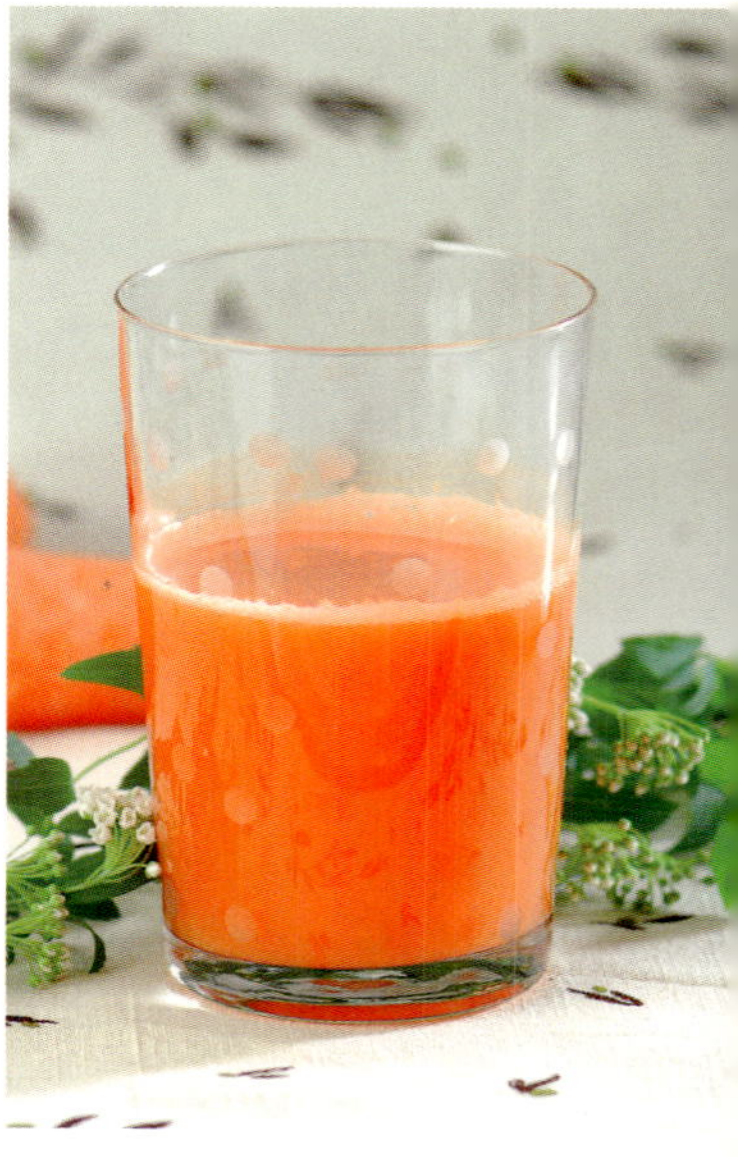

**Point!**

- 1日1～2杯、空腹時に飲むのが効果的
- ジューサーで作ってもOK

# にんじんジュースの作り方

**材料**（1杯分）

◆にんじん　大1本または中2本

※材料選びは重要！　皮と実の間は栄養が豊富なので、皮ごとジュースにできる無農薬・有機栽培のにんじんを選びたいもの

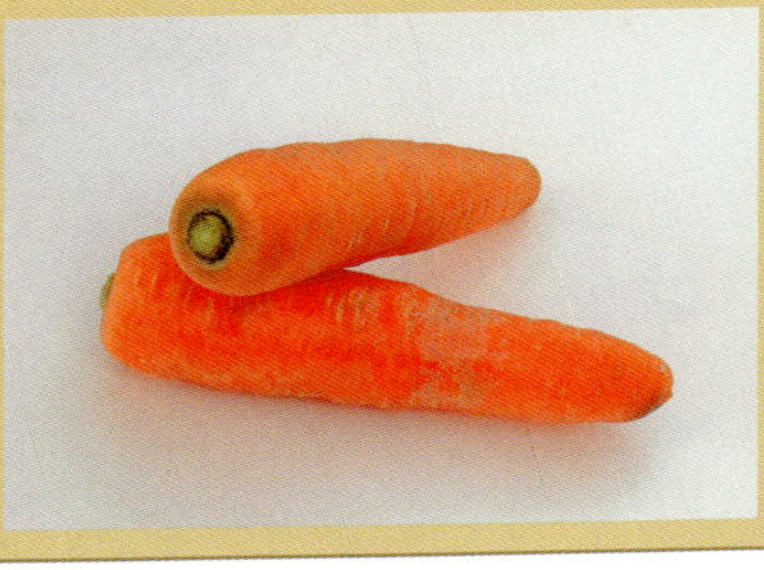

**1**

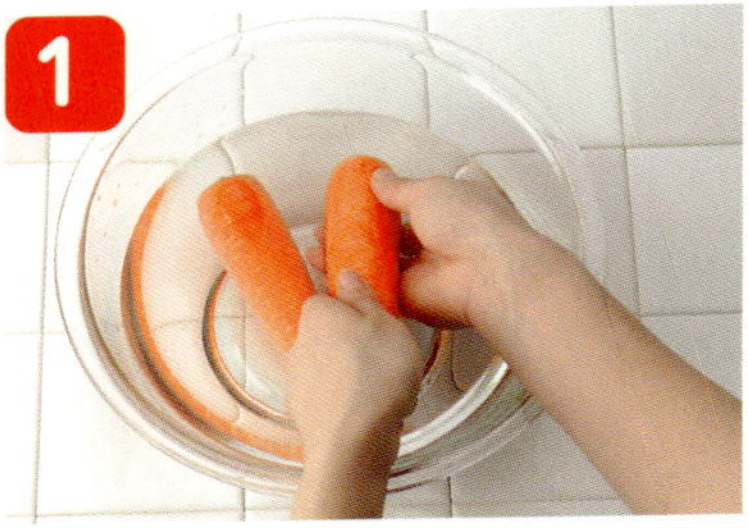

皮ごとすりおろすのでよく洗う。

**2**

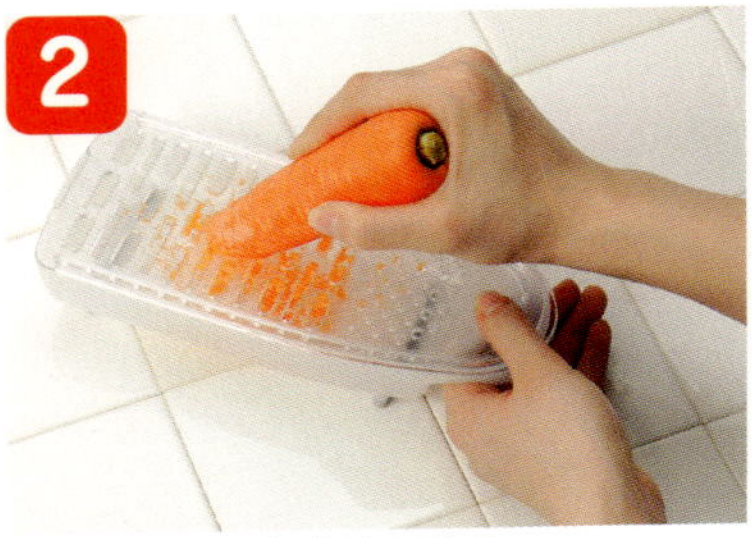

おろし器で1をすりおろす。

**3**

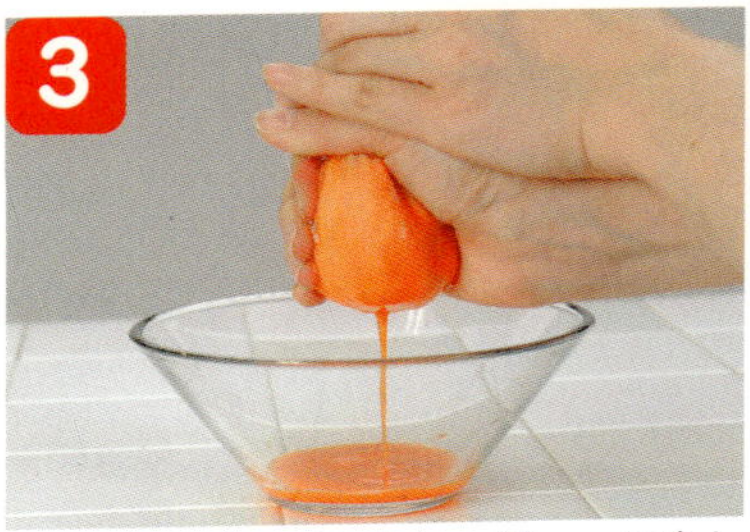

2を清潔なガーゼに入れ、ジュースをしぼる。なお、2～3をジューサーで作ってもOK。

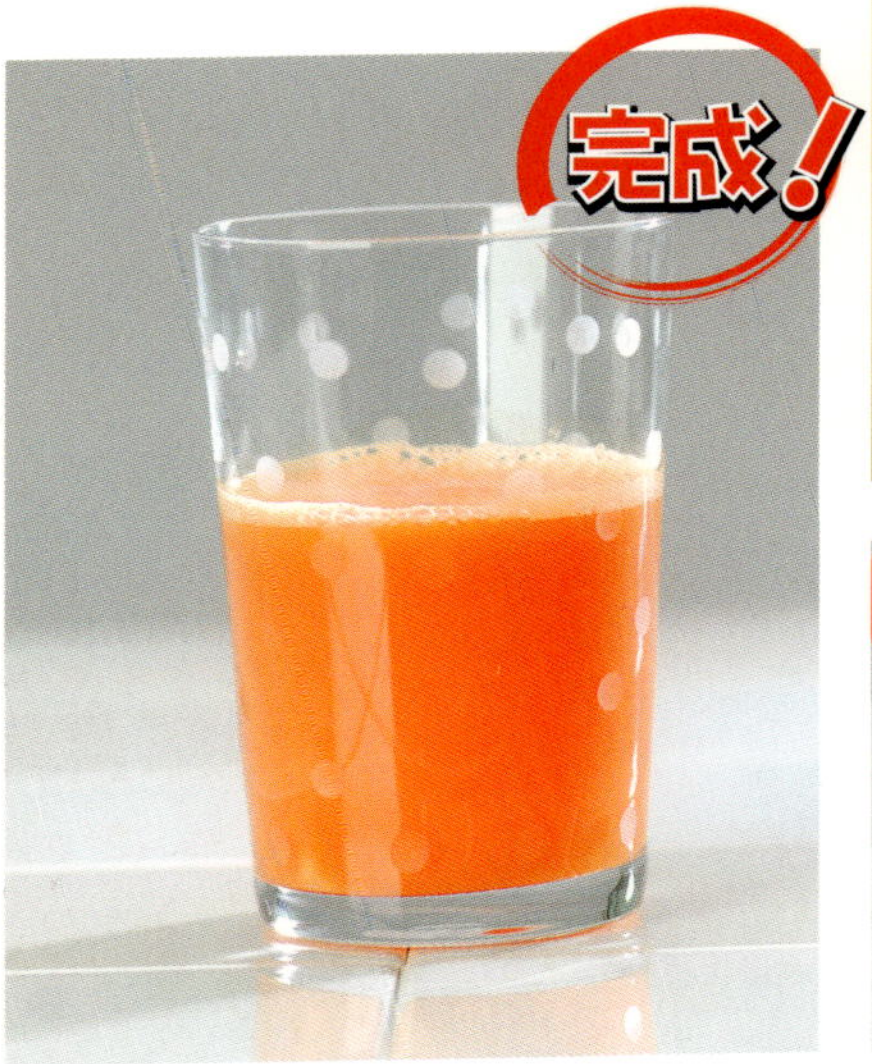


でき上がり。

## 黒ごまにんじんジュースの作り方

アドバイス

**●材料**

にんじんジュース……100～150㎖
すった黒ごま……小さじ1～2

**●作り方**

にんじんジュースをグラスにそそぎ、黒ごまを加えてまぜる。かみながら飲んで。

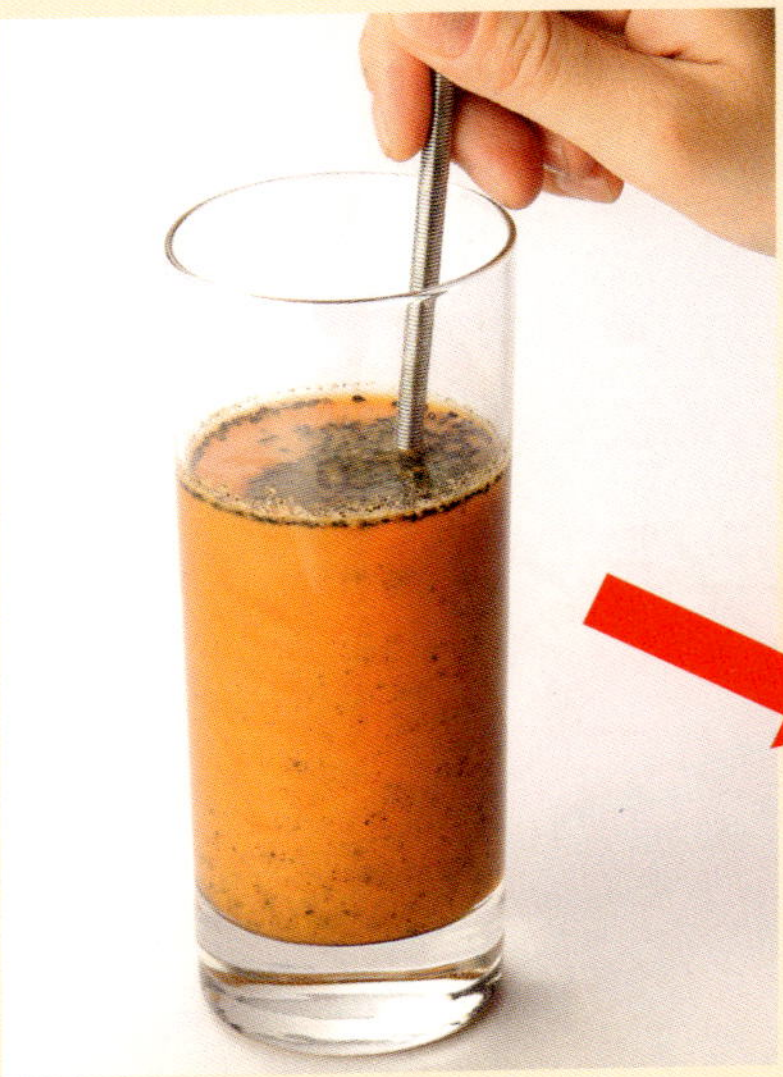

### 効果的な飲み方ベスト3

1. 間食として
2. 夕食前
3. 朝食前

# キャベツジュース

## 免疫力を向上させる ビタミンＣが豊富

キャベツはヨーロッパ原産のアブラナ科の野菜です。青汁の材料として知られるケールはもともとキャベツと同じ原種で、古代ギリシア時代から「元気と落ち着いた気分を保つ野菜」として食べられてきました。

日本に入ってきたのは江戸時代で、当初は観賞用に作られていましたが、明治以降、西洋文化の波が押し寄せるとともに、キャベツは食用として急速に栽培が広がりました。

キャベツに含まれる栄養素といえば、ビタミンＵがよく知られています。ビタミンＵとはイオウ成分の一種、ＭＭＳＣ（メチルメチオニン　スルホニウム　クロライド）のことで、傷ついた胃の粘膜を修復する作用があるのです。また、ビタミンＵには肝機能を活性化する働きがあり、タンパク質、糖質、脂質の代謝を高める働きもあるので、肥満や脂肪肝を改善させ、やせやすい体をつくります。

もうひとつ、キャベツに多い栄養素としてビタミンＣがあげられます。ビタミンＣにはウイルスによる感染症を防いだり、傷の治りを早くしたりする、すなわち免疫力を高める効果があるのです。また、強い抗酸化作用があるので、活性酸素を除去して老化やがん、動脈硬化を防ぐ効果も期待できます。

このほか、キャベツには腸内環境を整える食物繊維も含まれています。腸の働きがよくなれば、体にとって害になる老廃物が滞ることなく排出されるので、やはり免疫力が高まります。また、β-カロテンやクロロフィル、カルシウムなどのミネラル類も豊富なうえ、イソチオシアネートというがん予防効果の高い成分も含まれています。

## ビタミンの損失がない 生ジュースがおすすめ

免疫力向上のために、毎日とりたいキャベツですが、生のままではあまり量が食べられません。また、ゆでたり炒めたりするとビタミンが損失しますし、毎日となると面倒で、味もあきてしまいがちになります。

そこでおすすめなのが、ジュースにしてとる方法です。火を使わないのでビタミンを熱で壊さずにすみますし、飲むだけなのでとても手軽です。

キャベツは葉より芯にビタミンＣなどの栄養成分が多いので、ジュースにすると芯まですべて摂取することができます。一度にたくさん飲むのではなく、朝昼晩と1日3回に分けて飲むようにしましょう。体内に入ったジュースは30分から1時間で血中に溶け込み、8時間後には約8割が代謝されます。3回に分けて飲めば、常に血中に有効成分がとどまって、免疫力を高めている状態になるのです。

味が苦手な場合は、りんごやレモンを加えてもＯＫです。

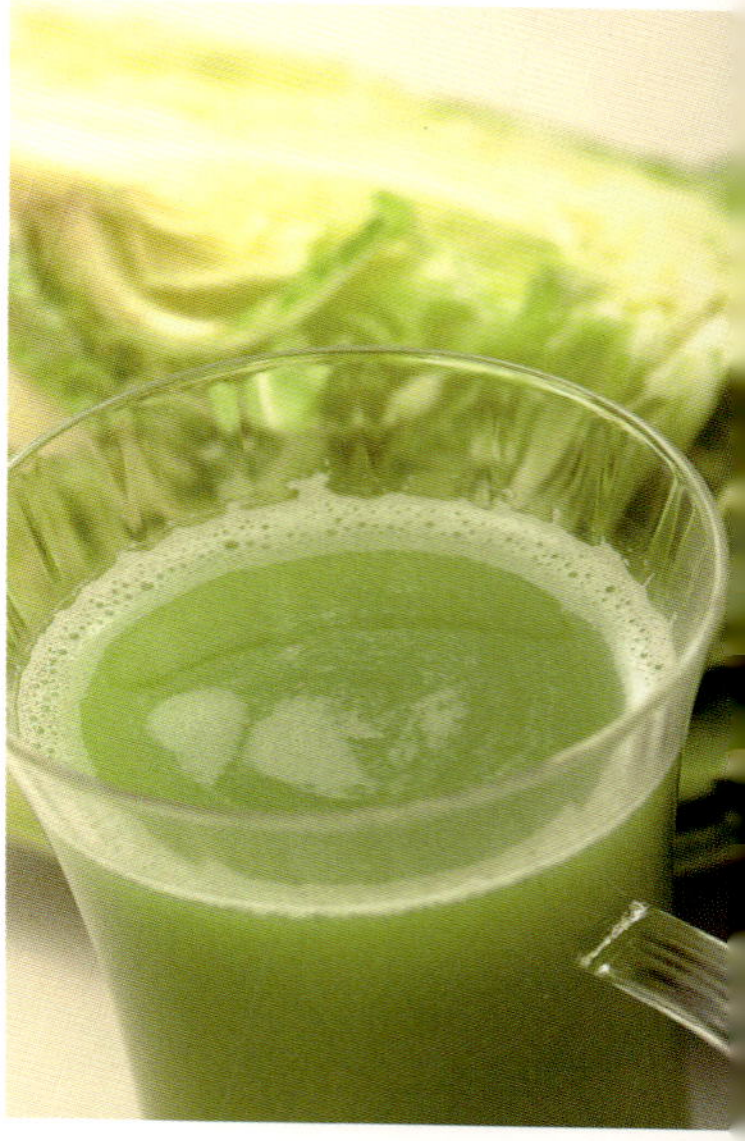

**Point!**

- 1日200㎖を3回に分けて飲む
- キャベツは芯まで使う
- りんごやレモン汁を加えてもOK

# キャベツジュースの作り方

**材料**（1～3日分）

◆キャベツ　¼個（約150～200g）
◆水　100㎖（好みでふやしてもよい）

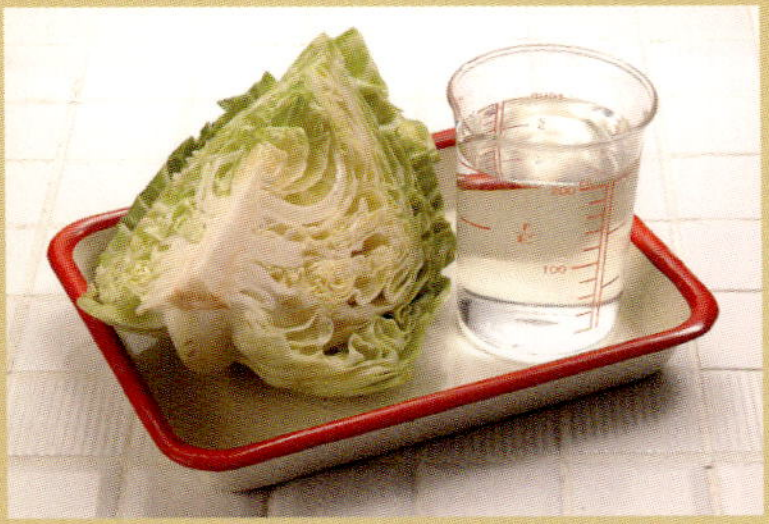

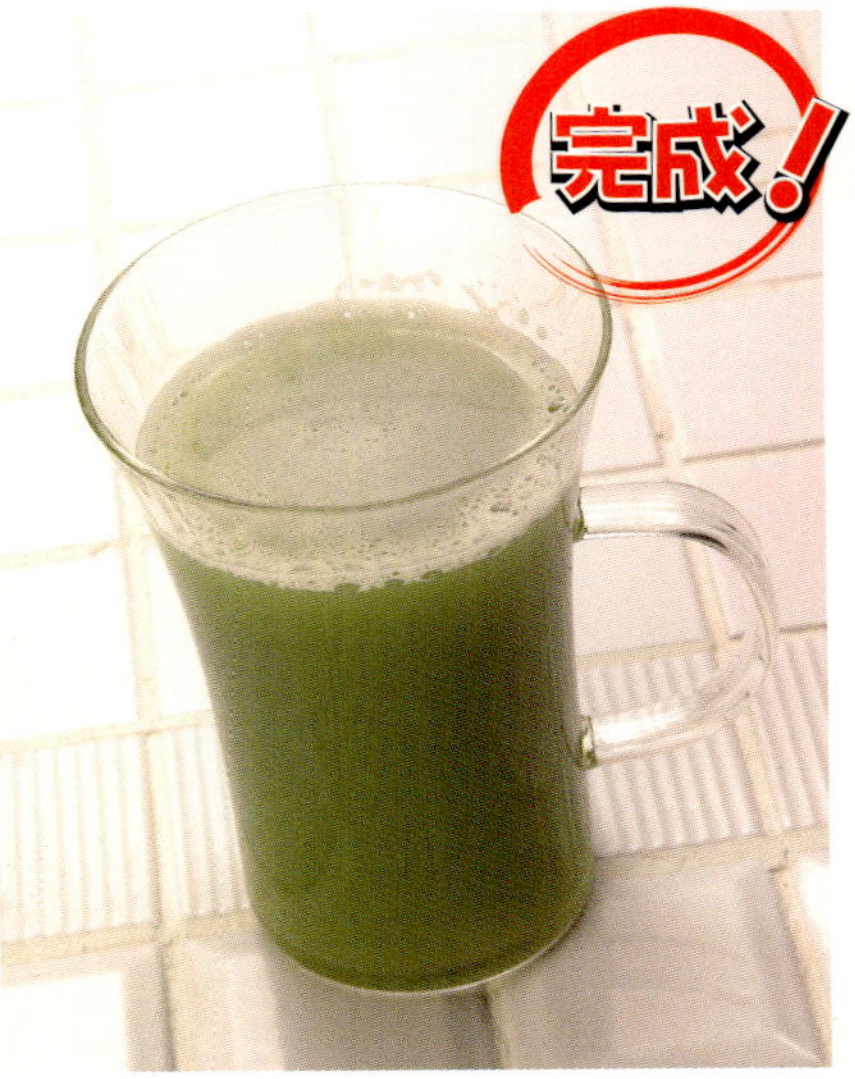


でき上がり。味が苦手な場合は、りんごやレモンを加えてもよい。

**1**

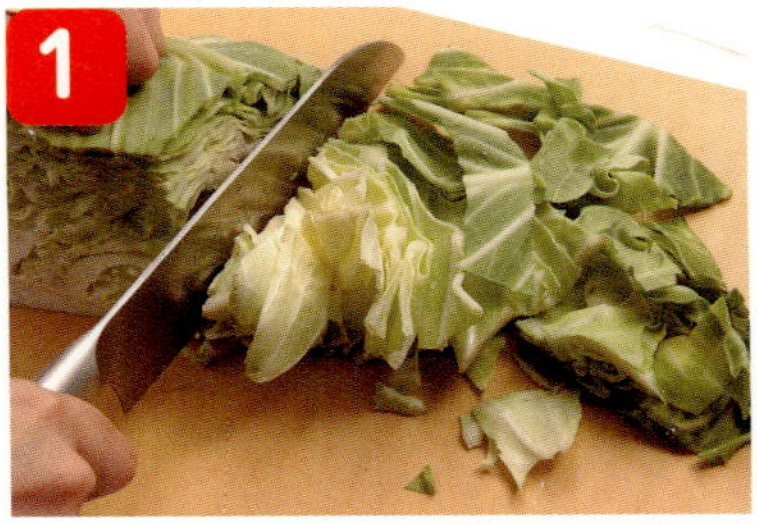

キャベツを洗って、ミキサーにかけやすいようにざく切りにする。芯も刻む。

**2**

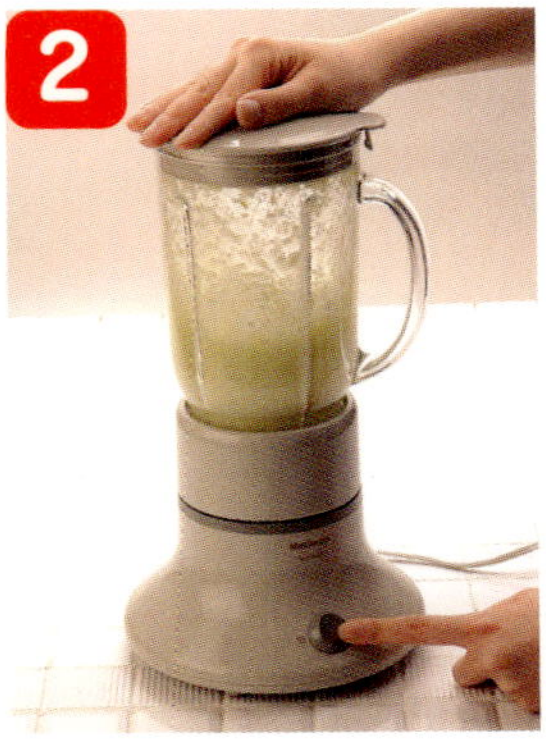

刻んだキャベツをミキサーに入れ、約20秒回す。

**3**

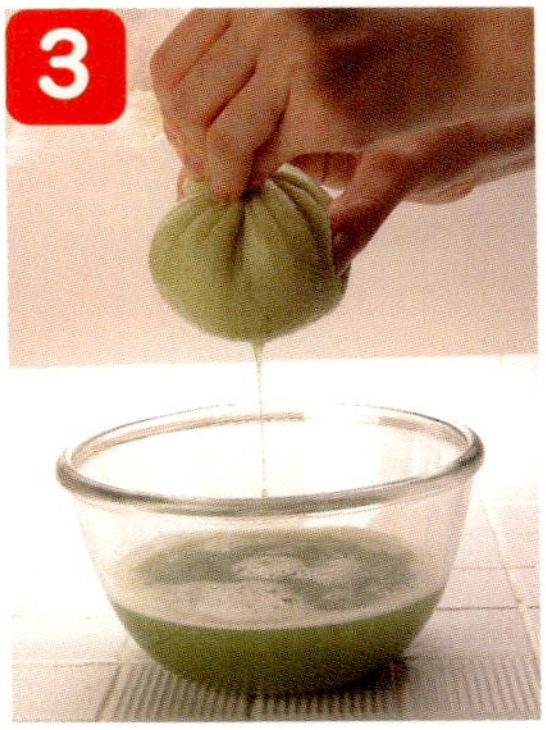

ボウルの上にガーゼを広げ、ミキサーの中身をあけ、ガーゼをしぼって中身を漉す。

## バリエーション
## 酢キャベツジュース

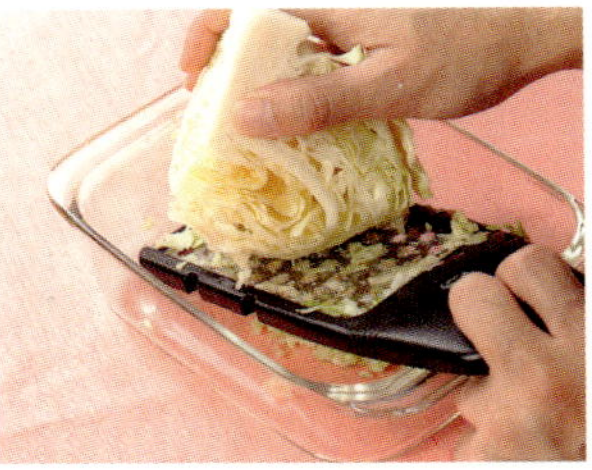

①水洗いしたキャベツをすりおろす（一度凍らせるとおろしやすい）。

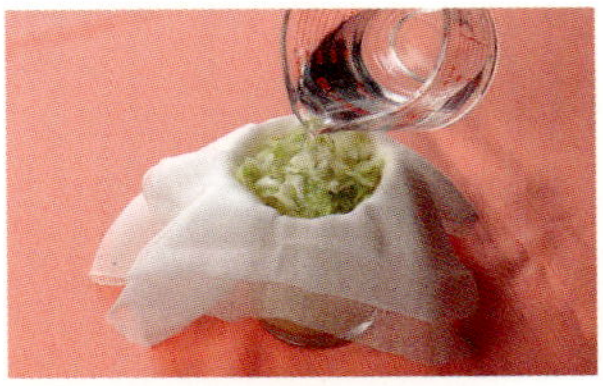

②①をガーゼにあけ、そこに水150㎖を上から注ぐ。

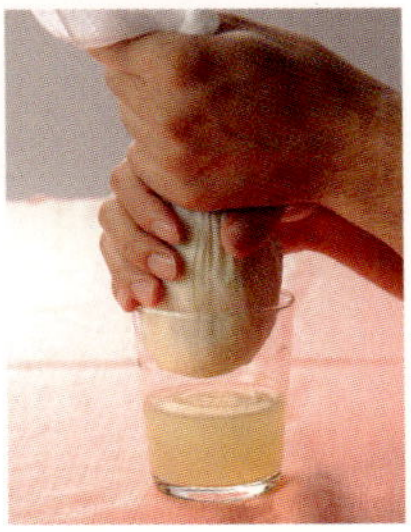

③ガーゼを持ち上げてギュッとしぼる。

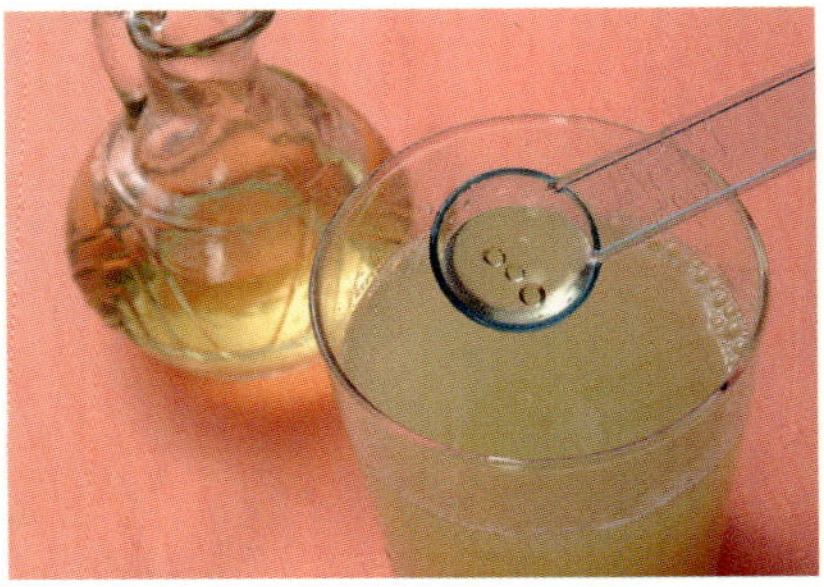

④グラスに移しかえて酢を小さじ１加えたらでき上がり。1日コップ１杯を朝食時に飲むとよい。

# はちみつ緑茶

## 緑茶のカテキンが腸内をベストに保つ

昔から「快便は健康のもと」といわれるように、毎日のお通じがいいことは健康の必須条件といえます。

　便秘の状態の腸は、腸内の善玉菌、悪玉菌といった腸内細菌のバランスがくずれているため免疫力が低下しています。

　ひいては体全体の免疫力も低下して、感染症などの病気にかかりやすくなることがわかっています。

　便秘の解消には運動やストレスをためないことはもちろんですが、日々の食事も重要です。

　よく知られている食物繊維のほか、緑茶にも悪玉菌を退治する効果があると注目されています。

　緑茶に含まれている渋味成分のカテキンは、ブドウ球菌やウエルシュ菌、腸内ビブリオなどの腸内における悪玉菌に対して、抗菌作用を示すという研究結果があります。

　これに対し、善玉菌と呼ばれる乳酸菌、ビフィズス菌などには影響を与えないという結果も報告されています。

　また、緑茶のカテキンやタンニンは抗酸化成分とも呼ばれ、細胞に過酸化脂質、つまり〝サビ〟がつくのを予防する働きがあります。

　このカテキンやタンニンも腸の筋肉をしなやかに保ち、便を押し出しやすくするという意味で、免疫力アップのために欠かせない、とてもたいせつな成分です。

## はちみつと合わせて免疫パワーをアップ

　一方、はちみつにはグルコン酸が豊富に含まれています。グルコン酸は、腸内の善玉菌であるビフィズス菌のエサとなってくれる成分。グルコン酸が腸に届くと、腸内のビフィズス菌が増加するおかげで腸の働きが活発になり、消化・吸収や蠕動《ぜんどう》運動が促されるのです。

　つまり、緑茶+はちみつは、悪玉菌をやっつけて善玉菌をふやす、腸にとってはこのうえない組み合わせといえます。体内の不要物である便をすみやかに排出し、腸をきれいに保てば、免疫力もアップします。

「はちみつ緑茶」は緑茶にはちみつを加えるだけ。水分であるということもじつは健康にとても重要です。人間が一日に必要とする水分は2ℓ。そのうち約1ℓは食事を通して自然に摂取できるのですが、残り1ℓは自分で積極的にとらなければならず、この水分量の不足が、便秘の原因のひとつとも考えられます。ほんのり甘くて飲みやすいはちみつ緑茶は、ティータイムなどの食事以外の水分としても、うまく活用することができるでしょう。作るときは、一番茶、もしくは二番茶を使い、いれてすぐの新鮮なものを飲むようにしましょう。

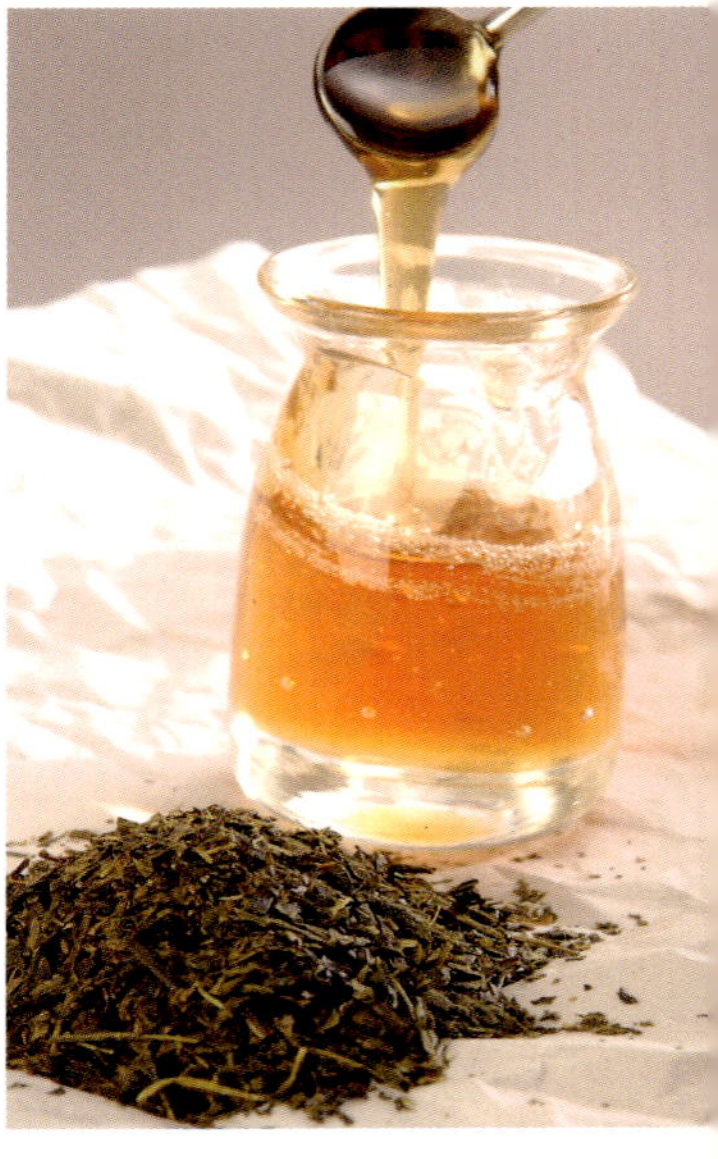

**Point!**

- 100㎖ずつ、朝・夜2回飲む
- あたたかくしてもOK
- そばはちみつならさらに効果アップ

# はちみつ緑茶の作り方

**材料**

- 緑茶　5ｇ
- 湯　100㎖
- 氷　適量
- はちみつ　小さじ3

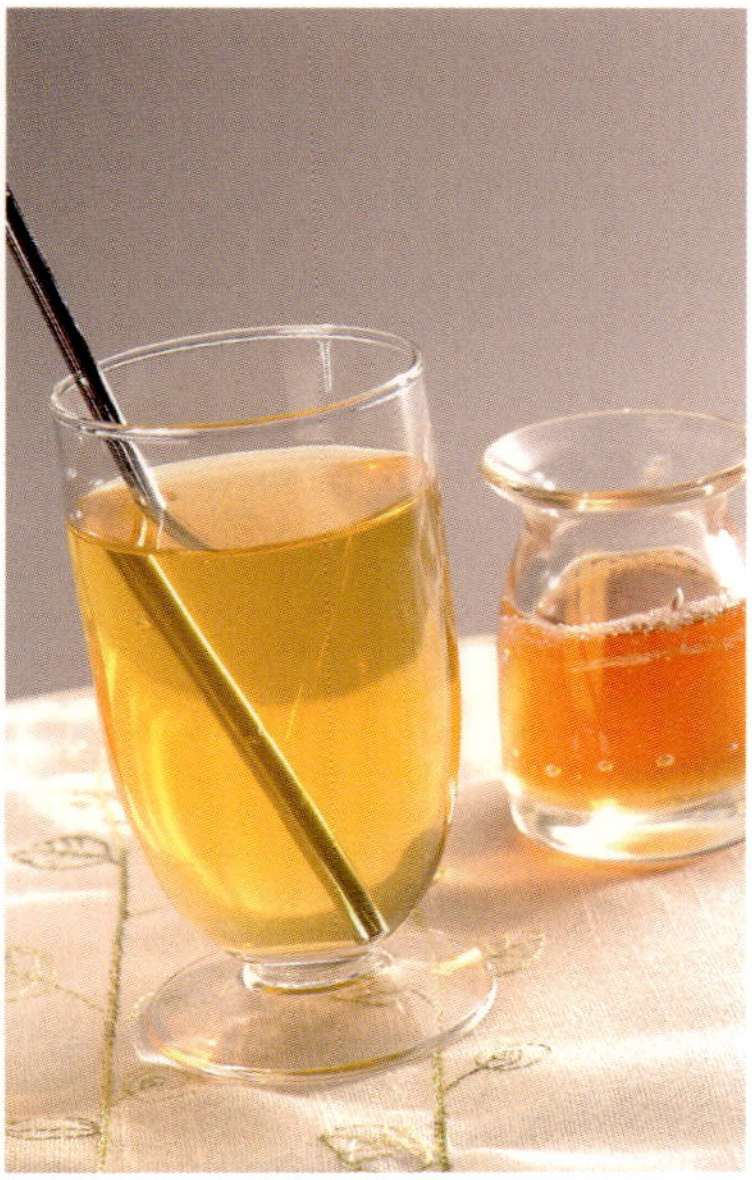

**作り方**

①きゅうすに通常と同じようにお茶を入れ、湯を注ぎ2〜3分おく。
②コップに多めの氷を入れる。
③コップにお茶を注ぎ、はちみつを加えてよくまぜる。

## はちみつの効果アップ

### 効果アップをねらうなら

はちみつの中でも「そばはちみつ」がおすすめ。そばに含まれる抗酸化成分ルチンと、緑茶に含まれるカテキン類の相乗効果が期待できる。

## 冷凍はちみつ緑茶

アドバイス

はちみつ緑茶は保存には適していないので、飲む分だけを作るのがベター。ただし、冷凍保存はできるので、多めに作り、製氷器で凍らせておくのも手。はちみつ緑茶の氷をコップに入れ、緑茶を注げば、緑茶の成分をダブルでとり入れられる。

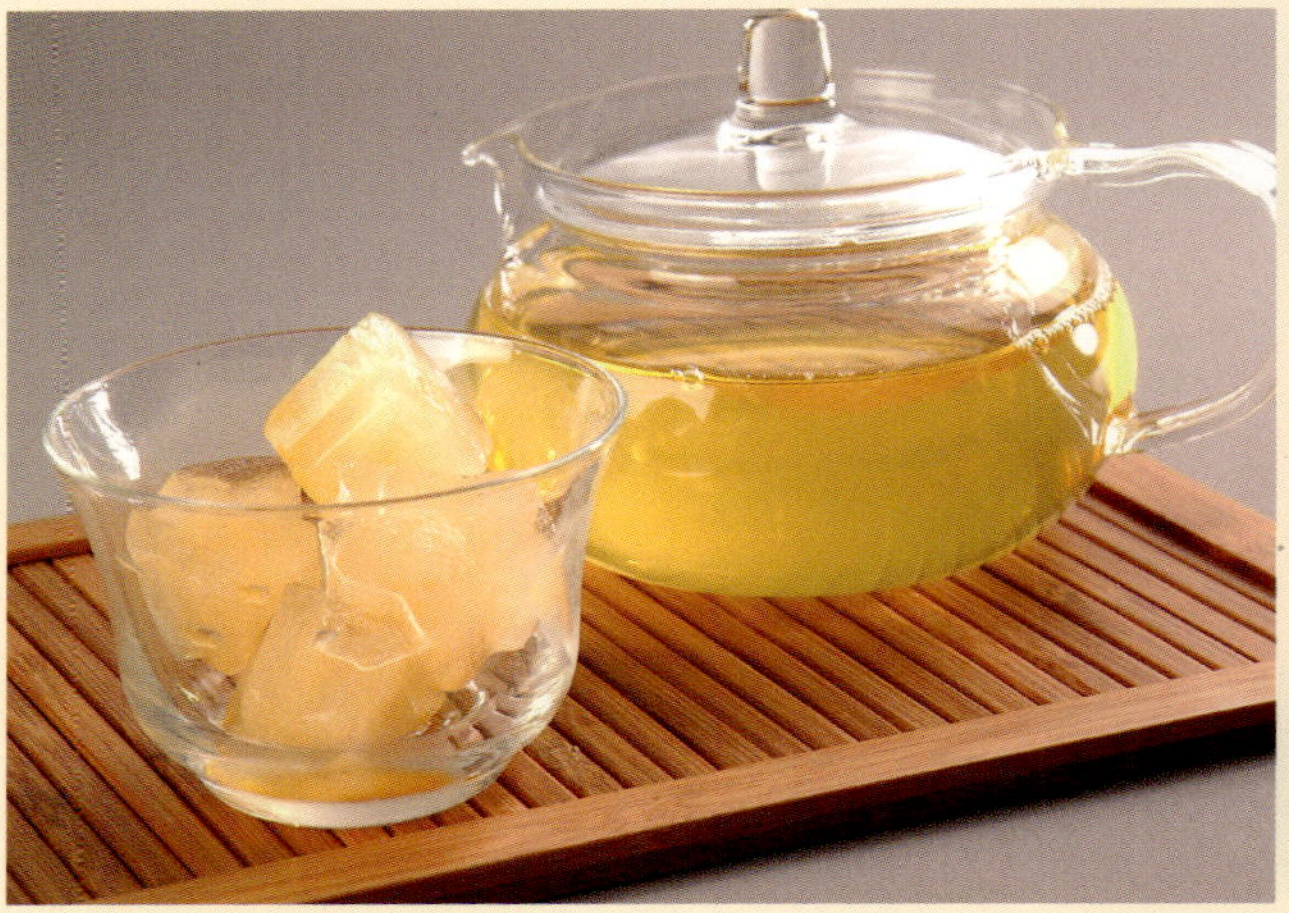

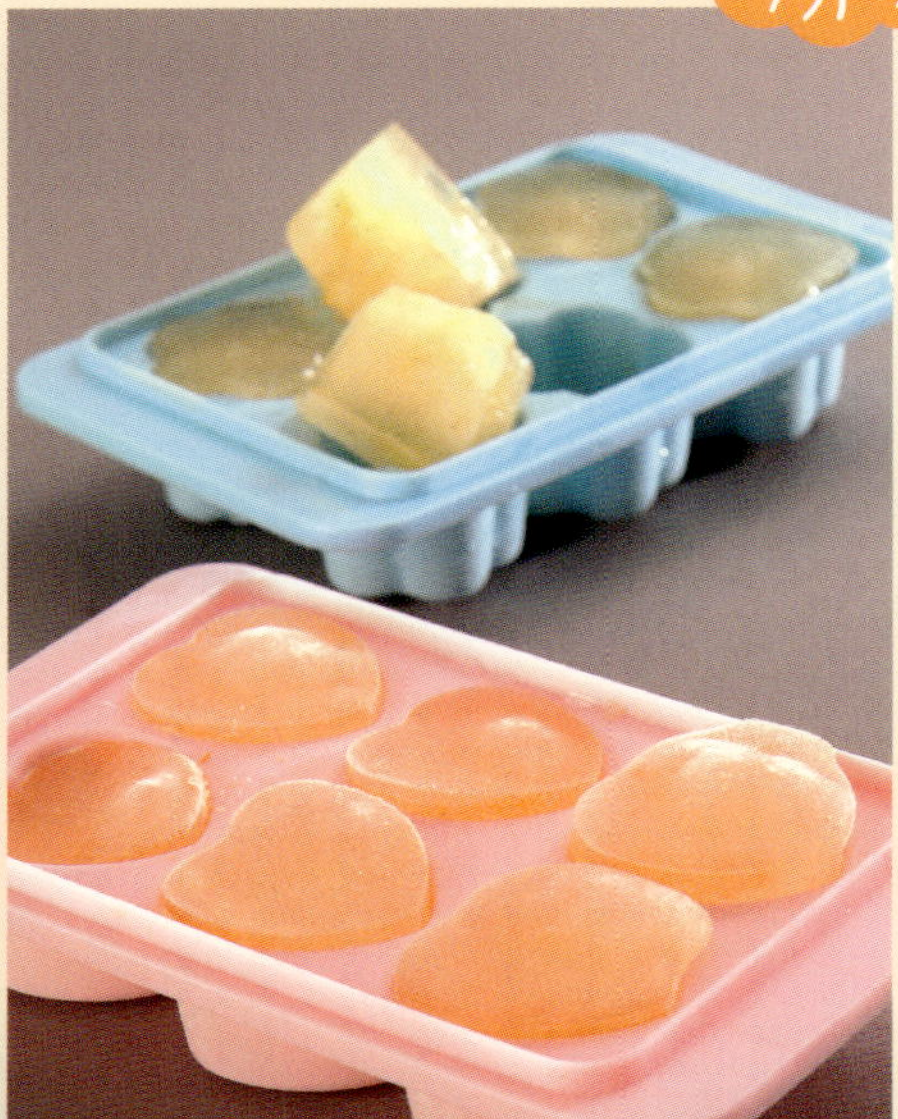

# しょうが紅茶寒天

## 便秘と冷えが免疫力を低下させる

最近、便秘や高血糖、脂質異常症・高血圧などの生活習慣病に悩む人が、年代を問わずにふえています。その原因として、腸の免疫力の低下が考えられます。

腸内の細菌に占める善玉菌の割合が減ると、病気を体から守る力、すなわち免疫力が落ちてしまい、さまざまな病気を引き起こすのです。

つまり、腸内の善玉菌をふやしてあげれば、免疫力も高まり、生活習慣病も退けることができるというわけです。

それには食生活と運動の見直しが欠かせません。食事においては、食物繊維がたっぷり含まれた食品を積極的にとることで、便秘を解消し、善玉菌にとってよい環境をつくることが大切です。

一方、血行が悪くなることによる冷えも、免疫力の低下につながります。

免疫システムを担う免疫細胞は、血液中の白血球に多く含まれるので、血流が滞ると手足といった体の末端部分まで血液がいきわたらず、白血球の働きも鈍くなってしまうのです。

## しょうがと寒天で血行促進＆便秘解消

それでは、食物繊維を十分に含み、血行も促す食品にはどのようなものがあるでしょうか。

そのひとつが「寒天」です。寒天は豊富な食物繊維を含んでいるうえ、水分を含むと広がるので、腸にたまっている便のかさをふやし、まとめて排出してくれる働きがあります。寒天はてんぐさなどの海藻から作られた天然の食物繊維を多く含む食品なので、とりすぎの心配はありません。

もうひとつは「しょうが」です。しょうが独特の香りや風味をつくる芳香成分「ガラノラクトン」と辛味成分「ジンゲロール」には、体をあたためる作用があります。

これらの成分は、体内で血管を拡張して血のめぐりをよくしてくれ、血液が末端までいきわたるので、全身があたたまります。

これらの成分に加え、しょうがには、とうがらしに含まれるおなじみの辛味成分「カプサイシン」もあることがわかりました。

とうがらしを大量にとると胃を痛めてしまいますが、しょうがには健胃整腸作用があるので、たくさん食べても胃が荒れる心配がありません。

寒天としょうがを紅茶にとかしたり、加えたりすることで毎日とりやすくしたのが「しょうが紅茶寒天」です。しょうがの血行促進作用は親指の先程度の分量で4時間ほど持続しますので、1日4～5杯飲めば、一日中あたたかく過ごせます。

もちろん食物繊維も豊富なので、便秘を解消し、結果的に免疫力アップを促すことができるのです。

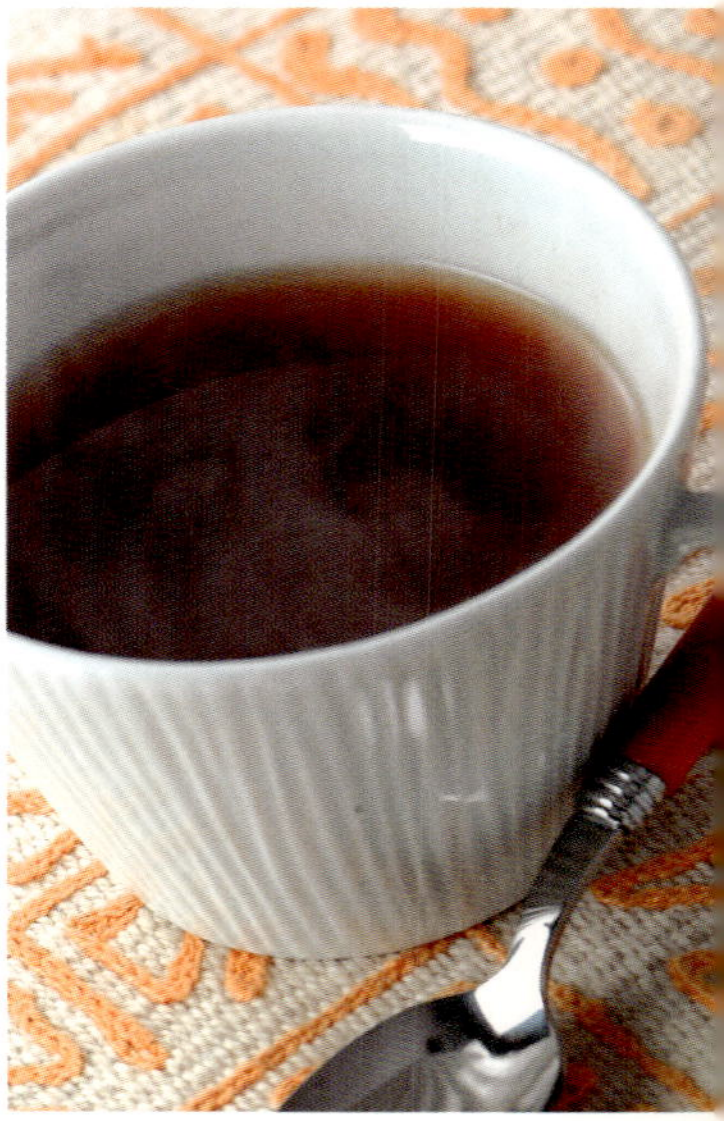

# しょうが紅茶寒天の作り方

**Point!**

- 1日4～5杯を目安に飲む
- 朝食前の1杯で便秘解消に効果的
- お好みでオリゴ糖やシナモンを入れてもOK

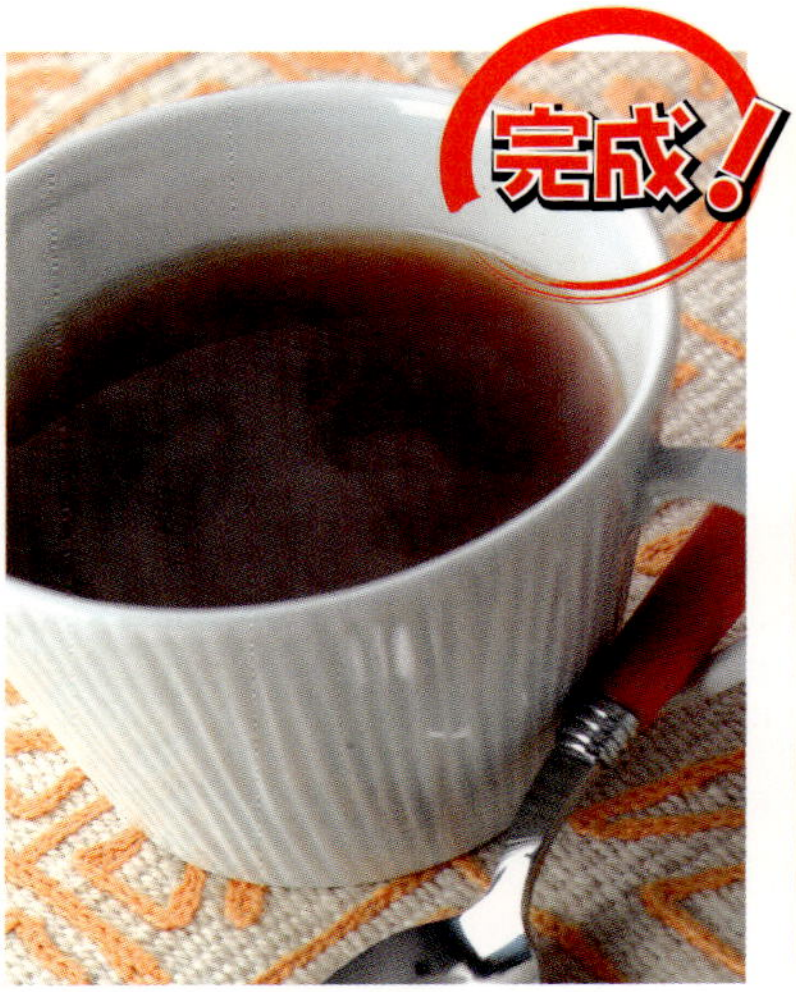


完成。好みでオリゴ糖やはちみつ、シナモンを少々入れてもOK。

**1**

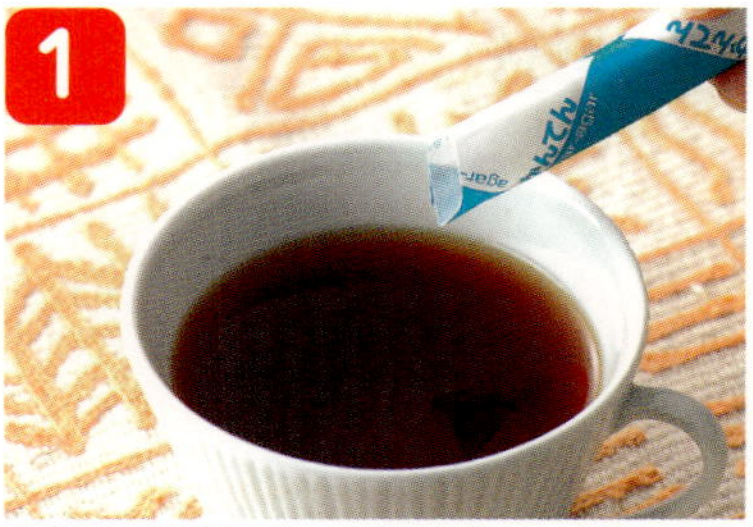

お湯を沸騰させ、紅茶を作り、寒天を入れる。

**2**

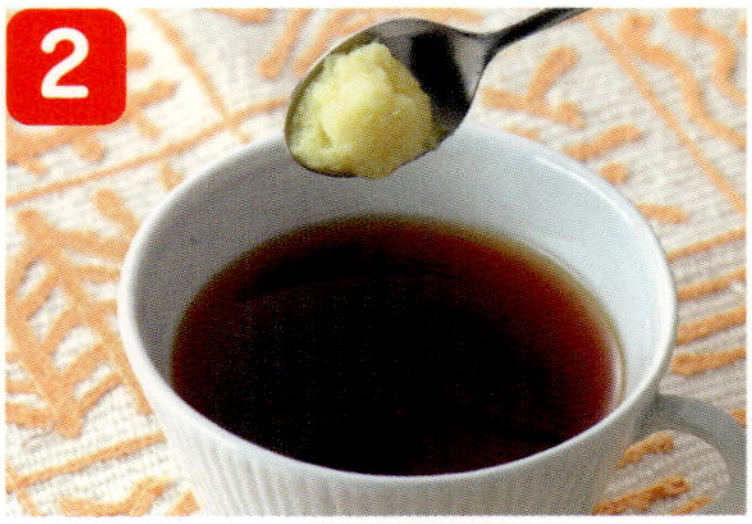

よくかきまぜて寒天が溶けたら、しょうがを入れる。

**材料**（1杯分）

- しょうが（すりおろしたもの）ティースプーン$\frac{3}{4}$
- 寒天　2～3g
- 紅茶ティーバッグ　1袋

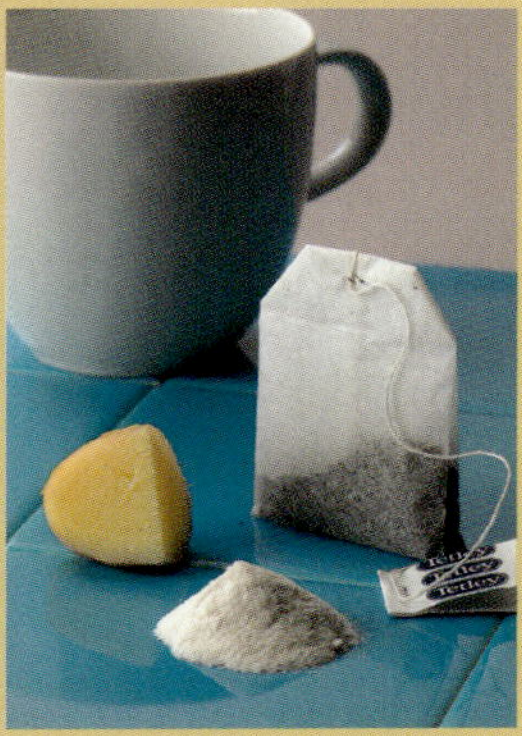

## バリエーション

# ヒマラヤ紅茶

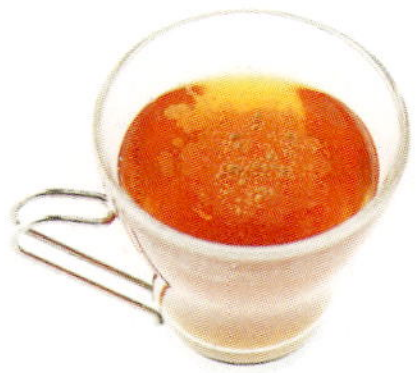

③よくかきまぜたらでき上がり。

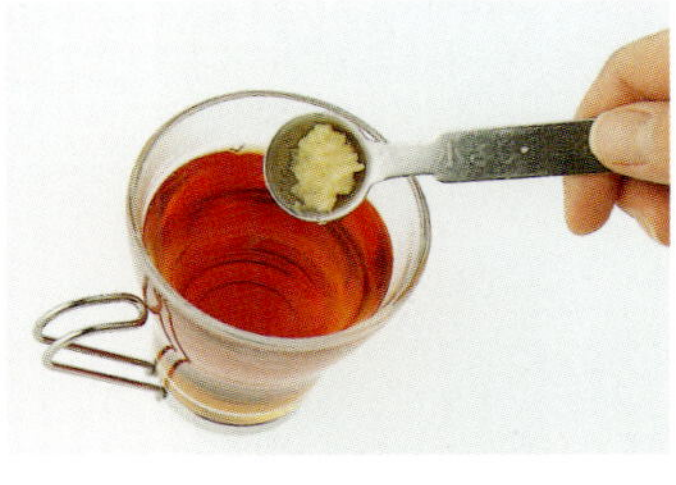

①好みの紅茶をいれて、すりおろしたしょうがを加える。

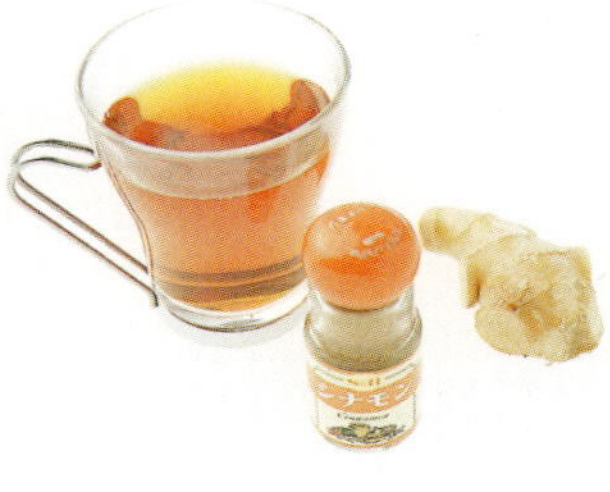

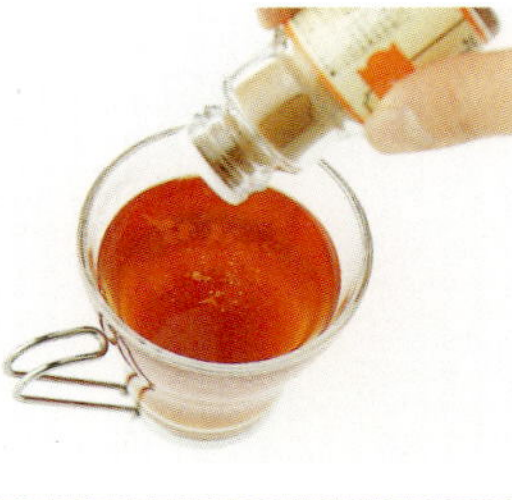

②シナモンパウダーをひとふり加える。

**●材料（1杯分）**

紅茶……150～200㎖
しょうが（すりおろしたもの）……小さじ$\frac{1}{3}$～$\frac{1}{2}$
シナモンパウダー……ひとふり

# 黒酢しょうがドリンク

## 冷えによる免疫低下にしょうがが効く

冷え症というと、寒い冬だけの症状のように思われがちですが、じつはそうではありません。夏になればどこへ行っても冷房がかかっているのがあたりまえで、冷たい飲み物をたくさん飲んでいるような生活を送っていれば、知らず知らずのうちに体が冷えてしまいます。

体の冷えは、あまり深刻に感じられないかもしれませんが、蓄積されると基礎代謝が低下したり、自律神経が乱れたりといった不調を招くようになります。免疫力の低下もそのひとつです。

昔から「冷えは万病のもと」といいますが、体を冷やすということは、想像以上に深刻で、体に負担がかかることといえます。

冷え解消によい代表的な食材といえばしょうがです。しょうがの芳香成分や辛味成分には、新陳代謝を高めて体温を上げたり、血液の流れをよくしたりする働きがあります。

古くからかぜをひいたときに、しょうが湯を飲むのはご存じのとおりです。

また、料理の薬味や、肉・魚のにおい消しにもよく使われます。これはしょうがに強い殺菌作用があるからです。

そもそも、古来の日本や中国では、しょうがは薬として用いられてきた食材でした。中国で2000年以上前に書かれた書物では、痛みとりや胃腸の病気にすぐれた効果を発揮すると記されていたほどです。

## 黒酢と合わせてパワーアップ

もうひとつ、黒酢も冷え解消をはじめ、健康効果が高いことで知られています。特徴的なのが、うまみのもととなるアミノ酸の含有量。通常の酢よりも多く含まれているので、いま、たいへんな注目を集めているのです。

酢に含まれる成分として有名なクエン酸には、体の疲れをとり、エネルギーの燃焼を促す効果があります。

また、黒酢に含まれるアミノ酸やクエン酸は、血液サラサラ効果で、高血圧や動脈硬化を防ぐという働きがあることも知られています。

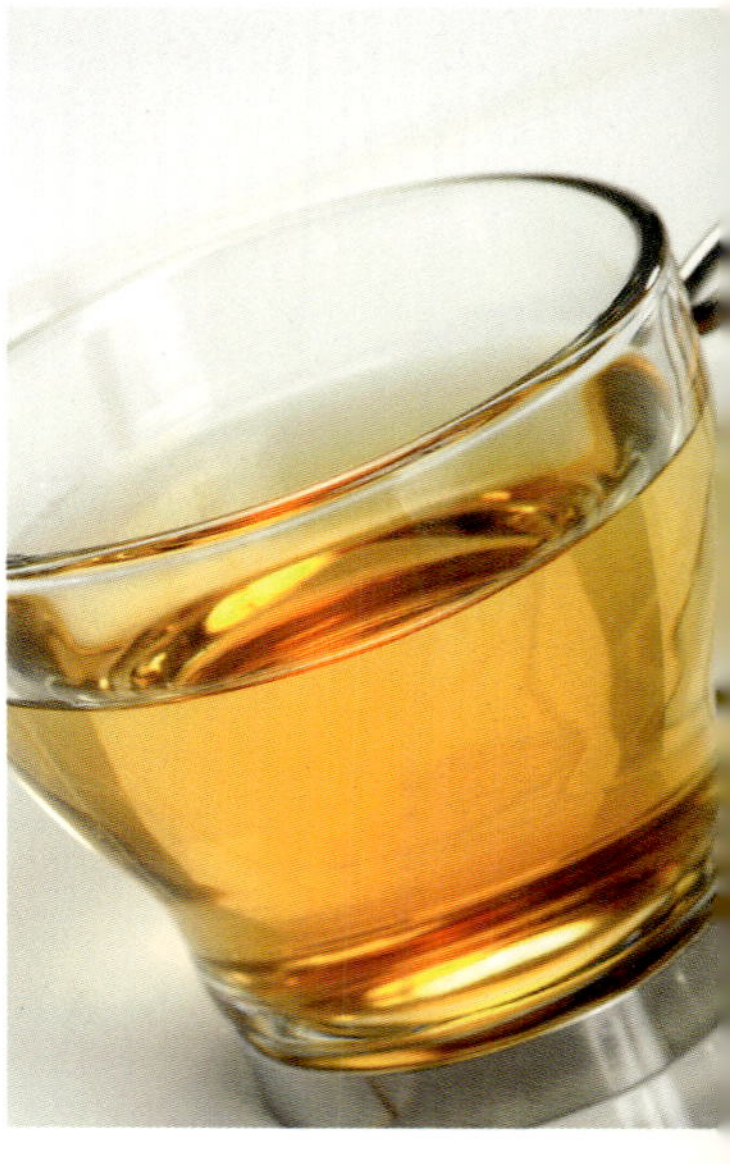

冷えの解消も含め、これらの相乗効果で免疫力が高まり、病気や老化を遠ざけることができるのです。

しょうがと黒酢の両方を効率よくとれるのが「黒酢しょうが」です。

すりおろすか、スライスしたしょうがを黒酢につけたもので、しょうがのエキスがしみ出た黒酢をお湯で割って飲みます。酢のもつエネルギー燃焼作用を引き出すためにも、あたたかいお湯で割ることがポイントです。

太りやすい体質の人は、お風呂上りなどの、体があたたまっているときに飲むとダイエットにも効果的です。

Point!

- しょうがは皮つきのまますりおろす
- 飲むときはお湯で5倍以上に薄める
- 風呂上りや運動後など、体があたたまったときにとるとよい

# 黒酢しょうがドリンクの作り方

## 材料

◆黒酢　250～300mℓ
◆しょうが　100g

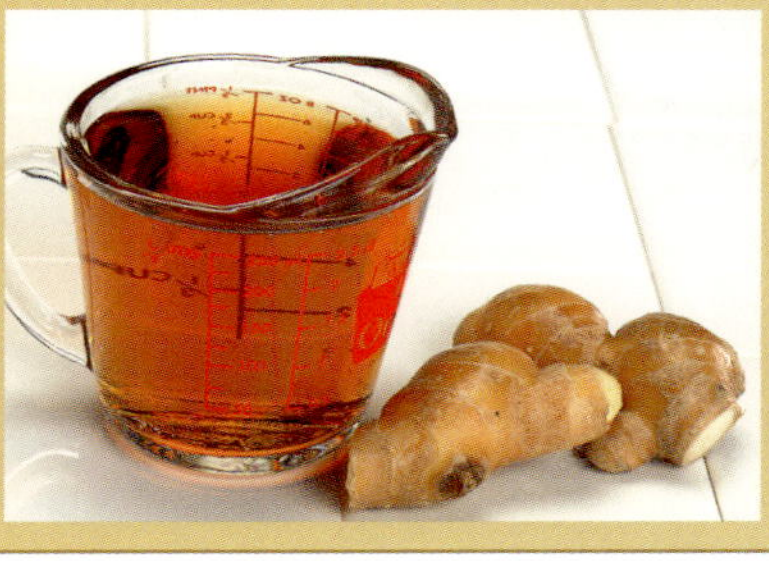

**1**

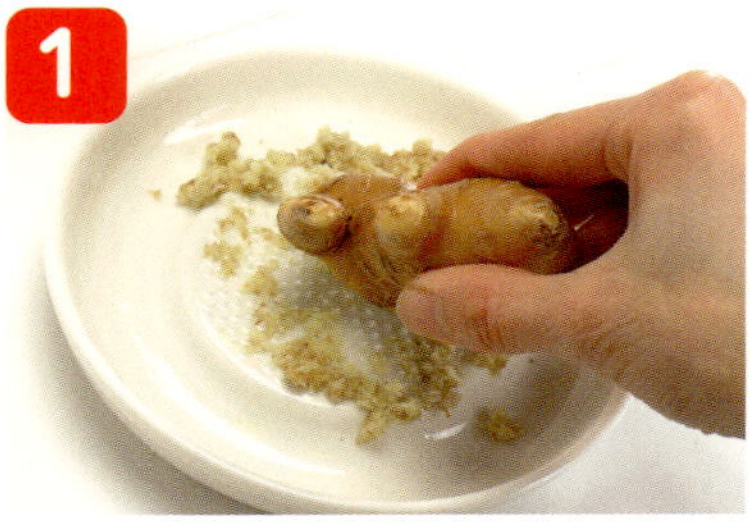

しょうがをよく洗ったあと、皮つきのままおろし器ですりおろす。

**2**

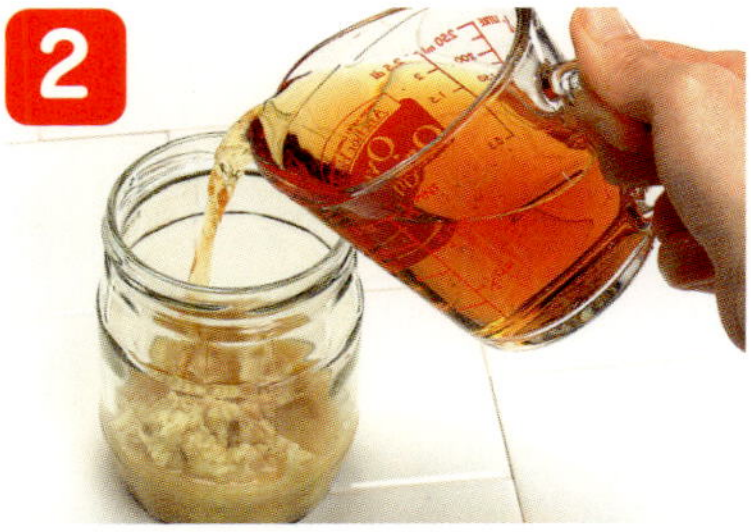

密閉容器（できれば熱湯消毒した耐熱保存瓶）に1のしょうがを入れ、黒酢を注ぐ。

**3**

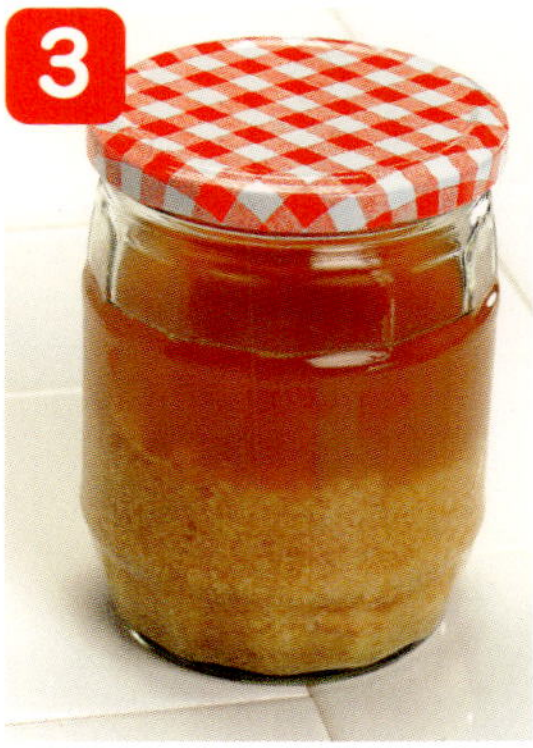

ふたをして冷蔵庫で1晩ねかせれば完成。2週間くらいで飲みきるようにする。

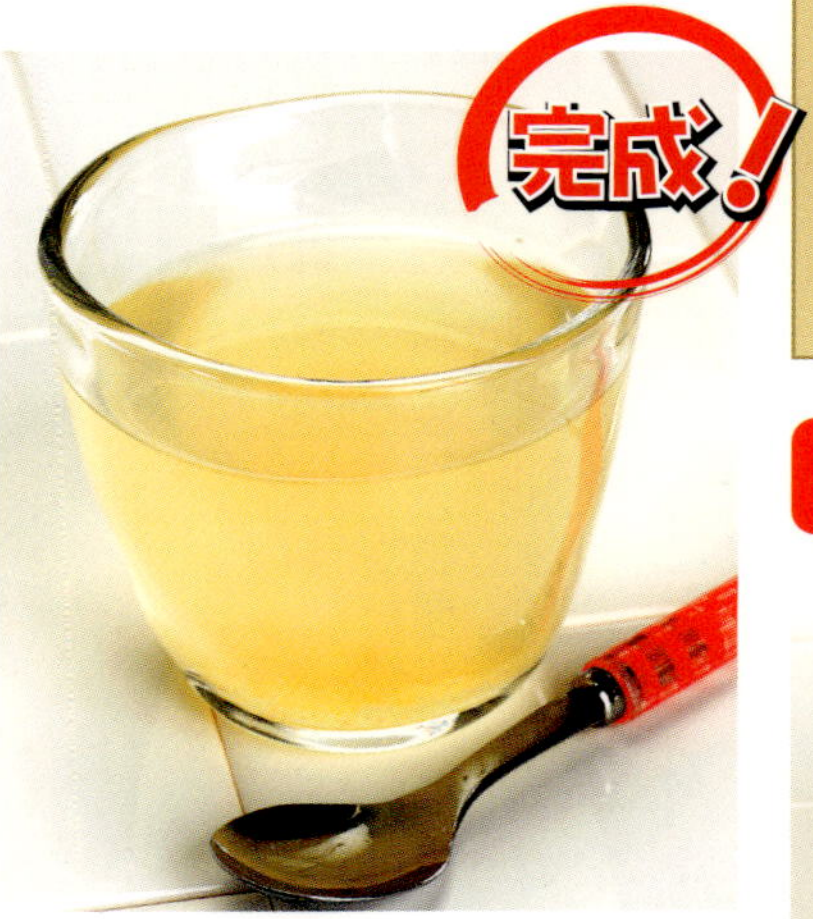


飲むときは、原液大さじ2杯をお湯で5倍以上に薄めて飲む。酸味が気になる場合ははちみつを加えてもOK。なお、すりおろしたしょうがの繊維も捨てずにとるとよい。

## バリエーション

### おつまみタイプ

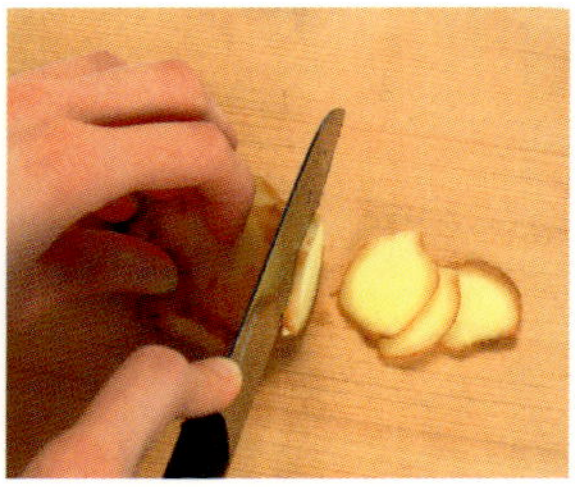

①材料は黒酢500mℓとしょうが200g。しょうがはよく洗ってから皮つきのままスライスする。

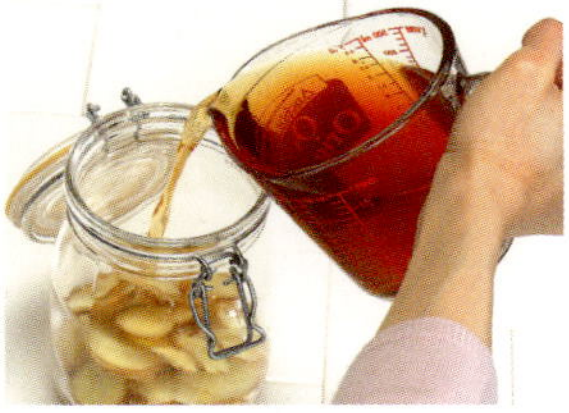

②密閉容器（できれば熱湯消毒した耐熱保存瓶）に①のしょうがを入れ、黒酢を加える。

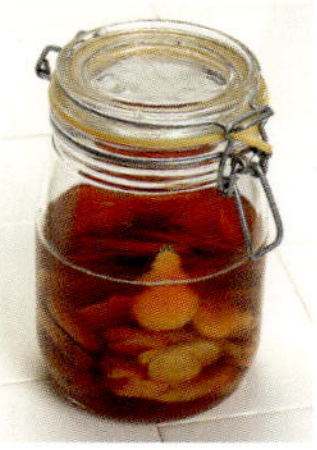

③ふたをして冷蔵庫で2～3日ねかせれば完成。保存の期間は2週間くらい。

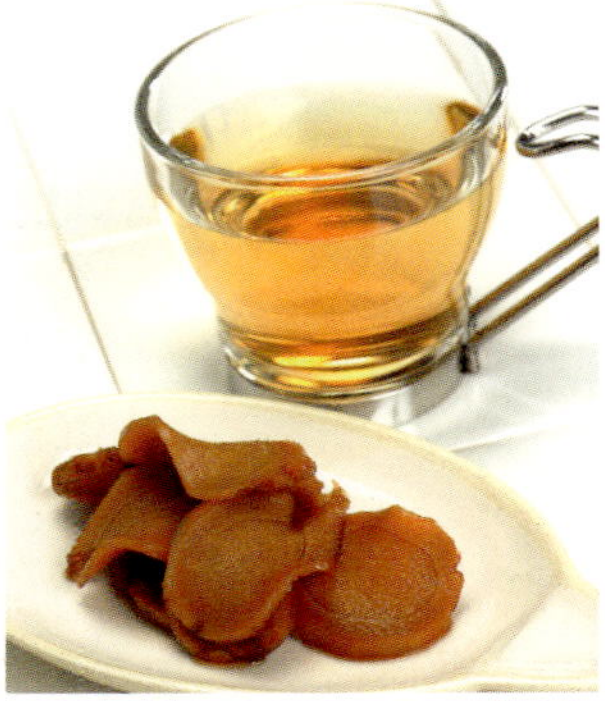

④原液の飲み方は、ドリンクタイプと同じ。漬けたしょうがははちみつをからめてお茶うけにしても美味。

# ごぼう茶

## ごぼうの食物繊維で便秘解消＆免疫アップ

免疫力と腸内環境とは深い関係があります。免疫細胞は腸に集中しているため、便秘などで腸内環境が悪くなると免疫細胞の働きが弱くなってしまうのです。免疫力を高めるためには、まず便秘を解消し、腸内環境をよくすることが大切です。

便秘解消によい食材といえば、大豆製品や野菜などがありますが、とりわけごぼうは食物繊維が多いことで知られています。ごぼうには100g当たり8.5gもの食物繊維が含まれており、その含有量は野菜のなかではトップクラスなのです。

食物繊維には、水に溶けない不溶性食物繊維と、水に溶ける水溶性の食物繊維があります。ごぼうにはこの2つの食物繊維が含まれているのです。

ただ、通常、ごぼうを調理して食べる際には水にさらしてアク抜きをするため、この時点で水溶性の食物繊維は流れ出てしまい、おもに摂取するのは不溶性食物繊維となります。

水溶性食物繊維の特徴は、胃の中に入ると胃酸で固まり、腸の蠕動《ぜんどう》運動を促して便秘を解消します。

また、胃の中でふくらむため、空腹感がまぎれるので、暴飲暴食を防ぐことができます。

さらに糖分の吸収速度をゆるやかにするので、食後の血糖値の急激な上昇を抑えるという働きもあります。

## 水溶性食物繊維は煎《せん》じて飲むのがベスト

こうしたすぐれた健康効果のある水溶性食物繊維を効率よくとるには、ささがきにしたごぼうを煎じてつくる「ごぼう茶」を飲むことです。煎じることで、水に溶け出したごぼうの水溶性食物繊維はもちろん、ミネラルなどの栄養分もいっしょにとることができます。

また、加熱することでごぼうに含まれるオリゴ糖の働きが活発になるというメリットもあります。

オリゴ糖は、甘味料などにも使われている、整腸作用のある糖類です。

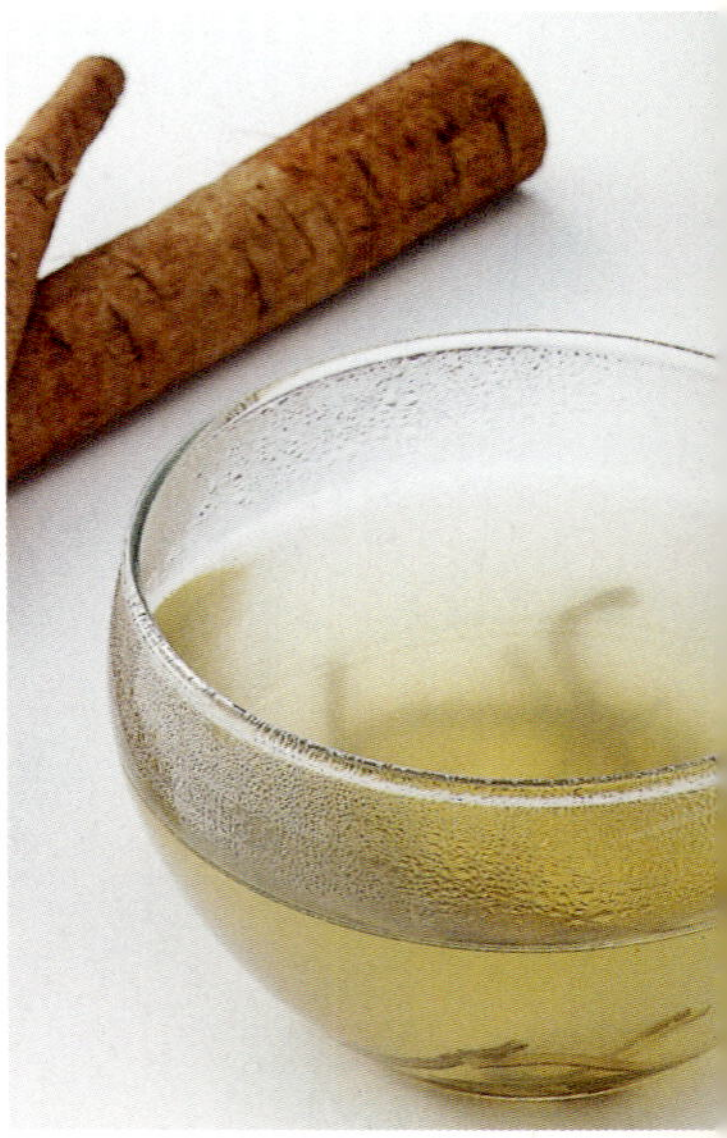

消化されずに大腸まで届くため、ビフィズス菌の栄養源となって腸内の有用菌を活性化し、たまった便を強力に排出するのです。

もともとごぼうには、100gあたり3.6gものオリゴ糖が含まれており、これだけでもかなりの量ですが、煎じたり加熱調理したりすることでオリゴ糖の働きがさらに活発になり、腸内環境をよくします。

ごぼう茶は、基本的にはいつ飲んでもいいのですが、効果をより高めたい、早めたいという場合は、寝る前やお風呂上りに飲むのがよいでしょう。

できるだけ、その日に作ったごぼう茶はその日のうちに飲みきるようにしましょう。

**Point!**

- 1日1回飲む
- 皮の下に栄養分があるので、あまり厚く皮をむかない
- 煎じてもOK

# ごぼう茶の作り方

**材料**（4杯分）

- ◆ごぼう　1/3本
- ◆水　500mℓ
- ◆塩こんぶ　適量

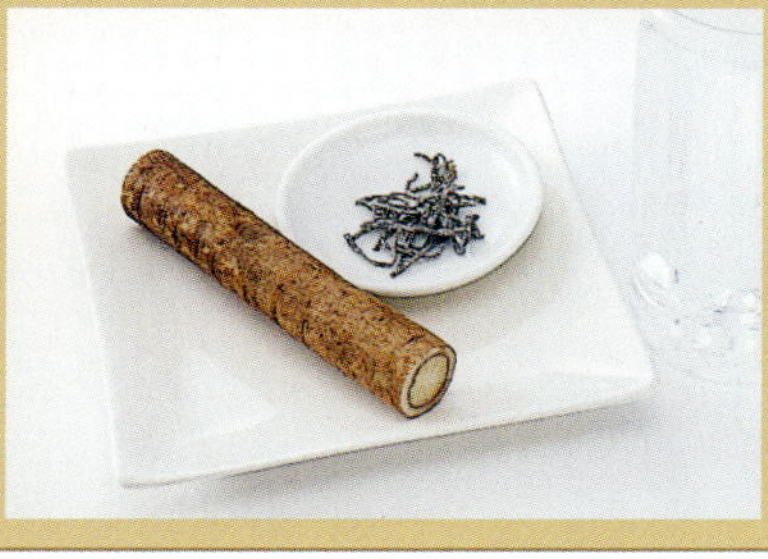

**1**

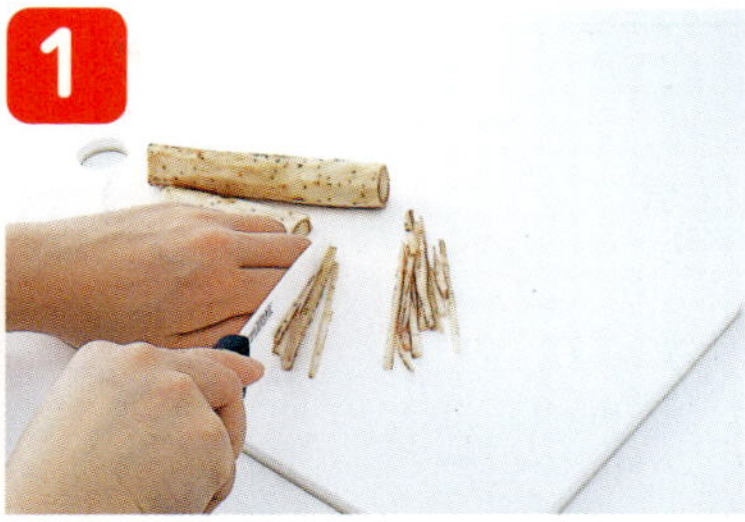

ごぼうはよく洗い、包丁の背で皮をとり、酢水で3分程度さらしてアクを抜く。

**2**

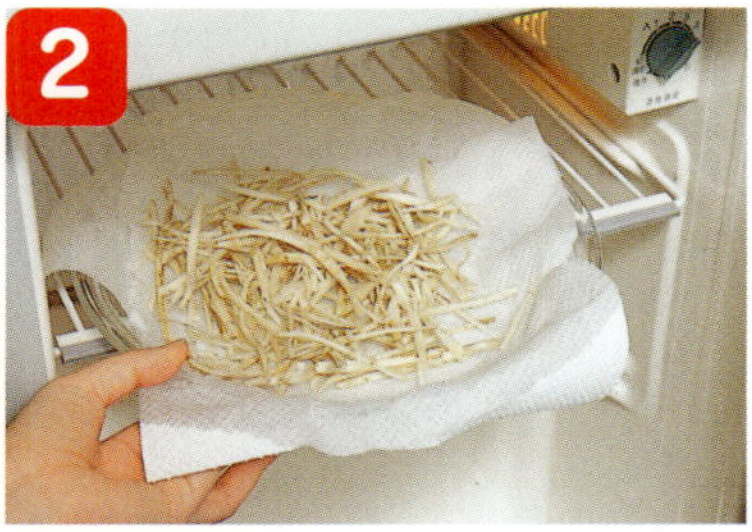

皿の上にペーパータオルを敷き、ごぼうを広げる。冷蔵庫に入れて一晩おき、乾燥させる。

**3**

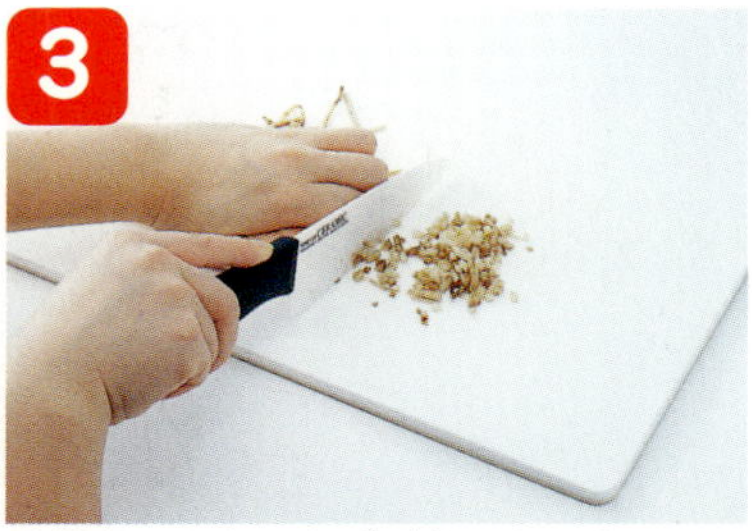

冷蔵庫から出したごぼうはカリカリではなく、ややしっとり。みじん切りにする。

**4**

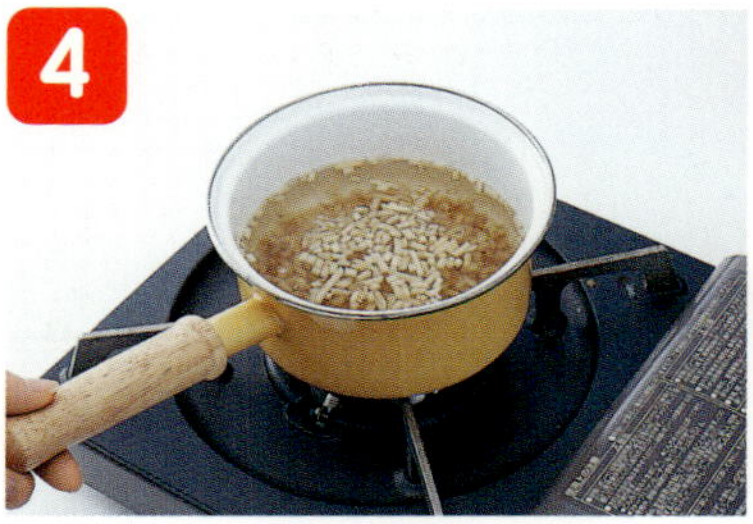

鍋に3と水を入れ、沸騰しそうになったら弱火にし、ごぼうが透き通るまで煮る。

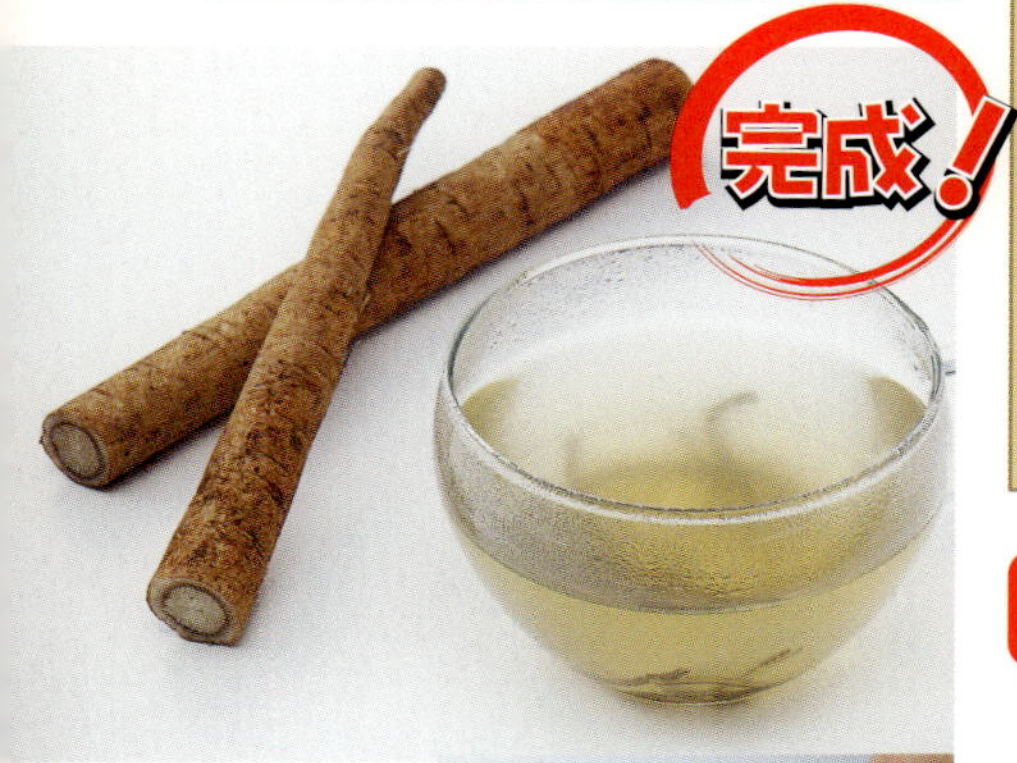


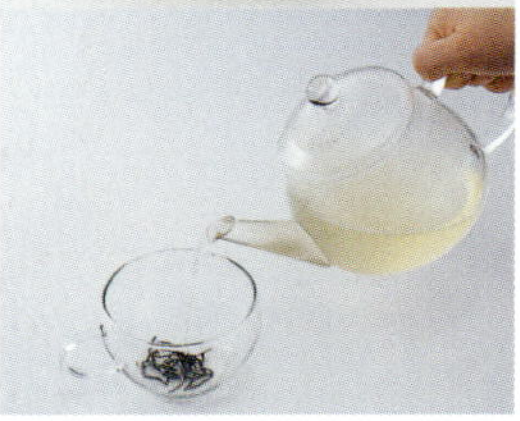

塩こんぶを入れたカップにごぼうを漉しながら、煮汁を入れれば完成。

## バリエーション ごぼうの煎じ汁

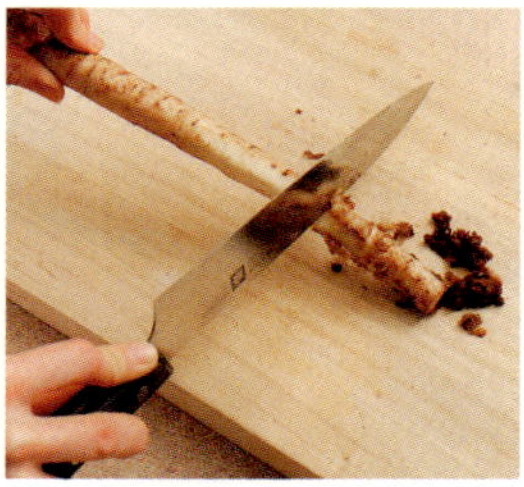

①ごぼうはタワシなどで洗い、包丁の背で皮をこそげ落としてから刻む。

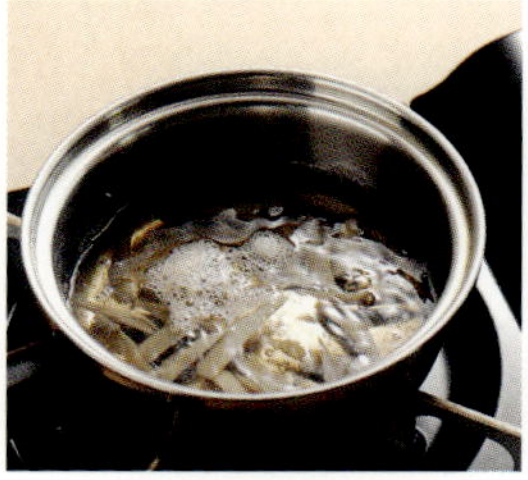

②刻んだごぼうをひとつかみ（20～30g）、水600mℓの中に入れ、弱火で水が半分になるまで煎じる。

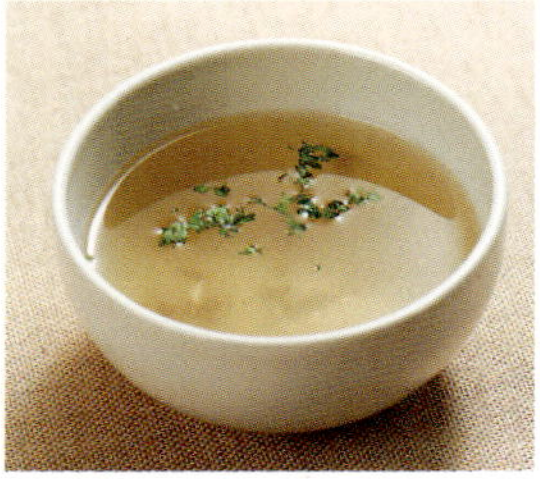

③こまかい目のざるでゴミなどを漉し、冷暗所に保存。その日のうちに飲みきるようにする。

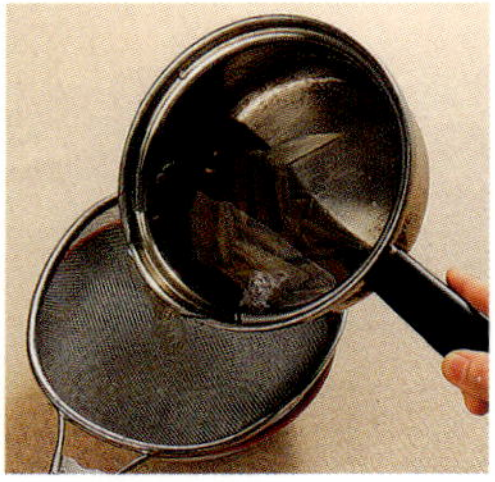

④細かくしたパセリなどをふりかけてもよい。残ったごぼうは料理に使ってもOK。

# 黒ミルク

## 血流をよくし免疫力を高める

黒ミルクは病気を癒し、人間の生命力を高める、牛乳、黒豆、黒ごまという3つの食べ物を組み合わせた健康ドリンクです。

まず牛乳ですが、赤ちゃんが栄養をとり、哺乳類が生命を維持するために必要な栄養素がほとんど含まれています。

また、黒豆や黒ごまも、日本人が、稲作文化が始まる以前から食べていたものと伝えられています。

百年以上も前に書かれた医学書にも、黒豆や黒ごまの食効が書かれており、生薬としても利用されています。皮膚病やかぜなどの、免疫力の低下や乱れによって起こる症状に対する漢方薬に多く配合されているのです。

黒豆は、血液のめぐりをよくして、体にたまった余分な水を排出するため、昔からむくみやほてり、熱などの治療に利用されてきました。

また、免疫細胞は血液中の白血球にたくさんあるため、血行がよくなると免疫力のアップにもつながります。

黒ごまは弱った血管を修復することでやはり血流をよくするので、老化や病気を予防し全身を若々しく保つ働きがあるとされています。

また、黒豆と黒ごまには食物繊維が豊富なことから、便秘解消にも効果的です。食物繊維が腸内にたまった老廃物をスムーズに排出することで、腸内にたくさんある免疫細胞の働きが活発になります。

このことからも、黒ミルクが免疫力アップによいということがわかるでしょう。

## 若々しさを保つ成分がたくさん！

黒ミルクは、免疫力アップのほかにもさまざまな健康効果が期待できます。

黒豆には女性ホルモンとよく似た構造のイソフラボンという成分が大量に含まれています。

これが加齢によって失われる女性ホルモンの代わりとなり、女性特有の病気やつらい症状を改善に導いてくれるのです。

また、黒ごまと黒豆にはともに、黒色の色素成分であるアントシアニンが含まれています。

アントシアニンは「若返りのビタミン」と呼ばれるビタミンEを上回る高い抗酸化作用をもち、全身の老化を抑制します。

毛細血管を保護したり修復したりする働きもあるため、細かい血管の集まる目の健康にも役立ちます。

黒豆にはそのほかにも、コレステロールや中性脂肪を抑える大豆サポニンや、血管壁にこびりついたコレステロールを溶かして排出するレシチンなどが含まれています。

日々の食卓に黒ミルクをとり入れて、生き生きと健康的な生活を送りましょう。

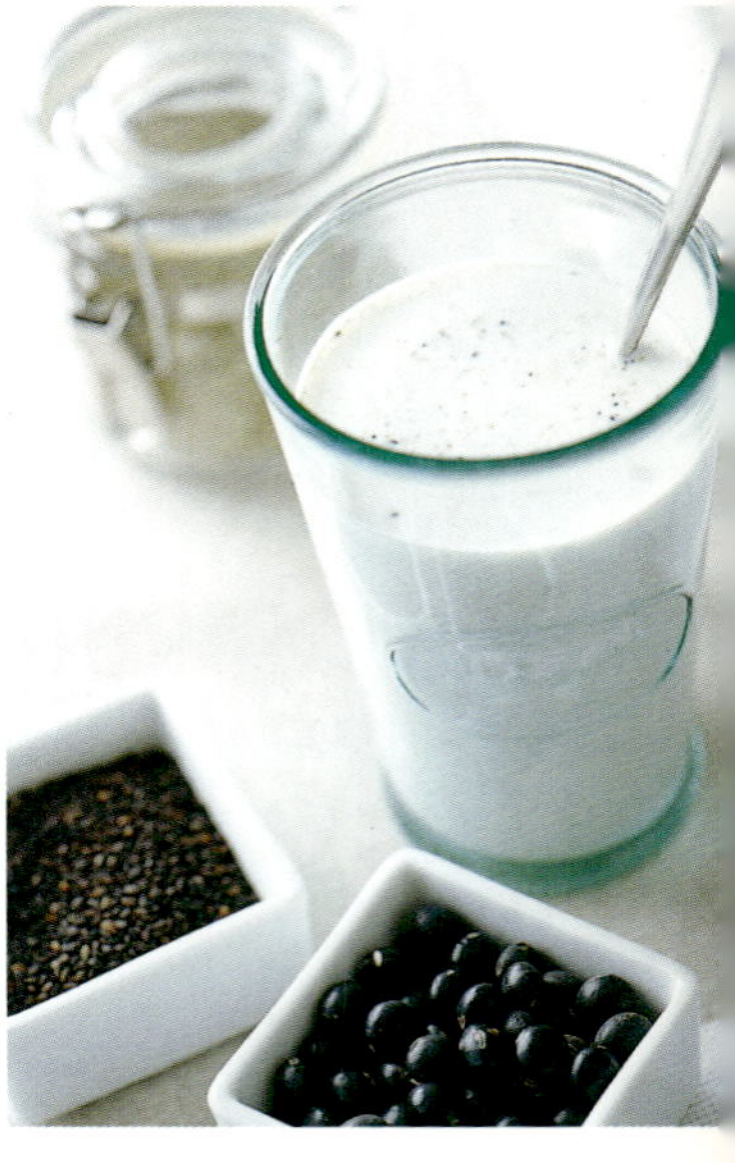

**Point!**

- 1日1杯、食前に飲む
- 黒豆と黒ごまは焦げつかないようまぜながら煎る
- きなこを加えるとさらに効果アップ！

## 黒ミルクの作り方

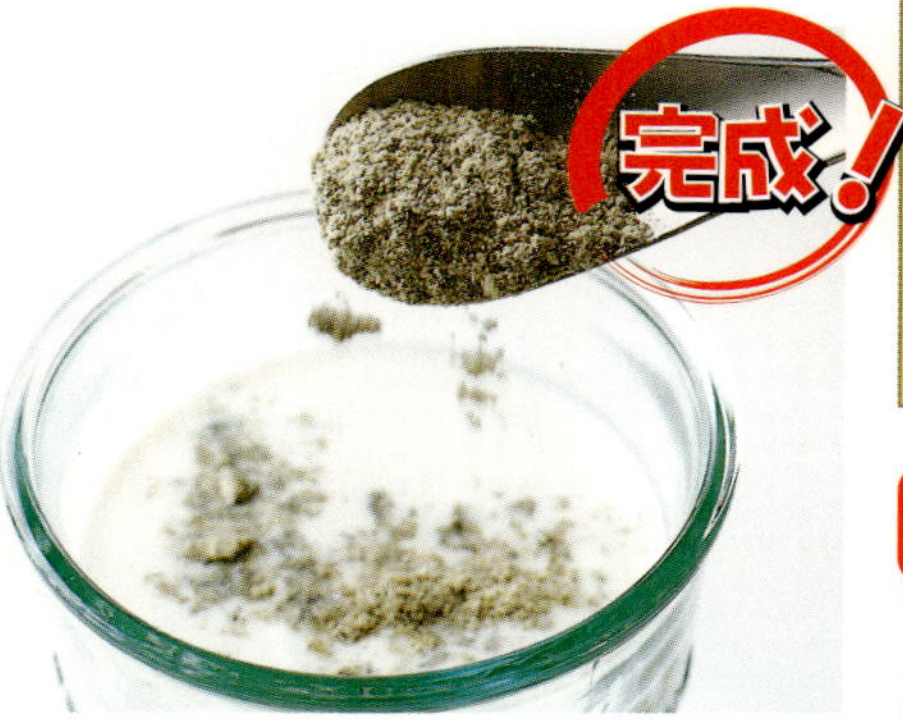

**材料**（約20日分）

- 黒豆　1カップ（200㎖）
- 黒ごま　1カップ（200㎖）
- 牛乳　適宜（コップ1杯程度）

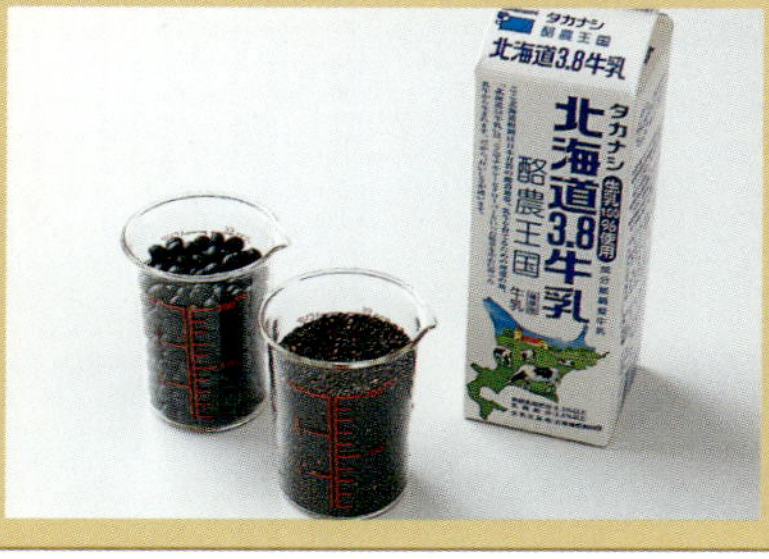


**1**

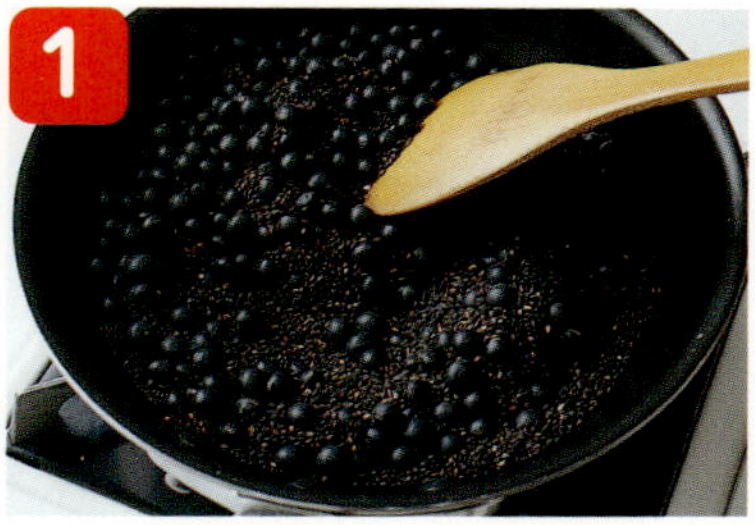

まず、黒豆を鍋かフライパンで、10分ほど中火でから煎りする。その後、黒ごまを加えてさらに5分から煎りする。焦げつかないように、木べらなどでまぜながら、黒豆の皮がはじけてくるまで煎る。

**2**

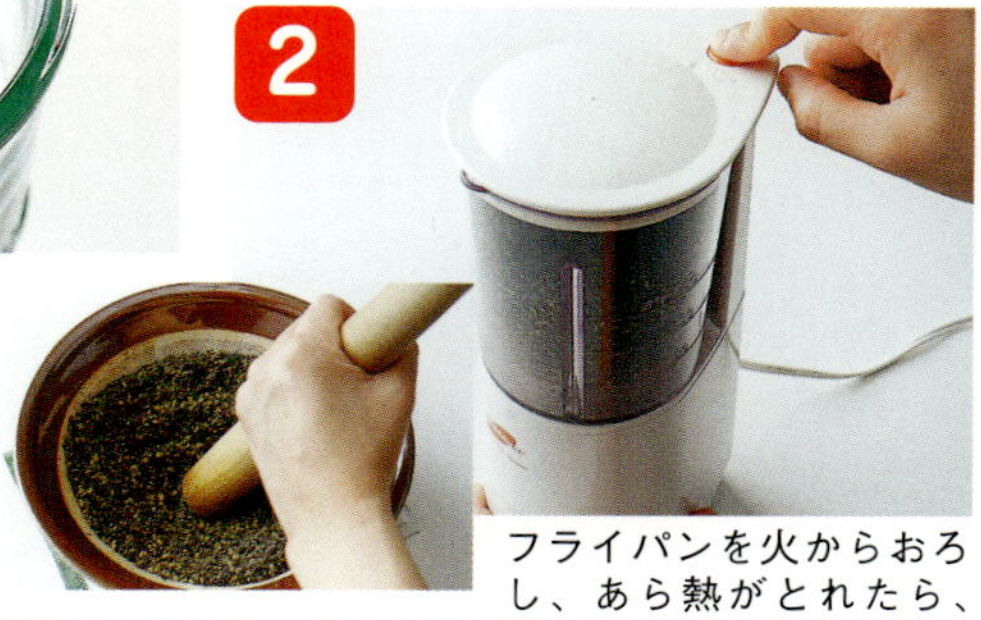

フライパンを火からおろし、あら熱がとれたら、少量ずつミルサーにかけて粉砕する。すり鉢ですってより細かい粉末状にする。細かければ細かいほど吸収がよくなり、栄養成分を効率よくとれる。

コップ1杯（約200㎖）の牛乳に、黒ごまと黒豆の粉末をティースプーン2杯（約6g）入れれば、黒ミルクのでき上がり。

バリエーション

## 黒ごまきなこミルク

**●材料（1人1回分）**

黒すりごま　大さじ1
きなこ　大さじ⅔
スキムミルク　大さじ1½
お湯　150㎖

**●作り方**

カップに黒すりごま、きなこ、スキムミルクを入れ、お湯を注ぐ。スプーンでよくかきまぜて完成。

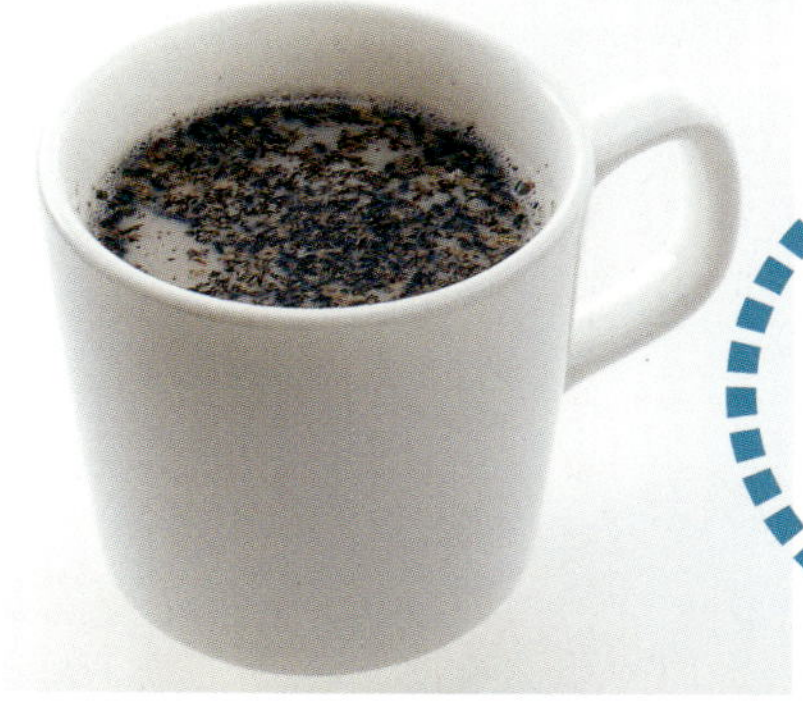

1日3回飲む！

# 温にんじん豆乳

## 血行不良と筋肉不良が冷え症の2大原因

特に女性の間で、深刻な冷え症に悩まされる人がふえています。体が冷えると、元気がなくなりやる気が出ないなどのほか、偏頭痛、肩こり、肌荒れ、生理不順といったさまざまな不調があらわれやすくなります。また、血行が悪くなり、代謝が鈍ることで全身の機能が落ち、免疫力が低下してしまいます。

免疫力は体を病気や老化から守る防御機能ですから、これが低下するとまさに万病のもと。かぜはもちろん、糖尿病などの生活習慣病やがんも免疫力の低下が関わっているといわれています。冷えを甘く考えていると思わぬ事態を招くことがあるので注意が必要です。

冷え症の原因は大きく2つあります。ひとつは血液の循環が悪く、体の隅々まで血液がいき届いていないこと。もうひとつは筋肉が少ないために、エネルギー代謝がスムーズに行われていないことです。

人間の体には、寒くなると体の表面にある血管を収縮させ、体温が外に出るのを防ぐ働きが備わっています。ところがこの働きが低下すると、血管を必要以上に縮めてしまうことがあります。その結果、血行が悪くなり、冷えを感じるのです。

また、私たちは食べ物などからとった栄養素を体内でエネルギーに変えて活動しています。これをエネルギー代謝といい、おもに筋肉で行われています。つまり、筋肉の量が少なくなると、それだけエネルギー代謝が落ちるというわけです。エネルギーの量が減れば、体をあたためる熱量も減るので、体は冷えやすくなります。

## 代謝を上げて免疫力を高める

こうした冷えの解決に効果的なのが「温にんじん豆乳」です。まずにんじんには血行をよくする働きがあるビタミンEが豊富に含まれており、にんじんをとることで手足などの末梢の血管まで血行がよくなります。また、女性ホルモンの乱れも冷えの原因のひとつですが、ビタミンEには女性ホルモンの分泌を整えてくれる働きもあります。さらに、にんじんには鉄分が含まれています。鉄分は各器官に酸素を運ぶ役割があり、やはりエネルギー代謝を促してくれます。

一方、豆乳に含まれる大豆タンパクは、アミノ酸のバランスがよく、質のよい筋肉をつくる材料となることが知られています。大豆タンパクを十分にとることで良質な筋肉をつくることができれば、エネルギー代謝がアップします。その結果、冷え症の改善が期待できます。

にんじんと豆乳をいっしょにとれる「温にんじん豆乳」で冷え症を撃退し、免疫力を高めましょう。

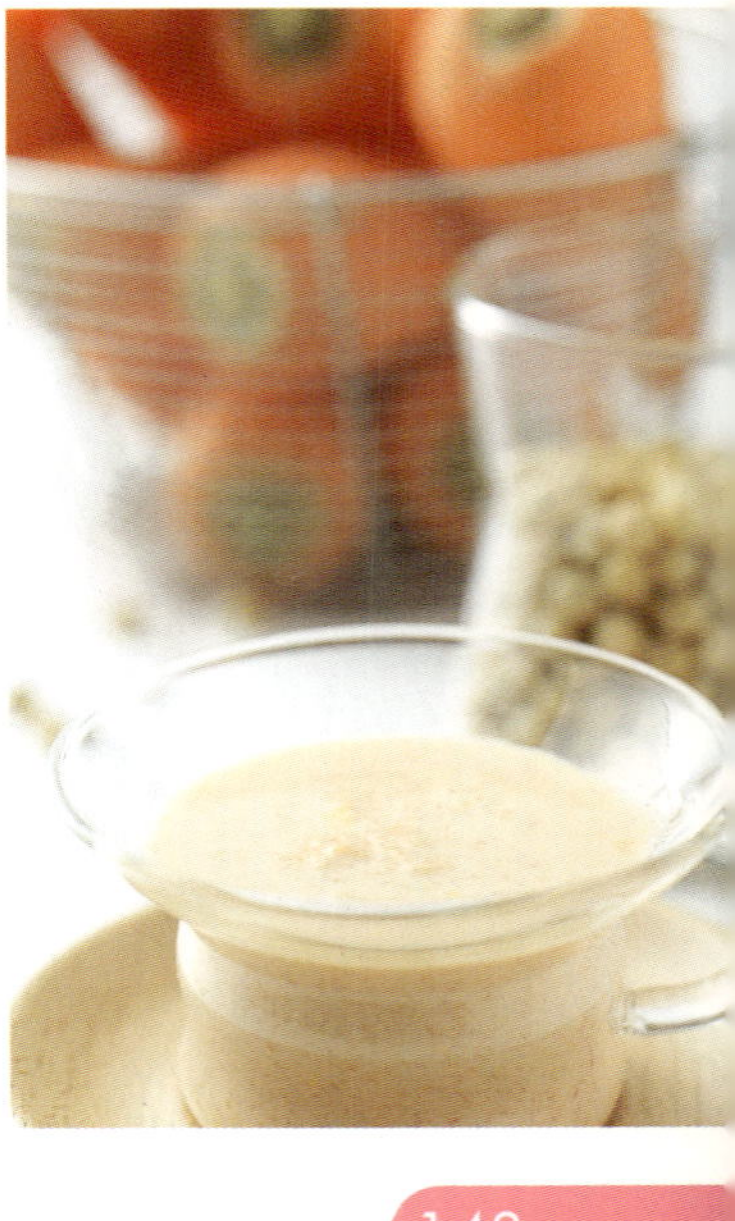

**Point!**

- 1日1杯（150mℓ）飲む
- 保存はせずに、飲む前に作る
- 市販のにんじんジュースを利用してもOK

# 温にんじん豆乳の作り方

**材料**

- ◆豆乳　100mℓ
- ◆にんじん　50ｇ（⅓本）

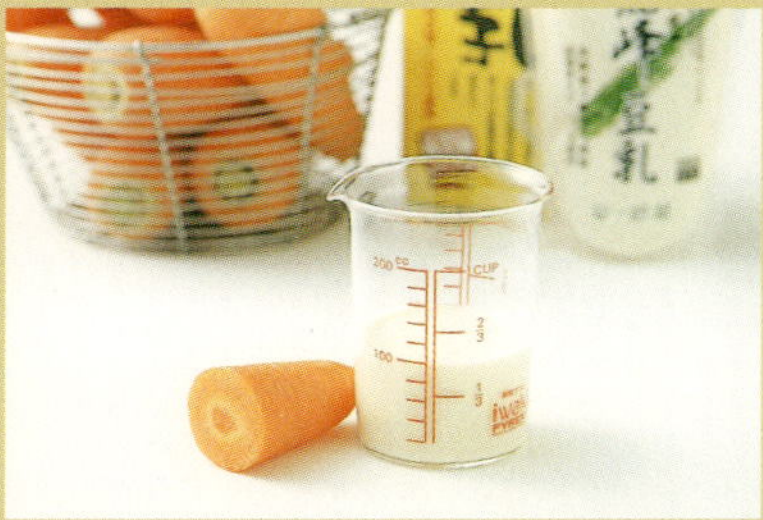

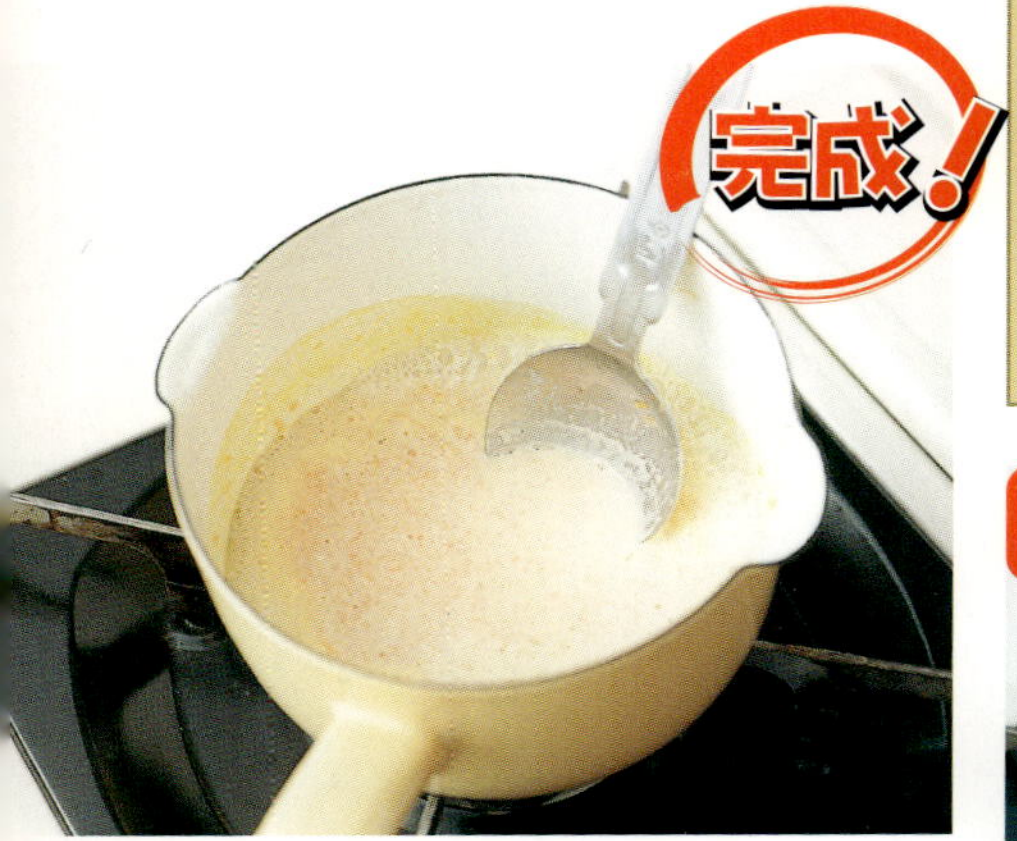

でき上がり。

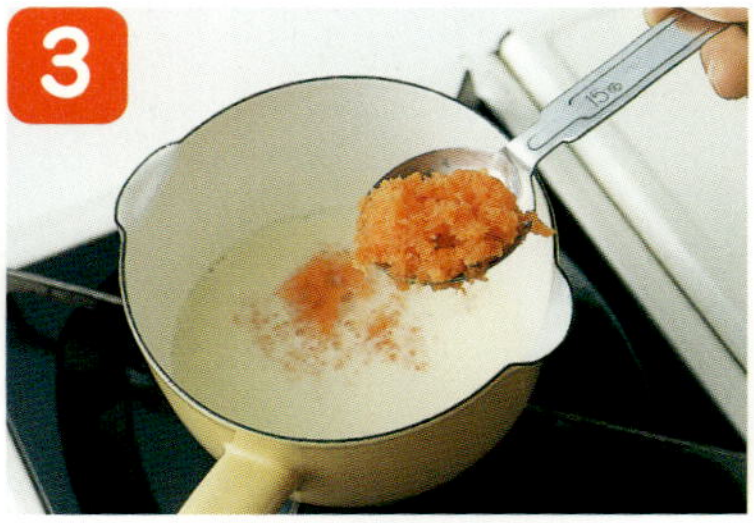

豆乳といっしょにあたためる。

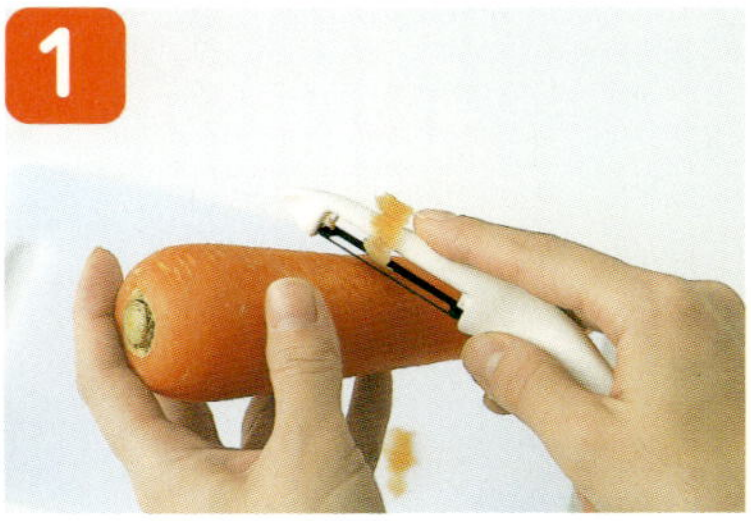

にんじんの皮をむく。

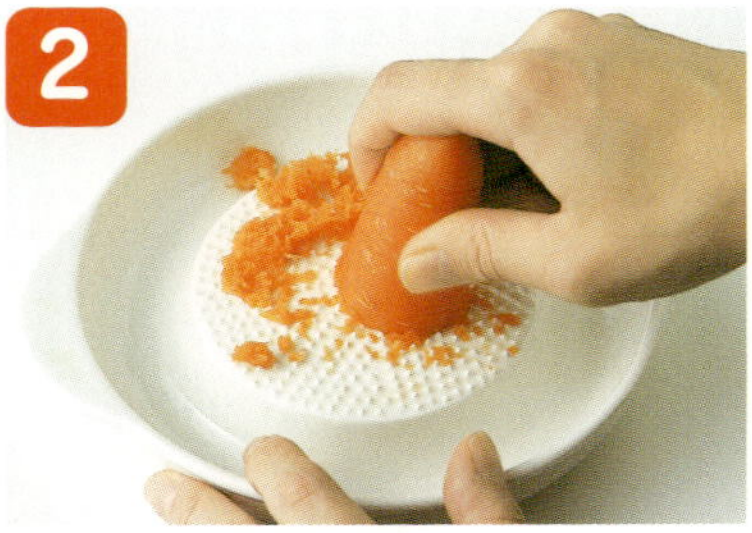

にんじんをすりおろす。

## 温にんじん豆乳 Q&A

**Q 効果的な飲み方は？**

**A** 飲む時間は、食前がおすすめです。満腹感が得られるため、食事の量を自然と減らすことができます。また寝る前に飲めば体があたたまり、安眠効果が期待できます。一度にたくさん飲むよりも、毎日続けて飲むようにしましょう。

**Q おいしく飲むコツは？**

**A** にんじんの繊維が飲みにくい場合は、茶漉しなどで漉すとのどごしがよくなります（その場合食物繊維はとれなくなります）。それでも飲みにくい場合は、お好みでレモン汁やはちみつなどを加え、味を調整してみてください。

**Q 市販の豆乳にはいろいろな種類があるのですが、なにを選んだらよい？**

**A** 大豆本来の味を堪能するなら、大豆と水のみでつくられた無調整豆乳を選びましょう。飲みやすさを重視するならば、糖分などを加えた調整豆乳がおすすめです。果汁などで味つけした豆乳は避けましょう。

**Q 市販のにんじんジュースを混ぜてもいいのですか？**

**A** もちろん問題ありません。作り方は、にんじんジュースと豆乳を同量まぜ、あたためればでき上がりです。ジュースに酸が入っているため、豆乳のタンパク質が分離することがありますが、成分的には問題なく飲むことができます。

# 春菊ミルク

## 春菊の苦味が自律神経を整える

鍋料理の具やおひたしなどでおなじみの春菊。じつは漢方において、菊は花も葉も自律神経に働きかける薬として用いられてきました。

自律神経が乱れると血行不良や便秘といった、さまざまな体の不調があらわれやすくなります。特に血液中の白血球や腸にはたくさんの免疫細胞がありますので、自律神経がバランスをくずすと免疫力の低下にすぐつながってしまうのです。

春菊の苦味成分である植物アルカロイド類は、自律神経に働きかける作用をもっています。人間は原則的に苦いものを好まないため、この成分を口にすると、体がそれを異物としてとらえ、腸を動かして外に出そうとします。このとき、腸が動くように指令を出すのが副交感神経です。つまり、苦いものを食べて「まずい」と感じることが、副交感神経を刺激することになるのです。

春菊にはほかにも、免疫力やストレスに対抗する力を高めてくれるビタミンCをはじめ、β-カロテンやビタミンAといった栄養素が豊富に含まれています。このように、さまざまな健康効果にすぐれた春菊ですが、熱を加えて調理すると、ビタミンCなど壊れてしまう成分もあります。できるだけ生でとるほうが栄養成分を損なわずにすみます。

その場合、おすすめなのが、牛乳といっしょにジュースにするというやり方です。こうすると春菊の苦味がやわらぎ、飲みやすくなります。

さらに、牛乳をとることでイライラをしずめるカルシウムも補給できるので、春菊がもつ自律神経を安定させる作用との相乗効果も発揮されるでしょう。

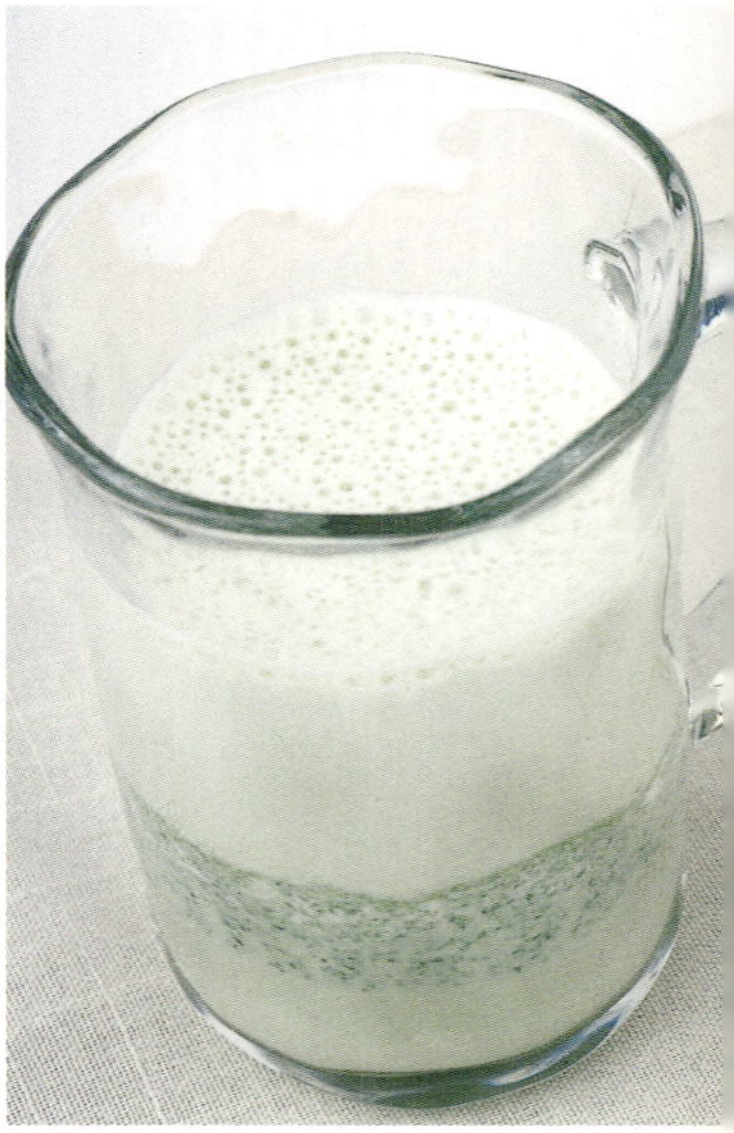

### 春菊ミルクの作り方

**Point!**

●毎日1杯飲む

**材料（4人分）**

◆春菊　100g（およそ4本）◆牛乳　800mℓ

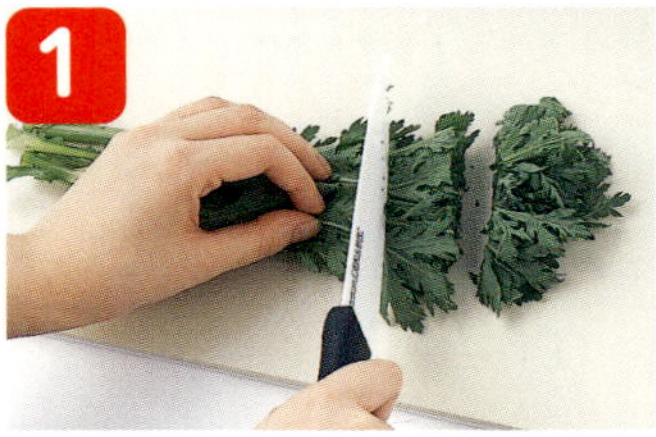

1 春菊は水洗いし、水けをしっかりきって、3～4cmの長さに切る。

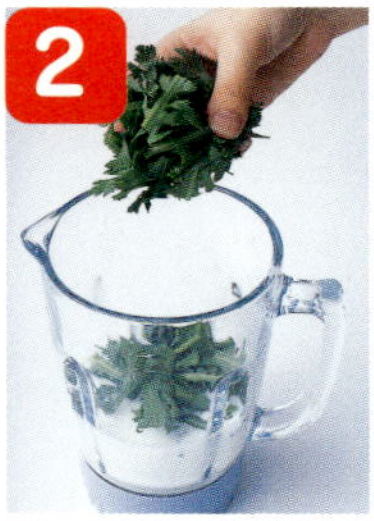

2 ミキサーに牛乳と春菊を入れる。茎がかたい場合は根元1～2cmは入れなくてもよい。

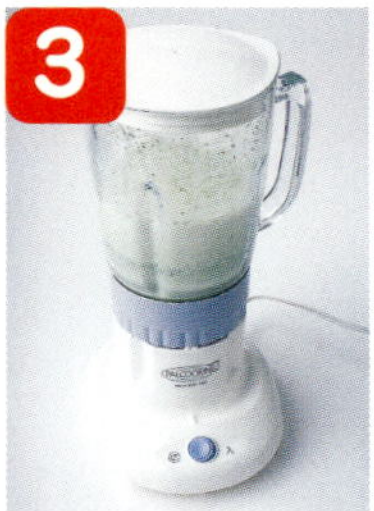

3 ミキサーを約30秒回して、春菊と牛乳をよくまぜる。

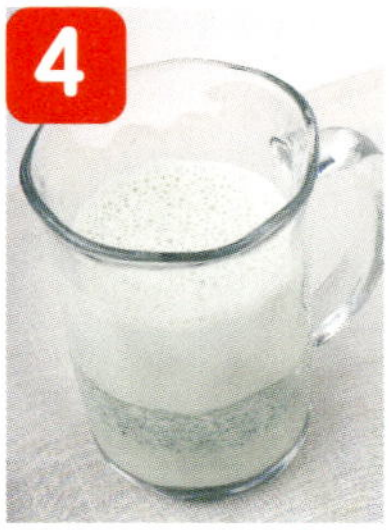

4 時間がたつと春菊の繊維と牛乳が分離して飲みにくくなるので、ミキサーでまぜたらすぐに飲むようにする。

# バナナ豆乳

## バナナの食物繊維が便秘を解消し免疫力UP

免疫力が低下する大きな原因のひとつに「便秘」があります。免疫細胞は腸に集中しているため、そこに不要物がたまってしまうとそれらの働きが鈍くなり、病気や老化に対する抵抗力が落ちてしまうのです。

また、たまった不要物から毒素が体内に回り、肌荒れや頭痛といったさまざまな不調を引き起こすのも免疫にとってはマイナスです。

便秘を解消するために便秘薬を常用する人がいますが、できればふだん口にしている食品で自然なお通じを促したいもの。そこでおすすめなのが「バナナ豆乳」です。

バナナには便秘解消に効果的な食物繊維のほか、むくみを予防するカリウムも豊富。摂取と排泄をスムーズにすることで体がすっきりし、免疫力アップに効果的です。朝食時にコップ1杯飲んで、便秘が解消したという人も。

栄養バランスの面でも、バナナと豆乳をいっしょにとることで、糖質、タンパク質、脂質といった3大栄養素を効率よくとることができます。

一方、豆乳はタンパク質と脂質が豊富。大豆タンパクには基礎代謝を高める働きがあります。基礎代謝とは、人間が生きていくために必要な最低限のエネルギーのこと。基礎代謝が上がることで、エネルギーを消費しやすくなり、脂質のたまりにくい体になります。

また、ビタミンB群やビタミンE、鉄などのミネラル類がとてもバランスよく含まれています。

バナナと豆乳はお互いの足りない成分を補い、免疫力をアップさせ病気に負けない体質をつくってくれる相性のよい食品といえるでしょう。

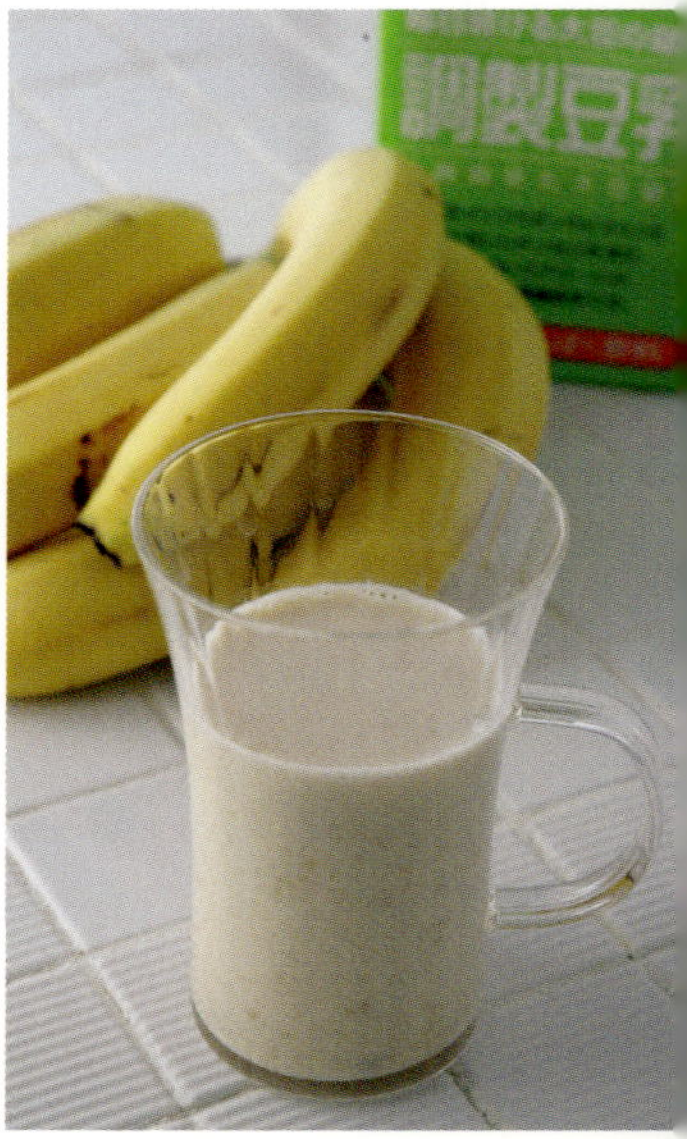


### バナナ豆乳の作り方

**Point!**

●夕食前に1杯飲む

材料（1人分）

◆バナナ　1本　◆豆乳　100㎖

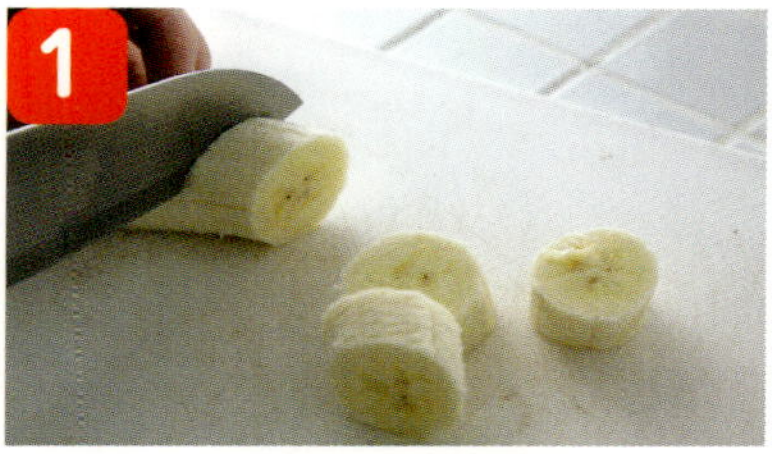

1 バナナの皮をむき、3㎝くらいの大きさに切る

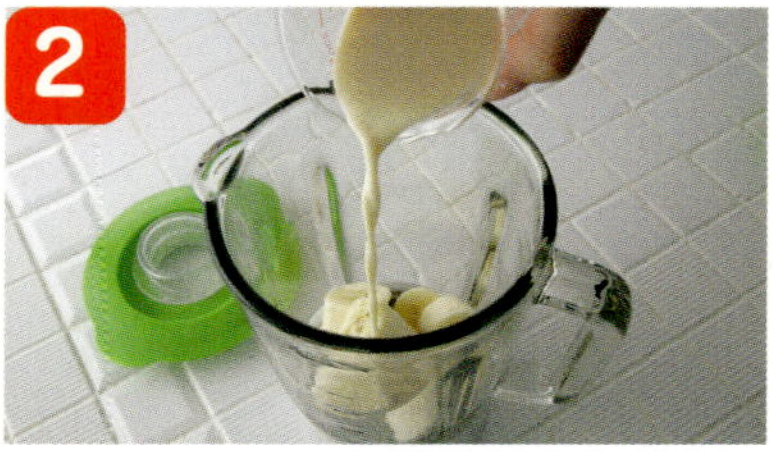

2 切ったバナナと豆乳をミキサーに入れる

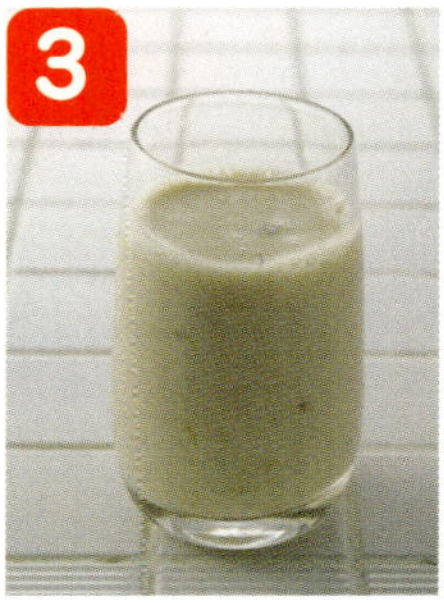

3 バナナがドロドロに溶けるまでミキサーにかけたら完成

# 黒糖きなこくず湯

## 腸の衰えが、全身の衰えにつながる

　歳を重ねていくと内臓や筋肉、骨といった体を構成する各器官が衰えてきます。腸も例外ではありません。腸が衰え、腸内環境が悪くなると、便秘のもとになりますが、これが肥満や免疫力の低下といったさまざまな不調につながってしまいます。体の衰えを制するにはまず腸の調子を整えることが大切です。

　便秘を解消し、腸を健やかにするには食物繊維をたくさんとることが効果的です。食物繊維は野菜に多く含まれていますが、野菜だけで補おうとすると毎日たくさん食べなくてはならず、飽きてしまいがちになります。

　もっと簡単で、おいしく食物繊維をとる方法、それが「黒糖きなこくず湯」です。作り方はくず湯に適量の黒糖ときなこをまぜるだけ。誰でも作れます。

## 食物繊維と水分調整で便秘解消、免疫力UP

　まず、黒糖にはミネラルが豊富です。特にマグネシウムは、生体内の酵素の働きを活性化させる役割をもち、糖質や脂質のエネルギー代謝や疲労回復の手助けもします。また、体内の水分を動かす働きがあるので、利尿や排泄をスムーズにする効果も期待できます。

　黒糖はさとうきびのしぼり汁を煮詰めたあと、冷やして固めたもので、精製や漂白がされていない状態の砂糖ともいえます。砂糖＝太りやすいというイメージがあるかもしれませんが、ショ糖などの糖分は砂糖の種類のなかでは最も低い割合である一方、微量栄養素を豊富に含んでいる健康食材といえます。

　次にきなこは、煎った大豆を粉末にしたものなので、大豆に含まれている水分が飛んで、残りの栄養素がまるごと凝縮されています。そのなかでも基礎代謝を高め、体脂肪の燃焼を促進させる大豆ペプチドやコレステロール、中性脂肪値の低下に役立つ大豆サポニンなど、肥満の解消に役立つ成分が豊富です。このほか食物繊維やオリゴ糖も多く含まれていますので、腸内環境が整い、便秘の解消や免疫力アップにも役立ちます。

　くずは、アジア原産のマメ科多年生のつる性植物です。かぜをひいたときにくず湯を飲むと体があたたまり、楽になりますが、最新の研究ではくずのウイルス撃退といった、免疫力を高める働きについて明らかになりつつあります。また、きなこ同様、消化吸収をよくし、腸の働きを整える作用もあります。これら3つの食材をいっしょにとると、それぞれがバランスよく働いて体内の水分代謝がよくなり、排尿や排便のトラブル改善に役立ちます。また、くず湯は満腹感があるので、食事の前に飲んでおくと食べすぎを防ぐこともできます。

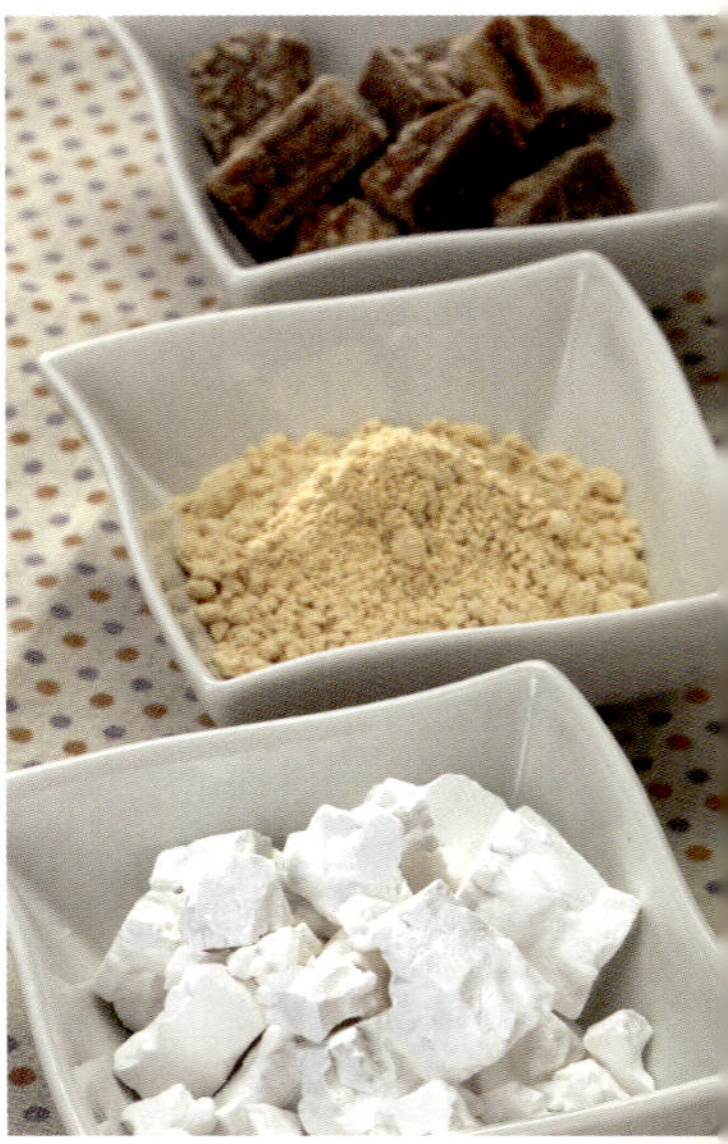

**Point!**

- 1日1杯好きなときに飲む
- 便秘がちの人は朝飲むのがおすすめ
- お湯のかわりに牛乳や豆乳で飲んでもOK

# 黒糖きなこくず湯の作り方

**材料**（1人分）

- 黒糖（粉末）　小さじ2
- きなこ　小さじ2
- くず粉　小さじ2
- 湯　150mℓ

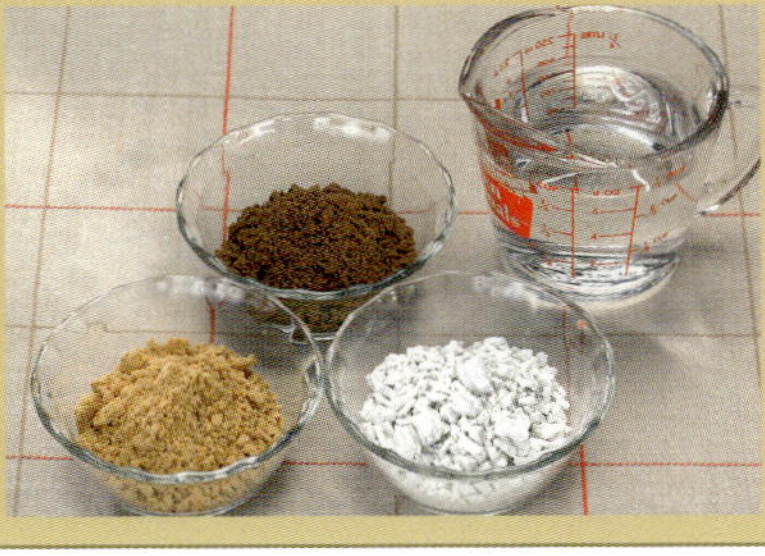

**1**

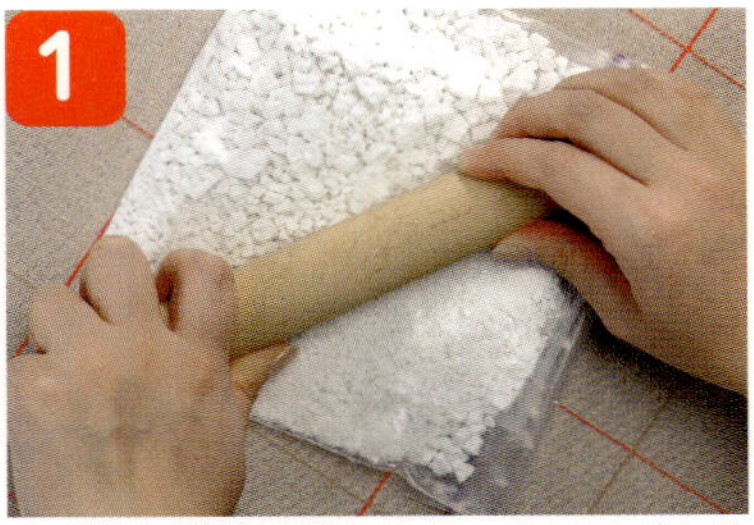

くず粉や黒糖は袋に入れ、すりこぎなどでたたいたあと、押しつぶして粉状にしておく。

**2**

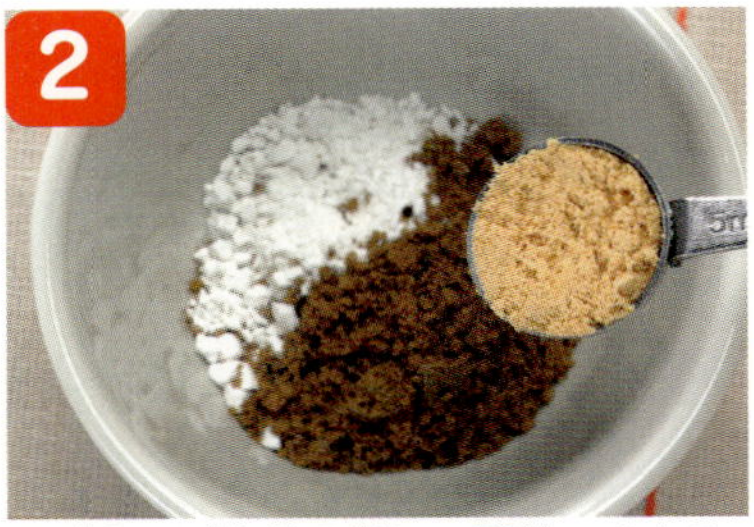

マグカップなどの器に、黒糖、きなこ、くず粉を入れる。

**3**

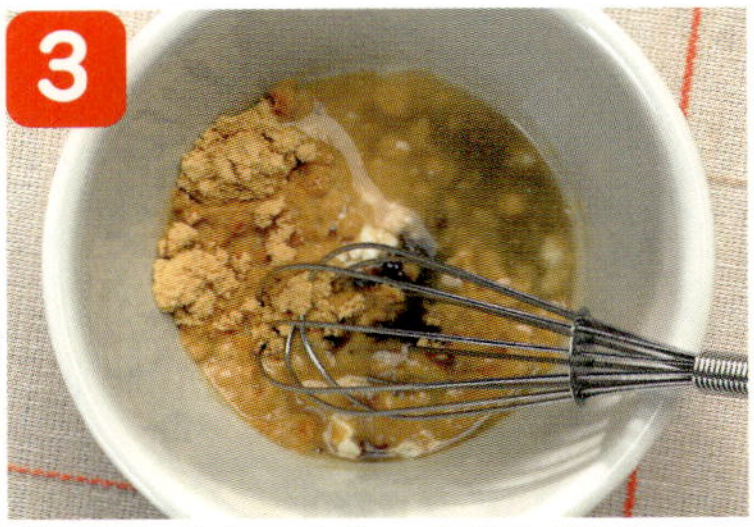

だまにならないよう、水を大さじ1入れて、黒糖、きなこ、くず粉を溶かす。

**4**

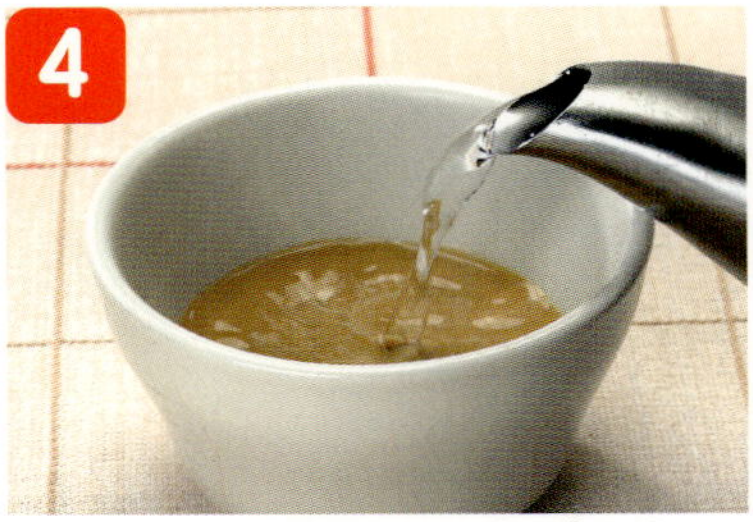

お湯を入れてよくかきまぜ、溶かす。

**完成！**

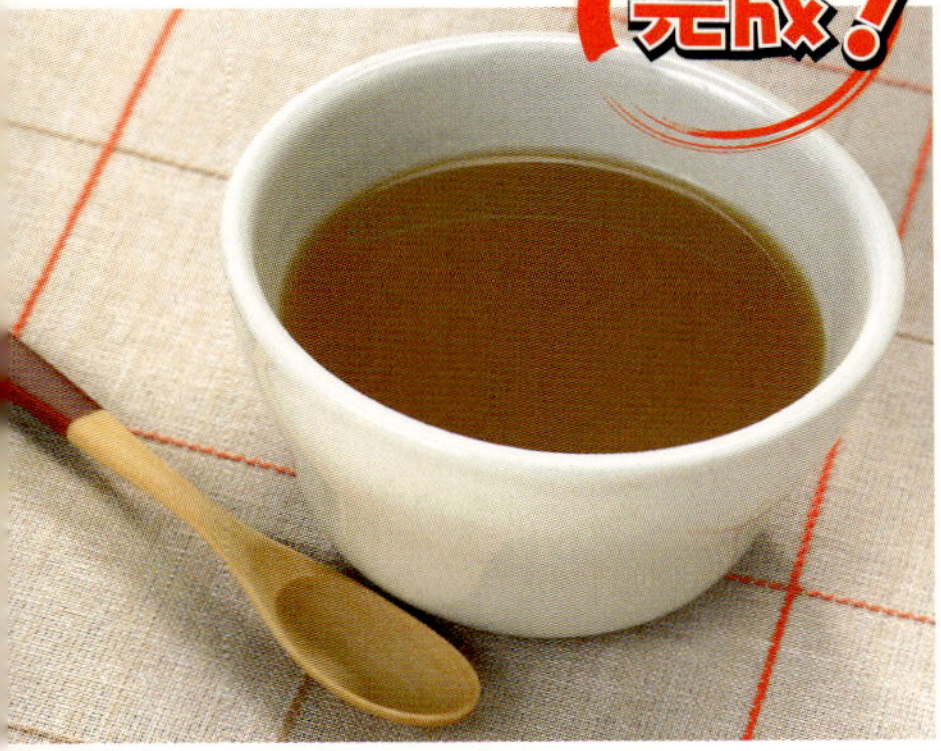

まんべんなく溶け、とろみがついたら完成！

## 黒糖きなこくず湯 Q&A

**Q 冷やして飲んでもいいですか？**

**A** かまいません。その場合は、お湯のかわりに水に溶かせばOKです。ただ、冷たい水で溶かすとくず粉のとろみが出にくくなるので、最初にレシピの半量のお湯で溶かし、とろみをつけてから水と氷を加えるとよいでしょう。

**Q 飲んではいけない人はいますか？**

**A** 大豆アレルギーがなければ、子どもからお年寄りまで飲むことができます。ただし、糖尿病や腎臓病などで食事制限を受けている人は、主治医に相談してください。

**Q 保存する場合は？**

**A** 黒糖、きなこ、くず粉は、あらかじめ分量をまぜて密閉容器に入れれば、長期保存できます。まぜる場合は、黒糖：きなこ：くず粉＝1：1：1で、飲む際は大さじ2杯分が1人分です。いったん溶かしたものはその日のうちに飲むようにしましょう。

# バナナ酒

## バナナの免疫力アップ効果に注目！

免疫力とは、ウイルスや突然変異を起こした細胞など、もともと体の中に存在しなかった異物を排除しようとする力のことです。この免疫力は、血液中の白血球が担当しています。

たとえば、発がん性物質が体の中に侵入し、細胞を傷つけようとすると、白血球はTNF（腫瘍壊死因子《しゅようえしいんし》）を分泌して攻撃します。こうした働きをする白血球の数をふやし、質を高める効果が、果物のバナナにあることがわかりました。

バナナから抽出したエキスをマウスに注射すると、白血球数が著しく増加し、TNFの分泌をさかんに行い始めたという実験結果もあります。なお、バナナは店頭に並んでから10日目ごろのものがいちばん免疫力を高めることもわかっています。

さらに、バナナにはカリウムなど豊富なミネラルが含まれ、食物繊維もたっぷり。便秘や肌荒れにもいいといわれています。

バナナは甘いので肥満のもとになる、と敬遠する人もいますが、じつはバナナに含まれる糖はエネルギーに変わりやすいので、中性脂肪として体にたまる心配はあまりありません。

1本で約80キロカロリー、ごはん茶わん半分と低カロリーで、腹もちもよいので、ほかの甘いお菓子よりも肥満しにくいといえます。

## 酒に漬けておいしく、リラックスして健康に

そんな栄養豊富なバナナをお酒に漬けると、砂糖などの甘みを加えていないのに、自然な甘みがおいしく心も体もリラックスできるお酒になります。血行がよくなるので冷え症の人や、夜寝つきが悪い人にもおすすめです。

お酒に弱い人は、お湯や牛乳、ソーダ、ウーロン茶などで割るとより飲みやすくなるでしょう。

ここで紹介するバナナ酒にはレモンも入っているため、ビタミンが多く、リラックス効果も高めます。そのまま飲んでもいいですし、寒い時期にはホットミルクを加えてもいいでしょう。

牛乳にはCPP（カゼインホスホペプチド）という成分があり、カルシウムの吸収を促進したり、眠気を誘ったりする効果もあります。

バナナ酒は、漬けた翌日に飲めますが、味がまろやかになる2週間後くらいが飲みごろです。

バナナは酸化して変色してしまいますので、1週間くらいで食べてしまいましょう。

食べない場合は3カ月くらいで、レモンやミントとともに取り出せば、半年はもちます。

また、底のほうにたまる澱《おり》は、不溶性の食物繊維なので、飲んでも問題ありません。

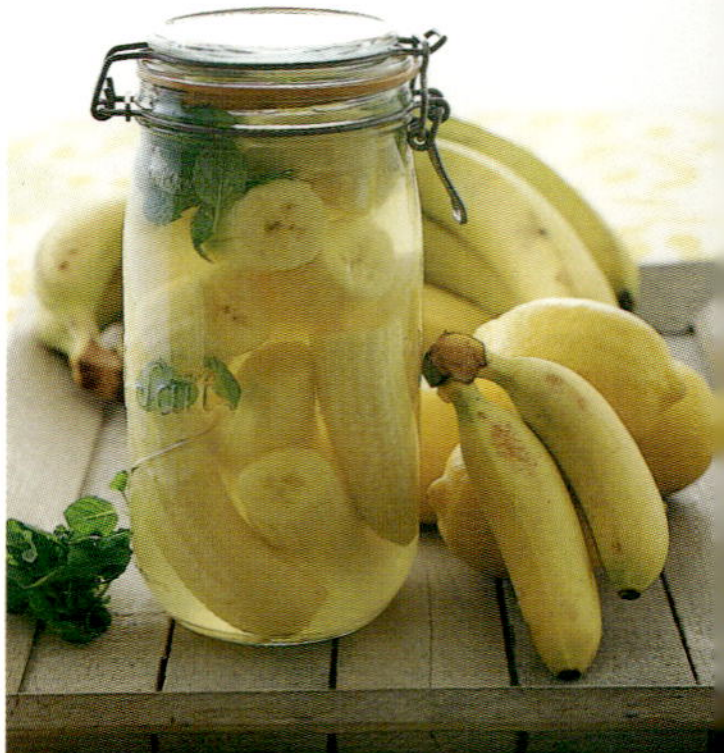

**Point!**

- 寝る前におちょこ１杯を飲む
- アルコールがきつい場合はお湯やソーダ、牛乳などで割ってもOK
- 漬けて3カ月はもつ。漉せば半年以上OK

# バナナ酒の作り方

**材料**（2人で2カ月分）

- バナナ（皮をむいたもの）　1.5kg（中サイズのバナナ約８本分）
- レモン　2個
- ミントの葉　ひとつまみ
- 焼酎（ホワイトリカー）　1.8ℓ
- 熱湯消毒した耐熱保存瓶（3〜4ℓ大の瓶）

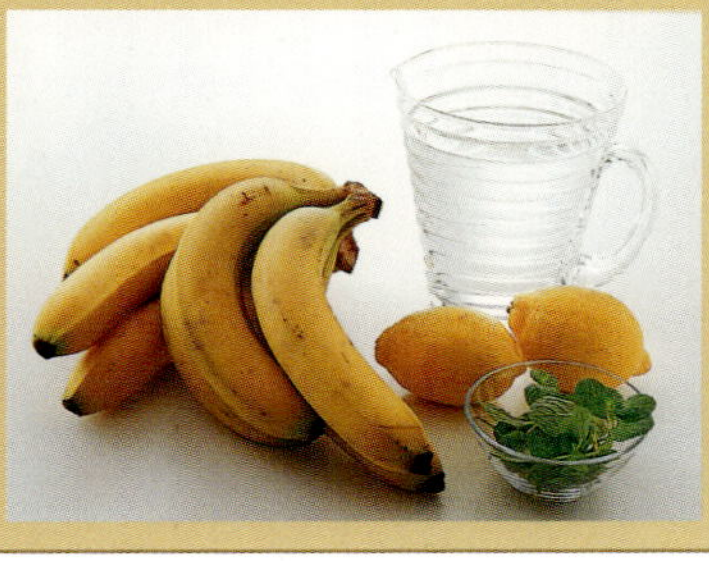

**1**

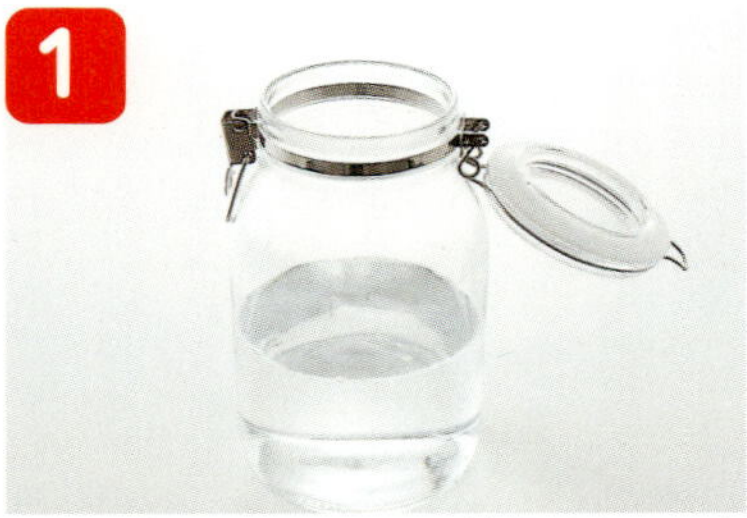

耐熱保存瓶はあらかじめ熱湯消毒して十分に乾燥させ、清潔な状態にしておく。

**2**

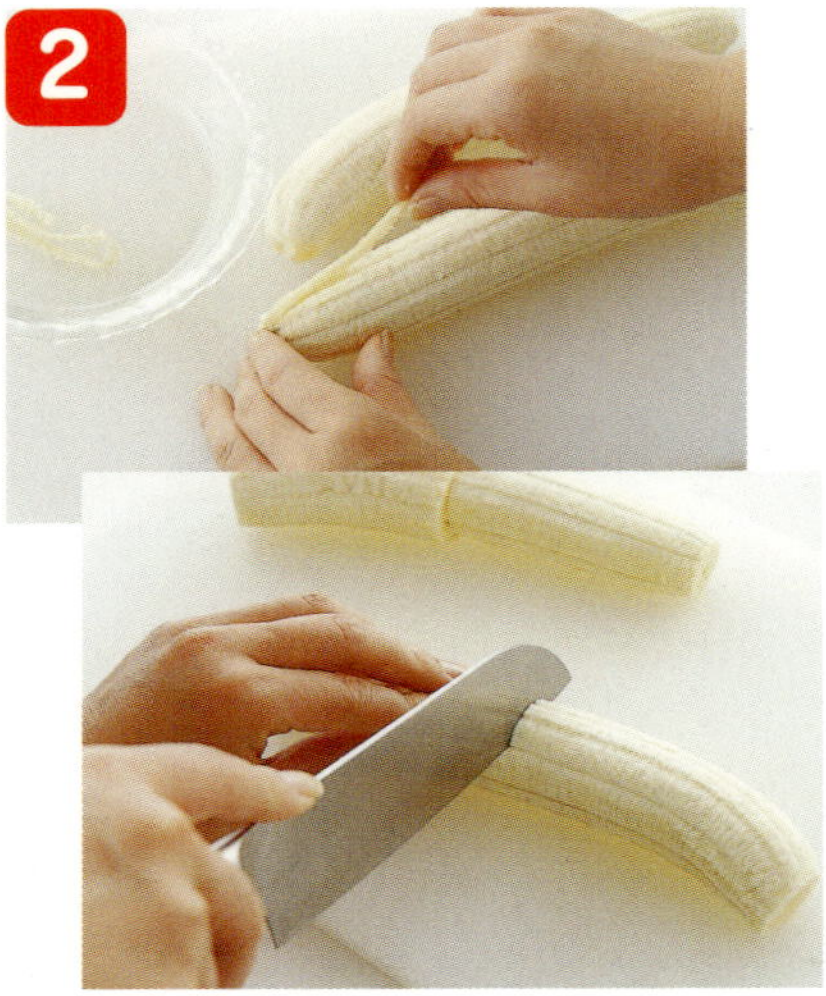

１でよく消毒した瓶に、用意した焼酎の半分量（0.9ℓ分）を注いでおく。皮をむいたバナナの筋をとりのぞき、約５㎝に切る。

**3**

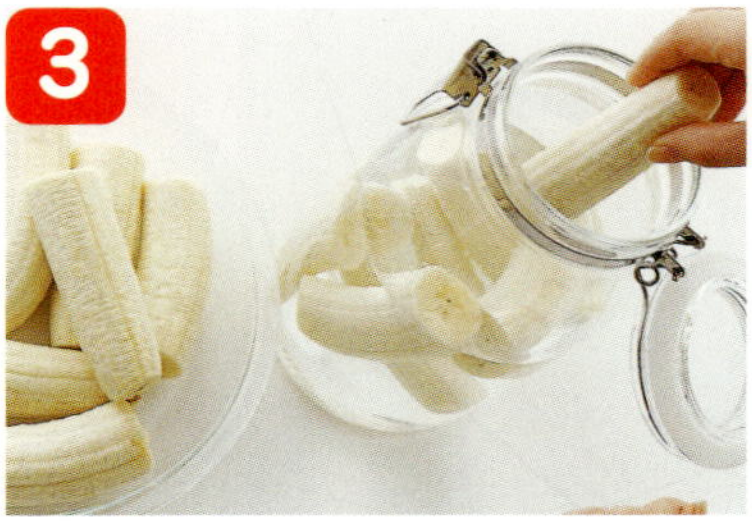

変色を防ぐため、切ったらすぐ２の瓶に入れていく。バナナが酸化しないようになるべくすばやく、そっと静かに入れる。

**4**

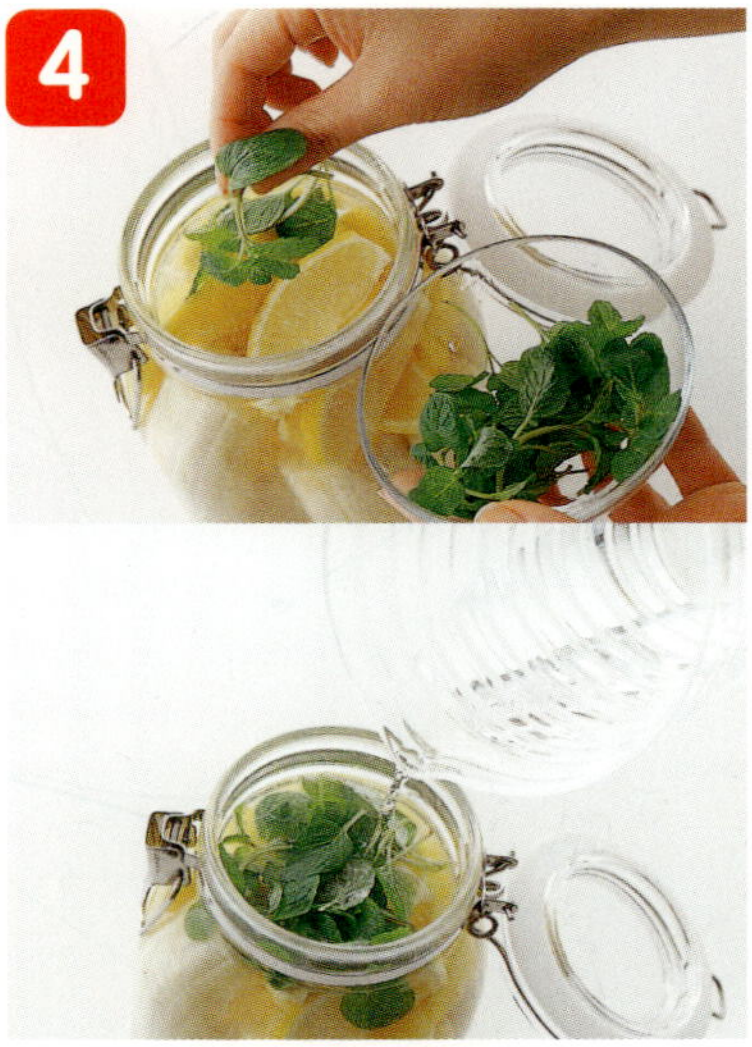

よく洗ったレモンを８等分に切り、ミントもよく洗って水けをふきとっておく。ミントは香りが爽やかで、さっぱり風味になる効果があるが、お好みで入れても入れなくてもOK。

**5**

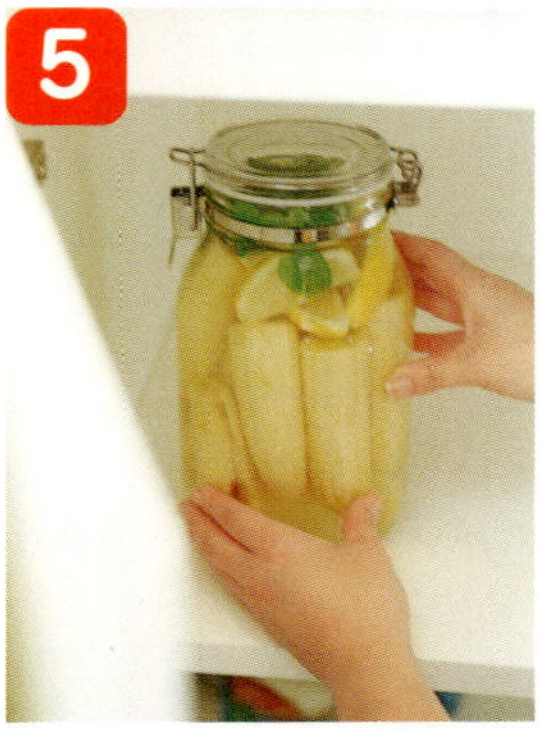

3に4を加え、残りの焼酎を注ぎ、ふたを閉めて冷暗所で保存する。１晩漬ければ翌日からは飲めるが、２週間くらいすると熟成されてきて、よりまろやかに。底に澱のようなものがたまって気になるようなら漉す。

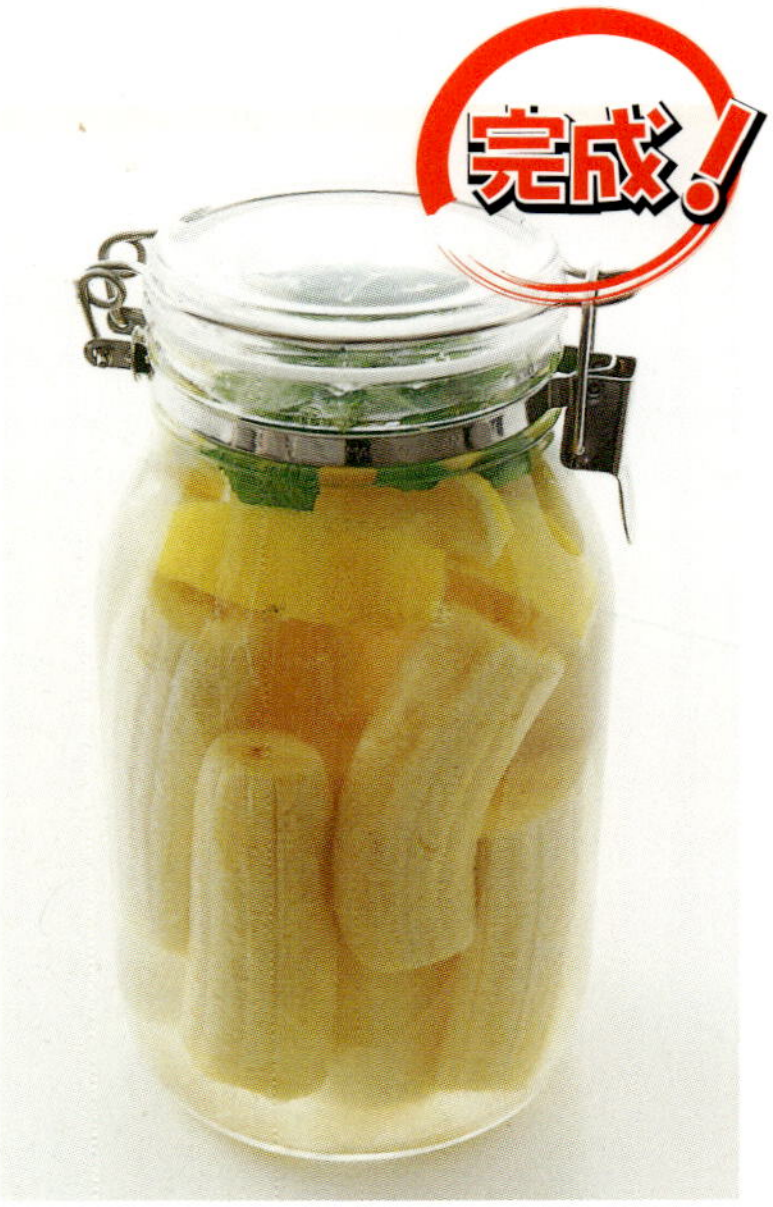

# じゃがいも酒

## 食物繊維の成長作用で免疫力がアップする

　さまざまな料理に使われ、私たちになじみの深いじゃがいもは、中南米を原産とし、世界へ広がっていった作物です。ヨーロッパでは飢餓から人々を救った作物としても知られており、ドイツやイギリスでは主食の代わりとして食卓に並び、フランスでは「大地のリンゴ」という愛称がつくほど重宝されてきました。それも、豊かな有効成分が含まれているがゆえのエピソードでしょう。

　その有効成分ですが、まず注目したいのが食物繊維です。食物繊維には整腸作用があり、便秘の解消が期待できます。便が体外でスムーズに排出されれば、腸がきれいになり、腸にたくさん存在しているといわれる免疫細胞の働きも活発になります。その結果、免疫力アップにつながるのです。

　この免疫力は、自律神経と深い関わりがあります。不規則な生活やストレスで自律神経の働きが悪くなると、免疫システムも乱れやすくなるうえ、体を老化させるもととなる活性酸素が急激にふえてしまいます。じゃがいもは胃腸の働きを整えることで免疫力を上げるので、自律神経のバランスをとることにも有効に作用するのです。

　また、ビタミンCが豊富に含まれています。ビタミン$B_2$も含まれており、細胞を老化させる脂肪「過酸化脂質」ができるのを防ぐ効果があります。

　過酸化脂質は動脈硬化の一因となるほか、細胞をがん化させるともいわれているため、ビタミン$B_2$は私たちの健康を守るうえで非常に大切な栄養素です。

## 皮ごとすりおろして栄養成分たっぷり

　このように、有効成分がたっぷり含まれたじゃがいもを、効率よくとり入れる方法が「じゃがいも酒」です。じゃがいもの成分の多くは、ちょうど皮と実の間にあり、皮自体にも食物繊維が豊富に含まれています。皮ごとすりおろして酒と混ぜることで、栄養成分を無駄なくとることができます。

　また、酒にも疲労を回復し心身のストレスを取り除いたり、寝つきをよくしたりといった効果があります。さらに、じゃがいもの成分を破壊することなく、全身のすみずみまで運んでくれる効果も期待できます。

　飲みにくい場合は、無理してそのまま飲む必要はありません。

　水やお湯、りんごやオレンジ、アセロラなどのジュースで割ると飲みやすくなります。黒砂糖やはちみつで甘みを加えてもよいでしょう。

　生のじゃがいもは時間とともに鮮度が落ちて、栄養成分も損なわれるので、作り置きせずすぐに飲みましょう。

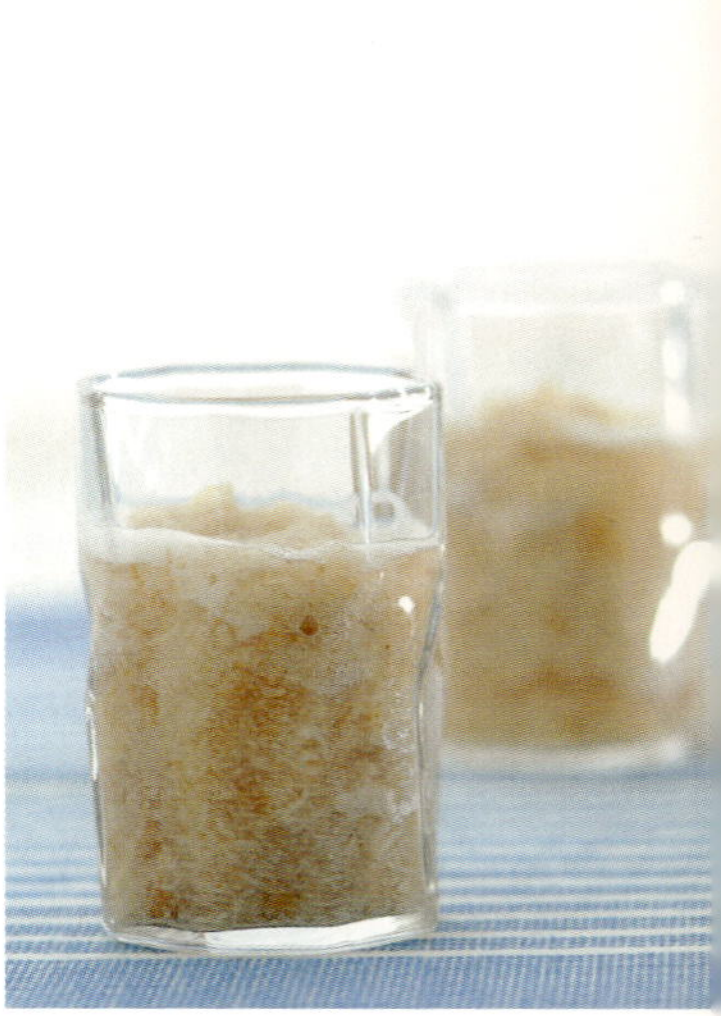

**Point!**

- 夕食後に飲む
- 作ったらすぐに飲む
- ガーゼで漉してもOK

# じゃがいも酒の作り方

**材料**（1回分）

- じゃがいも　½個
- 25度の焼酎　大さじ2

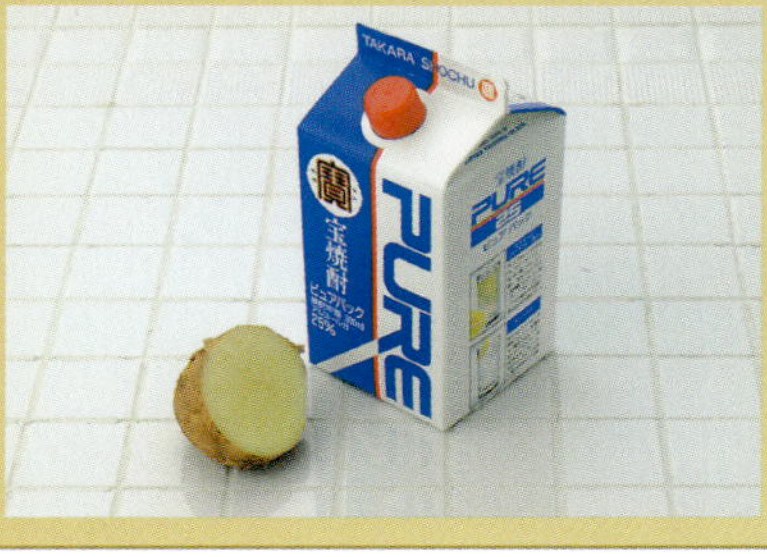


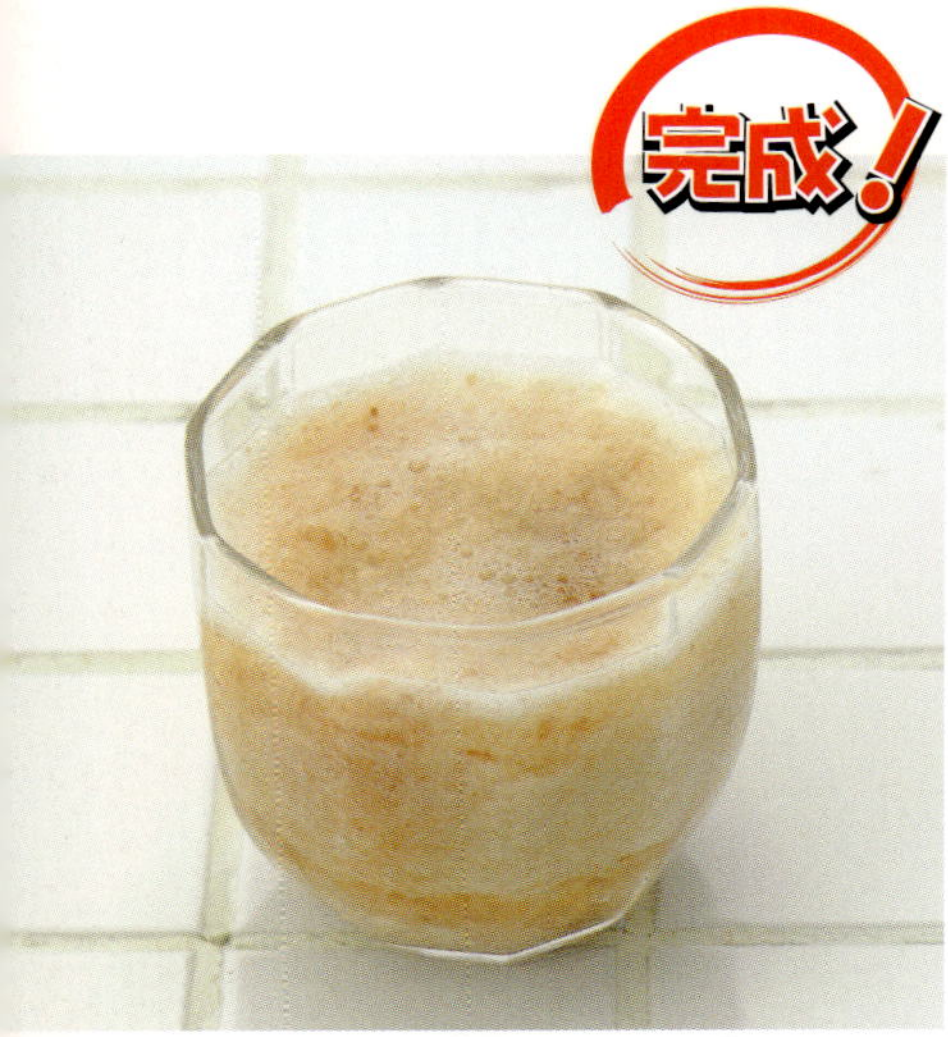


じゃがいもと焼酎がよくまざったらでき上がり。

**1**

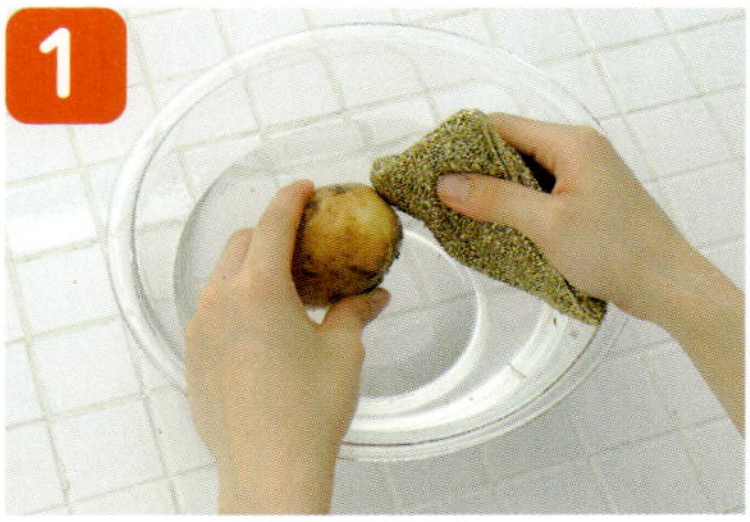

じゃがいもは皮ごとすりおろすため、スポンジやたわしを使って表面の汚れをよく落とす。

**2**

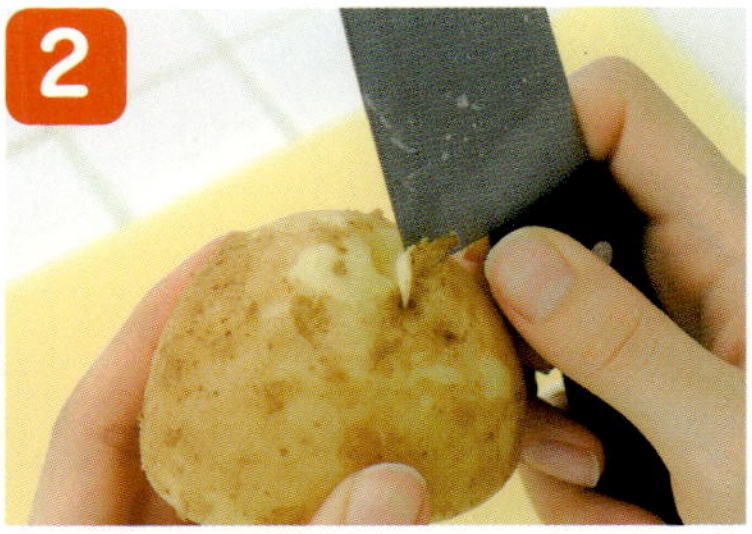

じゃがいもの芽にはソラニンという、体にあまりよくない成分があるため、とり除く。

**3**

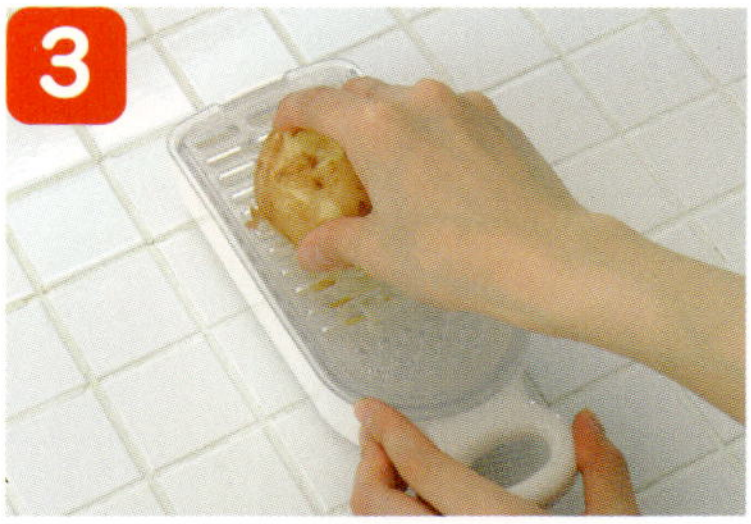

皮と実の間に栄養成分が詰まっているので、皮もいっしょにすりおろす。

**4**

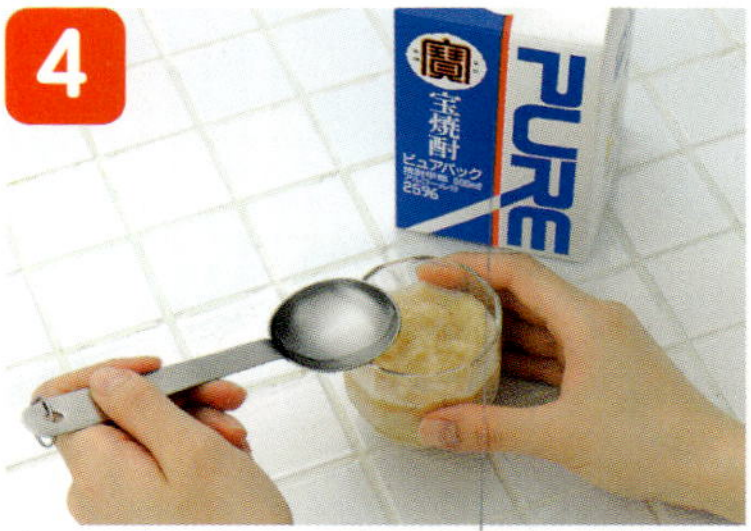


すりおろしたじゃがいもをコップに移して焼酎を加え、よくまぜる。

## のどごしが気になる場合

アドバイス

のどごしが気になる人は、ガーゼなどで汁を漉すとなめらかに。コップに移したらすぐ飲むようにする。

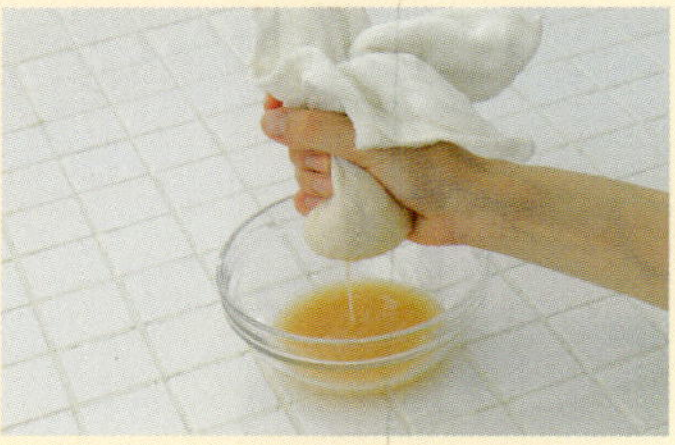

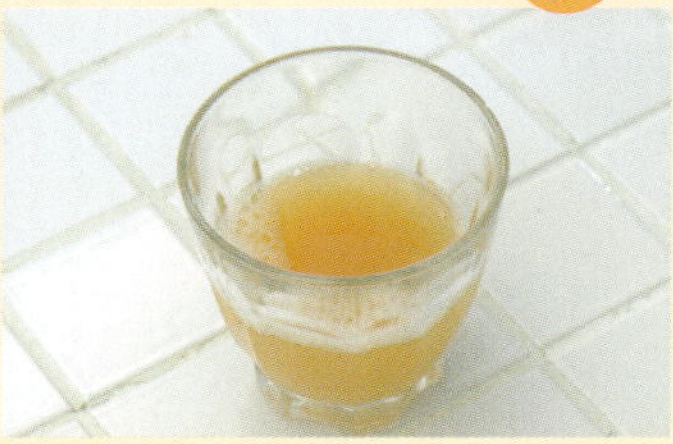

# はちみつしょうが酒

## しょうがのアレルギー抑制効果に注目

昔から、薬味としてだけでなく体にもいいといわれてきたしょうが。

代表的な効能としては、健胃効果、鎮痛・沈静効果、体温上昇効果などがあげられます。

ほかにも解熱作用、殺菌作用などじつに幅広く、古くは紀元前に記された中国最古の薬草書物『神農本草経』にもその効果がうたわれているほどです。

効能については長年の研究により科学的な面からも証明されるようになってきました。

しょうがはアレルギーが原因の症状にも効果を発揮します。

アレルギーとは、免疫がバランスよく働かないために起こる症状で、IgE抗体と呼ばれるアレルギー抗体が、花粉などの抗原と接触することで引き起こされるのですが、しょうがはこの反応を起こしにくくし、アレルギーの発作を抑えることがわかっています。

また、しょうがには血管拡張作用があり、血行を促進させ、冷え症を改善するのに効果を発揮します。

体内の免疫システムを担う免疫細胞は、血液中の白血球に多く含まれているため、血行が促進されると免疫力の向上につながります。

しょうがを積極的にとることで、免疫力をアップさせ、病気になりにくい体に近づくといえるでしょう。

## はちみつの甘みでたくさん食べられる

こうした健康効果がたくさんあるしょうがですが、独特の辛味があるので、そのままで一度にたくさんとることはなかなかできないでしょう。

そこでおすすめなのが「はちみつしょうが酒」です。これはしょうがとはちみつを鍋で煮たものを、焼酎に漬け込んだもの。しょうがの有効成分はアルコールに溶けやすく、また、はちみつは甘みをつけて飲みやすくするだけでなく、ミネラルの補給にも役立ちます。これらを合わせることで、無理なくおいしく飲みつづけられます。

3カ月もつづければ、冷えをはじめ、体のさまざまな不調が軽くなっていくのを実感できるでしょう。

使うしょうがは、ひねしょうががおすすめです。しょうがは原産地や品種によって有効成分の含有量が大きく違い、ひねしょうがが最も有効成分が多いとされています。もし手に入らない場合は、中の色ができるだけ濃い黄色のものを選ぶとよいでしょう。

寝る前に飲むと体があたたまり安眠効果も期待できますが、お酒に弱い人や子どもには、はちみつとしょうがを煮たら焼酎に漬けずそのまま、または水やお湯で割って飲むとよいでしょう。漬けたしょうがも食べられます。

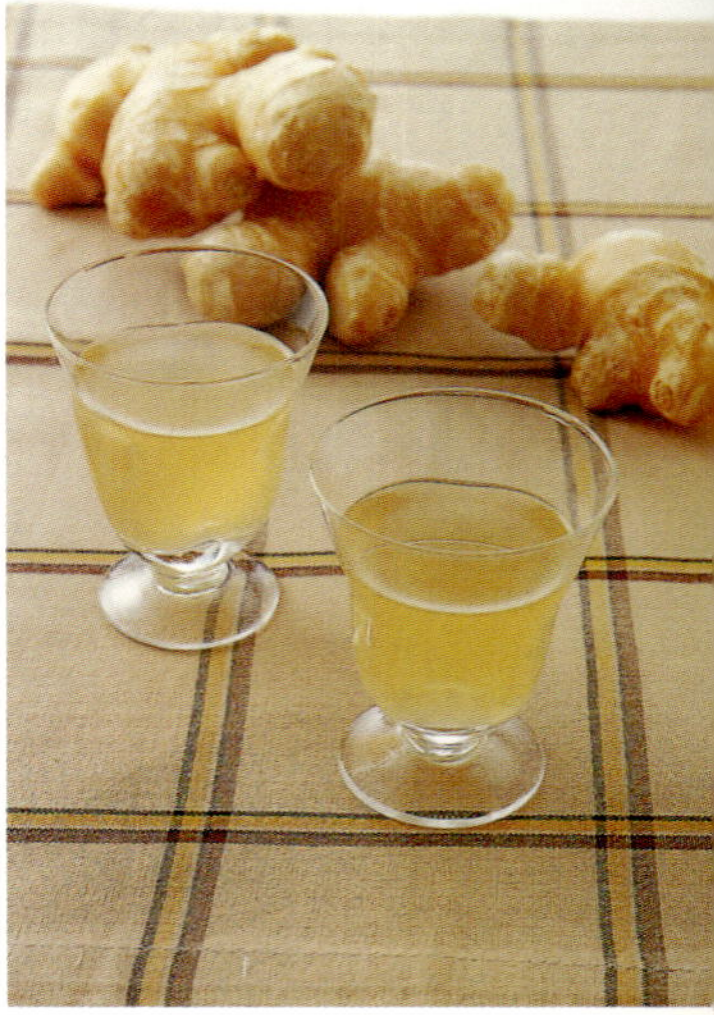

**Point!**

- 1日おちょこ１杯飲む
- 朝晩など、数回に分けて飲んでもOK
- 水や湯、お茶、牛乳などで割ってもOK

# はちみつしょうが酒の作り方

**材料**

◆しょうが（皮をむいたもの）200ｇ
◆はちみつ　1カップ
◆焼酎　1.8ℓ

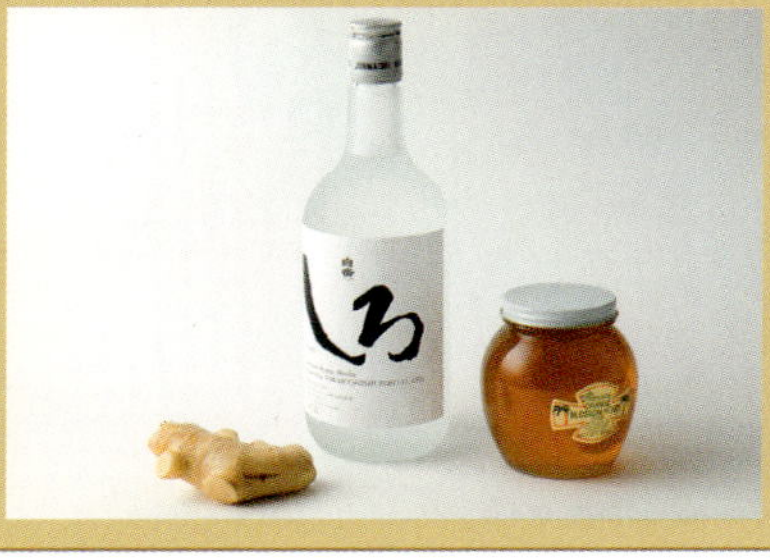

**1**

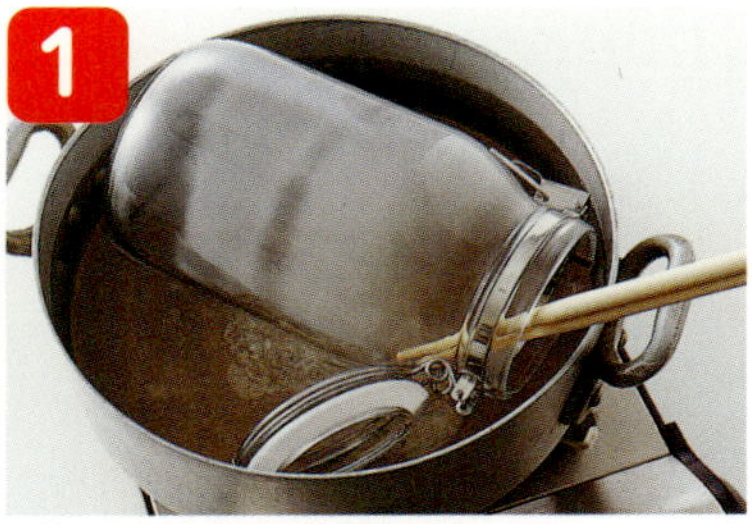

耐熱用保存瓶を熱湯消毒かアルコール消毒させたあと、乾燥させておく。

**2**

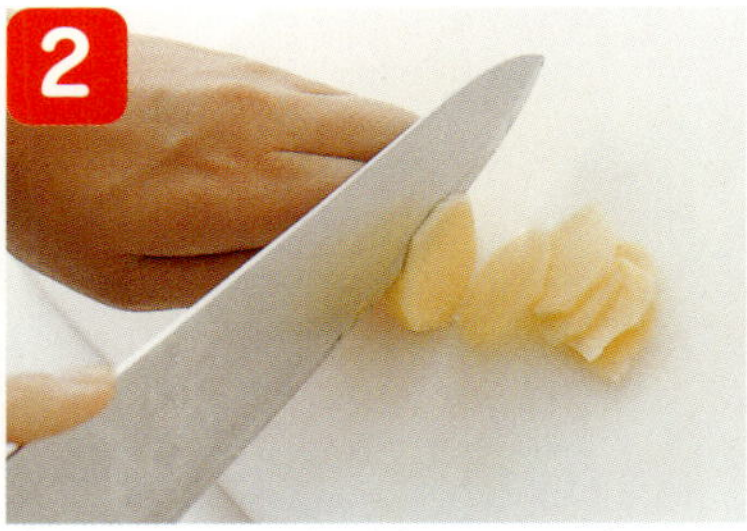

皮をむいたしょうがをスライスする。

**3**

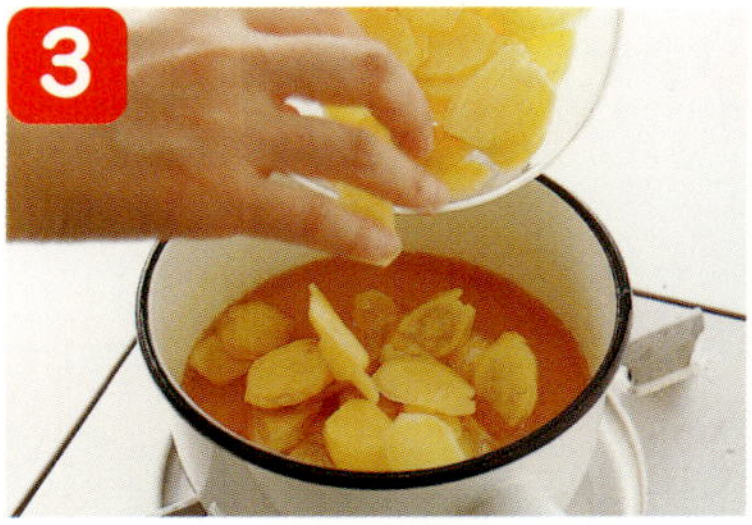

鍋にはちみつを入れ、弱火で沸騰しない程度にあたためる。はちみつがサラサラしてきたら、2を入れる。

**4**

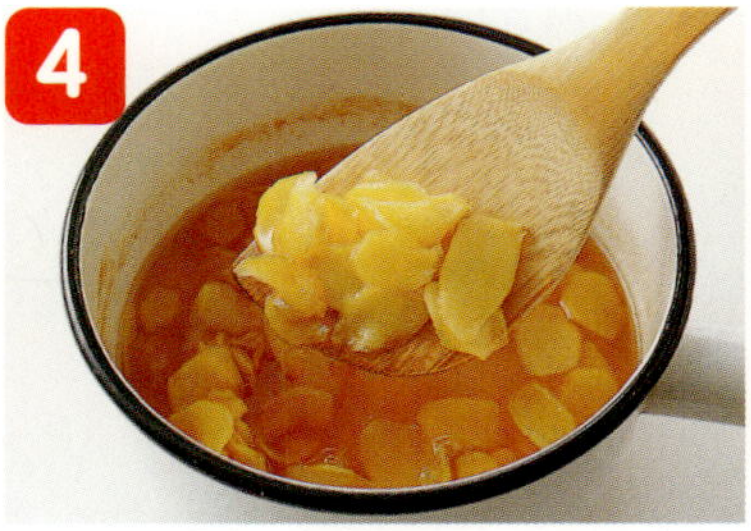

10分ほど弱火で加熱して、しょうががしんなりしてきたら火を止める。

**5**

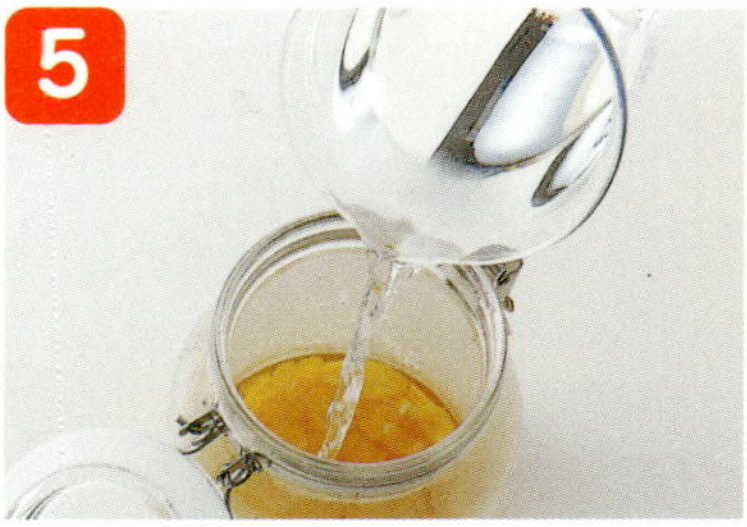

１に4と焼酎を入れ、ふたをして冷暗所に保存する。すぐに飲んでもよいが、１カ月くらい寝かせると飲みやすくなる。賞味期限は約半年。

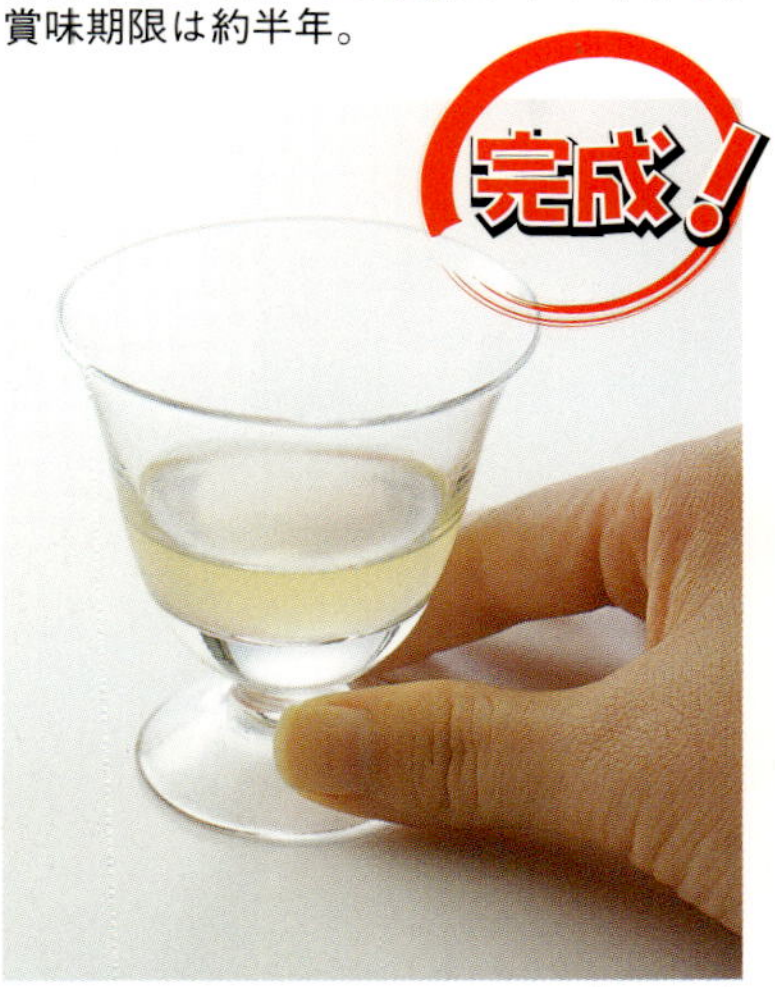


でき上がり。1日おちょこ１杯（約30cc）飲むとよい。

## はちみつしょうが酒 Q&A

**Q 練りしょうがを使ってもいいの？**

**A** しょうがは切って2〜3時間もすると成分が変わってきます。そのため、練りしょうがでは有効成分があまり期待できません。しょうがはできるだけ新鮮なうちにアルコールに漬け込み、空気がふれないようにするのがいちばんです。

**Q 焼酎の種類は何でもいいの？**

**A** 芋、麦など何でも大丈夫です。ウイスキーやブランデーでもOK。ただし日本酒はアルコール度数が低いので長期保存に向きません。35度以上のものを使いましょう。

column 5

# カリフラワー

## 動物実験で発がんが完全に抑えられた

食べ物に含まれる物質などでがんを抑えることを、がんの化学予防といいます。最近、注目されている化学予防物質が、アブラナ科の野菜に含まれているイオウ化合物です。とくにカリフラワーに含まれるMMTS（メチルメタンチオスルホネート）というイオウ化合物は、がんを引き起こす突然変異を強力に抑える成分で、変異した細胞をもとの正常な細胞に戻す超免疫力ももっています。

岐阜大学大学院医学研究科教授の森秀樹先生らは、次に示すようにラットを4つのグループに分け、そのうちの2グループにカリフラワーから抽出したMMTSと発がん剤を与える実験を行いました。発がん剤としては大腸がんを引き起こすものを使い、これを皮下注射しました。

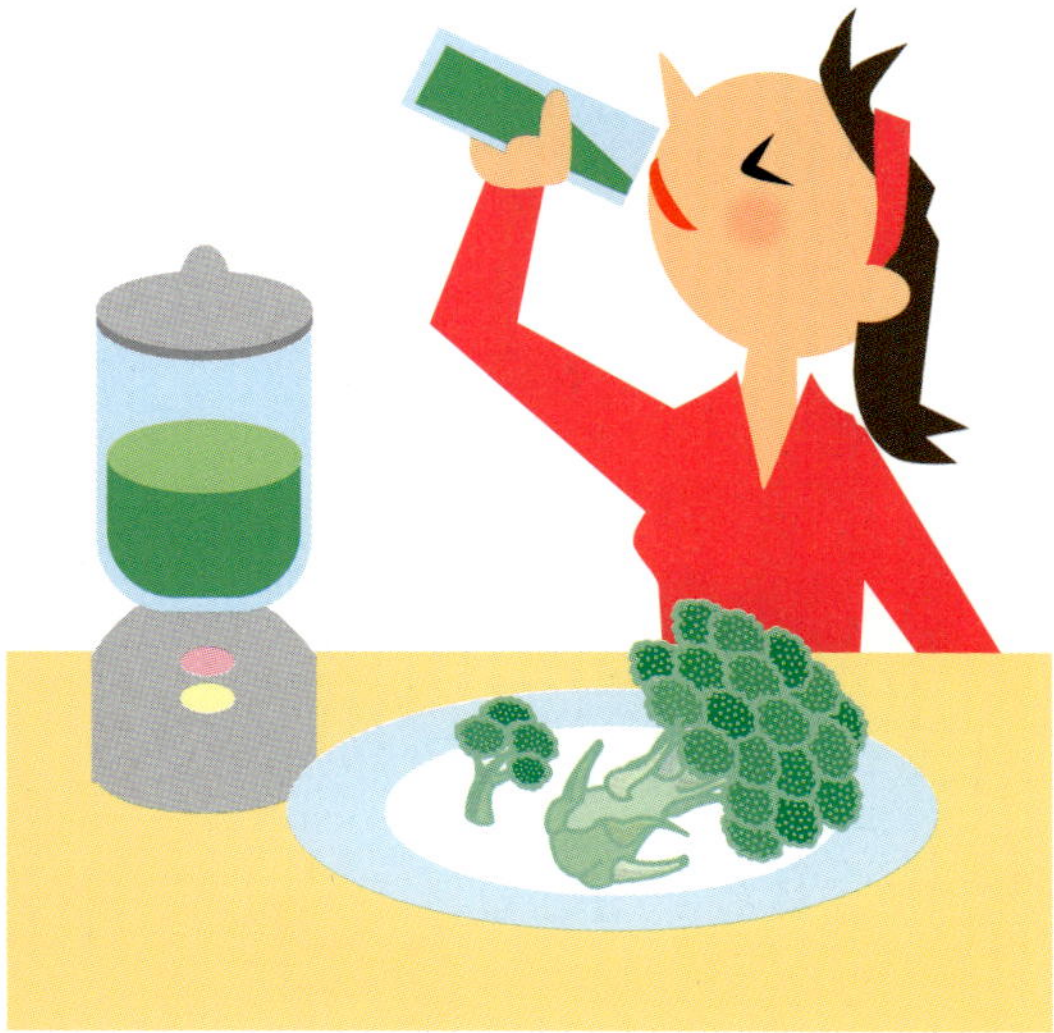

Ａ群＝発がん剤＋ふつうのエサ

Ｂ群＝発がん剤＋ＭＭＴＳを20ppm濃度混ぜたエサ

Ｃ群＝発がん剤＋ＭＭＴＳを100ppm濃度混ぜたエサ

Ｄ群＝ふつうのエサのみ

この実験で非常に興味深い結果が出ました。ふつうのエサを食べたＡ群の発がん率が43%、MMTSを20ppm濃度混ぜたＢ群は25%だったのに対し、MMTSを100ppm濃度混ぜたＣ群では１匹もがんができず、発がんが完全に抑えられたのです。

## カリフラワーをミキサーにかけジュースにして飲むのが効果的

この実験後にラットの大腸粘膜を調べてみました。

Ａ群では増殖細胞が13.6%でしたが、Ｂ群は4.5%、Ｃ群は3.4%、Ｄ群は2.5%でした。MMTSを与えると、発がん剤を投与しないＤ群と差がないほど細胞増殖が著しく抑えられることがわかったのです。

また、MMTSは肝臓がんの発生を抑えることも明らかになり、現在、肺がんなどほかの臓器についても実験が進められています。

MMTSはこまかく刻んだり、水といっしょにすりつぶすことで初めてできる物質です。ゆでて食べるだけではMMTSの力を十分に引き出すことはでいません。おすすめはミキサーにかけてジュースにする方法です。１日100gを目安にするとよいでしょう。時間をおくと成分が変化するので、作りたてを飲むようにしてください。

# PART 6

# 免疫力を動作で高める

免疫力を高めるには
適度な運動がたいせつです。
しかし、つづかなければ意味がありません。
ここでは、簡単な動作で免疫力を高める方法を
紹介します。だれでも無理なく実践できる動作で
免疫力をアップすることができます。
また、身近な素材で体をあたためる
湿布のやり方も紹介しています。

# 小腸もみ

## 水分でぶよぶよしたお腹に注意！

便秘をする体は、体に毒をため込みやすくなってしまっています。しかもその毒素は血液によって全身に運ばれるため、肩こりや腰痛、吹き出物など、全身のさまざまな場所に不快な症状があらわれやすく、また冷えや疲れやすさなど、体の抵抗力を弱めるもとに。

便秘をしている人の腸は、お腹をさわってみると健康な人よりも冷えており、部分的にかたいしこりがあることも。便秘の大きな原因として食事バランスの偏りが考えられますが、特にお腹が水分でぶよぶよしている人は、血液やリンパの代謝がうまくできず、水分が腸にたまっている状態です。

血液やリンパには、病気のもとになるウイルスなどの、体内にとっての異物を排除する免疫機能がありますが、このような便秘の状態ではそれがうまく働かず、さまざまな疾患を引き起こしやすくなります。

また、腸は精神的なストレスの影響をとても受けやすい場所です。

緊張したり、疲れがたまったりすると、便秘や下痢などのようにダイレクトに変化があらわれます。

規則的なお通じがない場合、ストレスにより自律神経のバランスをくずしている可能性があります。これも免疫力を低下させる一因となってしまいます。

## 体内の循環や自律神経を整え、免疫力アップ

こうした状態を改善し、免疫力を高めるよい方法が、おへそのまわりを円を描くようにマッサージする「小腸もみ」です。

血行が滞り、冷えてかたくなった腸を上から直接押し、ほぐすことによって、老廃物の排出をスムーズにし、血液やリンパの流れもよくするのです。

また、東洋医学でいうツボも刺激し、より効率的に血液循環を促します。

最近体の調子が悪いな、と感じたら、気持ちを落ち着けて大きく呼吸をしながら、小腸もみを行ってみましょう。体がリラックスし、ストレスによって乱れた全身の機能をリセットしてくれます。

効果が出るまでには個人差がありますが、腸の働きの改善が早い人では、始めて2～3回で効果を感じることもあるようです。

毎日つづけることで、体の調子がよくなり、痛みや不調に負けない免疫力をつけることができます。

小腸もみは、場所を選ばず、お金もかからず、ひとりで簡単にできる、とても簡単な健康法です。

免疫力を高めて、いつまでも若々しい体を保ちたいと思う人は、ぜひ試してみてください。

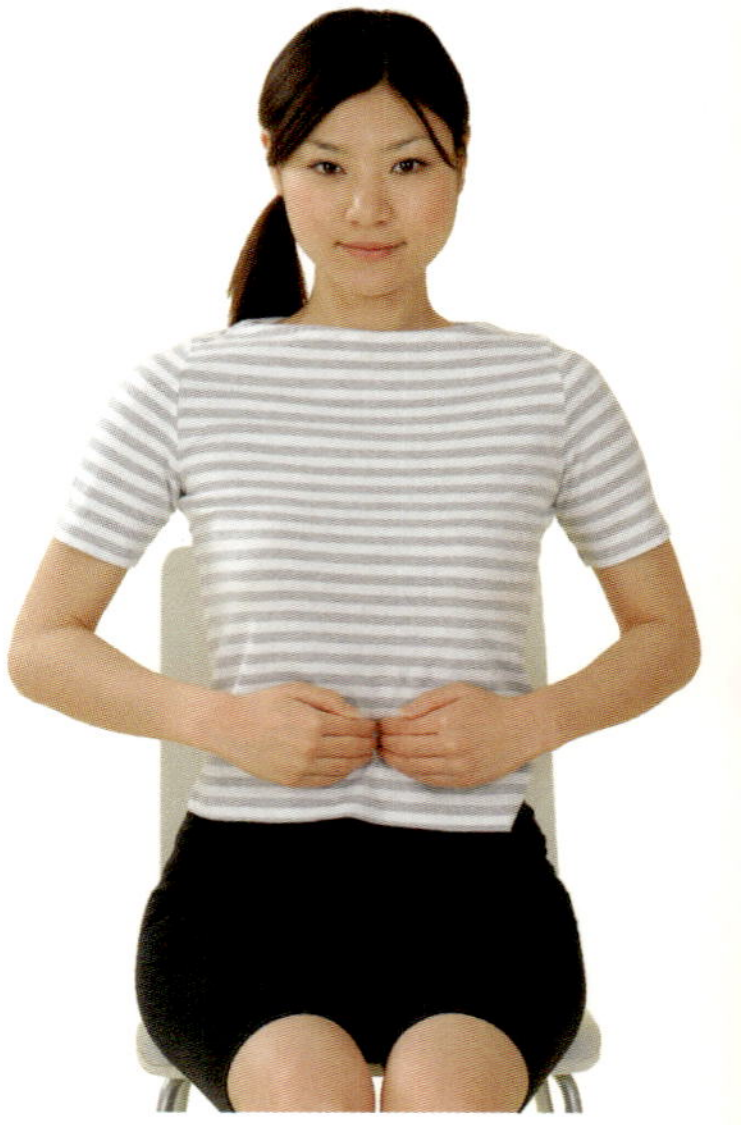

# 小腸もみのやり方

Point! ●お風呂の中や寝る前に 4 周行う

イスにすわっても立ったままでもできるが、あおむけになり膝を立て、リラックスして行うのがベスト。腰の下にクッションなどを敷いてお腹を出すようにする。

小腸もみのポイントは、おへそを中心に、指 3 本分の長さを半径とした円の円周上にある6点。おへその真上から始め、時計回りにもむ。かたくなっている場所は重点的に！

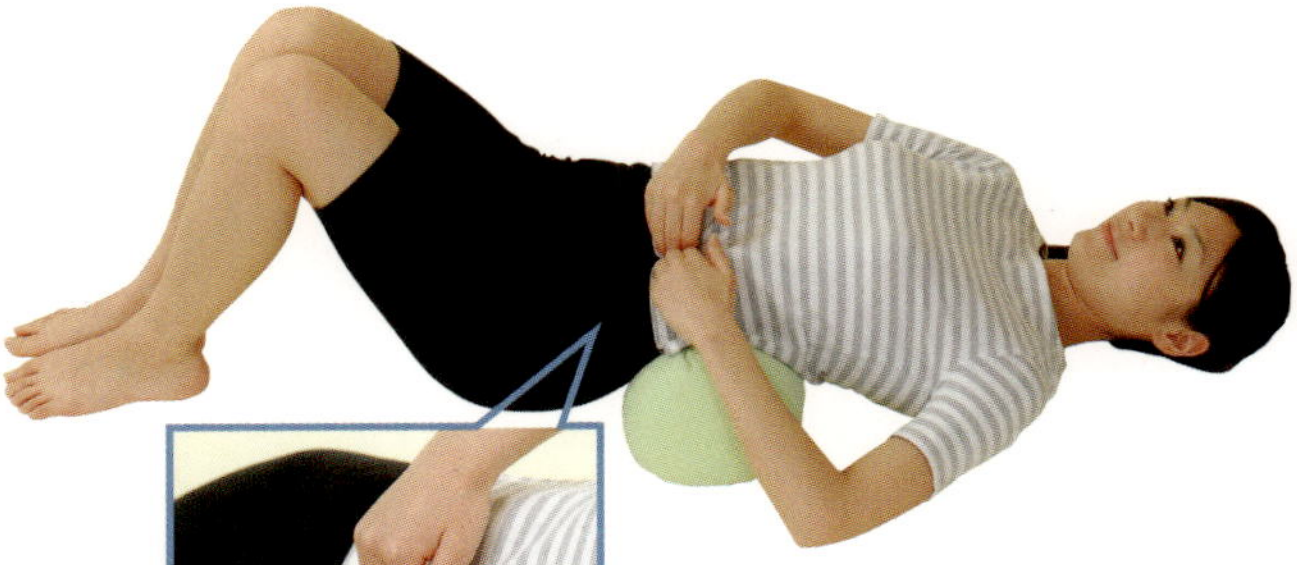

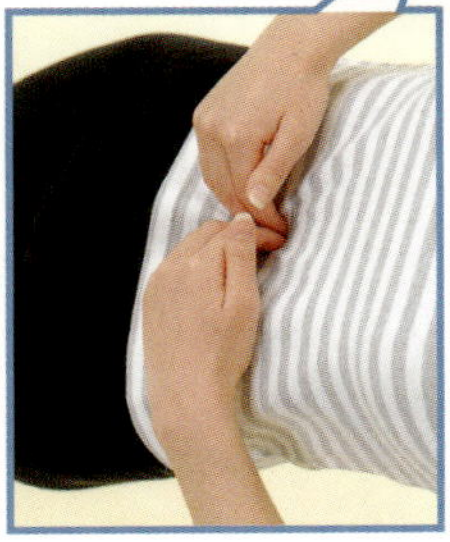

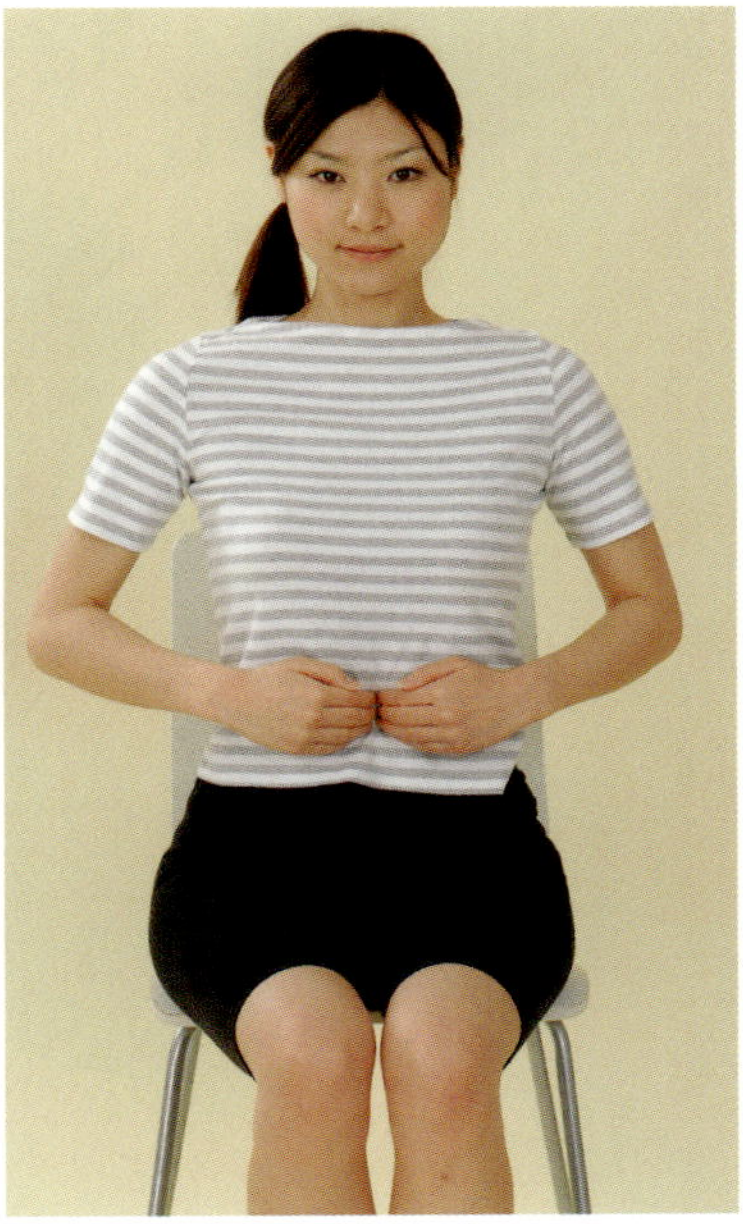

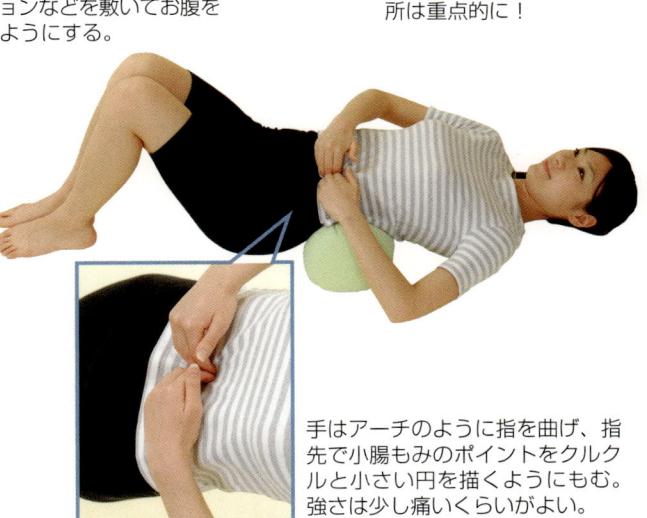

手はアーチのように指を曲げ、指先で小腸もみのポイントをクルクルと小さい円を描くようにもむ。強さは少し痛いくらいがよい。

## 小腸もみのあとはこんな食べ物が◎

**水** ▶ 飲み物は水が基本。加熱していない水道水でもOKだが、置き水をしてカルキを飛ばすとなおよい。緑茶や紅茶、コーヒーは体を冷やすのでNG。リラックスしたいときはハーブティーが◎

**生野菜** ▶ 生野菜には新陳代謝や免疫力を高めるビタミン、ミネラル、酵素などが豊富。ボリュームがあるので食べすぎ防止にもよい。

**食物繊維** ▶ 善玉菌をふやし、便通を促す作用がある。豆類、玄米、雑穀類に多い不溶性食物繊維と、海藻類やりんごのペクチンに多い水溶性食物繊維をバランスよくとり、肉などの動物性タンパク質を減らす。

## この動作を＋《プラス》

小腸もみを始める前に、腸の働きをアップする動作をすると効果アップ。足のつけ根からおへその方向へ、両手の小指のわきを使ってグッと押し上げる。これを10回。

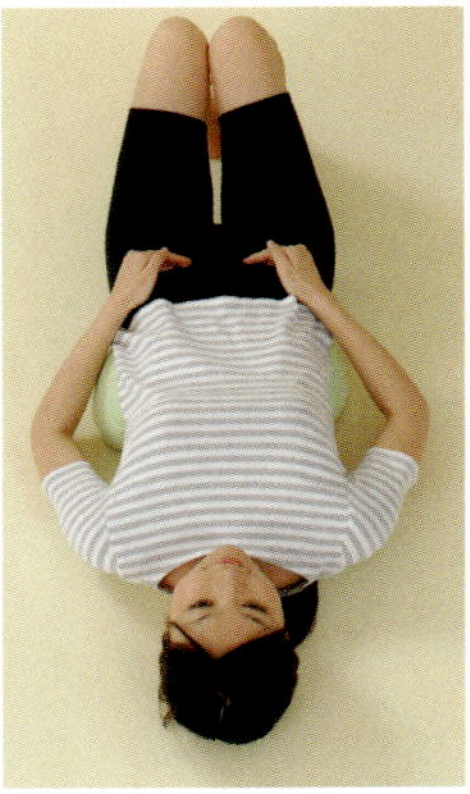

# 唾《だ》液《えき》出しマッサージ

## 口内へのばい菌の侵入を防ぐ唾液

いま、口の渇きを訴える「ドライマウス」の人がたいへんふえています。原因は老化やストレス、生活習慣などさまざまですが、なかには知らず知らずのうちに口がいつも半開きになっているという人も多く、そういった場合は自分の口が渇いていることにも気づかないことが多いようです。

「口が渇くくらい、大したことはない」と思う人もいるかもしれませんが、じつは唾液は体内の免疫にとって大きな役割を果たしています。

免疫とはそもそも、ウイルスや病原菌などの、体に害をもたらす異物から体を守ることを指します。たとえば、ホコリを吸ったらくしゃみや鼻水が出るのも免疫が働いている証拠。体にとって異物であるホコリを体内に入れないようにするため、鼻やのどの粘膜が反応して外に追い出している結果がくしゃみや鼻水なのです。唾液も同じで、口を通して体内にウイルスや病原菌が入らないよう、洗い流す役割をもっています。その唾液が少なくなるということは、免疫力のダウン、つまり病気になりやすい体になってしまうということがいえるのです。

## 唾液は外からの刺激でふやせる

加齢とともに唾液量が自然に低下するのはしかたのないことですが、唾液はじつは「外からの刺激」によって、年齢に関わりなく分泌量をふやすことができます。

そこで、唾液が出にくくなって口が渇いているという人は、外からの刺激を物理的に与えることで、唾液を出してあげればいいのです。その効果的な方法が、「唾液出しマッサージ」です。

口の中には、左右両側に「耳下腺」「顎下腺」「舌下腺」の大きな3つの唾液腺と、口の中の粘膜のあちこちに分布する「小唾液腺」があります。一般に、口の中を流れる唾液量は成人で1分あたり0.5～0.7mℓですが、刺激を与えると増加します。

この3大唾液腺は唾液の質が異なります。耳下腺からはサラサラした唾液、舌下腺からはねばねばした唾液、顎下腺から出る唾液はその中間くらいです。

マッサージは基本的には年齢や体質にかかわらず、だれがやっても問題ありません。特に高齢者の方はこうした物理的な刺激を定期的に与えてあげるのが効果的です。

もちろん、マッサージ以外でもふだんの生活で唾液を十分に出す工夫も必要です。たとえばレモンや梅干しといった酸味のある食べ物や飲み物をとることや、ゆっくりよくかんで食べるといったことも大切です。生活習慣の見直しで。唾液を十分に出し、免疫力を保ちましょう。

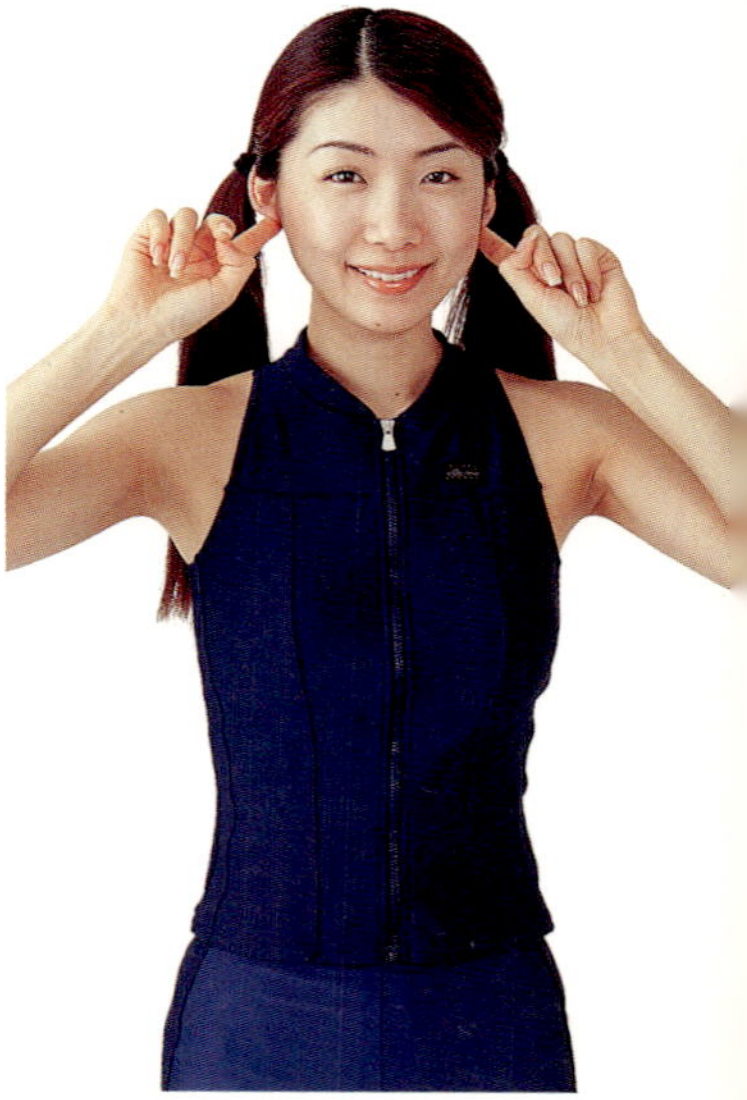

# 唾液出しマッサージのやり方

Point! ●1日1回、寝る前や起床時に行うと効果的

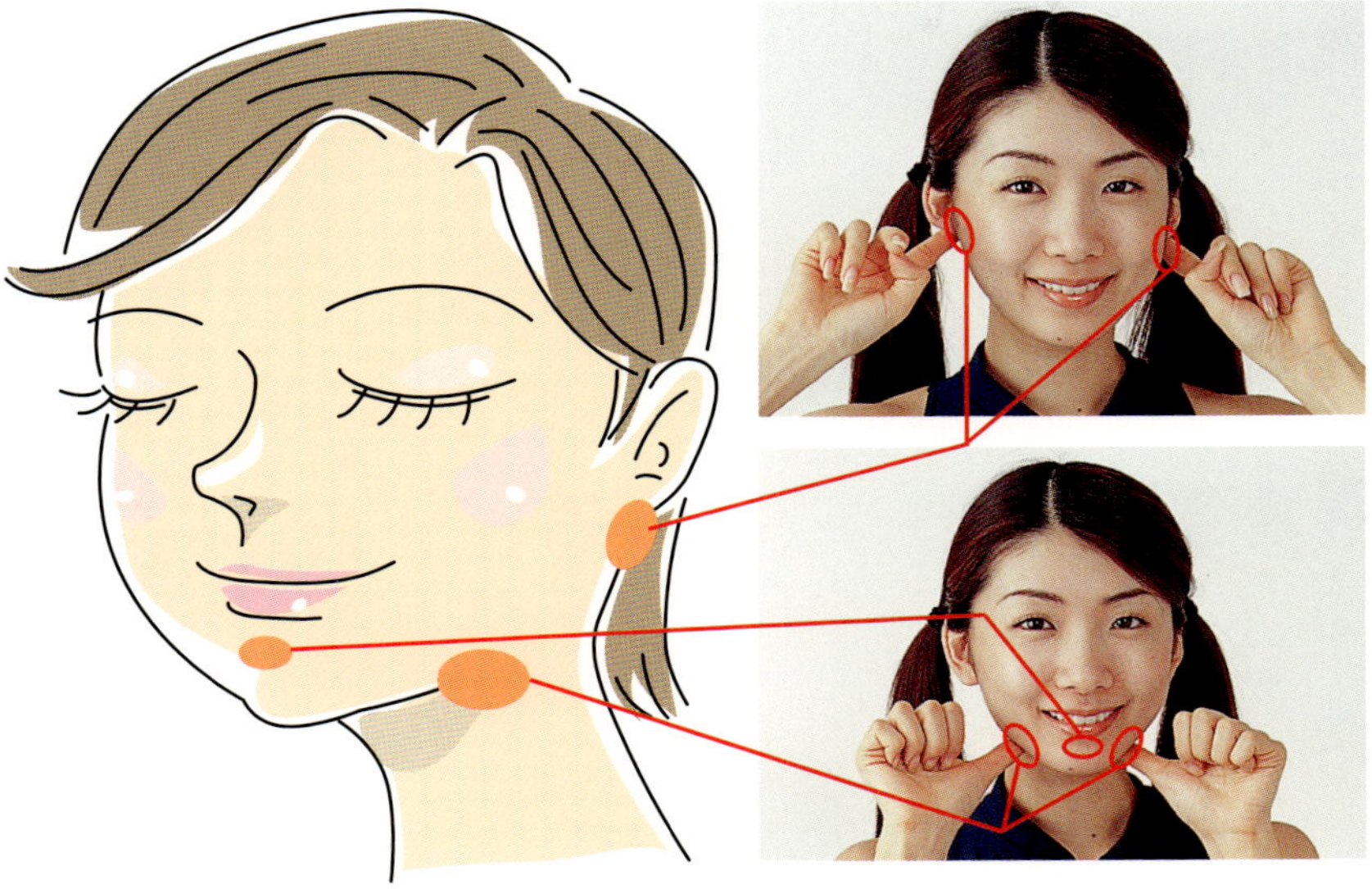

**耳下腺**

耳たぶのすぐ下にある。人さし指でぐるぐる回すように1分押す。中指も使うとさらによい。

**顎下腺**

顎の骨のとがった部分から3cmほど内側にある。親指でぐいぐい1分押す。

**舌下腺**

舌のつけ根の真下あたりにある。親指でぐいぐい1分押す。

## 唾液力を高める生活のポイント

### 1 部屋の湿度を高くする

乾燥した部屋で呼吸をすると、鼻や口の粘膜が乾くため、口呼吸になりがちです。そうするとホコリや雑菌が入るもとになり、ドライマウスの原因にもなります。部屋の湿度に注意して、乾いているようなら加湿器などで高める工夫をしましょう。逆に、十分に湿度があるのに口が異常に渇くようなら、体のどこかに不調をきたしている危険信号かもしれません。

### 2 軽い運動をする

唾液腺は自律神経の支配を受けているので、適度な運動をすることで、自律神経のバランスが整い、唾液力がアップします。少し速歩きの散歩やリズミカルな呼吸、リズムに乗って軽く体を動かすこと、ストレッチやヨガなどがおすすめです。

### 3 よくおしゃべりをする

家族や友達と楽しくおしゃべりしただけで、唾液量は安静時の約10倍にふえるといわれています。お金をかけずに楽しく、またたくさん笑うことで心も安定するので何よりの健康法。歌が好きな人は、気の合う人とカラオケに行くのもよいでしょう。

# 爪もみ

## 免疫に関係する白血球の数がアップ

爪の生えぎわを軽くもむようにすると、ツボ押しと同じような少し心地よい感じが得られます。実際、爪の周囲を押す健康法は爪もみ療法という名称で、雑誌や書籍、テレビなどさまざまな機会で紹介されているので、知っている人もいるのではないでしょうか。

　爪の生えぎわを刺激すると、さまざまな健康効果が得られます。その筆頭が「免疫力アップ」。私たちの体には、病気にならない、病気を悪化させないようにするためのしくみがあります。これが免疫です。免疫力が弱くなるとすぐにかぜをひいたり、長引いたりします。免疫の主役は血液中の白血球、なかでもリンパ球なのですが、爪もみを行うと、白血球がふえたという例もあります。

　免疫力が高まると、体調不良や自律神経失調症といった症状が改善します。

　冷えや肩こり、頭痛、不眠といった不快な症状の解消につながり、体調がよくなってきます。

「爪の生えぎわの両角を反対側の親指と人さし指ではさんでよく押しもむ」というたいへん簡単な方法ですが、効果的に行うには、ゆっくりと左右両方の指をもみほぐすことが大切です。

　ただし、薬指は興奮や緊張をつかさどる交感神経に関連しているため、刺激は避けます。

## 血流改善や自律神経調整の効果も

「爪もみ」には免疫力のほかにも、血流改善や自律神経調整の効果が期待できます。

　血流の改善については次のようなことがいえます。指先は心臓からみると体の末端にあたり、毛細血管が密集している部位です。先に行けば行くほど血管は細くなり、それだけ血液の流れは悪くなりがちです。指先が冷たい人は、血行が悪く、その結果としてさまざまな不快な症状が出ていることが多いのです。そこで、爪の生えぎわを刺激することで毛細血管を流れる血流を促すことができ、血流改善に効果的というわけです。

　自律神経の調整については、爪の生えぎわには神経線維が密集していて、ここを刺激するとその刺激はすぐに自律神経の末端に伝わります。これは東洋医学でいうツボの概念とも共通するのですが、爪もみにより特定の臓器の働きを刺激することができるのです。これは、その臓器を調整している自律神経に働きかけるのと同じことになります。左の写真にあるとおり、それぞれの指には関連する臓器があります。

　この結果、副交感神経が活性化され、血流がよくなり、リンパ球の働きが上がることで、さまざまな症状を改善に導くのです。

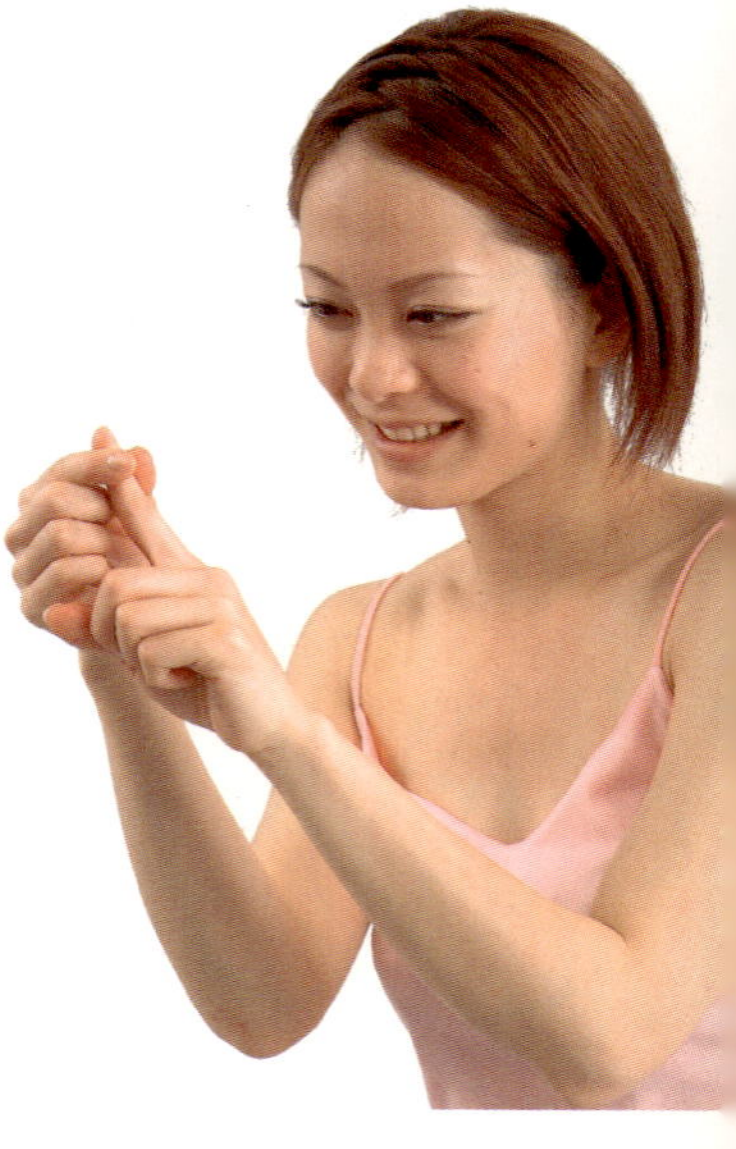

# 爪もみのやり方

Point! ●1日2回好きなときに、１カ所10秒ずつもむ

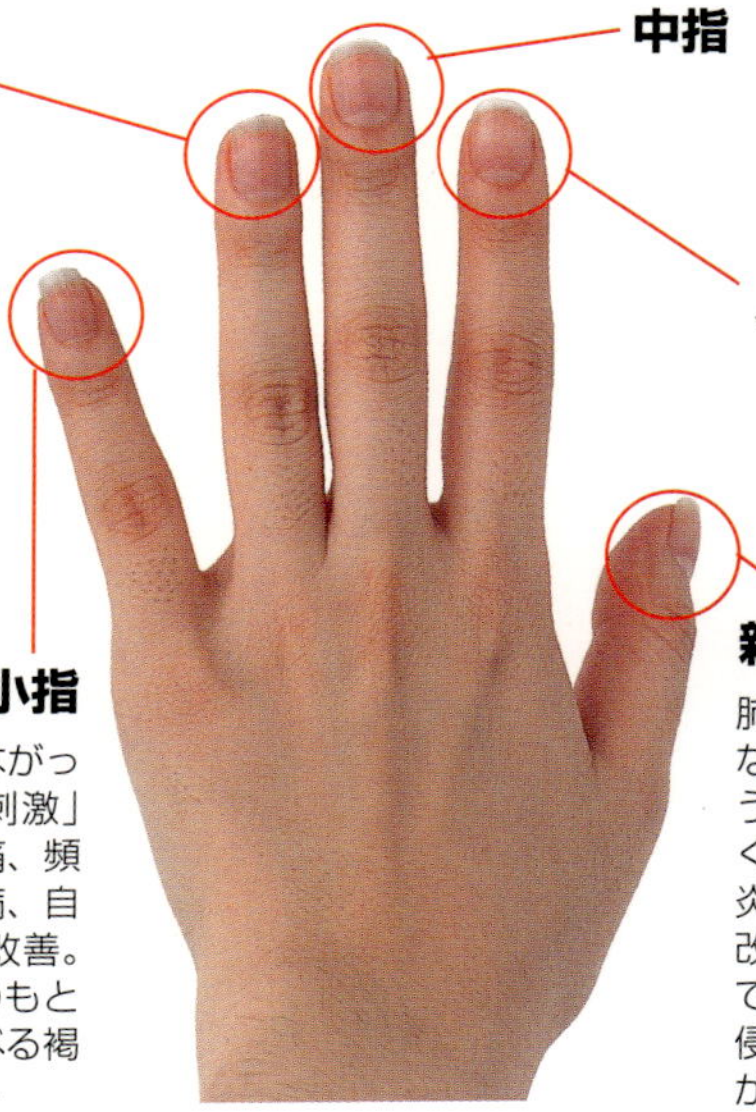

**薬指**

自律神経と直接つながり、交感神経と副交感神経のバランスや、体内の水分のバランスを調整。「強い刺激」で発汗を促進したり、ストレスによる便秘をやわらげたりする

**中指**

肝臓とつながっている。「ふつうの刺激」でめまい、耳鳴り、難聴などが改善。「強い刺激」でアルコールや体内で発生するアンモニアなどの毒素を分解するクッパー細胞が活性化

**人さし指**

胃や腸などの消化器とつながっている。「ふつうの刺激」で胃痛や便秘、潰瘍などが改善。「強い刺激」で小腸の免疫細胞（パイエル板）が活性化

**小指**

心臓や腎臓などとつながっている。「ふつうの刺激」で動悸、肩こり、腰痛、頻尿、不眠、うつ、肥満、自律神経失調症などを改善。「強い刺激」で肥満のもととなる脂肪細胞を食べる褐色細胞などを活性化

**親指**

肺などの呼吸器とつながっている。「ふつうの刺激」でぜんそく、アトピー性皮膚炎、リウマチなどが改善。「強めの刺激」でウイルスの肺への侵入を防ぐ免疫細胞が活性化

## ふつうの刺激

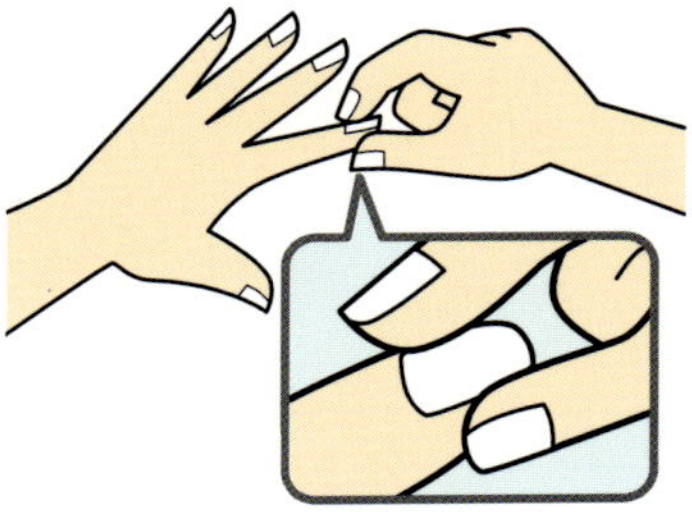

爪の生えぎわ部分を、もう一方の手の人さし指と親指ではさみ、10秒間刺激する。強さの目安は、洗濯バサミで軽くはさんだような、気持ちよい痛さがある程度。

## 強めの刺激

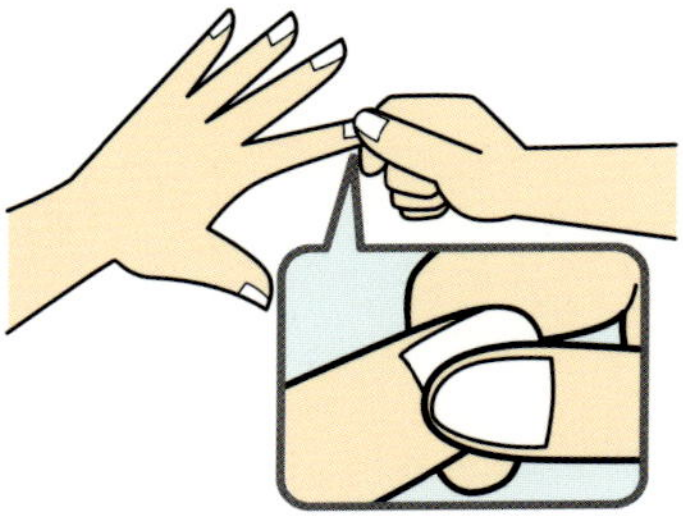

爪の生えぎわ部分を、もう一方の手の親指で上からギュッと押す。目安はあとに痛みが残らない程度の強さで10〜20秒。

## プラス効果のあるやり方

### ③ 指回しをプラス

指の根元からくるくると回しながら、少し強めに爪をもむ。交感神経への刺激が高まり、アレルギーやうつなどにも効果がある。

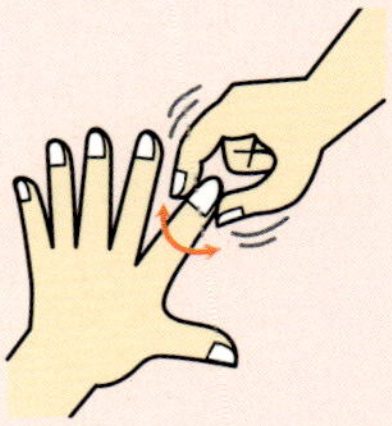

### ② 足の爪もみ

冷え症の人におすすめなのが足の爪もみ。ぽかぽかと足があたたまって快眠効果も。入浴中に行うのも効果的。

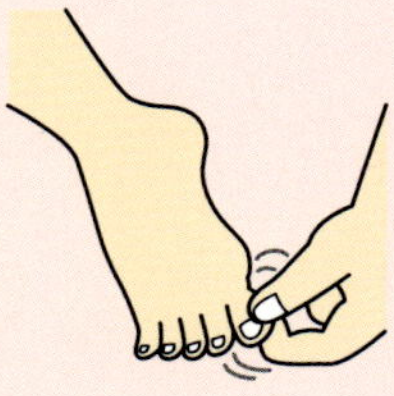

### ① 腹式呼吸をプラス

お腹をふくらませながら、鼻から息を吸い口から息を吐く間に、「ふつうの刺激」を行うと、リラックス効果で免疫力アップ。

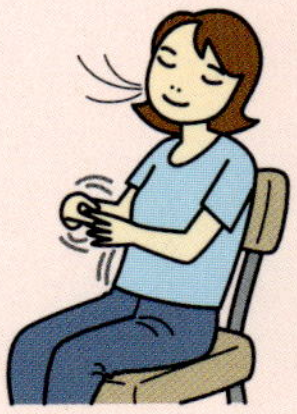

# 指のまたしごき

## 気の流れをよくして免疫力アップ

手の指は「第2の脳」とも呼ばれ、血管や内臓の働きをつかさどる自律神経と深いかかわりがあります。そのため、手の指を刺激することは自律神経のバランスを整えるのに効果的とされています。

　自律神経の働きが安定していると、血液やリンパといった体液の循環がスムーズになり、栄養が体のすみずみまでいきわたるとともに、老廃物をすみやかに排出する機能が高まります。これによって、ウイルスや病原菌といった体にとってよくないものを排除するという免疫システムが整うのです。

「指のまたしごき」は簡単に免疫力を高める方法のひとつです。副交感神経の働きをよくすると、血液がスムーズに流れ、白血球の中にある免疫細胞が全身をくまなく巡るようになるので、免疫力をぐんと高めることができるのです。

「指のまたしごき」の特徴は、東洋医学でいう「気」の流れに関係することです。

「気」は、経絡といわれる全身にはりめぐらされた通り道を通って、体の各臓器に送られる、いわば「生命エネルギー」の一種。手の指にはいろいろな臓器と関係した経絡が通っています。指のまたしごきで指が開くようにすれば、経絡の流れが再びよくなり、気の通り道ができるというわけです。気がスムーズに流れれば、免疫力は驚くほどアップするのです。

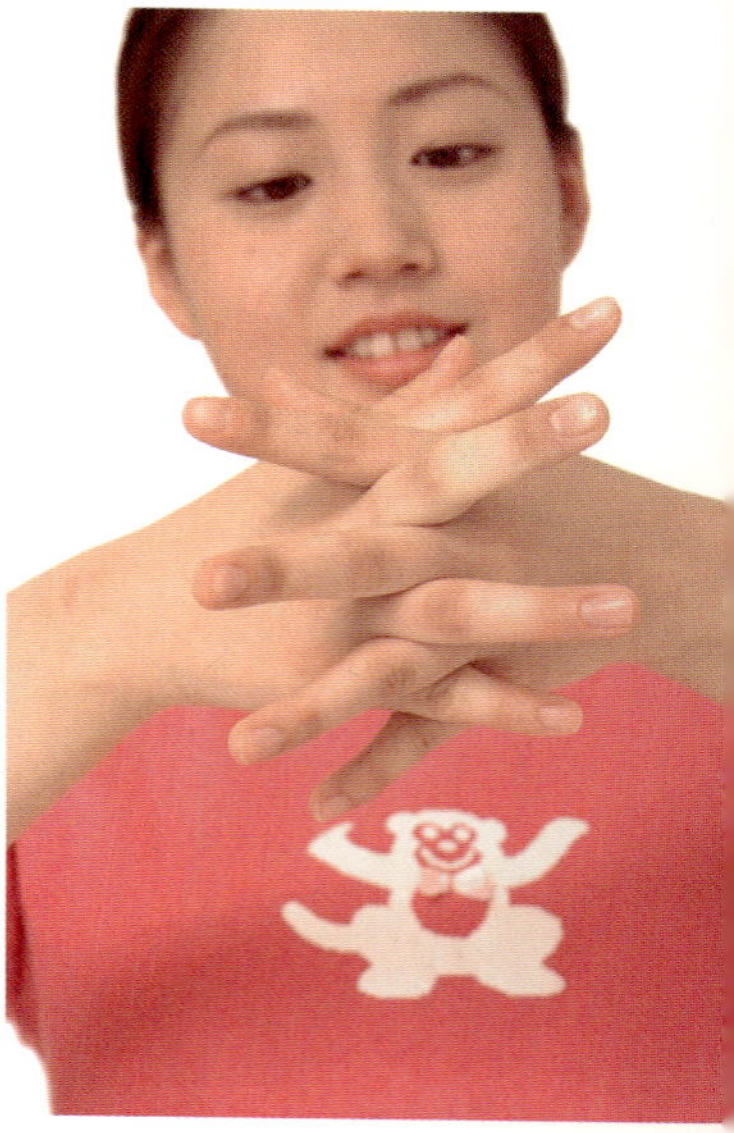

### 指のまたしごきのやり方

**Point!** ●20回を１セットとし、1日2セット行う

両手の指のまたどうしがピッタリつくようにする。
写真のように、指のまたどうしを必ずピッタリと合わせて、指のまたがすべて刺激されるようにするのが免疫力アップのコツ。

ここがポイント!

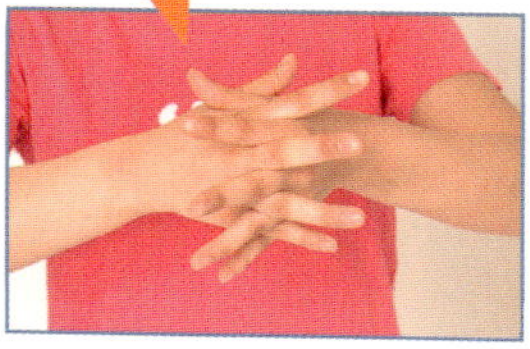

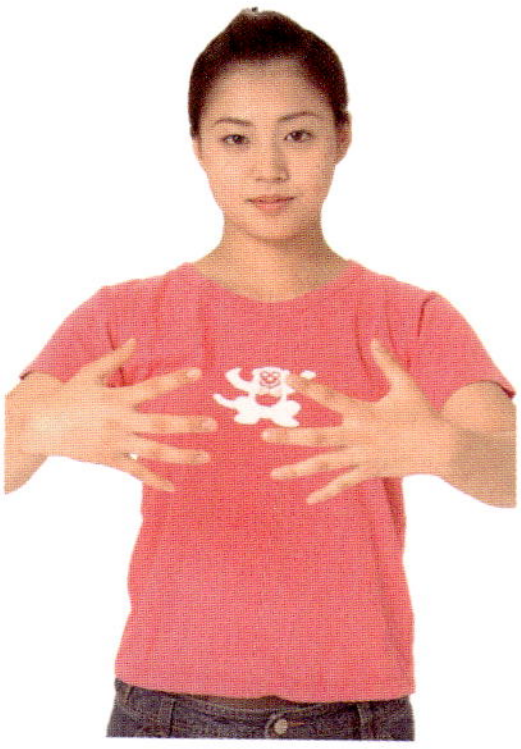

リラックスできる姿勢をとり、両手の指を開いて重ねるようにする。

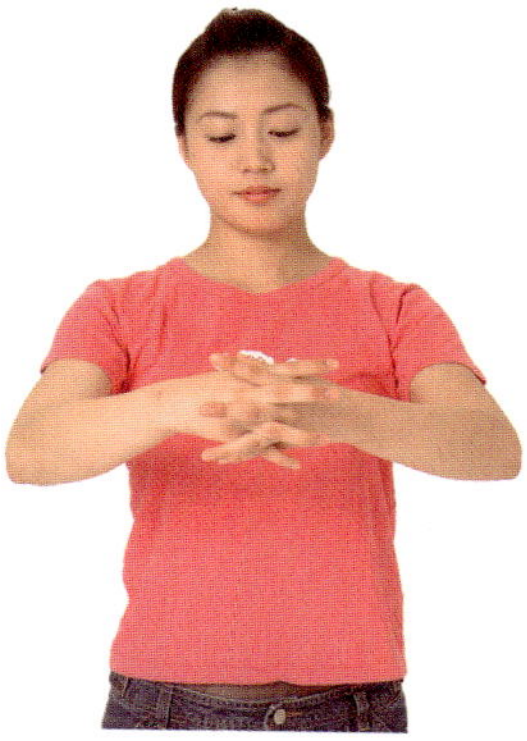

指のまたどうしを重ねたり、離したりを繰り返す。

# 鼻呼吸

## 口呼吸は病気のもと　鼻呼吸に切り替えを

　呼吸をするとき、ついつい口を開けて口で呼吸をしていませんか？　じつはこれが病気のもとになることがあります。

　口呼吸を続けていると、空気と一緒に細菌やウイルスなどの異物も吸い込んでしまいます。口の中に入った細菌やウイルスは、のどの奥にある扁桃腺を刺激します。扁桃腺はこれらの異物と戦う働きをもっていますが、すべてをやっつけることはできません。こうして扁桃腺に感染した細菌やウイルスは、白血球を通して体中に運ばれ、病気から身を守るために備わっている免疫力を落としてしまいます。その結果、さまざまな病気にかかりやすくなってしまうのです。

　白血病や悪性リンパ腫も口呼吸と関係が強く、免疫力の低下によって引き起こされます。

　また、口呼吸は花粉症やぜんそく、アトピー性皮膚炎、関節リウマチなどの免疫系の乱れによる病気の発症にも、大きく関係しています。

　低下した免疫力を回復させるためにもぜひ実践したいのが「鼻呼吸」です。鼻は本来の呼吸器官ですから、外から入ってくるホコリなどの異物を取り除く働きをもっています。ですから口呼吸の習慣をやめ、鼻呼吸に変えるだけで細菌やウイルスの感染を防ぐことができ、免疫力がアップします。

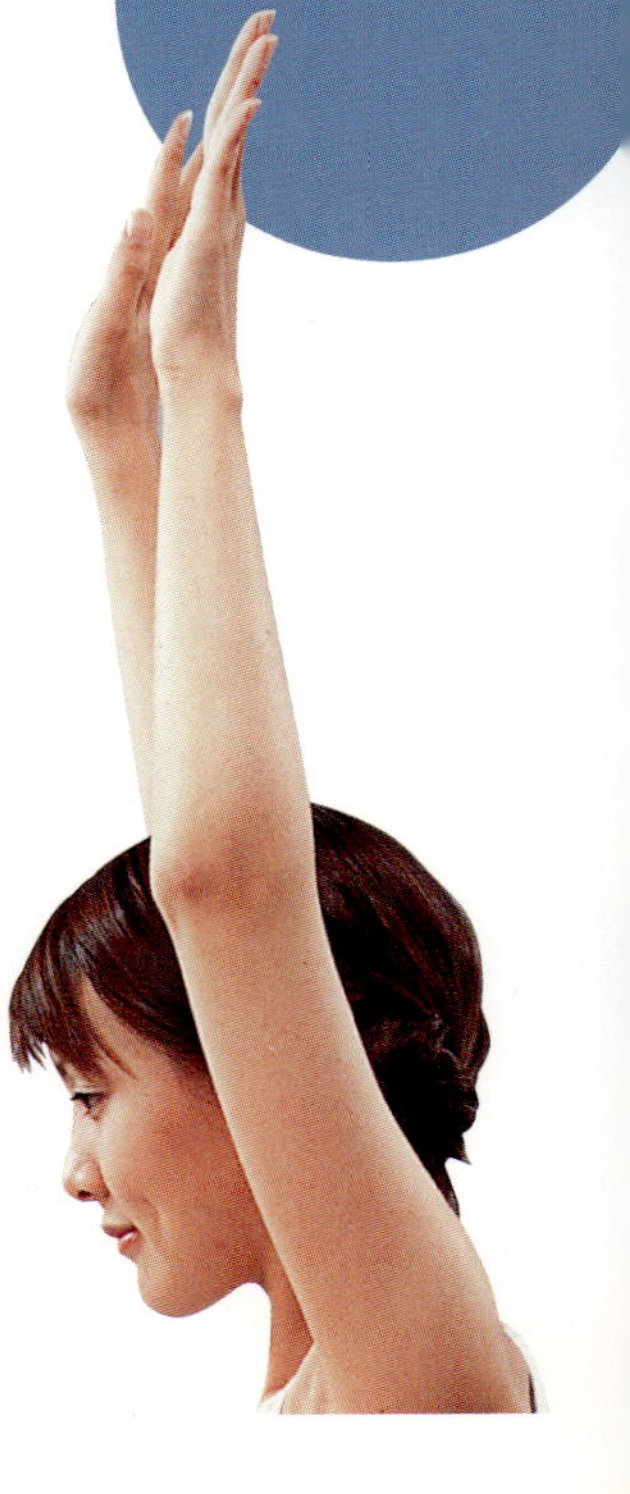

### 鼻呼吸のやり方

**Point!** ●1回約10秒を8回で1セットとし、1日1セット以上行う

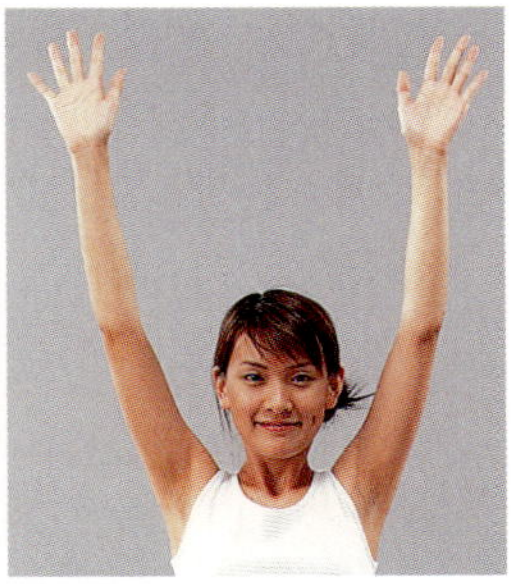

脚を肩幅よりやや広めに開いて立つ。両手をバンザイするように上げて、背すじと首筋を伸ばす。あごを引き口を閉じて、肛門を締める。

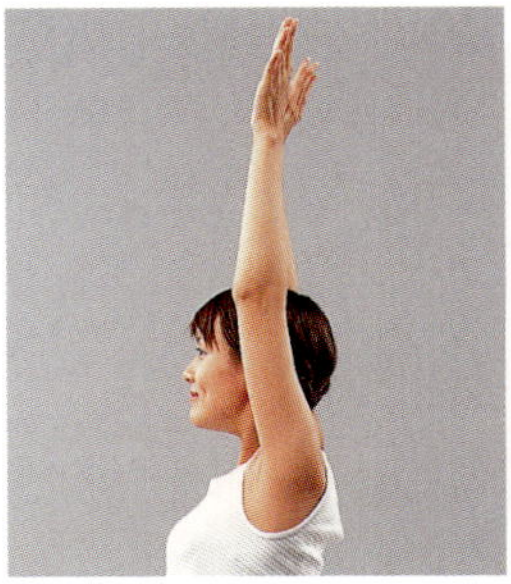

鼻から空気を吸う。このときお腹を凹ませ、横隔膜を引き上げるようにする。口は閉じたまま、上の歯と下の歯の間を少し開けておく。

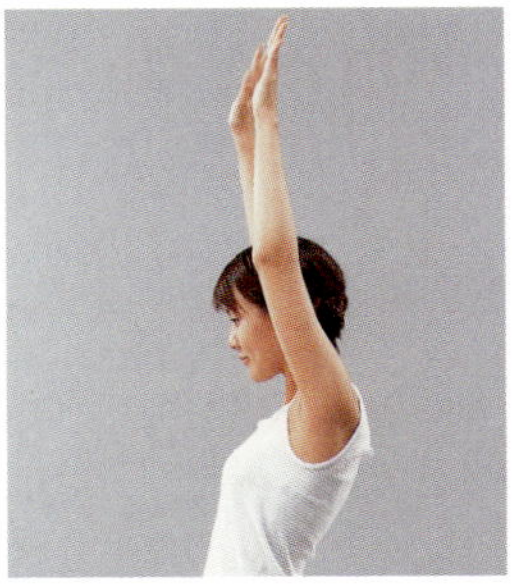

鼻から息を吐いて、お腹の力を抜き横隔膜を下げるようにする。このときも口は閉じたままで、歯は軽くかみ締める。これを8回繰り返す。

# 舌くちばし呼吸

## 口内環境が悪いと免疫力がダウン

ご存じのとおり、口内は体とダイレクトにつながっています。つまり口の中が汚れていると、食べ物といっしょに細菌が入ってきやすくなります。そのため、免疫力が弱まり、内臓機能の低下や血液がにごってドロドロになる、肌が荒れる、疲れやすくなるといった悪影響をもたらすと考えられています。

口内細菌をふやす温床となっているのは、「舌苔」。健康な舌はうるおいがあり、血液の色が透けて薄いピンク色をしています。ところが舌苔が付着すると黄白色や黒っぽくなることがあります。この舌苔を取り除くことは、体内環境を整えるうえで、必要不可欠というわけです。

そこでおすすめなのが、「舌くちばし呼吸」です。この呼吸法はヨガの考え方ではシータリー呼吸法と呼ばれ、舌を丸めてくちばし状にし、そのすき間から空気を吸い込んで行います。

シータリーとは、「冷やす」や「浄化する」といった意味。もともとは夏の暑さをやわらげるために生み出された呼吸法で、全身をクールダウンさせる効果があります。実際にこの呼吸法をしてみると、ふつうに呼吸するよりひんやりした空気が吸い込まれるのを感じるはずです。

## 呼吸法で唾液腺を刺激雑菌を洗い流す

では、なぜこの呼吸法が舌苔ケアに役立つのでしょうか。

舌くちばし呼吸では、口をすぼめることで耳の下にある耳下腺と顎下腺を動かします。さらに舌の筋肉も使われ、舌下腺の働きも活発に。つまり呼吸を繰り返すだけで3つの唾液腺をマッサージしているのと同じ効果が得られ、唾液の分泌をスムーズにできるのです。そして、豊富な唾液が舌苔を洗い流してくれるというわけです。

舌苔がなくなれば口内から体内に自然に入ってしまう細菌もなくなるわけですから、病気になりにくい体、つまり免疫力の高い体になるといえます。

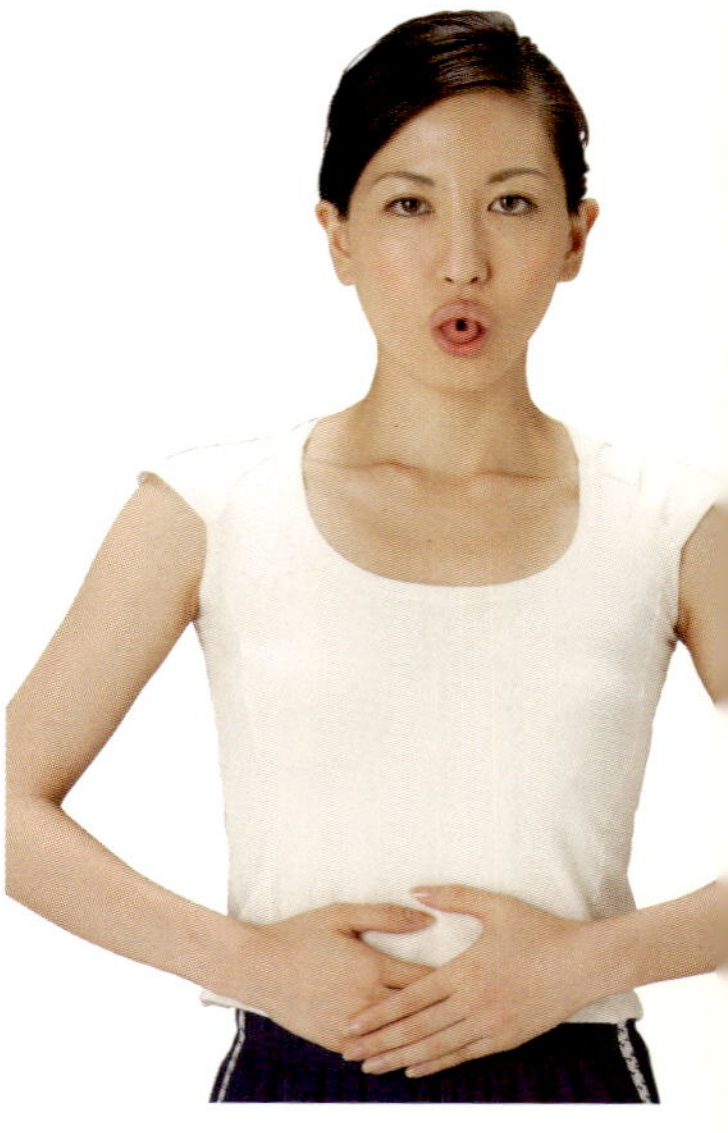

舌くちばし呼吸は、舌苔を無理やりこそげ落とすのとは違い、舌を傷つける心配がありません。手軽かつ安全に口内環境を整える方法だといえるでしょう。

この呼吸法を3日ほど続けると、雑菌の繁殖を抑えられ、口の中がべたつかなくなったり、口臭がなくなるなどの効果が実感できるようになるでしょう。舌苔がない清潔な口内から体内へ唾液が送られるようになれば免疫力が高まるだけでなく、唾液によってのどの乾燥も防止できるので、かぜ対策にも有効です。唾液は胃にも送り込まれるので、ダイエット効果も期待できるなど、たくさんのメリットが得られます。

# 舌くちばし呼吸のやり方

Point! ●10回を１セットとし、１日2セット行う

## 1 空気を吸う

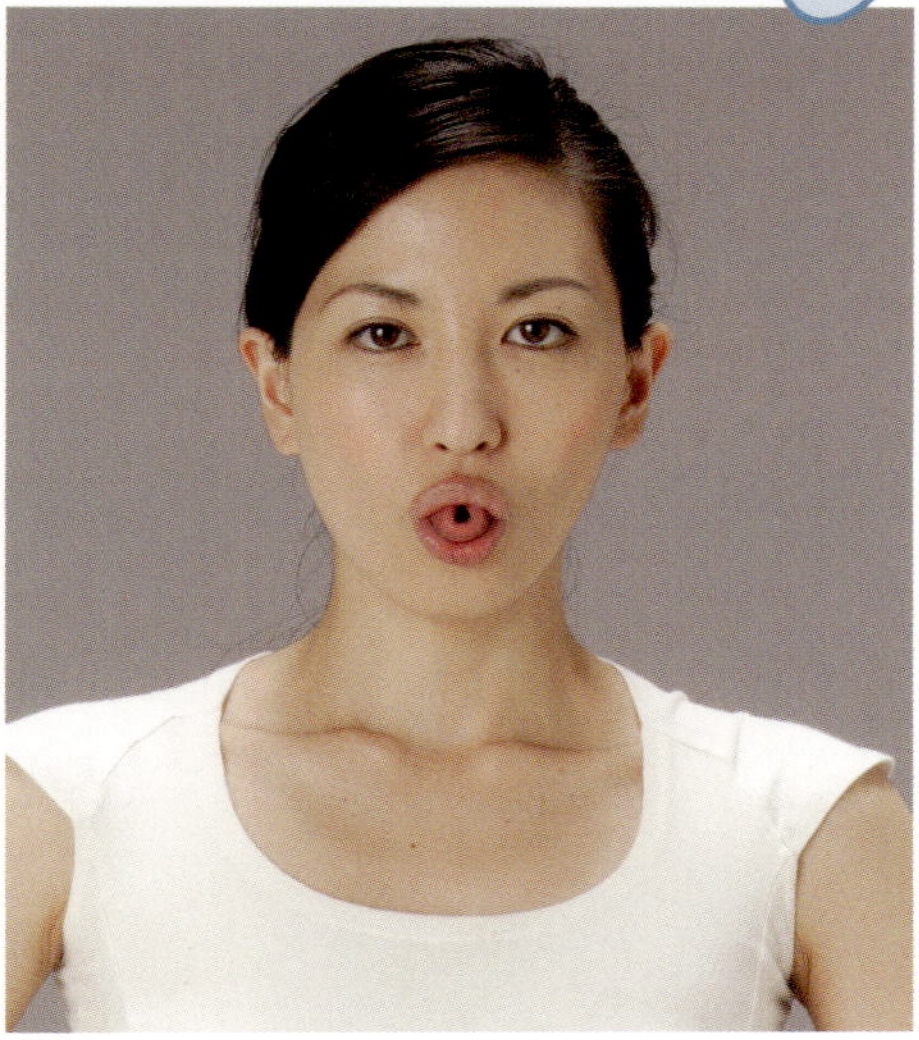

舌をできるだけ出し、くちばしのようなイメージで丸める。ズズズーと音を出しながら空気を吸う。

## 2 舌をしまう

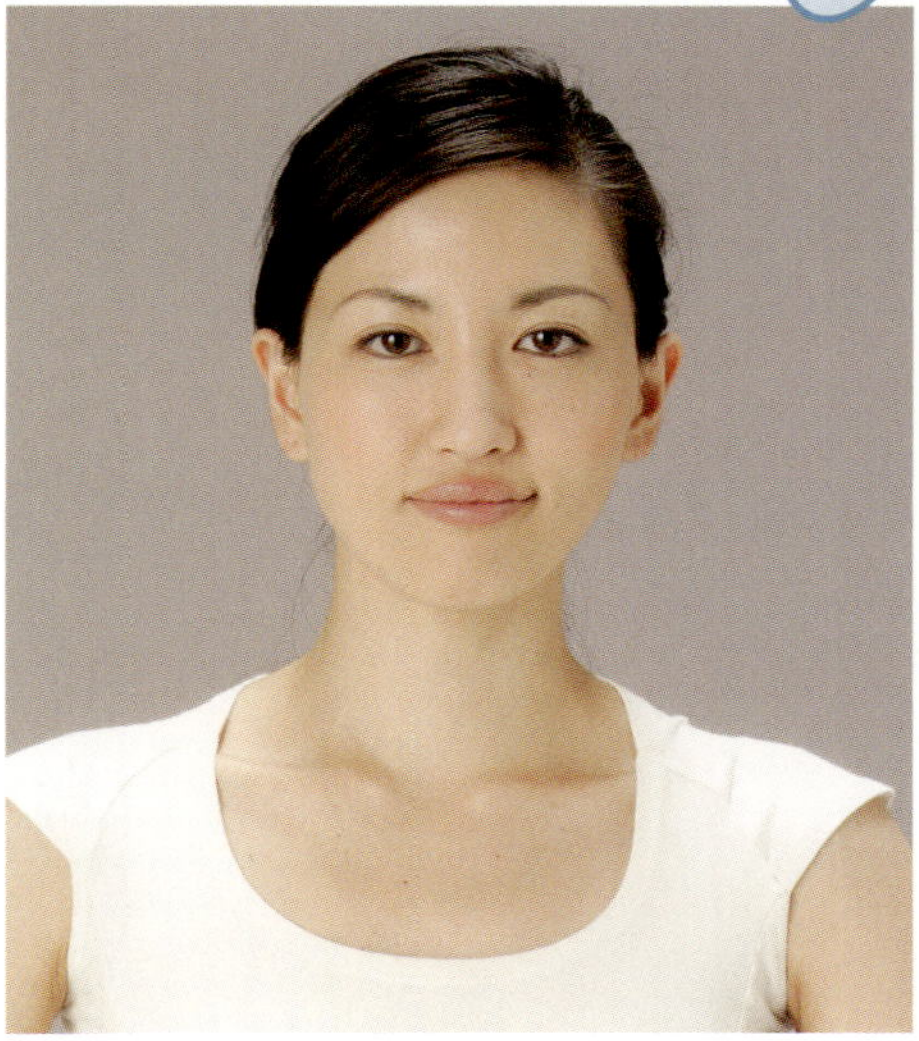

舌をそのまま口の中にしまう。しまいきったときには、舌の先を上の歯ぐきの裏につける。

## 3 鼻から息を吐く

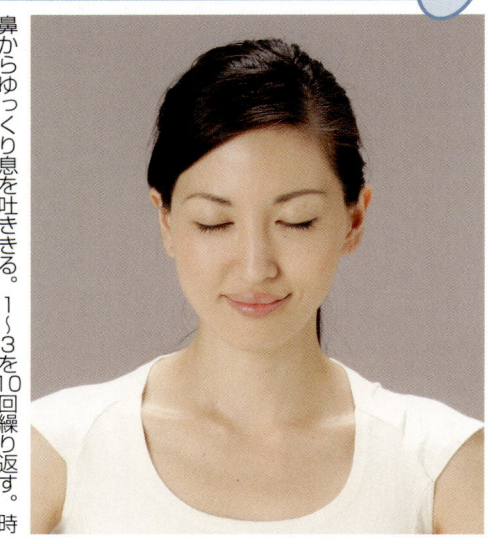

鼻からゆっくり息を吐ききる。1～3を10回繰り返す。時間は1～2分ほどで終わる。

## 舌くちばし呼吸はこれに効く！

- 免疫力アップ
- 血液サラサラ
- のどの乾燥を予防
- 味覚障害を改善
- 小顔効果

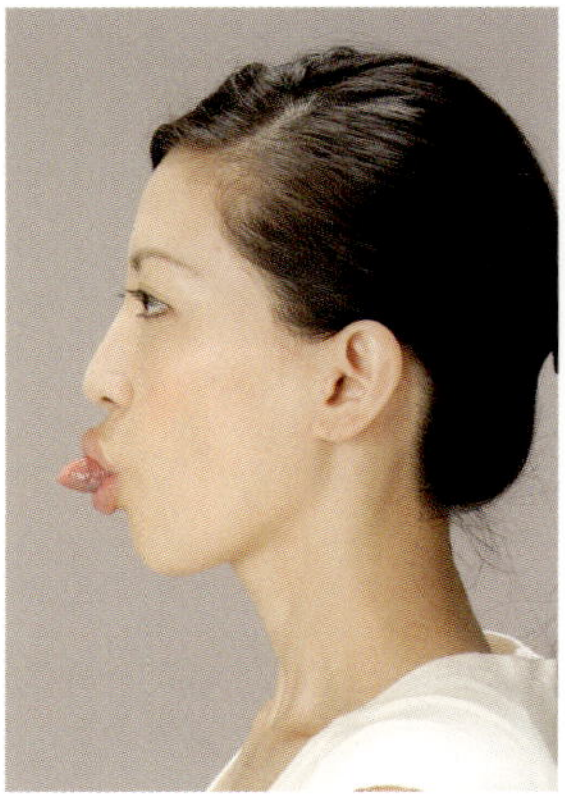

# 鼻呼吸エクササイズ

## 口呼吸を続けると細胞までダメージが

人は呼吸をする限り、雑菌やホコリを吸い込んでしまうことは避けられません。しかし、鼻で呼吸をしていれば、鼻毛や粘膜にある繊毛という細かい毛がそれらを阻止してくれるので、体内に過剰に取り入れられることはありません。鼻はエアコンのフィルターのような働きをしているのです。

ところが実際には、鼻ではなく口で呼吸している人が多くいます。口の中には鼻毛も繊毛もありませんから、ホコリも雑菌も体内に入り放題になってしまいます。

また、のどには扁桃腺という白血球をつくるリンパ組織があり、外からの雑菌などの異物を侵入させず、やっつける働きをもっているのですが、口から大量に異物が入り込むと扁桃腺にたまってしまい、やがて扁桃腺でつくられた白血球にのって体じゅうをめぐってしまうのです。やがては、細胞にまで菌をまき散らすことになりかねません。

こうなってしまうと、細胞はうまく機能することができなくなり、外からの異物と戦う力もなくなってしまいます。つまり、免疫力がダウンしてしまうのです。

## 鼻呼吸で新鮮な空気を取り込み免疫力アップ

口呼吸のデメリットはこれだけではありません。鼻の中には副鼻腔があり、適度な温度と湿度を保っています。冷たい空気を吸い込めば副鼻腔の中で体温と同じくらいにあたためて、湿気を含ませてから肺へ送ることができます。

しかし、口には空気をあたためたり湿らせたりする働きがありません。空気に十分なあたたかさと湿気がないと、肺の粘膜にうまくなじまないので、肺から毛細血管を通って、血液中に酸素がうまくいきわたりません。ということは細胞にも酸素がいきわたらないことになります。これが細胞の活力を低下させ、やはり免疫力のダウンにつながってしまうのです。これを解決するにはズバリ、口呼吸の習慣を改め、鼻呼吸をすることです。鼻呼吸は口を閉じ、鼻孔を広げる感じで鼻から空気を吸い、鼻から出すというのが正しい方法です。しかし、自分では鼻呼吸をしているつもりなのに、テレビを見ているときや眠っているときなどに自然と口があいていることがあります。たとえば、「冬以外でもくちびるがカサカサしている」「朝起きたとき、のどが渇いている」というときは、口呼吸をしている可能性が高いといえます。

鼻呼吸に加え、体をあたためるエクササイズを行うと、細胞レベルまで新鮮な空気がとり込まれ、免疫力のアップにつながります。鼻呼吸エクササイズを毎日の習慣にして病気になりにくい体を目指しましょう。

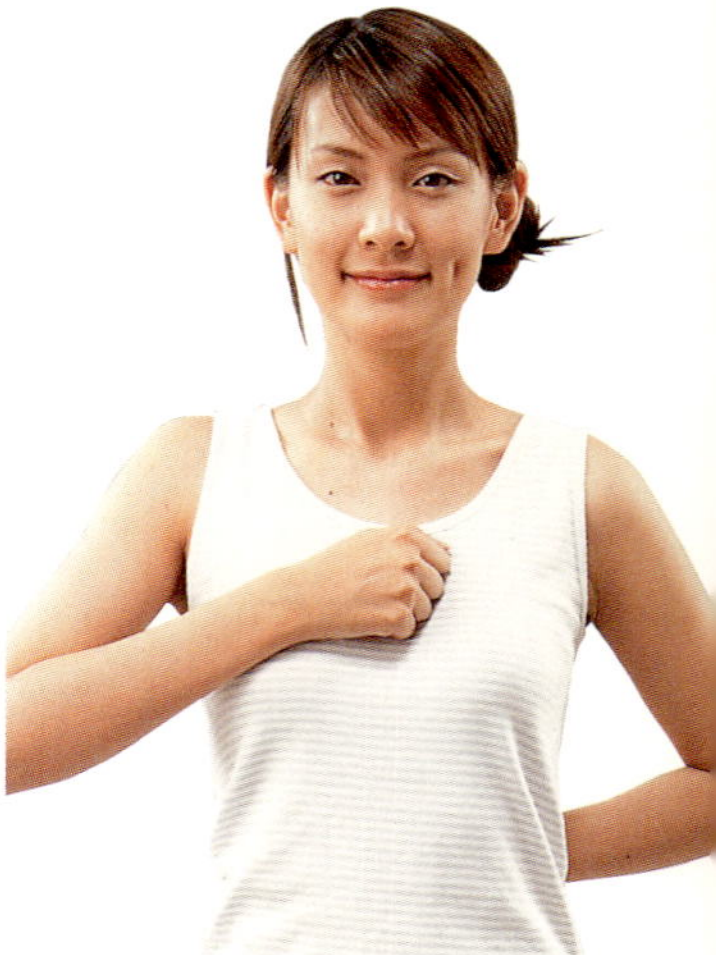

# 鼻呼吸エクササイズのやり方

**Point!** ●1日3分、鼻呼吸と組み合わせて行う

## 副交感神経を刺激

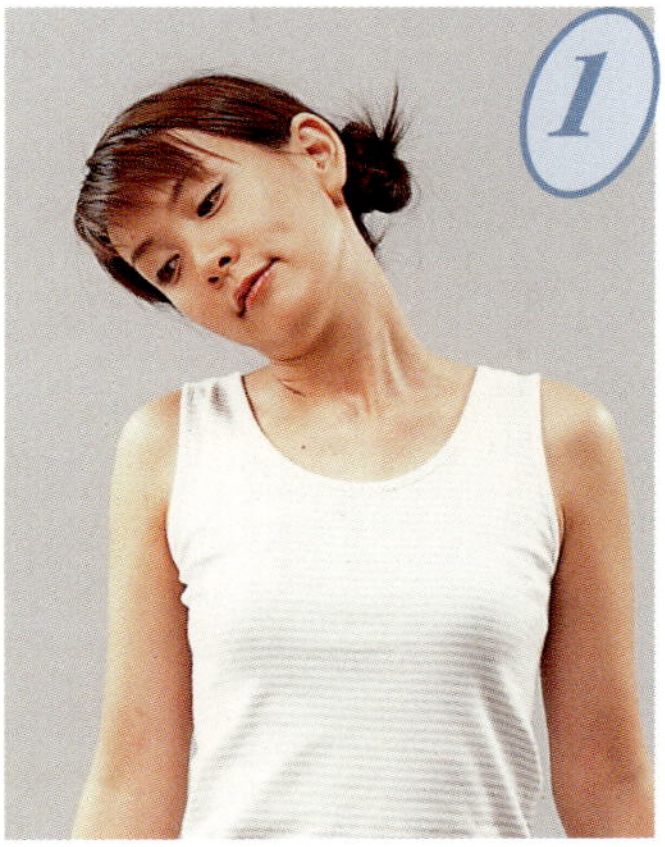


「鼻呼吸の基本」をしたら、首を左右に8回ずつ回す。上半身も使ってだんだん大きな円を描くように回し、4回目くらいから円をだんだんと小さくしていく。

## 体のねじれをとる

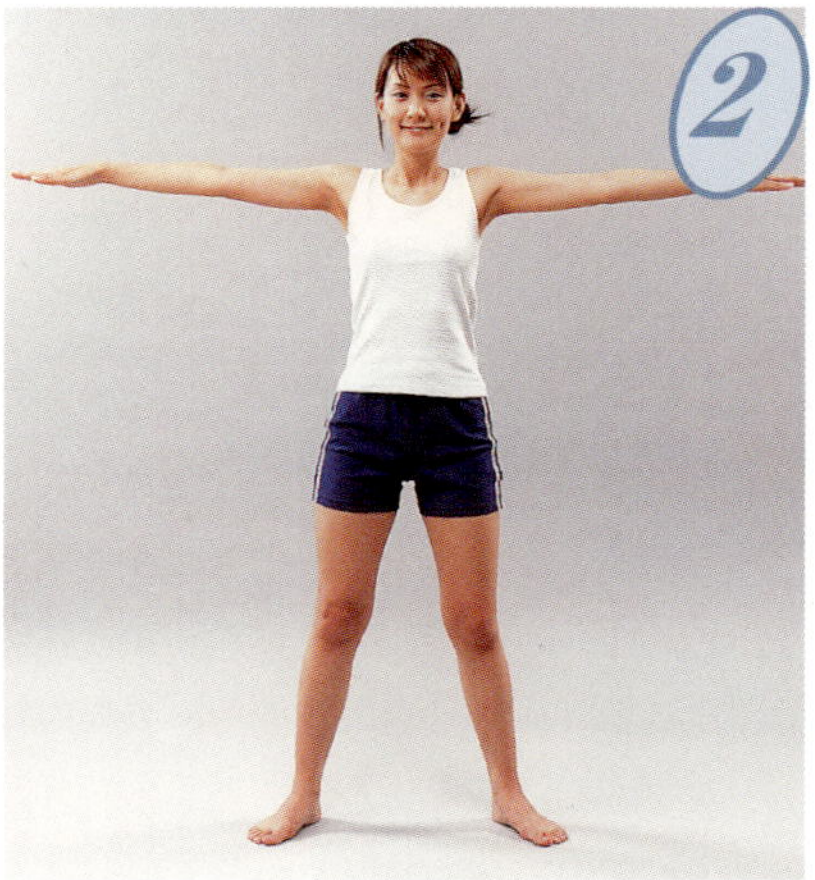


両手を水平に広げる。息を鼻から吐きながら、右手で左脚のつま先をさわるようにして、上体を倒す。倒しきったら息を吸いながら上体を起こす。これを左右交互に4回ずつ行う。

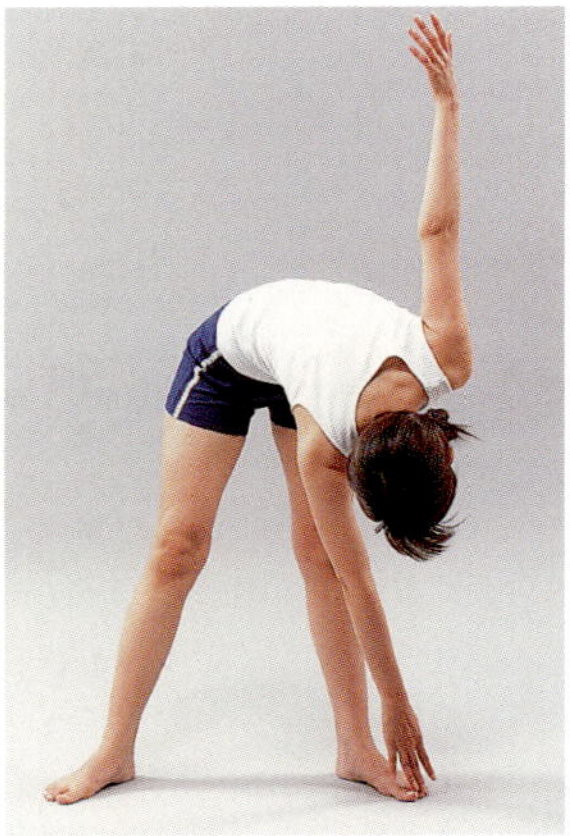

## ホルモンの分泌を促す

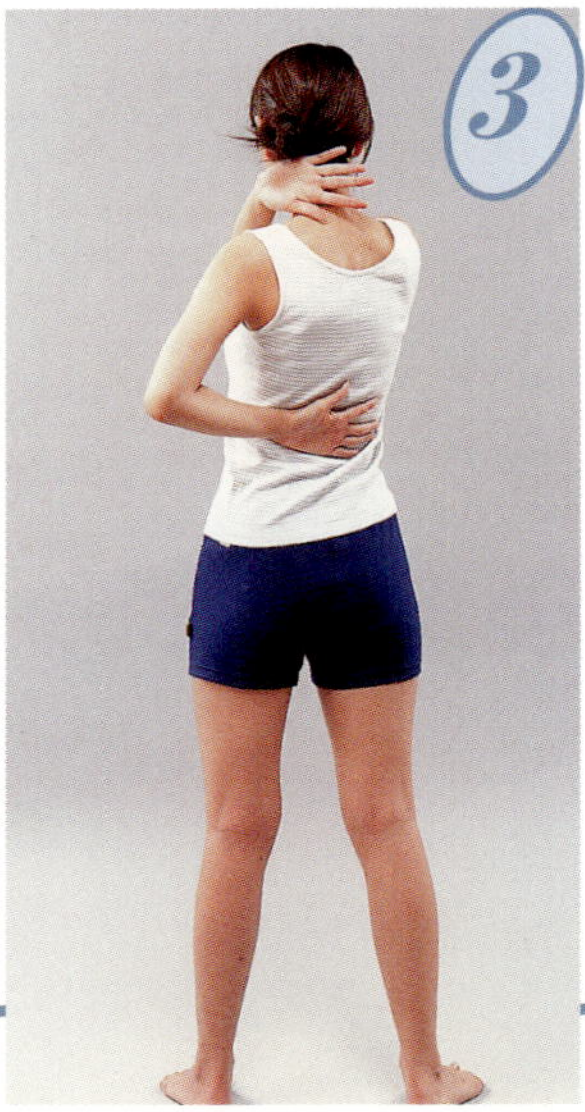


脚を肩幅よりやや広めに開いて立ち、手をだらんとリラックスさせて下げる。体をひねりながら、後頭部と横隔膜の下あたりの背中側を、手の甲で軽くたたく。左右交互に４回ずつ行う。

## 胸腺刺激

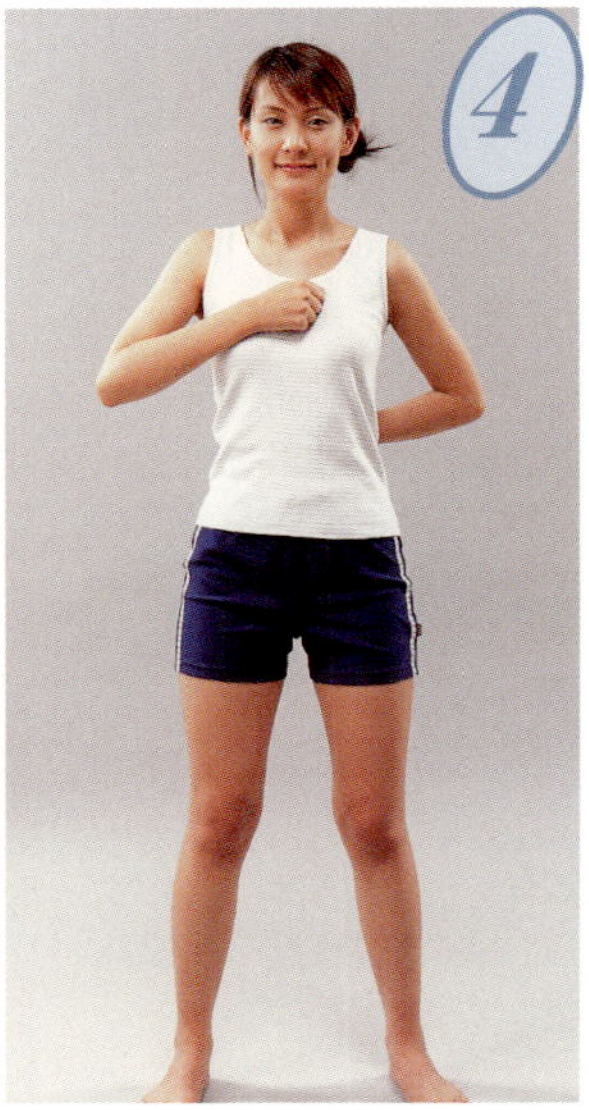


脚を肩幅程度に開いて立つ。胸の中央の上あたりに右手でこぶしを作り、軽くたたく。同時に横隔膜下あたりの背中側を左手のこぶしでたたく。手をかえて左右8回ずつ行う。

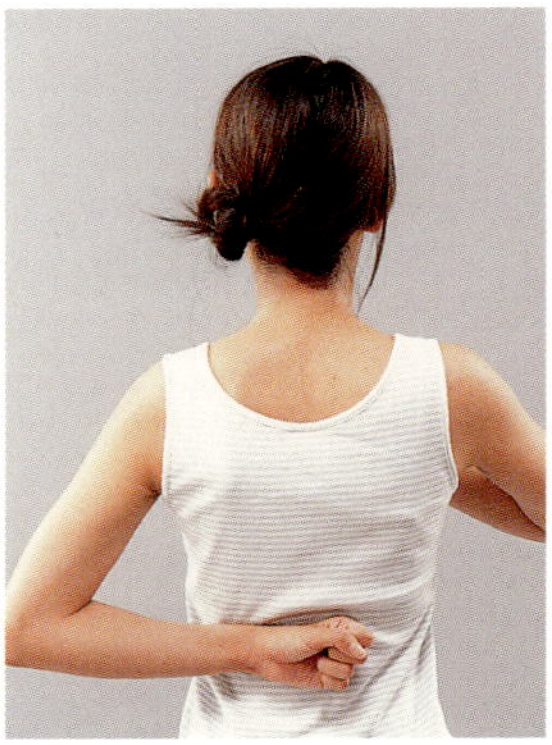

# 足上げ呼吸（腹筋）

## 腸内環境の悪化が免疫力を低下させる

腸内には善玉菌、悪玉菌といった腸内細菌がすみついており、善玉菌がふえると腸が正常に働き便秘を防いで、老廃物をスムーズに排出してくれます。

一方、悪玉菌がふえると老廃物はなかなか排出されず、腸内での腐敗がすすんでしまいます。その結果、毒素が腸壁から体にとり込まれ、体の抵抗力をうばってしまいます。つまり、免疫力の低下につながってしまうというわけです。

それでは善玉菌をふやすにはどうしたらいいでしょうか。

鶏が先か卵が先かの話になりますが、それには腸の機能が正常に働くことが大切です。そして、腸の働きをうまくコントロールするのに欠かせないのが神経細胞と自律神経です。

腸は「第2の脳」と呼ばれるほど、多くの神経細胞をもっています。

腸には約1億個もの神経細胞があり、腸の働きをコントロールして、蠕動《ぜんどう》運動を促したり、便意を起こしたりしているのです。

さらに、腸の機能は自律神経の働きにも大きく左右されます。つまり、腸は神経細胞と自律神経の二重支配で働いており、どちらかが鈍るだけでも腸は正常に機能しなくなってしまうのです。

特に、自律神経はストレスなどのふだんの生活に影響を受けやすいので注意が必要です。たとえば不規則な生活や睡眠不足もストレスになり、便秘の原因になります。便秘になると憂鬱《ゆううつ》な気分になり、それがさらに自律神経を乱すもとになり、便秘の悪化を招く、という悪循環になりやすいのです。

## 自律神経と腸の運動によい「足上げ腹筋」

自律神経のバランスを整えるポイントは「リラックス」です。

ストレスがかかっているときの体は緊張状態にあり、血圧が高くなったり、脈拍や呼吸が早くなったりしています。

このうち、血圧や脈拍はすぐに自分でコントロールすることはできませんが、呼吸は変えることができます。

つまり意識してゆったりと深い呼吸を行うようにすれば、徐々に落ち着いてきて、自律神経を安定させるのに効果的なのです。

腸の機能を正常に戻すには、適度な運動で腸を刺激することも大切です。

そこでおすすめなのが「足上げ呼吸」。腹筋をしながら呼吸を整えるというもので、腸の働きをよくする自律神経と、蠕動運動を促す腹筋の両方に、一度にアプローチできる運動です。

足上げ呼吸で行う呼吸は、「中心呼吸」といって、おへその近くにある丹田を意識するものです。

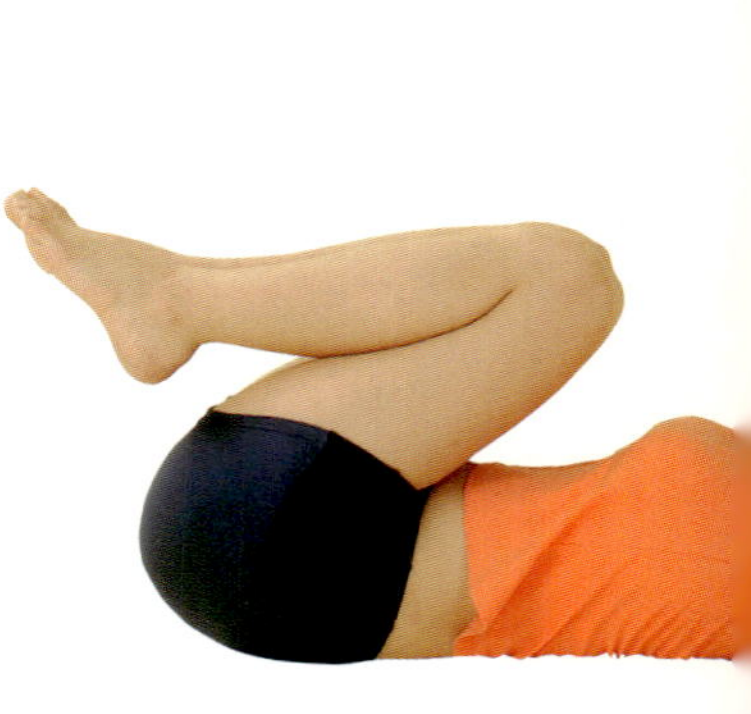

# 足上げ呼吸のやり方

**Point!** ●1日10分、腹筋を使って行う

1 あおむけになり、股関節を曲げてお腹に近づけ、中心呼吸（下の囲み参照）で吸う。

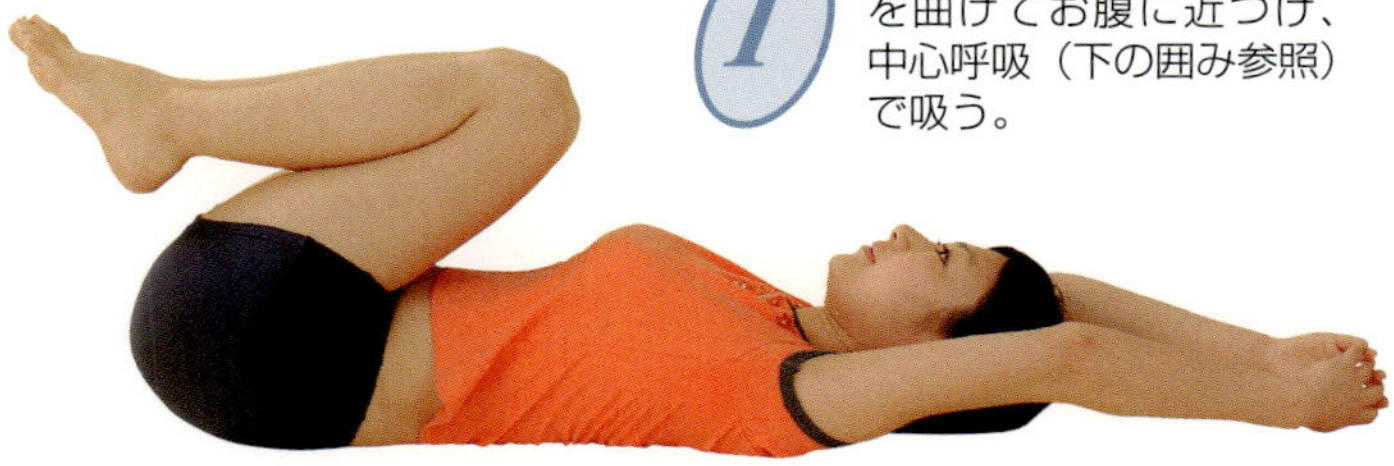

2 息を吐きながら、股関節を伸ばし、手は頭の上へ。つま先は伸ばしすぎないようにする。股関節の角度は、腰が痛くならない程度にとどめる。

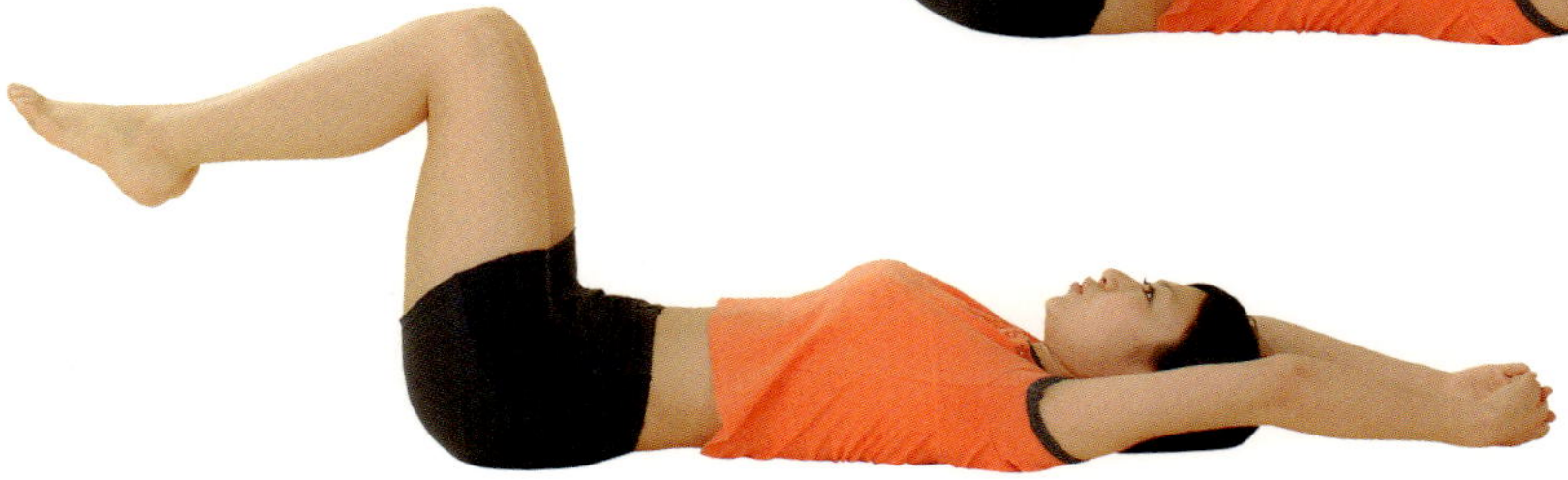

## 呼吸法をマスターする

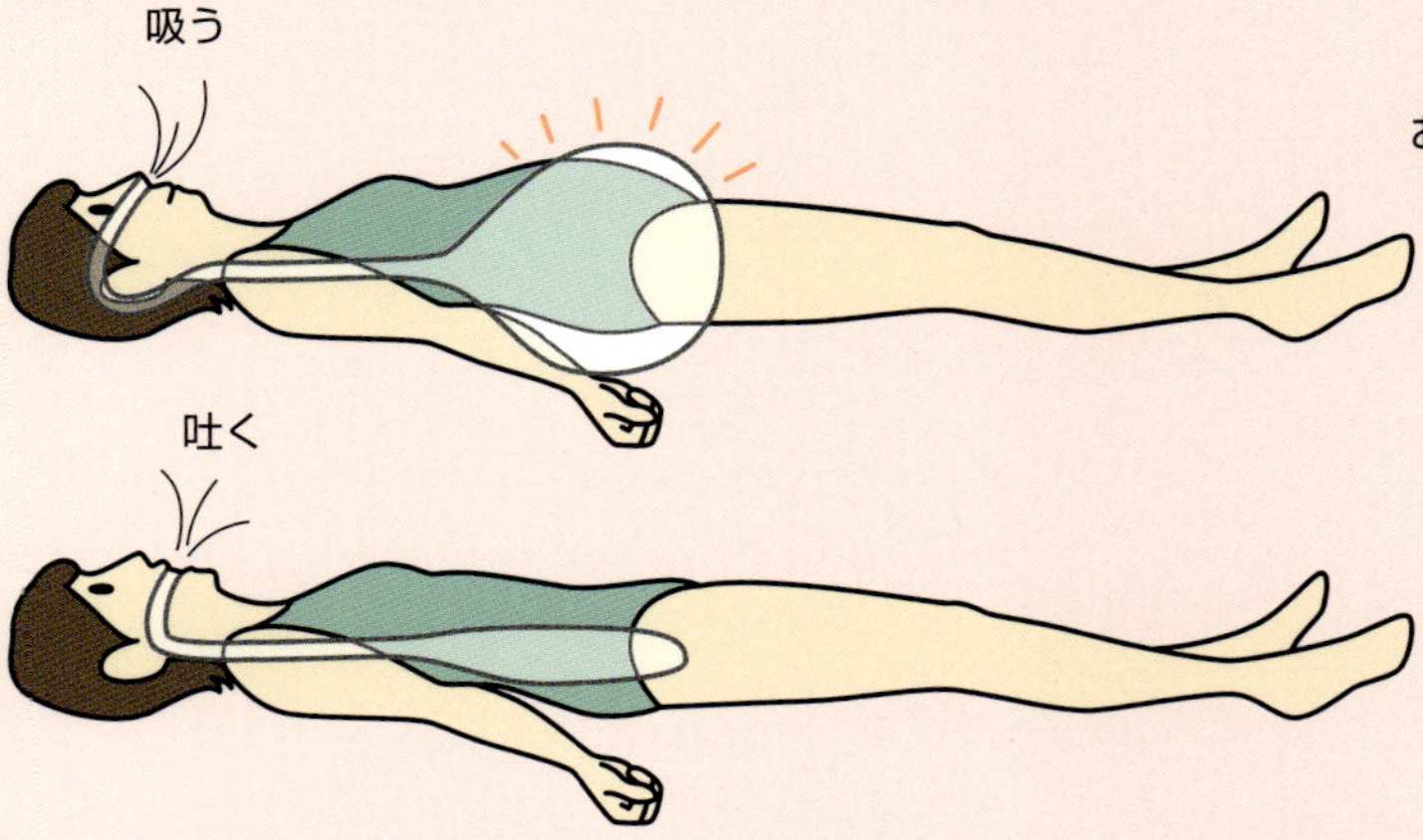


あおむけになり、息のライン（通り道）と丹田をイメージする。次にお腹からはみ出すくらいの大きな風船のような袋をイメージ。鼻から息のラインを通し、ゆっくりと息を吸う。吸った空気はイメージした袋に送り込まれ、丹田を中心に袋が膨らむ。これ以上入らないところまで吸ってから吐く。

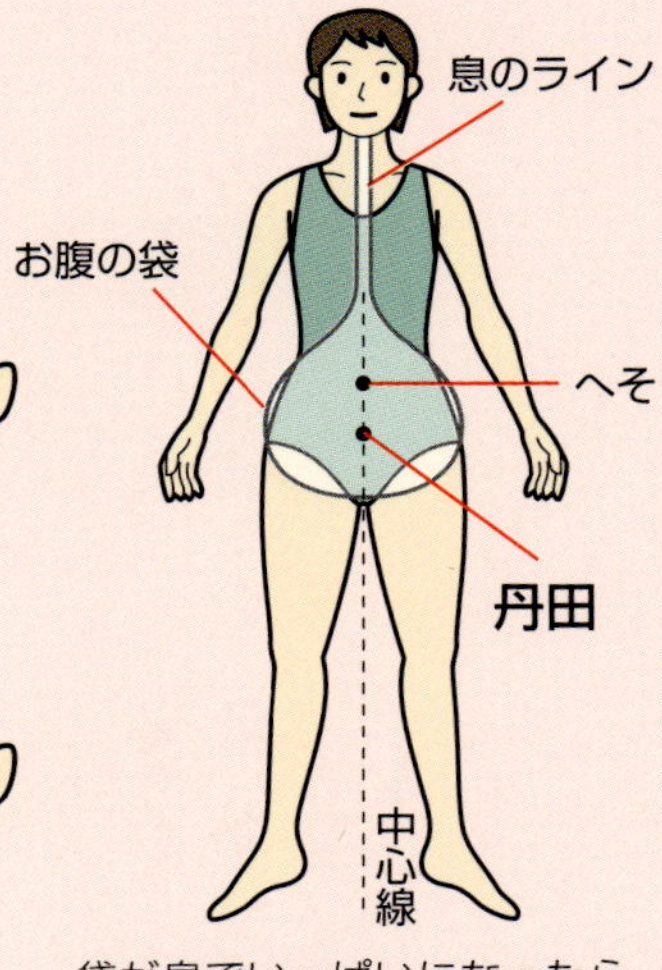


袋が息でいっぱいになったら、今度は袋の出口から息のラインを通し、無声音で「スーッ」と声を出さずに息を吐く。このとき息は、上あごの歯と歯ぐきの裏に当たる感じ。

# かかと歩き

## 腸の免疫力低下が生活習慣病を招く

高血糖や高血圧、脂質異常症（血液中のコレステロールや中性脂肪がふえすぎた状態）などの生活習慣病に悩む人がふえています。しかも、中高年だけでなく20〜30代の若者にもふえているといわれています。

その背景には腸の免疫力の低下が考えられます。腸内にはたくさんの細菌がすみついていますが、そのなかの善玉菌の割合が減ると、病気から体を守る力、すなわち免疫力が低下して、さまざまな病気を引き起こすのです。

腸内細菌の種類や数は年齢とともに変化しますが、腸内細菌の総量はじつはほぼ決まっていて、善玉菌がふえれば悪玉菌が減り、悪玉菌がふえれば善玉菌は減ります。そして善玉菌が多ければ腸は若々しく保たれますが、一般に、加齢とともに善玉菌よりも悪玉菌のほうが優性になります。

すると腸内環境が悪化し、栄養素の吸収も悪くなるため、食べたものが未消化で大腸へと送られることになります。高齢者に便秘が多いのは、腸内の内容物が未消化のまま長くとどまるからです。

ところが、最近では若い世代にも腸内環境の悪化が目立ってふえているといわれています。

いわば腸の老化が進んでいる状態で、免疫力も低下。その結果生活習慣病がふえてしまっているといえるでしょう。

## かかとのツボ刺激で腸内環境アップ！

こうした腸の免疫低下を防ぎ、活発にしていくためには、食物繊維を積極的にとるなどの、食生活の見直しはもちろんですが、同時に運動も大切になってきます。

そこでおすすめなのが「かかと歩き」。やり方はとても簡単で、かかと立ちになって歩くだけです。しかしこれには腸を活性化させる仕掛けがたくさんあります。

まず、かかとは、ツボでいうと、直腸から肛門にかけての反射区に当たります。特に骨盤と深い関係があり、骨盤の中にある小腸や大腸、子宮、膀胱といった臓器が刺激され、活発に働くようになります。

つまり、かかと歩きはかかとを重点的に刺激するため、骨盤内の臓器の働きが活発になり、便秘の解消に効果的なのです。

次に、ふくらはぎにあるツボ刺激の効果があげられます。かかと歩きをやってみると、ふくらはぎがつっぱるような感じで、筋がピンと伸びます。じつはふくらはぎの中央には便の出をよくする「承山《しょうざん》」というツボがあるため、かかと歩きをすることでここが刺激され、便通がよくなるのです。

さらに、かかと歩きをすると、骨盤内の各臓器の働きも活発になるので、より便秘の解消に効果的というわけです。

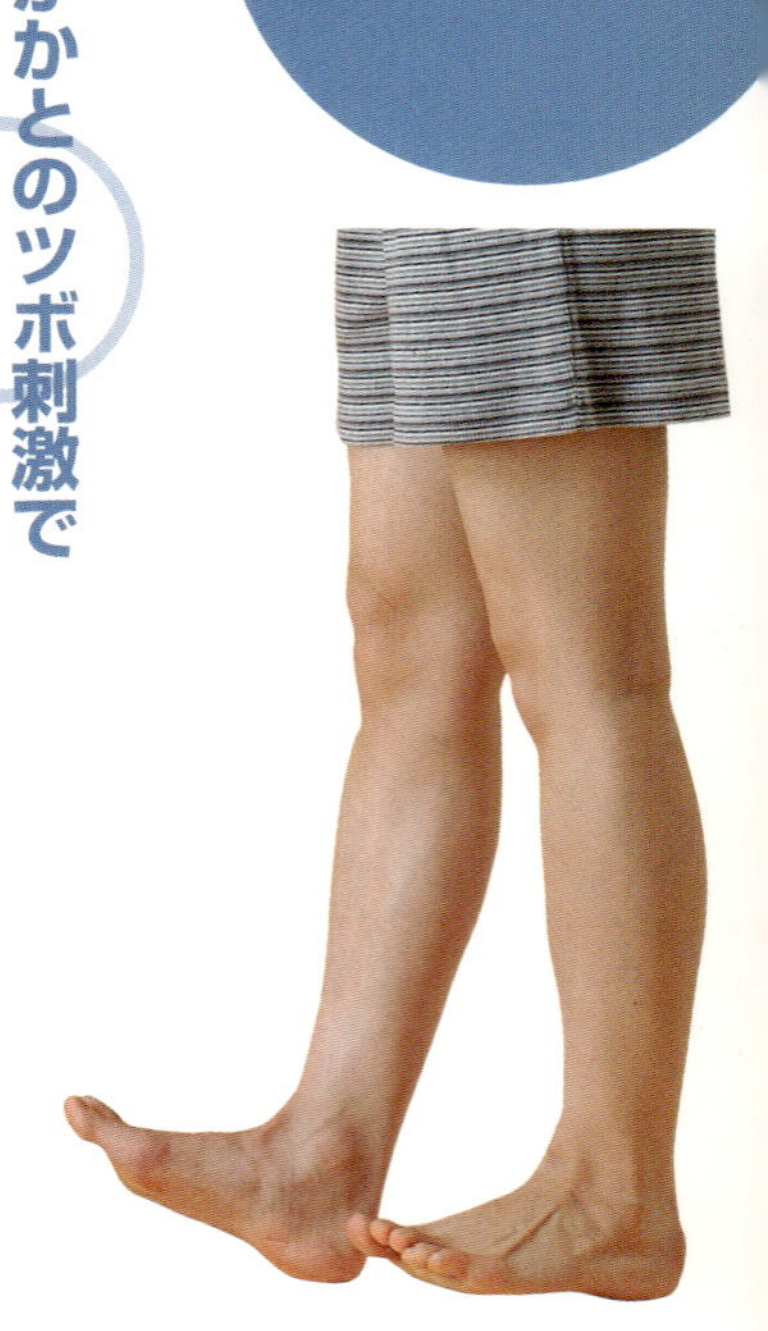

# かかと歩きのやり方

**Point!** ●1日3分を目安に。時間帯はいつでもよい

## かかと歩きをやるときの8カ条

**1. 膝を伸ばす**
ふくらはぎをまっすぐ伸ばすことが重要なので、膝は曲げない

**2. つま先はできるだけ高く上げる**
床から4～6cmを目安に。慣れるまでは2～3cmでもよい

**3.歩幅は慣れるまでは狭く**
歩幅はふつうに歩くときの間隔でよいが、慣れないうちは狭くしたほうが事故を防げる

**4.歩く速さはゆっくり**
自分のいちばん楽にできるスピードでよいが、ゆっくりやったほうが効果は高い

**5.屋内でやる**
屋外でやると危険なので、できるだけ屋内でやる

**6.ながら運動でやってもよい**
特別に時間をとらなくても、何かをやりながらやってもよい

**7. 裸足がいちばんよい**
板の間で、裸足でやるのが最も効果的だが、靴下を履いていても、畳やじゅうたんの上でやってもよい

**8.やる時間は1日3分**
1日3分を目安にする。時間帯はいつでもよい

① まっすぐ前を見て、背すじをピンと伸ばす

② 足のつま先を両足とも上げて、かかとは床につける。その姿勢で歩く

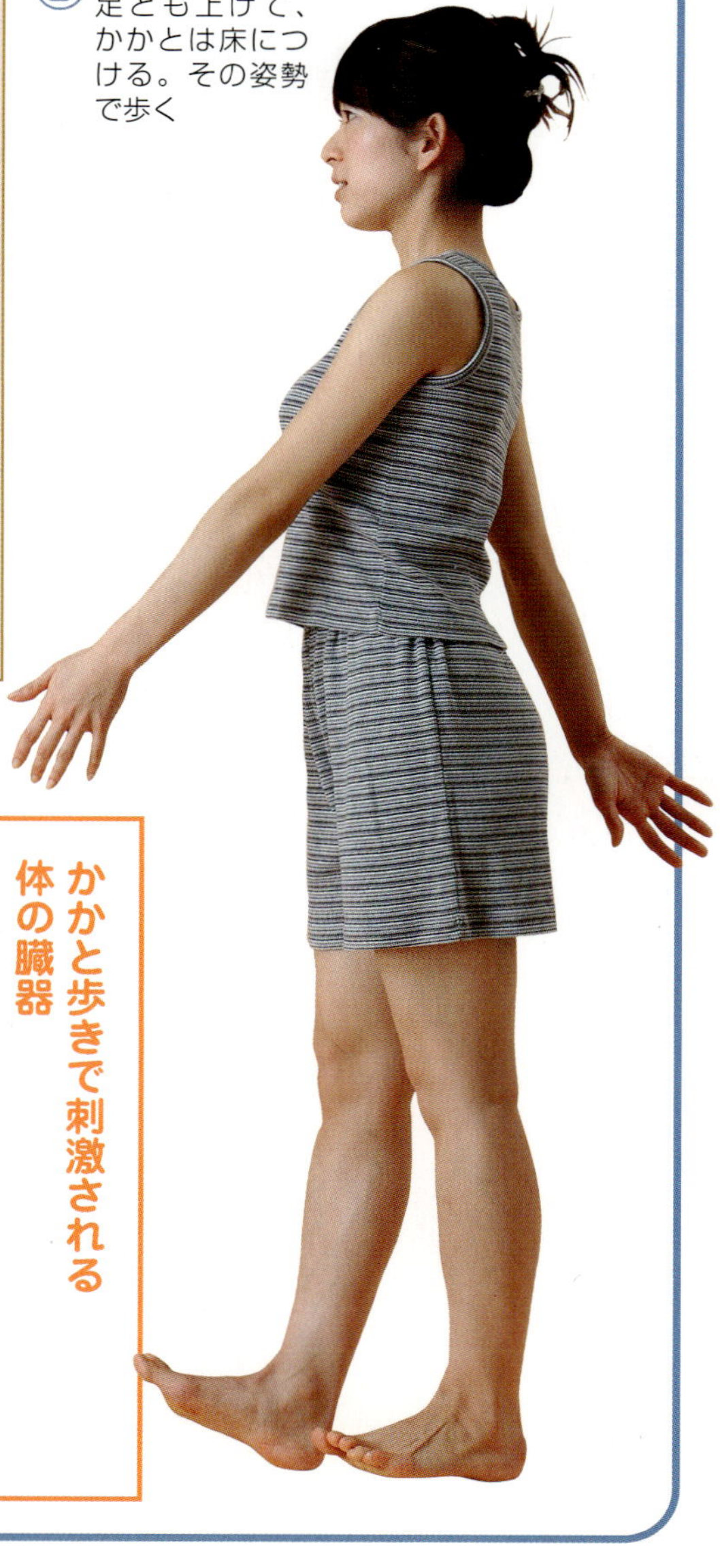

## かかと歩きで腸の若返りツボを刺激！

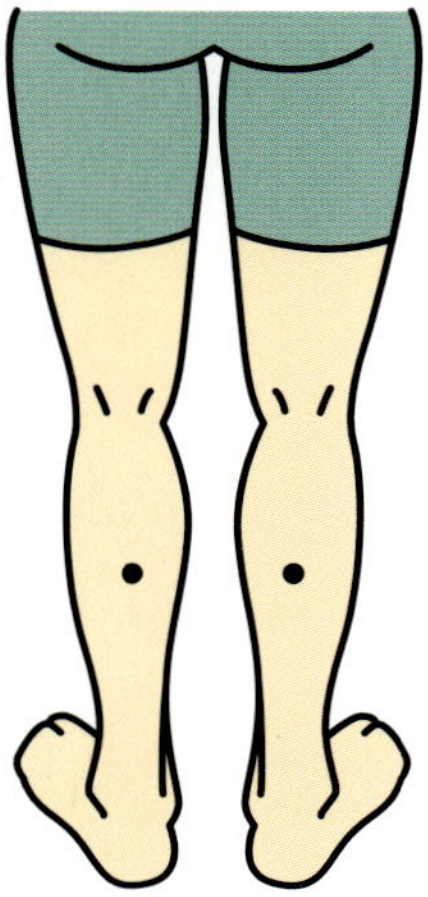

**承山《しょうざん》**

ふくらはぎの中央にある。便通をよくして便秘を解消する効果がある

**かかと歩きで刺激される体の臓器**

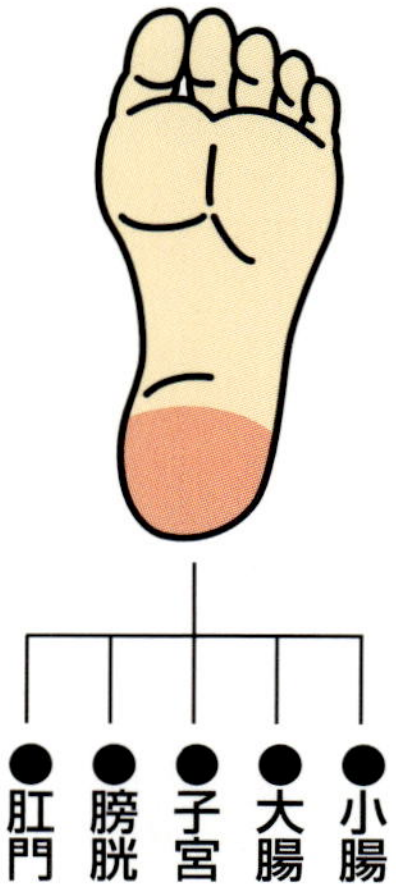

# 膝抱き運動

## 胃腸活力の低下がさまざまな病気のもとに

胸やけ、胃もたれ、便秘、下痢……、誰でも一度は悩んだことのあるこれらの不快感は、胃腸の活力が低下するために起こっています。たとえば、酒の飲みすぎで一時的に胸がむかむかしたり、食べすぎで胃がもたれたり、といったような、原因がわかっている不快感なら、市販薬を飲んで少し様子をみればたいていは改善できます。ところが、原因がわからずに、慢性的な不快感に悩まされているとすれば、それは「胃腸活力の低下」を疑ったほうがよいでしょう。放っておくと、食べたものがうまく消化吸収できなくなり、高血圧や糖尿病、冷え症、肌荒れといった、体全体の病気に対する抵抗力の低下、すなわち免疫力の低下によるさまざまな症状につながってしまいます。

また、胃腸活力の低下は胃潰瘍《かいよう》や胃炎、胃がん、大腸がんなどの胃腸の病気のサインであることも。「最近、胃腸の調子が悪いな」と思ったら、その原因を探ることが大切です。

慢性的な胃腸活力の低下を引き起こす原因はいろいろあります。たとえばピロリ菌（ヘリコバクター・ピロリ）。ピロリ菌は、胃の中にある尿素をアルカリ性のアンモニアと二酸化炭素に分解し、胃酸を中和して生きることができます。このピロリ菌がアンモニアをつくり出すときに分泌する「ウレアーゼ」という特殊な酵素は、胃粘膜を保護している粘液をはがしてしまうのです。

また、ストレスも大きな原因のひとつです。ストレスが過剰になると自律神経が乱れ、臓器の働きが鈍くなります。その結果、胃粘液が少なくなったり、腸の蠕動《ぜんどう》運動がスムーズにいかなくなったりします。

## 体のゆがみを直して免疫力アップ！

もうひとつ、忘れてならないのが「体のゆがみ」です。かばんをいつも一方の肩にかけている、すわるときに足を組むといった動作や姿勢のくせが少しずつ骨盤や背骨をゆがませ、胃腸を圧迫している場合があります。

そんな、体のゆがみによる胃腸活力の低下におすすめなのが、「膝抱き運動」です。これは足を胸まで曲げたり横に倒したりすることで、ゆがんだ骨盤を正しい位置に戻す運動です。すると胃腸も本来の位置に戻り、血行もよくなるのでスムーズに機能するようになるのです。「膝抱き運動」は体をねじる運動もはいっていますので、腸のマッサージにもなります。これも便秘解消につながります。胃腸が活力をとり戻せば、体力がついて、体がもともともっている、病気に対する抵抗力を上げることができ、免疫力アップにつながるというわけです。

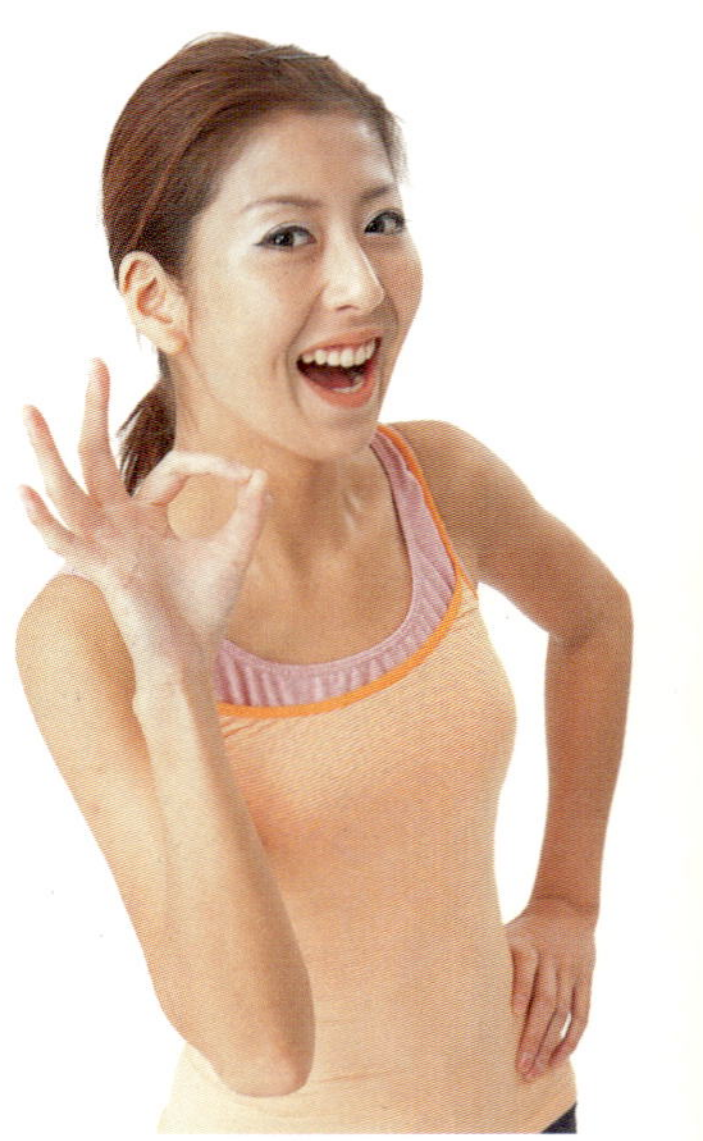

# 膝抱き運動のやり方

Point! ●左右両方で同じ動作を繰り返す。呼吸を止めず、ゆっくり行う

## 1 左膝を抱える

あおむけに寝て、左膝を抱える。このとき膝頭を胸につけるとベストだが、苦しければできるところまででOK。右足は伸ばしたままにする。

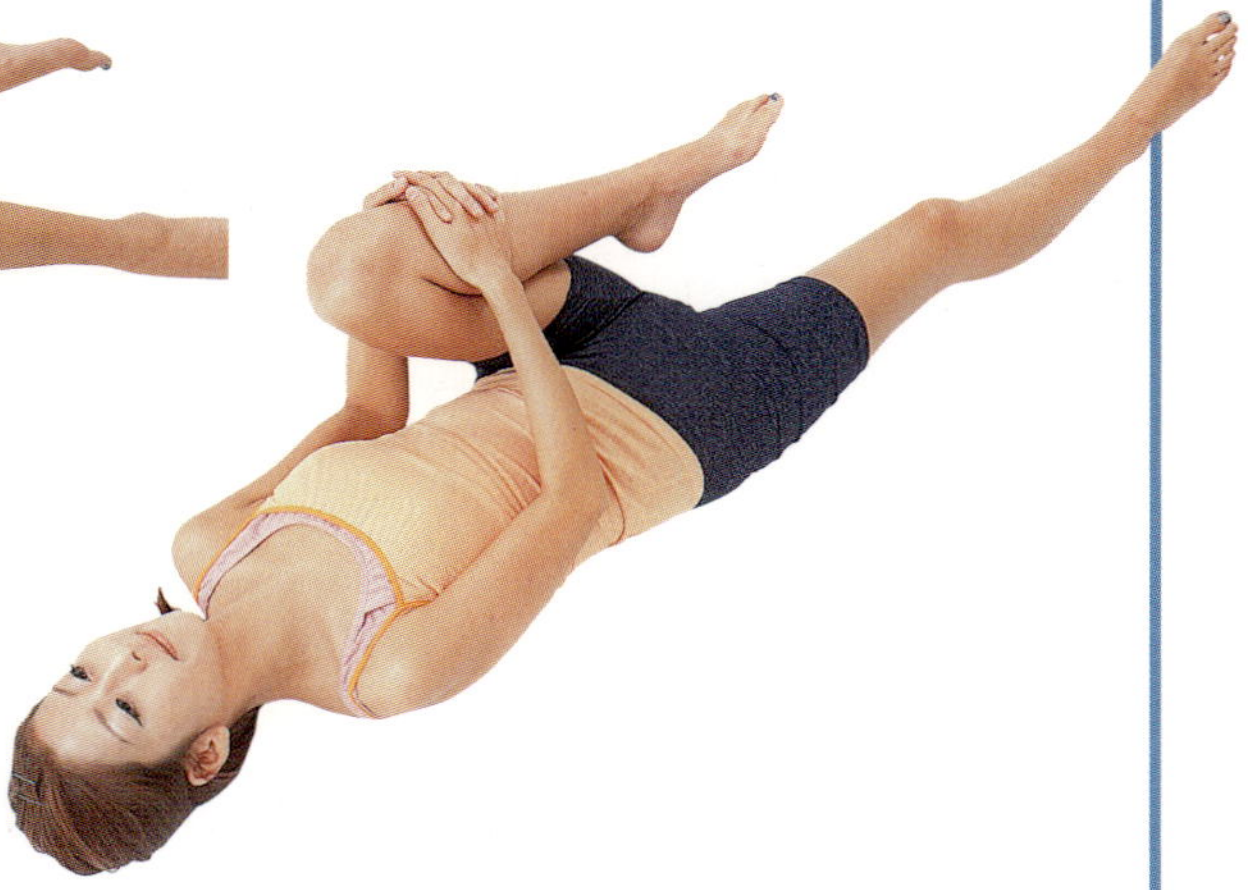

## 2 左膝を抱えたまま右にねじって10秒

両手で左膝を抱えたまま、左足を体の右側へねじって倒し、10秒数える。むずかしければ、無理のない程度に右側へ傾けるのでもよい。

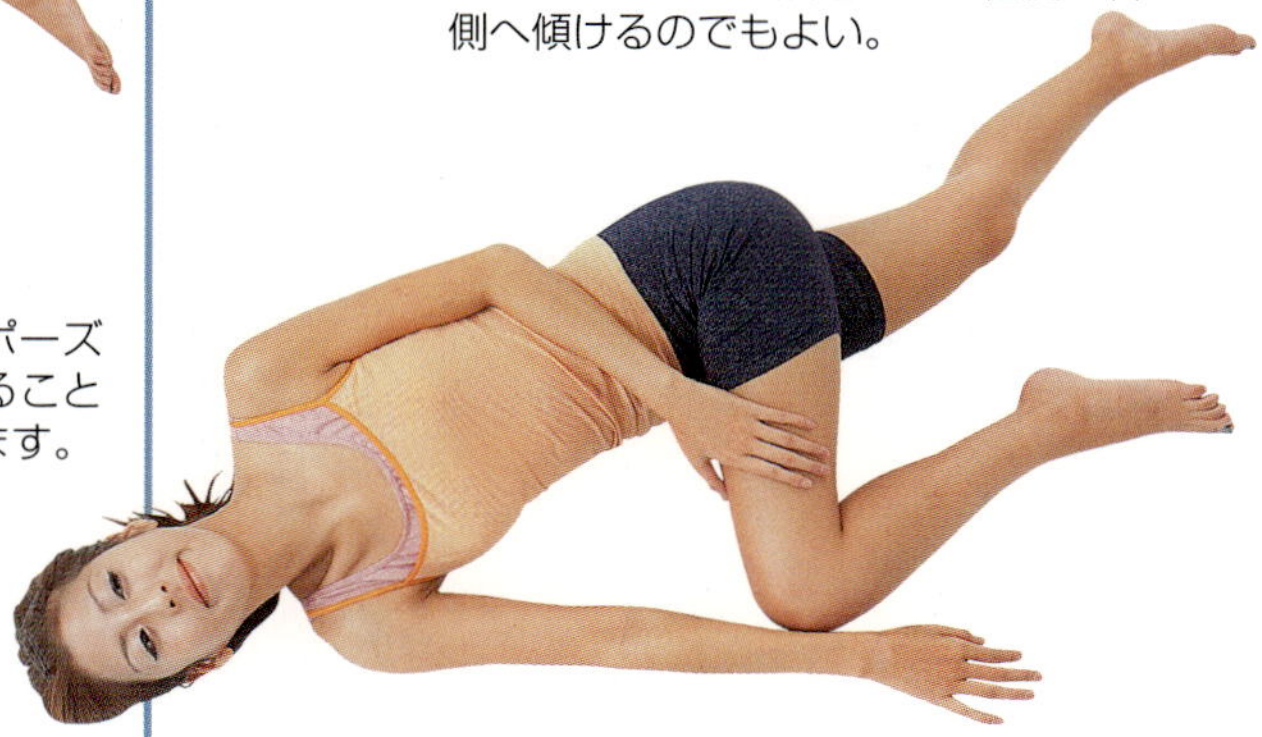

## 3 左足を右足の方向へゆっくり伸ばす

手を離して、左足を右足の方向へゆっくり伸ばす。手は自然に横に置く。ここまでの動作を3回繰り返す。足をかえて同じように行う。

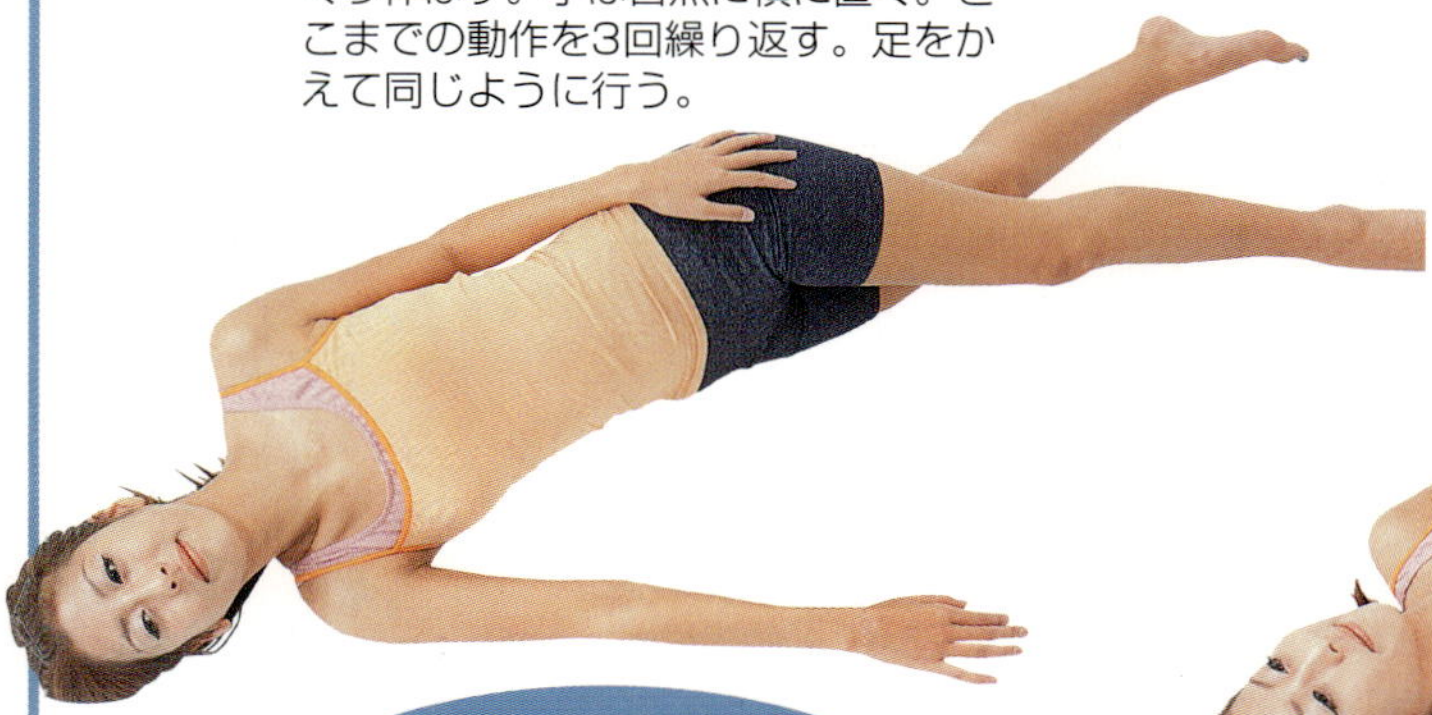

## さらに効果アップ

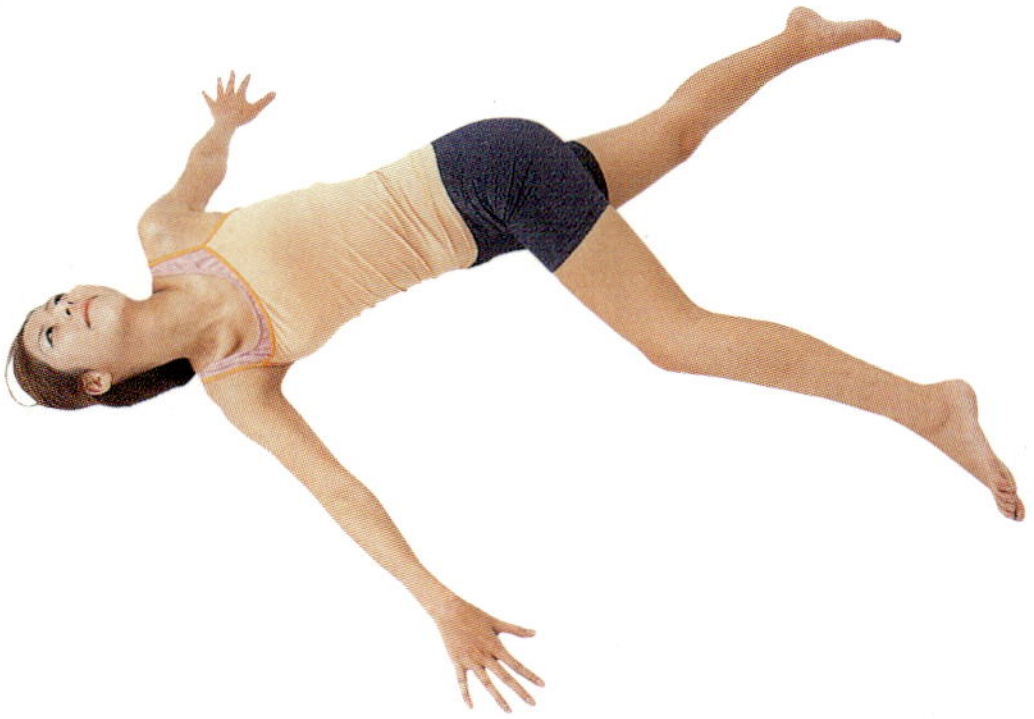

もっとできる人は、3が終わったあとに次のポーズを加えてみましょう。体全体にひねりを加えることで、胃腸をほぐし、胃もたれや便秘を解消します。

左足をゆっくりと体の遠くへ動かし、頭は足の反対へ向ける。この状態でゆっくり10秒数える。足をかえたときも同じように行う。

# 肩甲骨ほぐし

## 肩がこると免疫力が低下する!?

体を病気から守ってくれる免疫。その免疫力が低下するおもな原因として、よくいわれるのがタバコやお酒の飲みすぎ、栄養の偏った食事、睡眠不足といった生活習慣の乱れです。

ところが免疫力は、想像もつかないことからも低下していきます。それはなんと「肩こり」です。それはどうしてでしょうか。

東洋医学では、頭は全身のツボが集まる非常にたいせつな場所であるとされています。頭のてっぺんにあるツボは「百会《ひゃくえ》」といって、「百もの経絡（生命エネルギーの通り道）が集まる場所」であるといわれていることが、そのたいせつさをあらわしているといえるでしょう。

そこで、頭のこりをとって、血流をよくすることがたいへん重要なのですが、頭のこりの根本には肩こりがあるので、頭だけをなんとかしようとしてもこりはとれません。

肩こりは、首から頭にかけての血流を悪化させる最大の原因です。つまり、血流を悪化させることで免疫力が下がってしまうのです。ですから、まず肩こりをとることが大事なのです。

肩こりは、小柄でなで肩の人に多いという体型的な面や、畳の上で過ごすことが多く、前かがみになりがちであるという生活習慣の面から、日本人に多いといえるでしょう。

また、礼儀正しく、前かがみの姿勢をとることが多い習慣も、肩こりと関係していると思われます。

## 肩甲骨の下の部分をほぐすのがポイント

それでは、どのように肩こりを解消するのが効果的なのでしょうか。

肩がこっているとき、私たちは肩の上の方をもんだりたたいたりすることが多いのですが、それよりも肩甲骨の下の部分をほぐすほうが、効果的に肩こりを治すことができます。肩こりは、どちらかというと、この部分がこって起こることが多いからです。

ここで紹介する「肩甲骨ほぐし」は腕の上げ下げの運動も交えながら、肩甲骨の下の部分を効率よくほぐすことができる運動です。なにをしても効果がなかったのに、この肩甲骨ほぐしを始めて3日間で軽くなったという人もいます。

肩こりが解消すれば、頭も含めた全身の血流がよくなって、病原菌などの異物が入ったときにそれをやっつける免疫細胞の働きの活性化につながります。

その結果、免疫力がアップして、病気になりにくい体になるのです。

また、肩こりがなくなれば気分が爽快になり、ストレスも解消します。血流がよくなるので冷えやむくみにも効果的です。

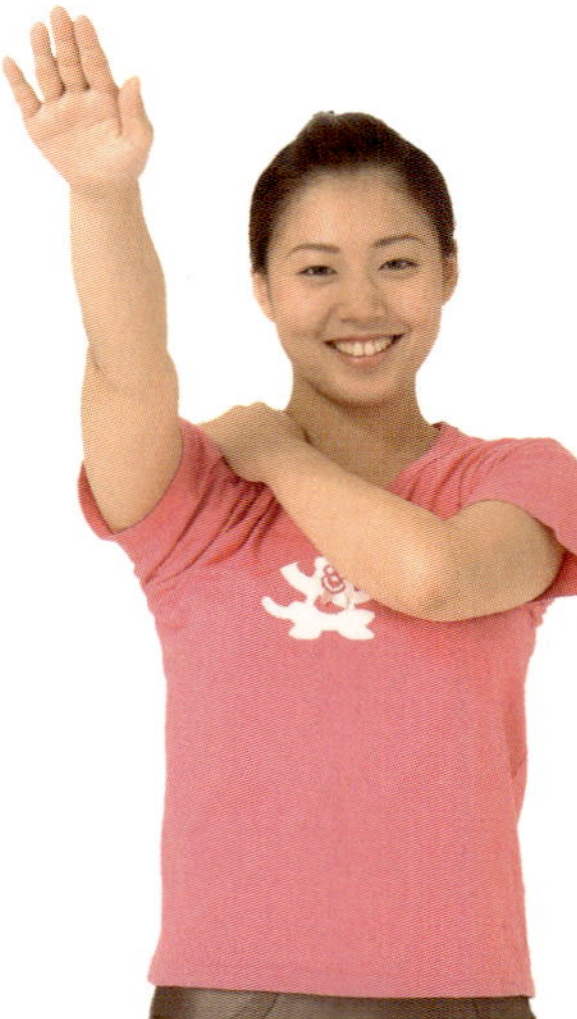

# 肩甲骨ほぐしのやり方

**Point!** ●朝晩１セットずつ、1日2セット行う

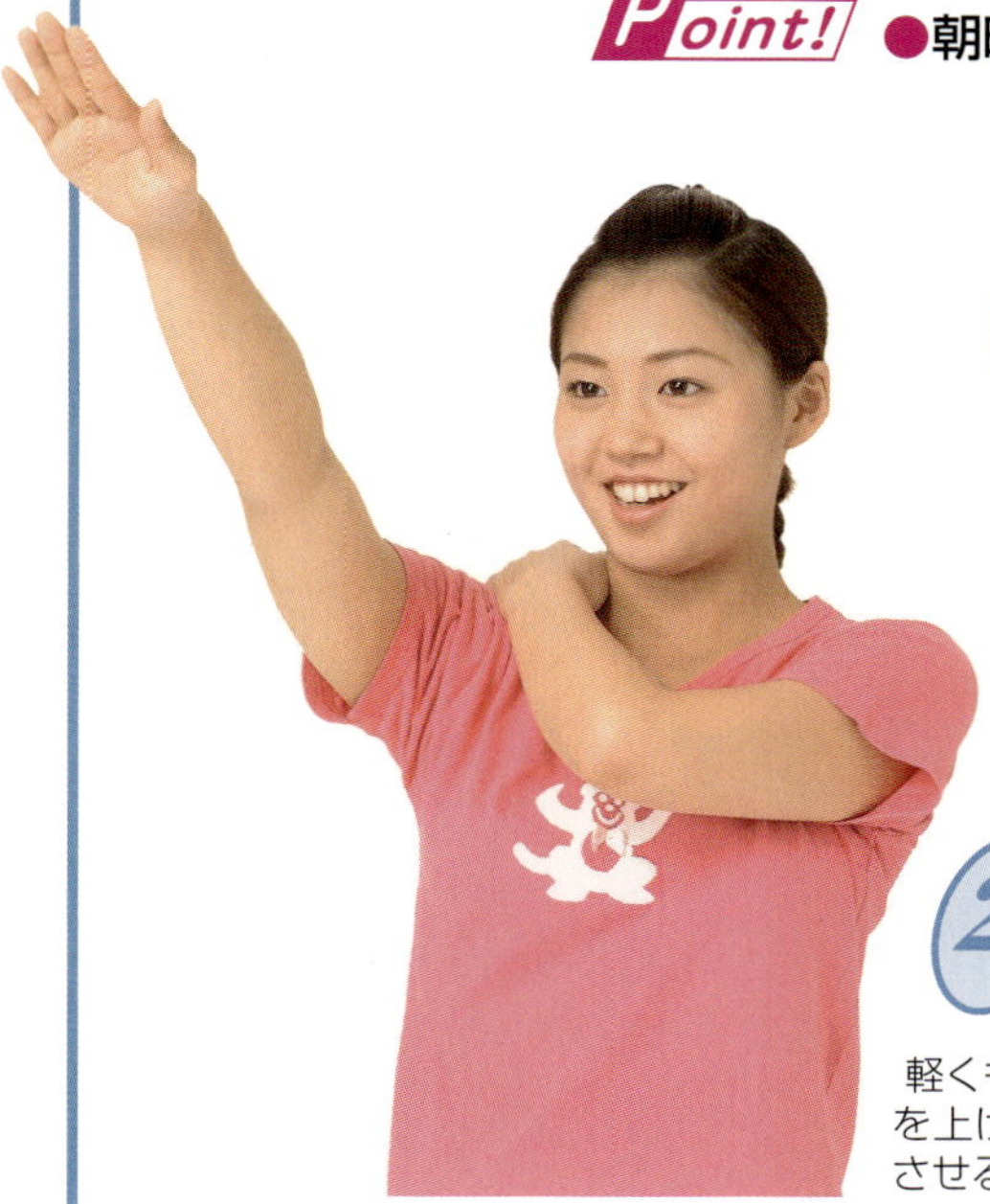

1

右の肩甲骨の部分
に左手の指を当て、
軽くもみほぐす。

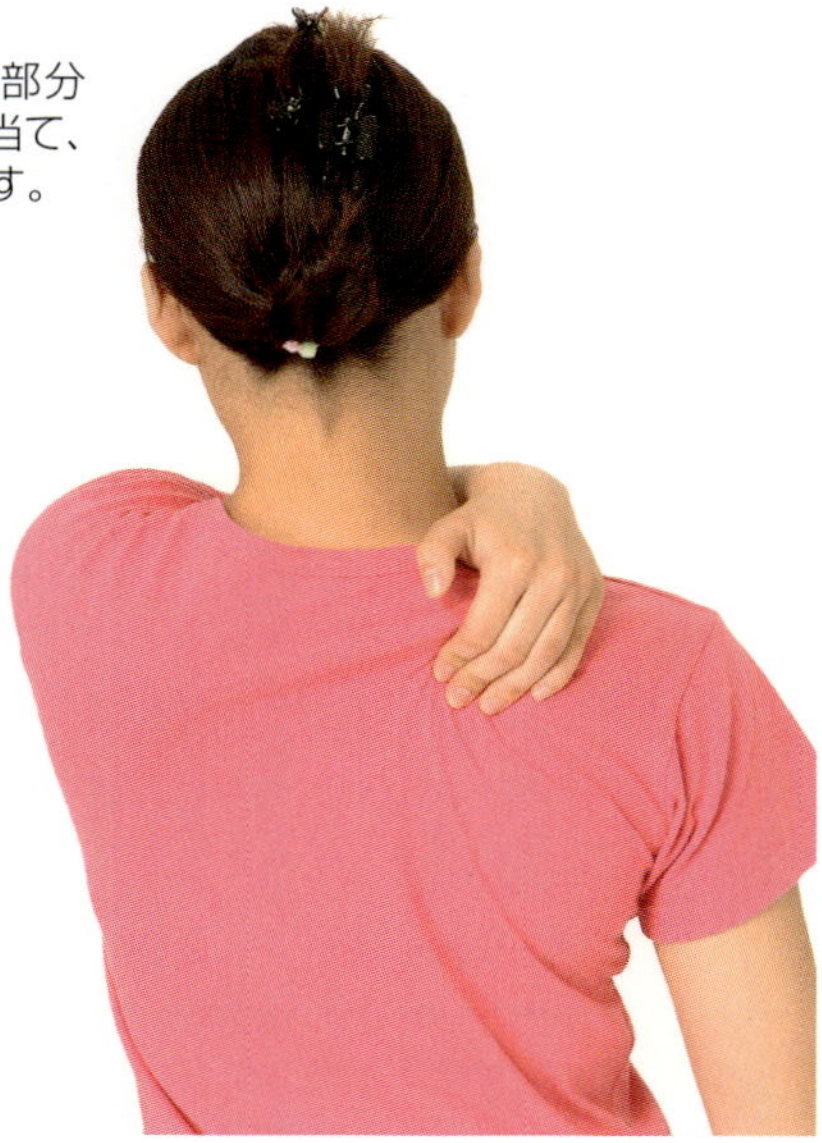

2

軽くもみほぐしながら右手
を上げ、前方に10回回転
させる。

3

今度は後方へ10
回回転させる。
反対側も同様に
行う。

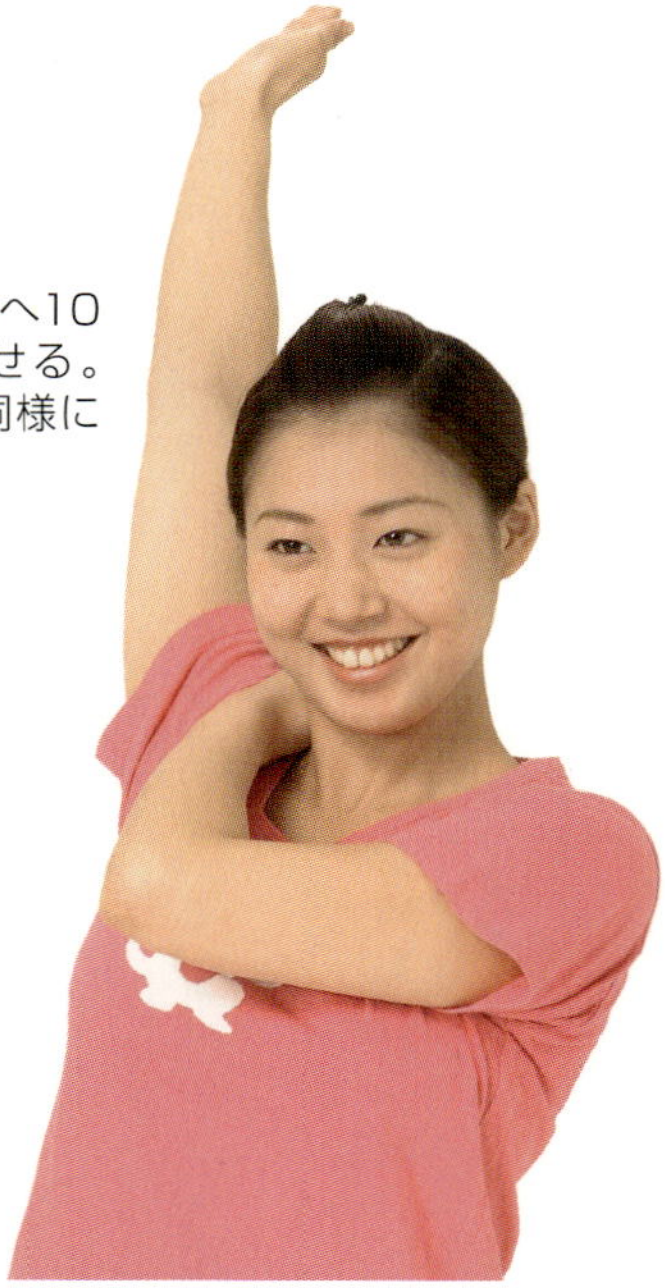

## この部分を刺激しましょう

肩こりの人にほぐしてもらいたいのは、肩の上の部分ではなく、イラストで示した肩甲骨の部分。ここをもみほぐすと免疫力がアップ。

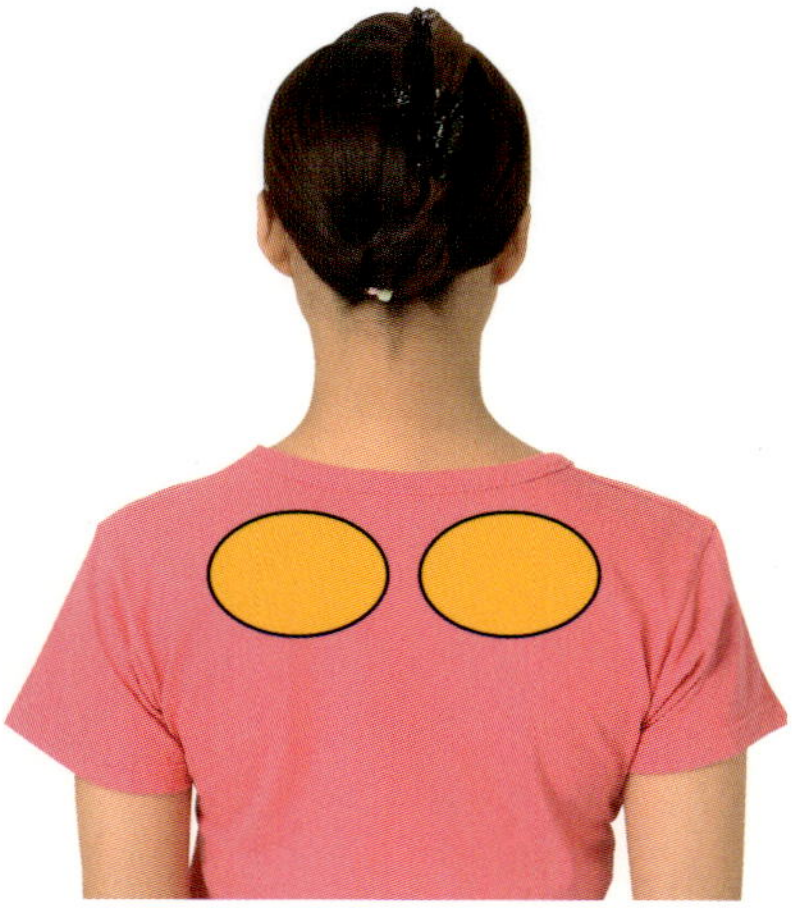

# へそのぞき

## たった7秒で 腸を強化し免疫力アップ

腸の働きが悪くなると、便秘のもとになるだけでなく、免疫力を低下させてしまいます。栄養分の吸収が悪くなったり、血液や代謝の悪化につながるので、免疫細胞の活性が悪くなり、疲れや老化、さまざまな病気を引き起こしやすくなるのです。

腸の蠕動《ぜんどう》運動をスムーズにするのに効果的な方法のひとつが腹筋運動です。しかし、体力がなかったり、高齢だったりすると、運動がきつくてなかなかつづかない、ということも。

そこでおすすめなのが、運動が苦手な人でもできる「へそのぞき」です。1回につきたった7秒、力を入れるだけでできます。腕や腰に負担がかからず、疲労感も残らないので、運動をふだんやっていない人や体力に自信のない人でも簡単にできます。

このへそのぞきは、専門的にいうと「アイソメトリックス」（等尺性収縮運動）と呼ばれる運動の一種です。

一般的に、アイソメトリックスは7秒、意識して力を入れる必要がありますが、実際にはそのうちの2秒だけ、自分のもてる最大の力がかかります。短時間に大きな力が筋肉にかかるわけですから、7秒であっても目的の筋肉を強化する効果がとても大きいのです。

毎日つづけて行うことで、腸の働きが回復し、免疫力アップにつながるはずです。

### へそのぞきのやり方

**Point!** ●1回につき7秒間、毎日行う

1 あおむけに寝て、両膝を90度に曲げ、両腕は胸の前で組む。

2 両肩を床から上げて、7秒間そのままにする。

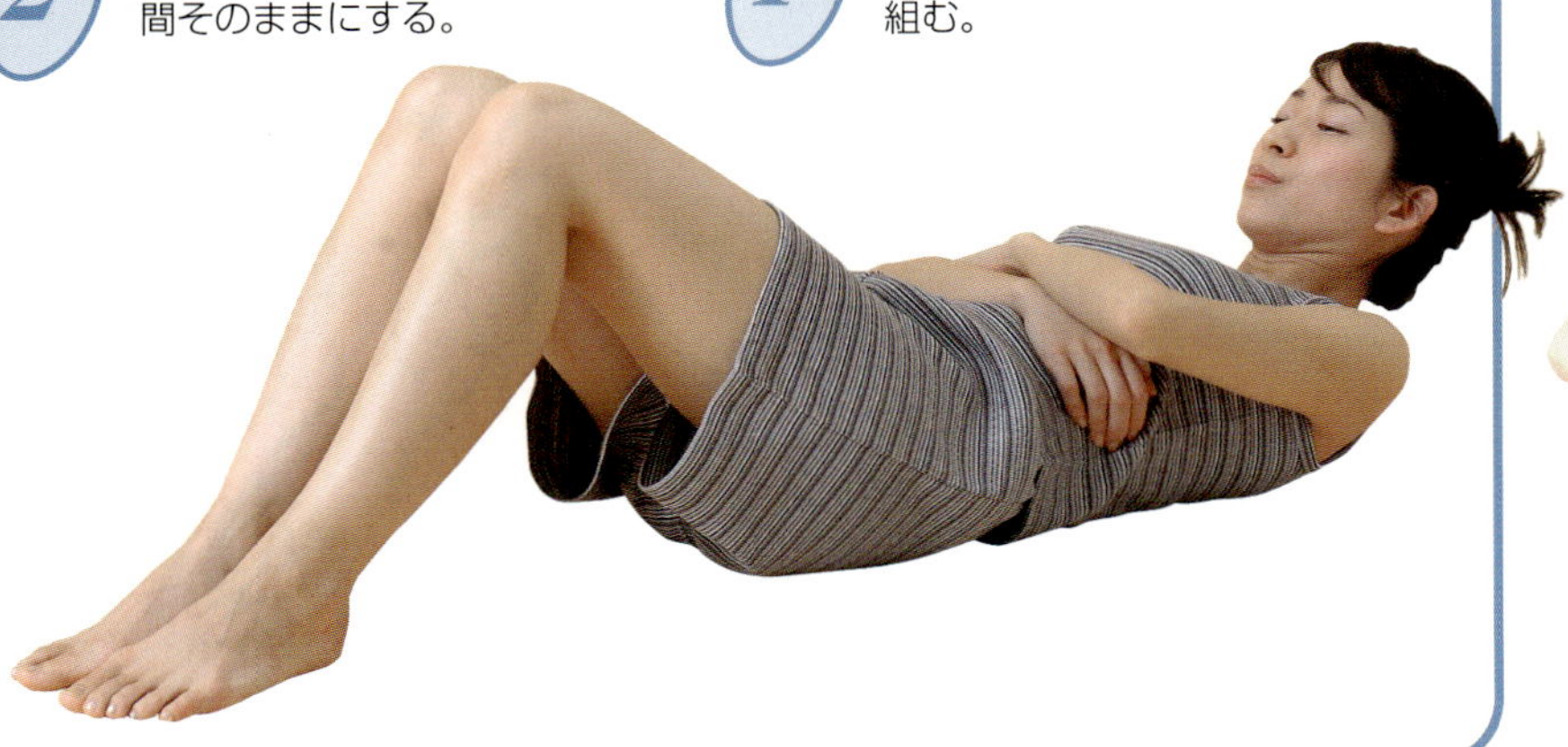

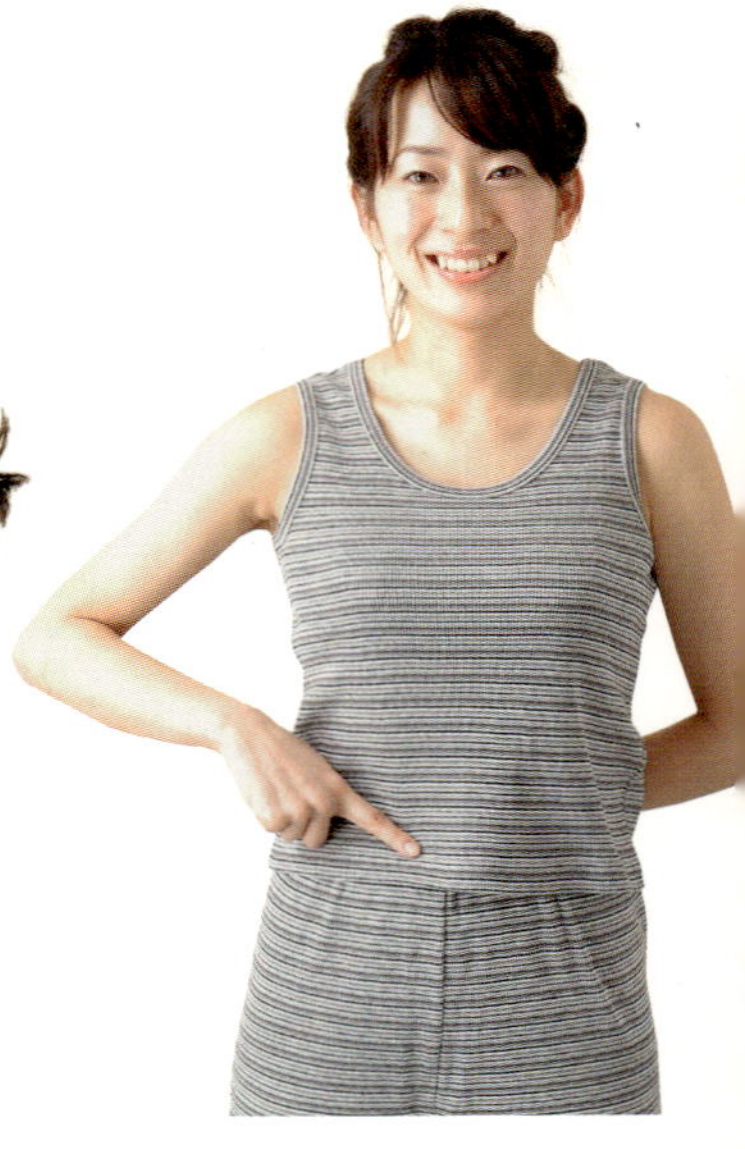

# 足くびゆらゆら

## 自律神経のバランスを整えて免疫力を高める

いま、現代人に自律神経のバランスが乱れているという人がふえています。

自律神経とは、自分の意思とは無関係に内臓や血管の働きを支配する神経のことで、おもに昼間に働き体を活動的にする交感神経と、体を休ませる副交感神経の2種類があります。本来、この2つの働きはバランスよく調整されています。

しかし、ストレスや運動不足、栄養の偏り、夜型の生活などによって、自律神経のバランスがみだれ、交感神経が優位になりっぱなしになってしまうと、血管が収縮したままになり、全身の血流が悪化します。その結果、免疫細胞の活力が低下し、免疫力の低下による冷え症や肥満、便秘、腰痛、不眠といった体のさまざまな不調につながってしまうのです。

「足くびゆらゆら」は自分でできる簡単な運動で、自律神経のバランスを整えてくれます。あおむけに寝て両足くびを倒すだけ。

これを行うことで背中や股関節周辺、仙骨（骨盤の後ろ側にある骨）、その上にある腰椎（背骨の腰の部分）などに振動が伝わります。すると、これらの中を通っている自律神経にも、その振動が伝わって副交感神経の働きが優位に立ち、全身、特に下半身の血流が大幅にアップするのです。免疫力を上げるためにもぜひやってみましょう。

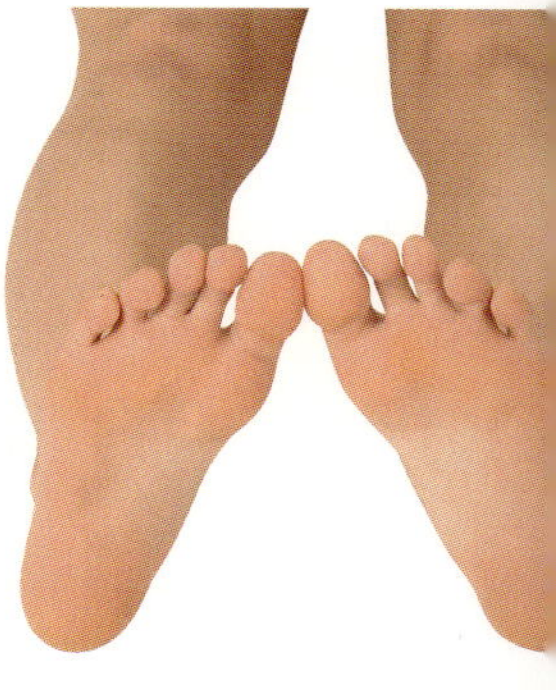

### 足くびゆらゆらのやり方

**Point!** ●1日合計で3分間行う。寝る前や起きるときにふとんの中で行うと効果的

**1 あおむけに寝る**

床やふとんの上にあおむけに寝て全身の力を抜く。足は肩幅程度に開く。

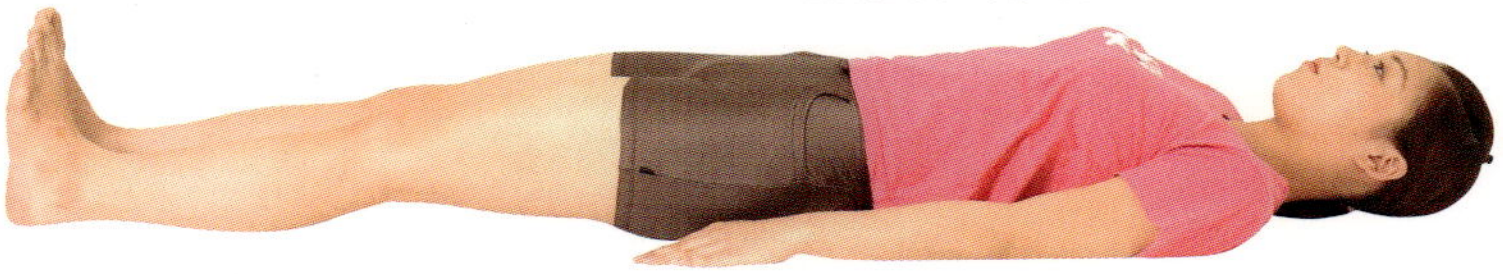

**2 両足くびを同時にゆらす**

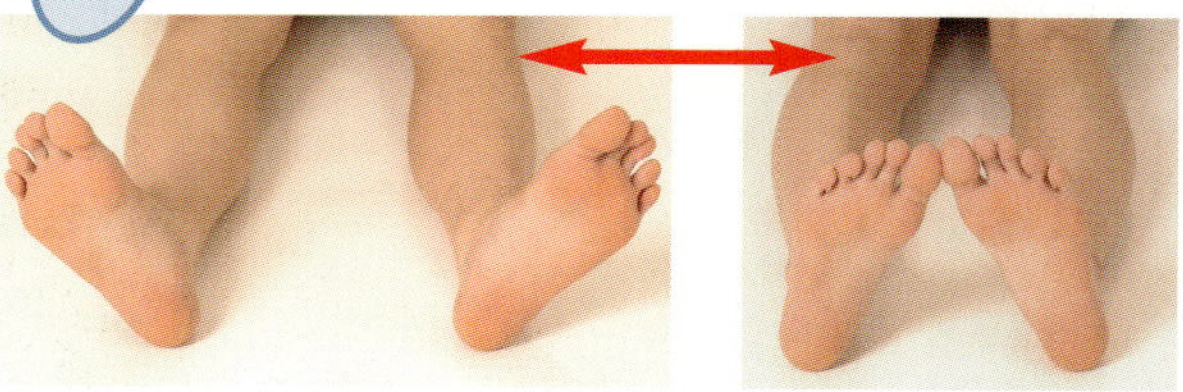

まずつま先を「逆ハの字」（外側）に開く。次に「ハの字」（内側）に閉じる。これを振り子のようにゆっくりと繰り返す。つづけて3分やらなくても、1日の合計が3分になればOK。

# こんにゃく温湿布

## 体をあたためて自律神経を整える

最近、一般的な平熱である36・5度に体温が満たない「低体温」の人がふえています。これにはさまざまな原因が考えられますが、体温を調節する働きを担っている自律神経のバランスがくずれていることも大きな要因のひとつといえるでしょう。

体温調節機能が低下すると、冷えはもちろん、肩こりや頭痛、免疫力の低下など、さまざまな症状が引き起こされます。とりわけ免疫力の低下は、がんをはじめとした病気になりやすくなってしまうもとですので、気をつける必要があります。

それでは、体温調節機能を回復させて、免疫力を上げるにはどうしたらいいでしょう。

大切なのは、まず体をしっかりあたためることです。そこで効率よく全身をあたためられる方法として、「こんにゃく温湿布」がおすすめです。なんといってもあたためたこんにゃくをお腹に当てるだけという、非常に簡単な方法で、だれでもすぐできます。

こんにゃくは、ゲル状の分子の間に熱を蓄えることができるため、保温効果にたいへんすぐれています。「天然の温湿布」といってもよいでしょう。

さらに、こんにゃくのほどよい湿り気が温湿布には最適です。湿り気のある熱が体の奥までじわじわと浸透していくため、皮膚の表面だけでなく、体の中まで熱を伝えることができるのです。

## お腹に当てれば全身がぽかぽか

体をあたためるには、手浴、足浴などで手足をあたたかくするとよい、とよくいわれます。たしかにその方法でも体はあたたまりますが、指先やつま先は体温を管理するセンサーのような役割があるので、その部分だけあたためすぎると、逆に、体の中心部が冷えてしまうということがあるのです。そこで、体の中心部であるお腹からあたためるほうがより効果的だといえます。

それに加え、腹部をあたためれば副腎の働きが活発になり、副腎から出されるホルモンの分泌も促されます。自律神経には、交感神経と副交感神経の2つがありますが、この2つがともに弱まり、自律神経全体の機能が低下するという場合があります。このようなとき、副腎から出されるホルモンの分泌が活発になると、交感神経と副交感神経の両方の機能を一度に高めることができるのです。

「こんにゃく温湿布」を行う際は、おへそから指4本分下の「開元」というツボの部分に当てることがポイントです。いつ行ってもかまいませんが、とくにおすすめなのは朝です。活動を始める前の体の準備を整えることができます。

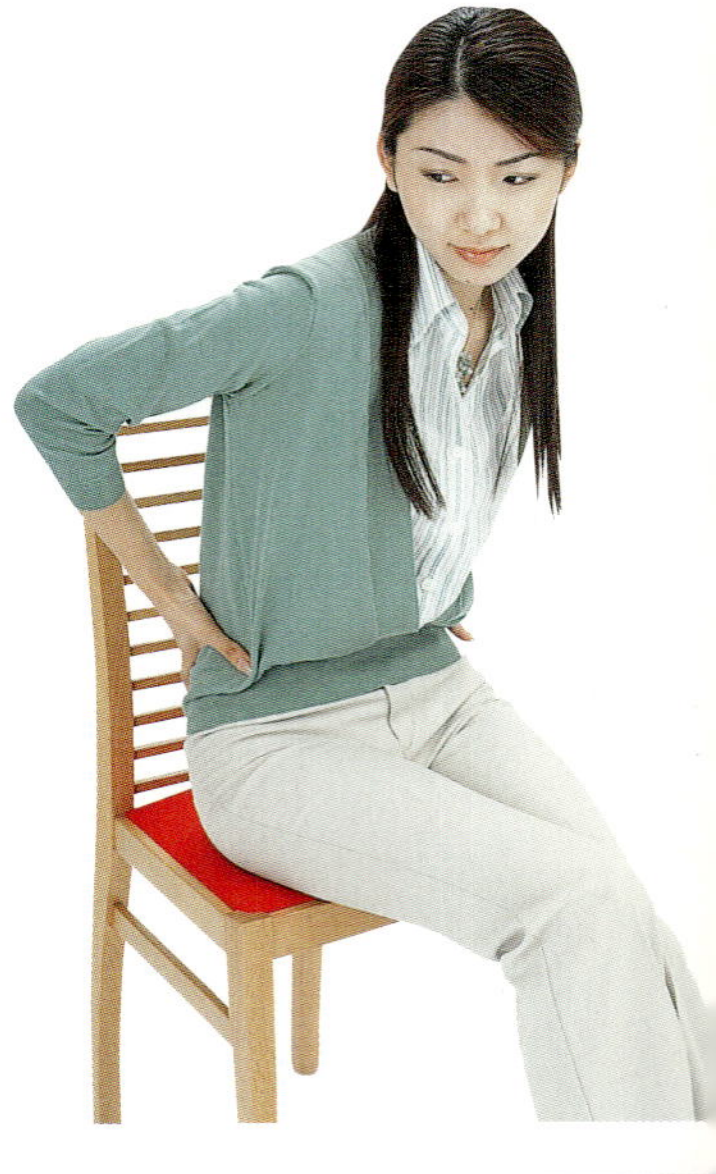

# こんにゃく温湿布のやり方

Point! ●朝、または夜寝る前に30分当てる

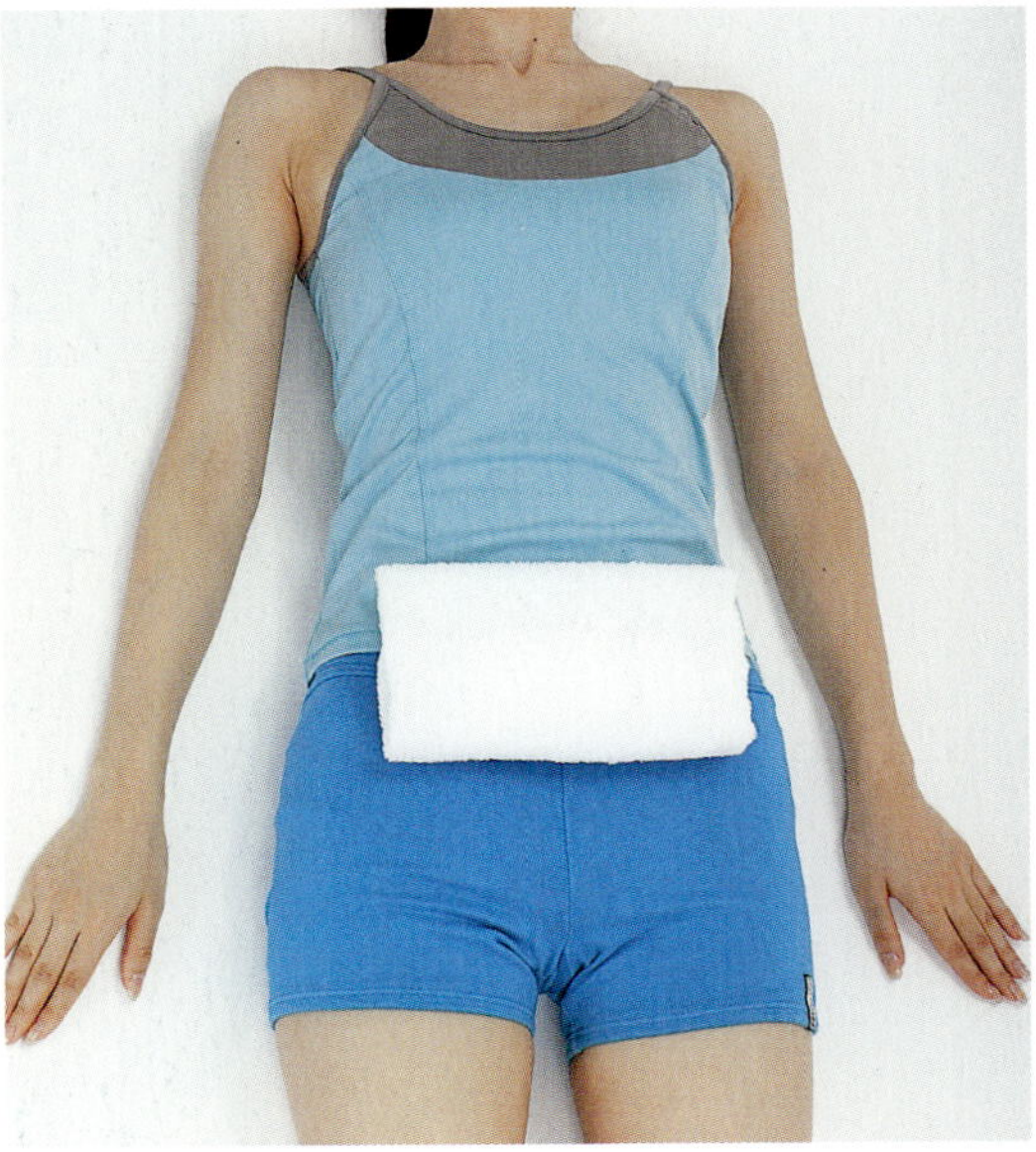

## 1 「開元」の場所を探す

へそから指4本分下の「開元」のツボを探す。

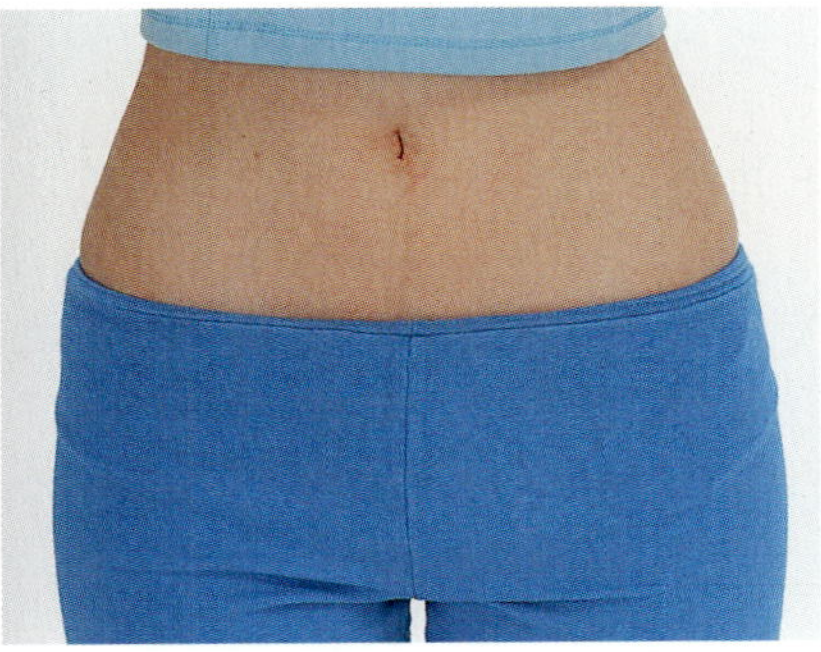

## 2 こんにゃく温湿布を当てる

「開元」の上に、こんにゃく温湿布をのせる。熱すぎる場合は、タオルを二重三重に巻いて調節を。

## こんにゃく温湿布の作り方

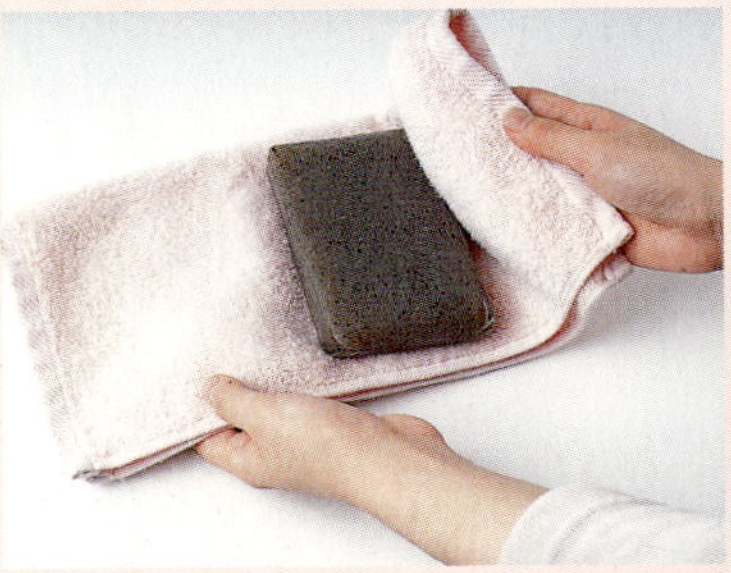

③ タオルを巻いて、気持ちいいと感じる程度に温度を調節する。熱くなりすぎないように注意。

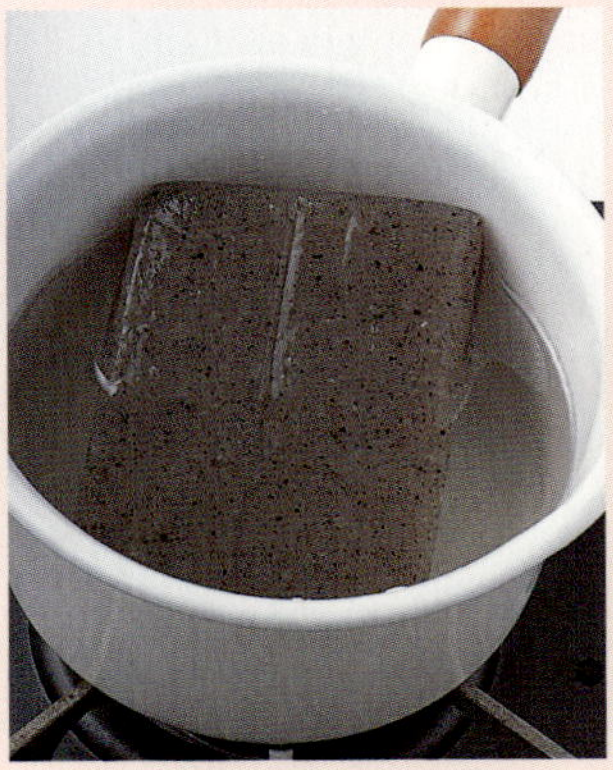

② こんにゃくをお湯で人肌程度にあたためる。

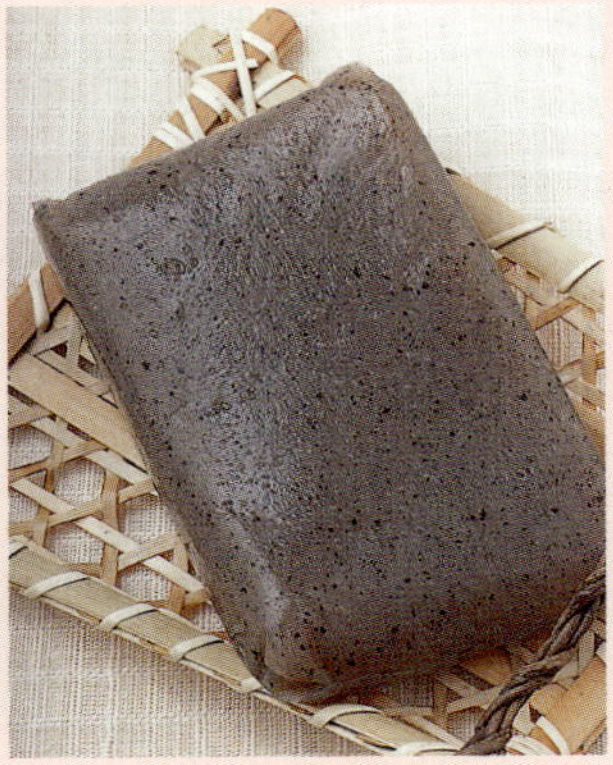

① こんにゃくを用意する。市販の食用のものでOK。

# ひまし油湿布

## 免疫力が落ちると老廃物がたまる

「ひまし油」と聞いてもなんのことかピンとこない人が多いかもしれません。ひまし油とはトウダイグサ科の「ひま」の種から作られたもの。この種子は30～50%もの油脂を含んでいて、それを精製したものがひまし油です。古くは下剤として使われていました。実はこのひまし油、体の毒素を排出するのに効果的といわれているのです。

　体に毒素がたまっている状態は、体がそれを排出しようとする力が追いつかなくなっていること、すなわち免疫力が低下しているといえます。そのままにしていると、病気になりやすくなってしまいます。

　では、なぜひまし油が毒素の排出に役立つのでしょうか。

　ひまし油は皮膚から約4分で体内にしみ込みます。そして、小腸の絨毛《じゅうもう》の働きを促し、リンパ液や血液の流れを活発にするのです。こうして免疫力を高め、老廃物を体外へと追いやるのです。

　これにより、具体的には便秘解消や冷え症、高血圧、高血糖の改善などにも役立ちます。

　ひまし油の主成分は「リシノール酸」と呼ばれるものです。リシノール酸は、ほかのオイルには含まれていない成分で、特殊な分子構造をもっています。これが毒素の排出に関係していると考えられています。

## 右脇腹に湿布するだけでOK

　さて、このひまし油を使って、簡単に体内の毒素を排出できるのが「ひまし油湿布」です。

　やり方はとても簡単。ひまし油を含ませたフランネルを右の脇腹に当てるだけです。なぜ右かというと、肝臓をはじめ小腸や胆のう、膵臓《すいぞう》、胃などの、体の中で主要な臓器が集まっているからです。

　ひまし油は天然のものですから、赤ちゃんからお年寄りまで使うことができますが、子どもの場合は湿布を当てる時間を2～3時間程度にしましょう。

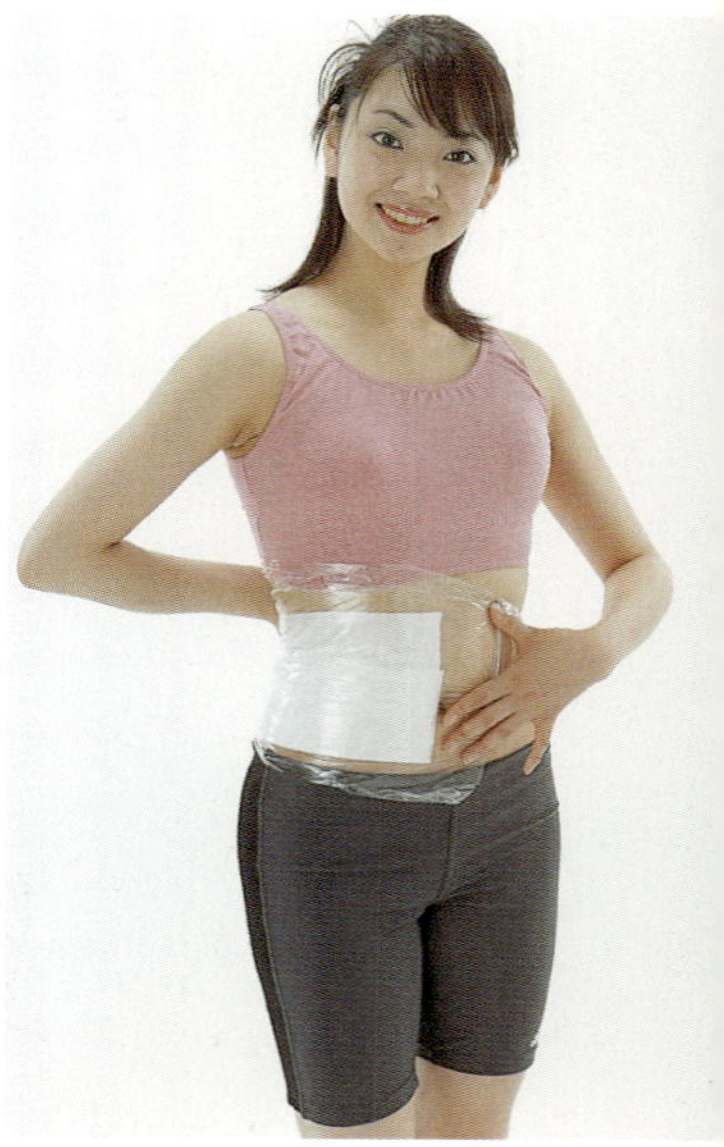

　また、フランネルが手に入りにくい場合はキッチンペーパーで代用してもかまいませんが、フランネルはほかの生地とくらべて肌ざわりがよく、ひまし油の浸透もよいので、できればフランネルを使用するのが理想的です。

　効果の出方には個人差がありますが、冷え症や便秘の場合、2～3日で効果が期待できます。

　ひまし油は体外へ毒素を引っ張り出す力もたいへん強いので、患部に直接塗っても有効です。肌荒れや水虫が改善したという体験者の声もあります。免疫力を高めて老廃物を体外へ排出し、病気になりにくい元気な体をつくりましょう。

# ひまし油湿布のやり方

**Point!** ●3日湿布して4日休む。これを3週間繰り返し、その後1週間は休む

**用意するもの**

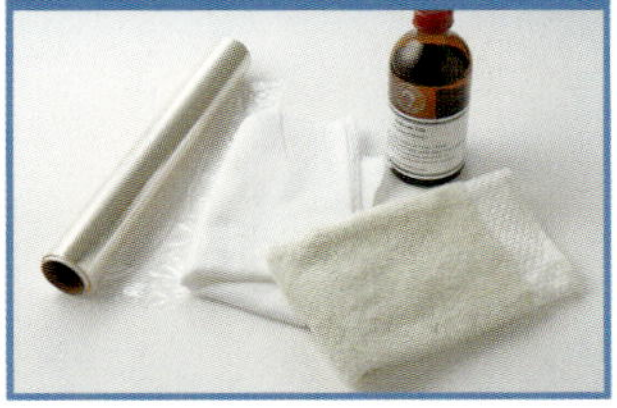

ひまし油、フランネル、ラップ、汚れてもよいタオルを用意する。

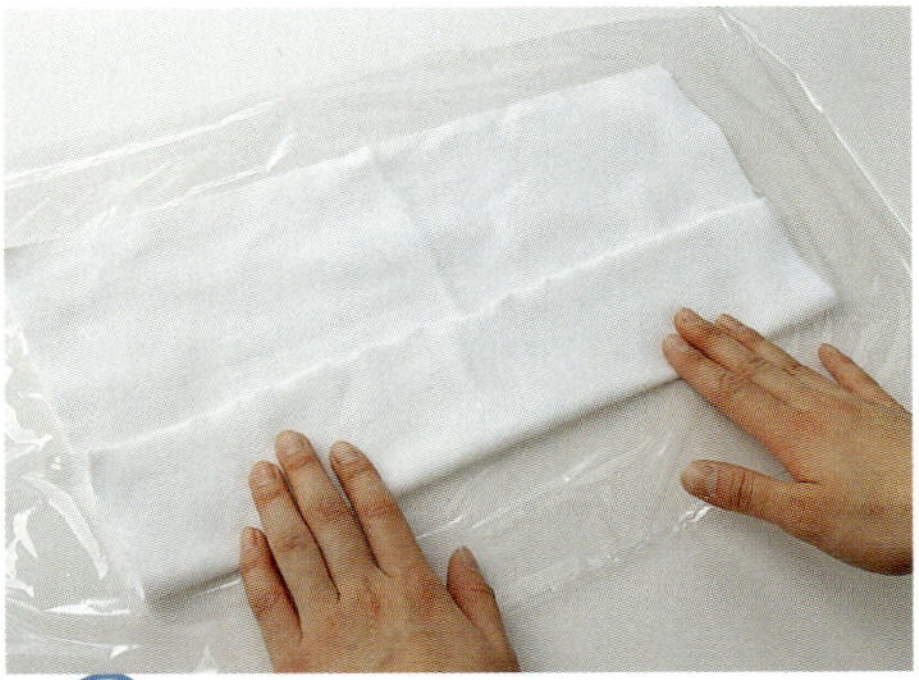

1 フランネルを、右脇腹が隠れるくらいの大きさにたたみ、フランネルより5～7cm大きめに切ったラップの上にのせる。

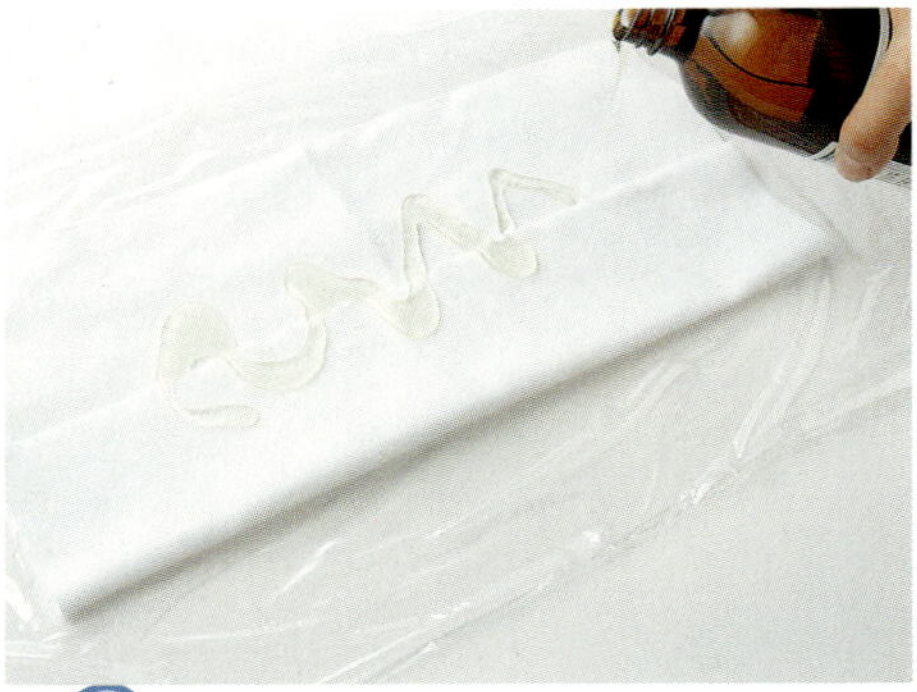

2 フランネルに、ひまし油を100㎖注ぐ。

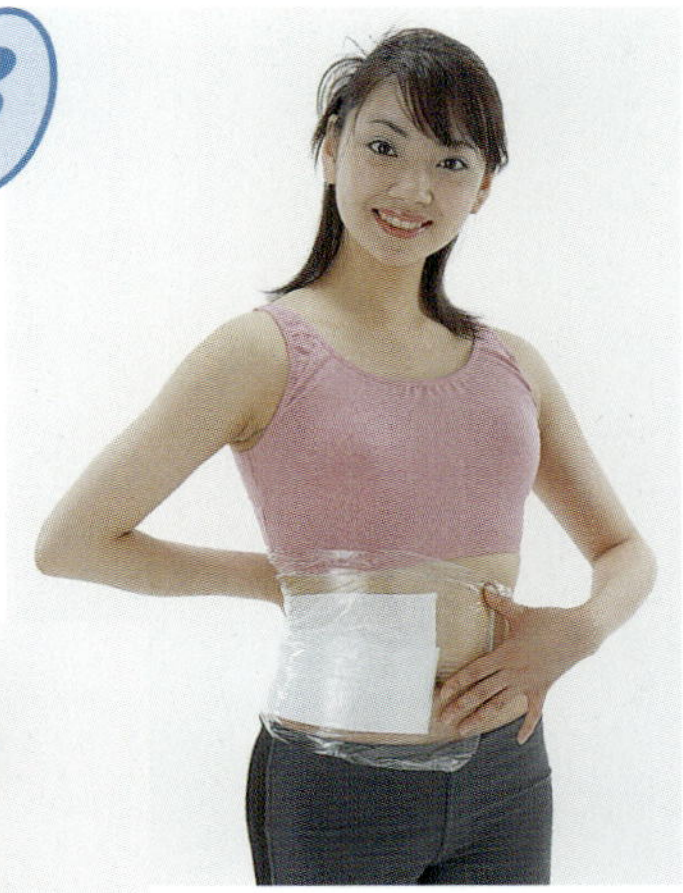

3 フランネル全体にひまし油がいきわたったら、ラップごと右の脇腹に当てる。

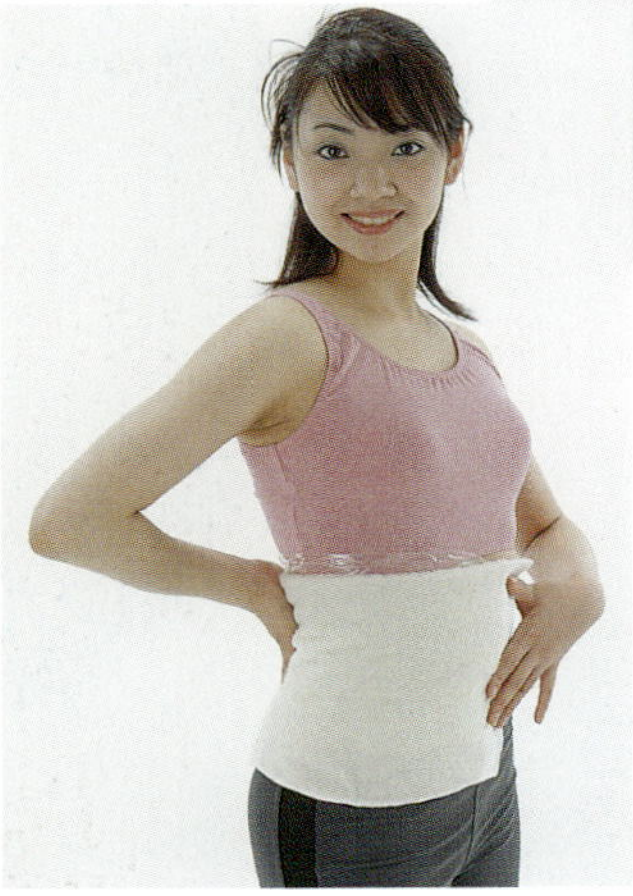

4 衣服が汚れないよう、上からタオルを巻いて押さえる。

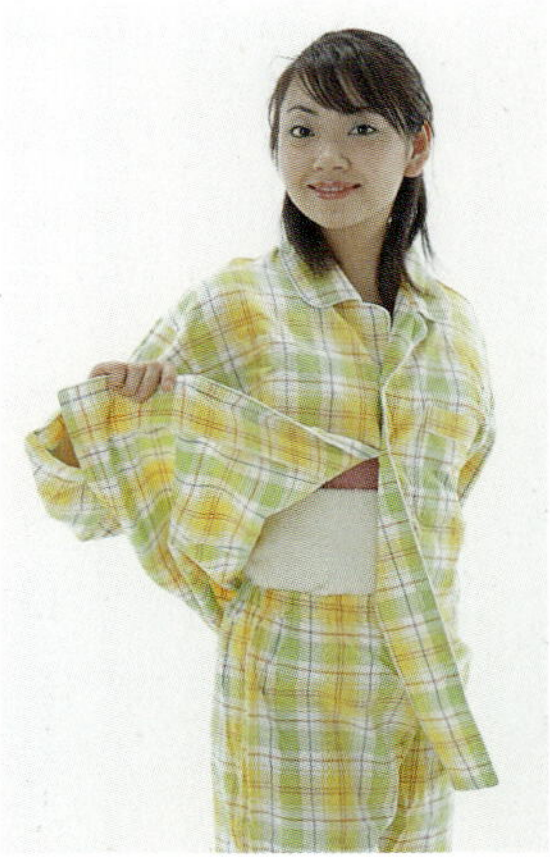

パジャマのズボンのゴムなどを使って、ほどけないように押さえる。ひもで軽く縛ってもよい。そのまま就寝する。

# 黒酢足湯

## 足が冷えると免疫機能がダウン

足は第2の心臓ともいわれ、心臓へと血液を押し出すポンプのような役割があります。足が冷えてしまうと、このポンプ機能がうまく働かなくなり、全身の血液循環が悪くなってしまいます。すると、赤血球には十分な酸素や栄養がいきわたらず、細胞自体の働きが低下し、老廃物などの排出も停滞してしまいます。また、白血球の活動力も下がるので、免疫の働きも悪くなります。

したがって、血流を改善できれば免疫力がアップするともいえます。

血流の改善には、体をあたためることが欠かせません。なかでも冷えが起こる足を集中的にあたためる足湯は、あたたまった血液が心臓へ、そして全身へと循環するため、たいへん効率がよいやり方といえます。

東洋医学の考え方でも、下半身が冷たいというのは経絡の流れが悪く、不健康な状態だと解釈されます。下半身をあたためて冷えをとることは、健康の基本であるといっても過言ではありません。

## 黒酢のパワーで全身ポカポカ

効率的、効果的に足をあたためる方法として注目されているのが「黒酢足湯」です。黒酢足湯は従来のお湯だけで行う足湯に黒酢の効力が加わったもの。10～40分ほど行えば、全身がホカホカとあたたまり、ジワッと汗ばむほどです。頑固な冷えや腰痛、肩こり、アトピーなどのアレルギーの改善などのほか、不妊症が治った例も報告されています。

黒酢には、温泉の有効成分であるカルシウムやマグネシウムなどのミネラルが豊富に含まれ、高い保温効果があります。また、黒酢の酸はアルカリ性になった皮膚の病変部を中和し、同時に感染症を防ぐという働きもあるのです。

黒酢足湯をしていると、黒酢がだんだんとにごってきます。これは体内の老廃物が出ている証拠。黒酢のアミノ酸が皮膚から浸透し、体内毒素の排出を促してくれるのです。体内毒素が排出されれば、代謝機能や体内の循環システムが正常に働き、自然に免疫力がアップします。また、黒酢のアミノ酸には肌を再生し、美肌や皮膚病改善といった効果も期待できます。

黒酢足湯は、毎日もしくは2～3日に1度の割合で行うのが理想です。最初は黒酢を5倍ほどに薄めて使い、なれてきたら濃度をあげていくとよいでしょう。

使う黒酢は、大麦黒酢と玄米黒酢のどちらでもかまいません。

なお、足湯後は汗をしっかりふきとって、湯冷めしないように気をつけましょう。

黒酢足湯で、全身の免疫機能をアップさせましょう。

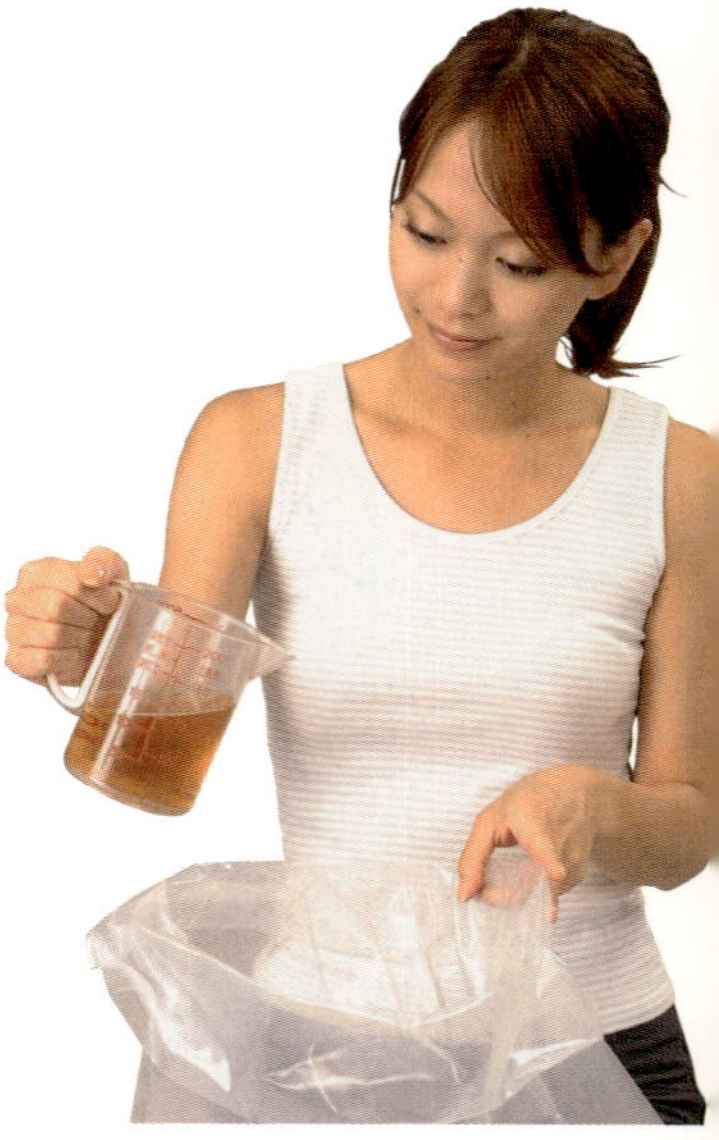

# 黒酢足湯のやり方

Point! ●毎日、もしくは2〜3日に１度の頻度で行う

●お湯を入れる容器（なるべく深い容器。ポリ容器など）
●ビニール袋（厚手で両足が入る大きさ。80×50cmくらい）
●膝かけタオル（お腹から膝までおおう大きさのもの）
●黒酢（大麦黒酢でも玄米黒酢でもどちらでもOK）

用意するもの

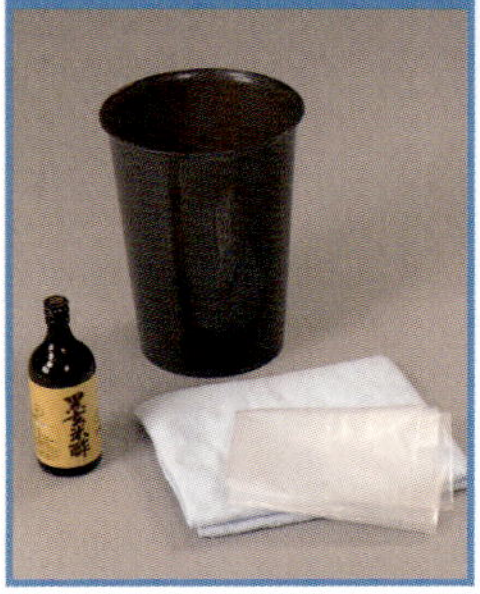

## 1 お湯を用意

深めの容器に半分くらいの量の少し熱め（45℃くらい）のお湯を入れる。

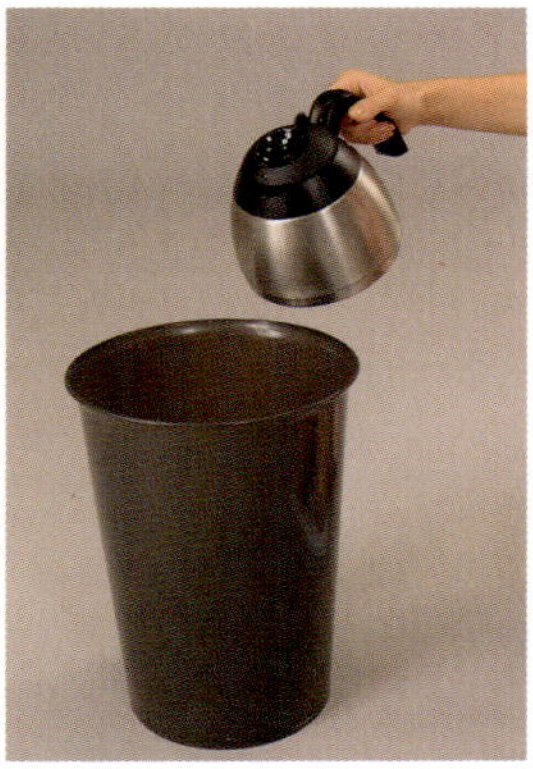

## 2 ビニール袋に黒酢を入れる

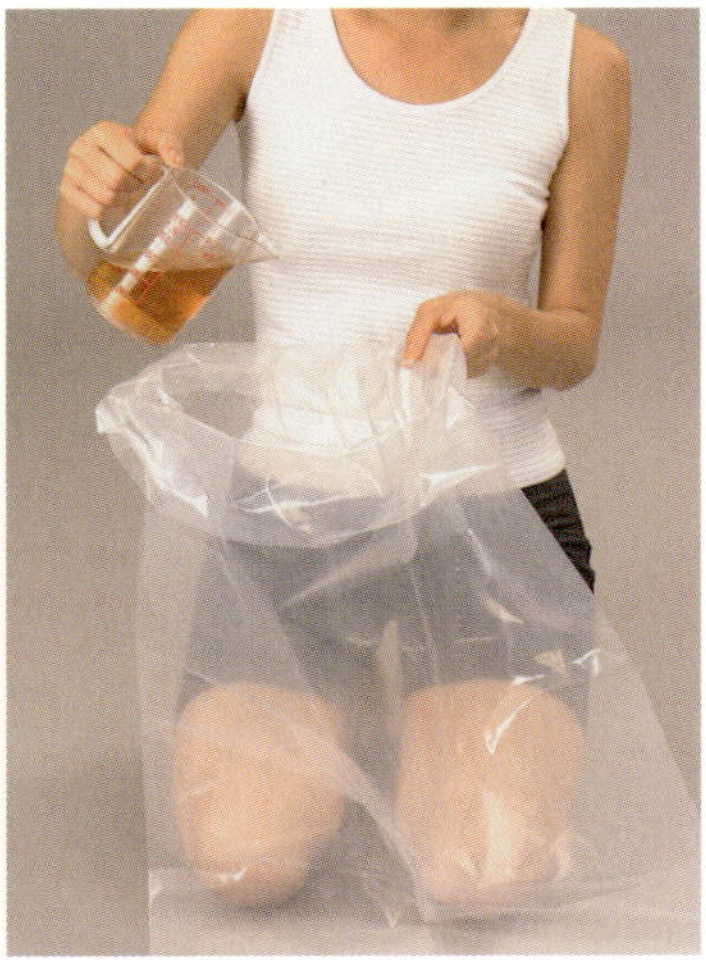

ビニール袋に黒酢をコップ１〜3杯（200〜500mℓ）入れる。酸度がきつい場合は5倍程度に薄めてもよい。

## 3 イスにすわり、足湯開始

イスにすわり、ビニール袋に足を入れ、ビニール袋ごと1ℓの容器の中に足を入れる。こうすると水圧で、黒酢がお湯の高さまで上がってくる。

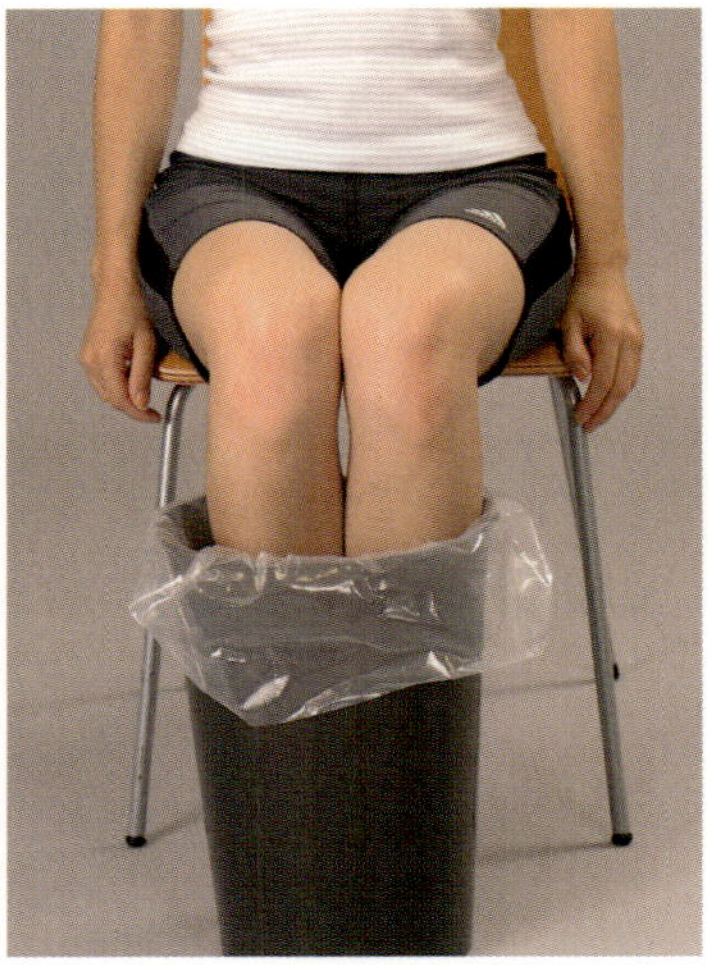

## 4 タオルをかけ保湿

お湯の温度が下がらないよう、膝かけタオルでお湯から膝までおおう。お湯が冷えてきたら差し湯をするか、お湯をとりかえる。そのまま10〜40分足湯をし、終わったら汗をしっかりふきとる。

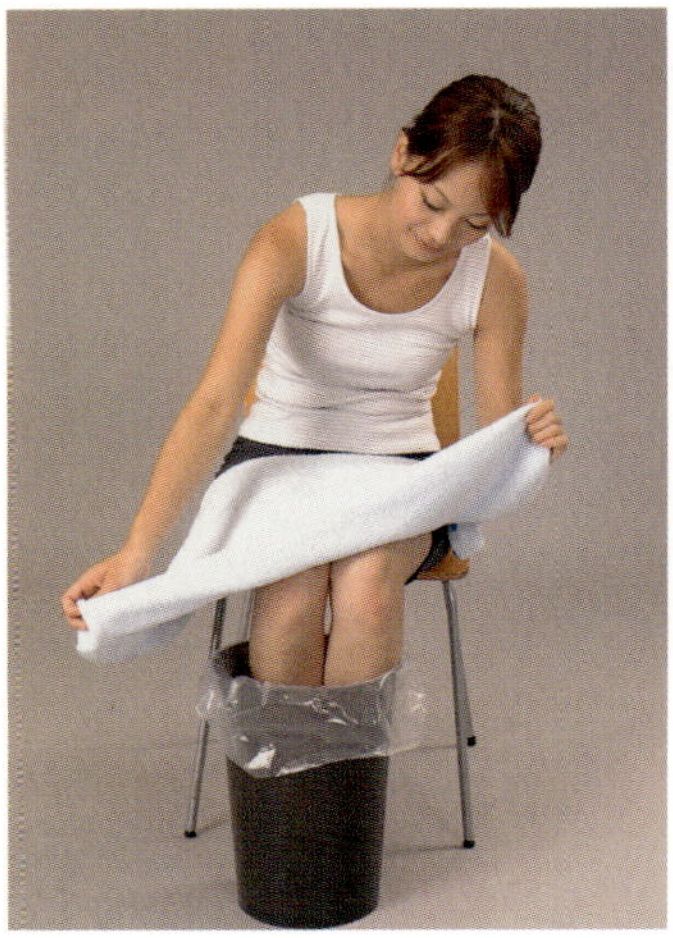

column 6

# 幕の内弁当

## ごはんを中心に穀類と野菜類をしっかりとることがたいせつ

免疫力を高める食事のポイントは、やはりさまざまな食材をバランスよく食べることです。いくら成分的によい食品であっても、いつもそればかり食べていては、免疫力は低下してしまいます。

そこで、おすすめしたいのが、だれもが一度は食べたことのある「幕の内弁当」です。幕の内弁当には、ごはんに加えてさまざまなおかず、つまり食材がバランスよく入っています。

ただし、免疫力アップのためには、食材ごとに次にあげるような点に気をつけてください。

まず穀類ですが、１日に400gはとるようにします。白米、玄米を中心に、赤米、大麦、ライ麦、オートミールなどをとるのがよいでしょう。

野菜は、たまねぎや長ねぎ、キャベツ、大根、白菜、かぶ、ブロッコリー、にんじん、セロリなど、さまざまな種類のものを１日に350g、できれば旬のものを中心にとることがたいせつです。このとき、根野菜類を150g、葉野菜類を200gの割合でとるのが理想的です。

## 3日間くらいの食事のなかでバランスをとるようにすればよい

抗酸化力を高めるタンパク質性の食品は、魚や卵、赤身肉、カキ、豆腐などの大豆食品、豆類を中心にして、１日200gとることを目安にしてください。

ヨーグルトや牛乳などの乳製品や、みかん、オレンジ、レモン、いちご、すいかなどの果物類もそれぞれ１日100gずつが目安です。

もちろん、幕の内弁当というのはあくまでもイメージで、１回の食事ですべての条件を満たしている必要はありません。1日3食、それがむずかしければ、3日間くらいの食事のなかで、これらのバランスをとるように考えていけばよいでしょう。

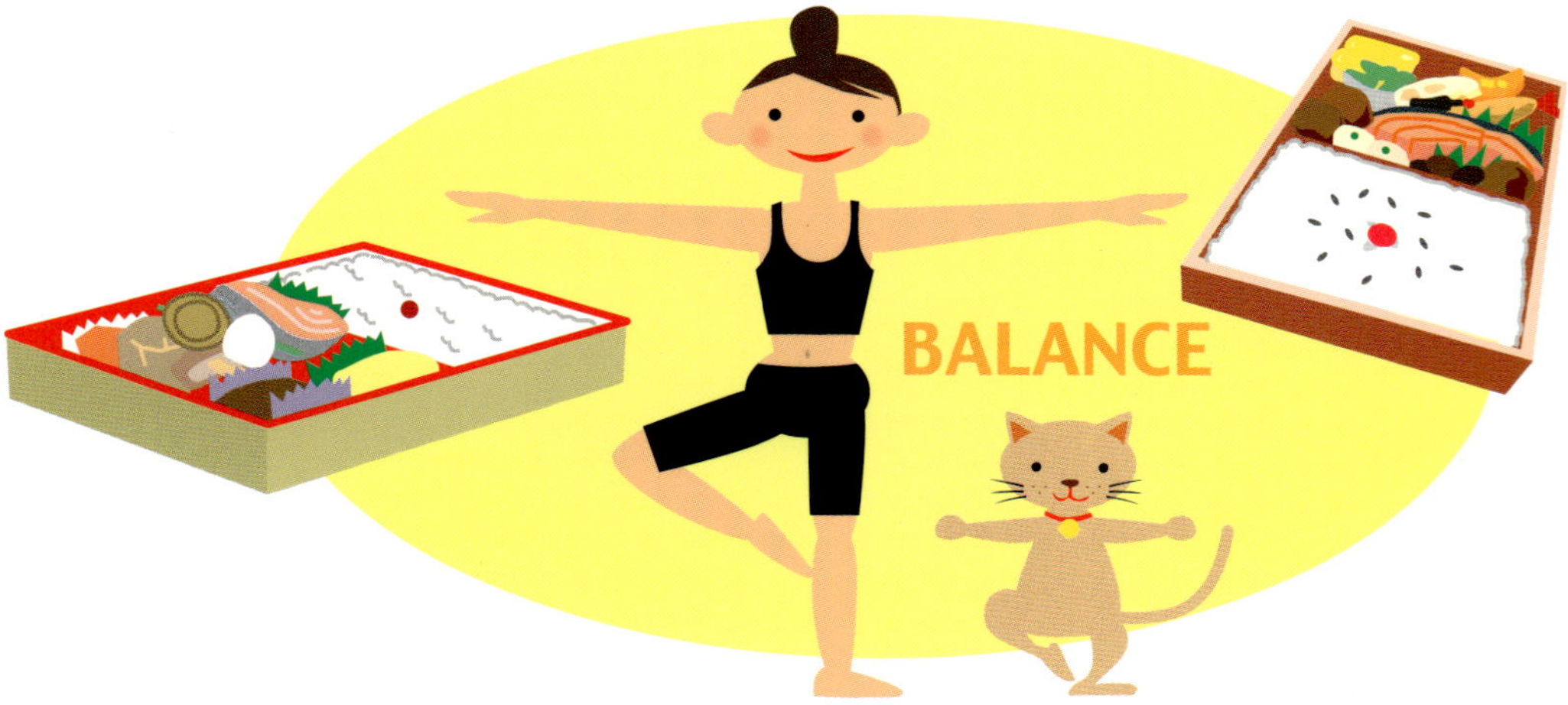

# 食材索引

※本書で紹介したレシピの材料を
50音順に掲載しました

●監修者紹介

落合　敏（おちあい・とし）

天使大学大学院講師

Doctor of Nutrition,Ph.D（栄養学博士）

栃木県生まれ。1954年、相模女子短期大学部家政科卒業。バークレー科学大学大学院研究員となり、栄養学博士の学位を取得。私立学校教職員共済組合下谷病院診療第二部栄養科科長、千葉県立衛生短期大学栄養科教授、千葉大学看護学部非常勤講師、植草学園短期大学教授、茨城キリスト教大学教授を経て現職。日本栄養・食糧学会評議員、日本栄養改善学会評議員等を歴任。C.D.Foundation Science Member。（有）NHP OCHIAI Office代表。わかりやすい解説に定評があり、マスコミでも活躍している。著書多数。



表紙デザイン／大藪胤美（フレーズ）
カバーイラスト／開地　徹
本文レイアウト／砂田幸子
本文イラスト／岩部明美、深川行敏
編集協力／高森千織子、谷本哲夫、渡邉真由美
撮影／主婦の友社写真室
校正／オフィス・バンズ
制作／主婦の友インフォス情報社
デスク／円谷智宣（主婦の友社）

※本書の内容に関するお問い合わせは、主婦の友インフォス情報社企画出版部（電話03-3295-9465）までお願いします。

主婦の友新実用BOOKS

**免疫力がぐんぐん高まる大百科**

2008年3月20日　第１刷発行

編　者／主婦の友社
発行者／神田高志
発行所／株式会社主婦の友社
〒101-8911 東京都千代田区神田駿河台2-9
電話（編集）03-5280-7537
電話（販売）03-5280-7551
印刷所／大日本印刷株式会社





ISBN978-4-07-259270-0





■乱丁本、落丁本はおとりかえします。お買い求めの書店か、主婦の友資材刊行課（電話03-5280-7590）にご連絡ください。
■主婦の友社発行の書籍・ムックのご注文、雑誌の定期購読のお申し込みは、お近くの書店か主婦の友社コールセンター（電話049-259-1236）まで。
■主婦の友社ホームページ　http://www.shufunotomo.co.jp/

※本書は月刊誌『健康』ほか主婦の友社の刊行物に掲載された記事を再編集したものです。